国家出版基金项目
NATIONAL PUBLICATION FOUNDATION

罕见病系列丛书

肾脏罕见病

Rare Kidney Diseases

丛书主编　丁　洁　袁　云

主　　编　张　宏

副 主 编　周绪杰

北京大学医学出版社

SHENZANG HANJIANBING

图书在版编目（CIP）数据

肾脏罕见病 / 张宏主编 . —北京：北京大学医学出版社，2025.2

ISBN 978-7-5659-2972-4

Ⅰ.①肾… Ⅱ.①张… Ⅲ.①肾疾病－疑难病－诊疗 Ⅳ.① R692

中国国家版本馆 CIP 数据核字（2023）第 172410 号

肾脏罕见病

主　　编：张　宏
出版发行：北京大学医学出版社
地　　址：（100191）北京市海淀区学院路 38 号　北京大学医学部院内
电　　话：发行部 010-82802230；图书邮购 010-82802495
网　　址：http://www.pumpress.com.cn
E-mail：booksale@bjmu.edu.cn
印　　刷：北京信彩瑞禾印刷厂
经　　销：新华书店
责任编辑：高　瑾　　责任校对：靳新强　　责任印制：李　啸
开　　本：889 mm×1194 mm　1/16　印张：15.75　字数：466 千字
版　　次：2025 年 2 月第 1 版　2025 年 2 月第 1 次印刷
书　　号：ISBN 978-7-5659-2972-4
定　　价：130.00 元
版权所有，违者必究
（凡属质量问题请与本社发行部联系退换）

编者名单

主　　编　张　宏

副 主 编　周绪杰

主编助理　李　阳

编　　者（按姓氏拼音排序）

陈育青　北京大学第一医院
韩　飞　浙江大学医学院附属第一医院
李贵森　四川省人民医院
李　阳　北京大学第一医院
李亚峰　山西省人民医院
梁　伟　武汉大学人民医院
廖晓辉　重庆医科大学附属第二医院
林芙君　上海交通大学医学院附属新华医院
梅长林　上海长征医院
牟利军　浙江大学医学院附属第二医院
苏　华　华中科技大学同济医学院附属协和医院
苏　涛　北京大学第一医院
谭　颖　北京大学第一医院
王静敏　北京大学第一医院
王　琴　上海交通大学医学院附属仁济医院
王湘玲　美国克利夫兰医学中心
王筱雯　武汉儿童医院
吴慧娟　复旦大学基础医学院
谢静远　上海交通大学医学院附属瑞金医院
谢琼虹　复旦大学附属华山医院
姚　勇　北京大学第一医院
于　磊　内蒙古自治区人民医院
喻小娟　北京大学第一医院
袁杨刚　江苏省人民医院

曾　锐	华中科技大学同济医学院附属同济医院
张爱华	南京儿童医院
张　宏	北京大学第一医院
张　磊	北京协和医院
张　鑫	北京大学第一医院
张宏文	北京大学第一医院
郑　可	北京协和医院
周绪杰	北京大学第一医院

序言

罕见病是一类发病率、患病率低的疾病，分散出现在不同的学科，因罕见而存在诊断难和治疗难，在过去几十年的医学发展中，罕见病因社会进步及科技发展而被逐步认识，其庞大的疾病类型以及同样庞大的患者群体在任何国家都不能被忽视。然而，在临床医学工作中，常见病的诊治基于社会公平的原则被广泛重视，而罕见病因其罕见而在现行的医疗制度下易于被忽视，相关领域从业者的匮乏，导致罕见病诊断困难和治疗困难。而医师的培训又需要一本能够全面而系统性介绍各种罕见病的书籍，为此我们以北京大学第一医院为主要力量，编写了该丛书。

中国罕见病事业在过去十余年取得长足的进步，在许多领域和世界同步，随着检查技术的广泛使用，许多罕见病被我国首先诊断，而且各种罕见病都在队列研究中逐步形成资源优势，易于罕见病领域的从业者快速积累相关的知识和经验，这为编写罕见病系列丛书提供了人才保障，也代表了国际罕见病领域的最高水平。

本系列丛书包括15个分册，每个分册涉及一个人体系统，各个分册的主编所邀请的专家除北京之外，也涵盖全国其他省市的专家，具有广泛的代表性，因此该书也是国内罕见病领域众多专家集体智慧的结晶；每个系统所涉及的罕见病远超国家罕见病目录所列的疾病种类，基本反映我国罕见病的整体状态。

该丛书不仅是各个临床科室高年资医师的必备参考书，特别适合于指导多学科团队的临床工作，也是基础研究者进行相关疾病研究的主要参考书，该丛书的出版将大力推进我国罕见事业的基础研究和临床诊治能力的提高。

丁洁

2024年8月

前 言

世界卫生组织将罕见病定义为患病人数占总人口数0.65‰～1‰的疾病，而这些疾病中有近80%为基因缺陷所致。目前临床对罕见病的认识远远不足，缺乏规范的筛查诊断体系，误诊率、漏诊率高，治疗困难，是现代医疗亟须解决的重大难题之一。尽管罕见病的发病率并不高，但因我国是人口大国，总体患病人数并不少。肾脏罕见病有200多个疾病，估测我国至少有超过200万的肾脏罕见病患者，是导致终末期肾病的第5位原因。

在我国，肾脏罕见病的诊治和其他罕见病一样，面临着如下困难：1.罕见病药物的研发、医学人才的培养、医疗保险的覆盖等资源投入不足，和欧美发达国家还有很大的差距。2.缺乏相应的医生资源，对罕见病的认识十分匮乏，绝大部分医院不具备罕见病诊治经验。3.罕见病患者无法在第一时间内找到正确的医疗资源获得救助，有的患者要辗转多地历时数年才能得到最终确诊，错过了最佳治疗窗口期。4.大部分罕见病目前均无有效的治疗手段，即便有对应的治疗药物，往往价格十分昂贵，缺乏医疗保险政策支持，许多患者无法得到持续有效的治疗。

本书为"罕见病系列丛书"之一，旨在记录肾脏相关罕见病，反映当今国际相关领域的临床现状，提高临床医生对肾脏罕见病的认知及诊疗水平，帮助罕见病患者及早开展治疗。全书由国内知名的相关专家协力编写，尤其增加了一线中青年专家的比重，以期推动本领域的活力和长期发展。全书内容新颖、丰富，对促进我国肾脏罕见病的诊治规范、启发相关研究思维都有重要意义，可供肾脏病专业工作者、研究生以及相关卫生管理人员阅读参考。

医学发展日新月异，本书在全体作者努力下短短数月内编撰完成，难免存在疏漏之处，深望读者们予以谅解和匡正。希望本书出版对广大读者有所裨益，对罕见病科普、诊疗、科研、教育、新药研发等起到推动作用，能为医学发展、患者健康带来帮助！

周绪杰　张　宏
2024年8月

目 录

第一章 肾脏罕见病的诊治思路 ………… 1

第二章 肾小球疾病 ……………………… 10
  第一节 先天性激素抵抗肾病综合征 ………… 10
  第二节 家族性局灶节段性肾小球硬化症 …… 17
  第三节 薄基底膜肾病 ………………………… 28
  第四节 Alport 综合征（奥尔波特综合征）…… 33
  第五节 Fabry 病（法布里病）………………… 41
  第六节 甲-髌综合征 …………………………… 46
  第七节 脂蛋白肾小球病 ……………………… 51
  第八节 C3 肾小球病 …………………………… 56
  第九节 纤维性肾小球肾炎 …………………… 63
  第十节 免疫触须样肾小球病 ………………… 68
  第十一节 线粒体相关肾病 …………………… 72
  第十二节 肾小球巨大稀少症 ………………… 78
  第十三节 其他综合征 ………………………… 82

第三章 肾小管疾病 ……………………… 88
  第一节 肾小管发育不良 ……………………… 88
  第二节 Fanconi 综合征（范科尼综合征）…… 92
  第三节 Bartter 综合征（巴特综合征）……… 98
  第四节 肾性尿崩症 …………………………… 105
  第五节 肾性糖尿 ……………………………… 111
  第六节 肾小管间质肾炎和葡萄膜炎综合征 … 116
  第七节 Dent 病 ………………………………… 123
  第八节 Lowe 综合征（眼脑肾综合征）……… 126
  第九节 遗传性低镁血症 ……………………… 132
  第十节 原发性高草酸尿症 …………………… 139
  第十一节 高钙尿症 …………………………… 144
  第十二节 肾性低尿酸血症 …………………… 151
  第十三节 胱氨酸尿症 ………………………… 158
  第十四节 黄嘌呤尿症 ………………………… 163
  第十五节 赖氨酸尿性蛋白耐受不良 ………… 169
  第十六节 莱施-尼汉综合征（Lesch-Nyhan 综合征）………………………………… 174

第四章 肾脏纤毛病 ……………………… 178
  第一节 纤毛病总论 …………………………… 178
  第二节 多囊肾 ………………………………… 181
  第三节 髓质囊性病 …………………………… 192
  第四节 肾脏其他纤毛病 ……………………… 196

第五章 系统疾病肾受累 ………………… 203
  第一节 肾淀粉样变性 ………………………… 203
  第二节 IgG4 相关疾病 ………………………… 213
  第三节 血栓性微血管病 ……………………… 224
  第四节 有肾脏意义的单克隆免疫球蛋白血症 ……………………………………… 232

第一章 肾脏罕见病的诊治思路

由于罕见病十分少见，所以绝大多数的医生都不具备罕见病的诊治经验。因此，多数医生在初次诊断时可能需要求助于各种数据资源和专家资源。常用的在线资源包括总结了各种人类罕见病临床症状术语的人类表型术语集数据库 HPO 网站（Human Phenotype Ontology）[1]；提供了表型与可能基因的 phenolyzer 网站（http://phenolyzer.usc.edu/）[2]；人类孟德尔遗传在线数据库 OMIM（Online Mendelian Inheritance in Man）（https://omim.org/）；人类疾病及其注释数据库 malacards（https://www.malacards.org/，还提供罕见病的药物信息）[3] 等。

在实践过程中，能否正确及时地诊断疾病，反映了一个医生的水平、能力和素质。在临床实践中应通过细致地询问和检查，敏锐地观察和联系，结合医学知识和经验进行全面的思考，去揭示疾病所固有的客观规律，建立正确的临床诊断；防止主观臆断。通过细致地询问和检查，结合丰富的医学知识和临床经验我们能解决大部分临床诊断问题，加之合理有计划的辅助检查，几乎可以解决所有临床诊断问题。合理安排辅助检查可帮助我们解决临床诊断问题和观察治疗效果，并留下诊断和治疗依据；反之则不利于诊断，还可造成不必要的医疗资源浪费，增加患者的负担和痛苦。

目前已知近 8000 种罕见病，占人类目前已知疾病总数的 10% 左右，这些疾病中有近 80% 为基因缺陷所致，本章主要探讨基因缺陷导致的遗传性肾脏病的诊治思路。

【遗传性肾脏病的定义】

遗传病，一般是遗传因素作为唯一或者主要病因的疾病。遗传病的发生是遗传物质发生改变，并按照一定的方式传于后代的疾病。遗传病有一些临床特点：传播方式是"垂直的"，不延伸至无亲缘关系的个体。分布有数量规律，患者在不同子孙代中以一定比例出现，因此可以在一定程度上预测发生风险。遗传病有家族聚集性，但需要除外共同的环境致病因素。

遗传性肾脏病（inherited kidney diseases）广义上是指由于遗传物质结构或功能改变所导致的肾脏疾病[4-7]；狭义上则指由于遗传物质结构或功能改变所致、按一定方式垂直传递、后代中常常表现出一定发病比例的肾脏疾病。

【遗传性肾脏病的分类】

按遗传物质：染色体病、单基因遗传病、多基因遗传病、线粒体病。

按肾脏受累部位：肾脏和输尿管结构异常、肾小球疾病、肾小管/间质病、肾脏代谢疾病、肾结石等。

遗传性肾小球疾病：如以血尿为主的 Alport 综合征、薄基底膜肾病，以蛋白尿为主的多种遗传性肾病综合征等。

遗传性肾小管/间质疾病：包括 Bartter 综合征、Dent 病、Liddle 综合征、Fanconi 综合征、肾性尿崩症、肾小管酸中毒、髓质囊肿性病等。

遗传性肾结构病变：肾囊性病变如多囊肾（包括常染色体显性遗传型多囊肾和常染色体隐性遗传型多囊肾）、膀胱输尿管反流等。

遗传代谢病肾脏受累：如 Fabry 病、糖原贮积病等。

【流行病学】

遗传性肾脏病并非一种疾病，而是累及肾脏生理调控多个环节的至少 150 种少见疾病[4-7]，其中单基因遗传肾脏病定义为受一对等位基因控制的遗传性肾脏病，按孟德尔遗传方式，分为常染色体显性、常染色体隐性、X 连锁显性和 X 连锁隐性 4 种。美国遗传性肾脏病患病率约（6～8）/万，澳大利亚 20 岁以下遗传性肾脏病的患病率是 1/万。中国目前无明确流行病学统计数据；估算中国至少超过 1000 万患者。遗传性肾脏病大约占成人慢性肾脏病的 10%，而儿童尿毒症的病因 70% 归结于遗传性肾脏病。

【遗传性肾脏病诊断思路】[8-9]

家系调查：包括家族中直系亲属的肾脏疾病的筛查（尿检、血肌酐、超声等影像学检查）；家族史信息收集（建议达到三代或三代以上），对于有阳性家族史的家系，应详细记录家系中每个患者的表型信息，含发病年龄、轻重程度、有无肾外表现等。

肾脏临床表现的调查：肾小球、肾小管、肾小管-间质、血管、发育结构、囊肿、肿瘤等。

肾外临床表现：眼、耳、皮肤、神经、关节等功能或形态学检查。

确证实验：影像学检查、组织病理、生化、基因检测。

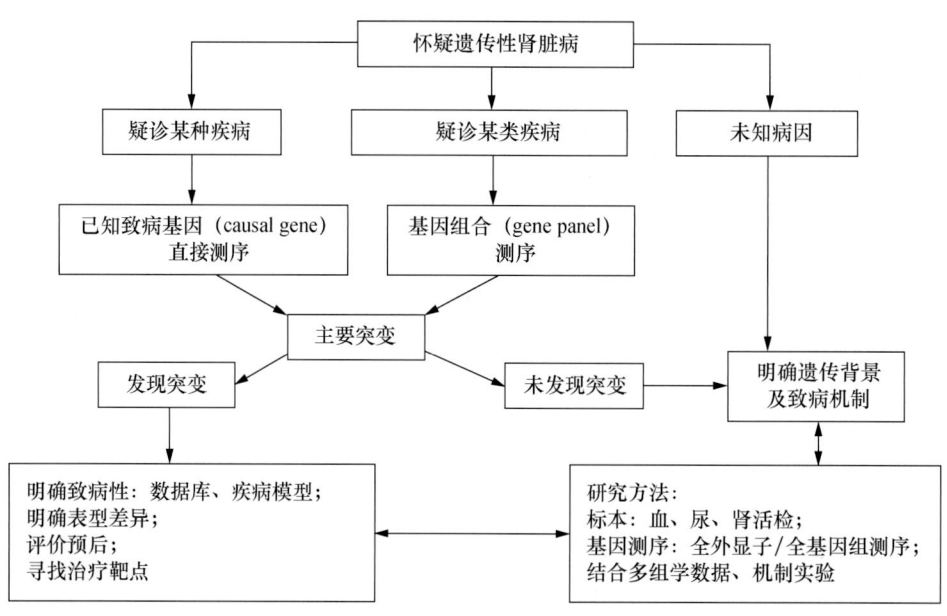

图 1-1 遗传性肾脏病诊断流程

目前中国尚缺乏完善的遗传咨询师体系，因此当遇到遗传性肾脏病的患者可建议患者转诊至上级医院有遗传病相关诊治经验的医师处咨询。对于建议进行基因检测的患者，需要对患者进行疾病的解释，解释基因检测的目的、意义和局限性；签署知情同意；绘制家系图谱；尽可能详细记录患者资料：包括姓名、性别、年龄、发病年龄、发育、智力、外观、症状、体征、其他相关资料；提供检测机构供患者考虑，目前基因检测多数在第三方检验公司；给检验机构提供足够的信息以帮助分析检测结果；拿到检测结果后，需要评估检测的可靠性；目前主流的二代测序有一定比例的错误率，有时候需要重新测序验证；部分阴性结果可能需要重新评估，或者日后重新评估；解释阳性结果、阴性结果和不确定结果。

【遗传学检测的目的】

临床诊断不明但怀疑为遗传性肾脏病的患者，寻求相关的分子诊断和鉴别诊断；临床诊断明确的遗传病患者，为进一步指导治疗或生育咨询寻求分子水平的确诊[10-19]，都可以进行基因检测。

1.明确或者修正诊断

有些遗传性肾脏病有特定的临床表现，比如典型的眼耳肾综合征；或者肾活检有典型的病理表现；可以直接诊断。

但是相同临床表现的疾病，可能有不同的致病基因；致病基因不同，则应该归于不同的疾病。比如，同样都是肾病综合征，病因可能是Alport综合征、局灶节段性肾小球硬化、Fabry病等，致病基因不同，治疗方法也不同。

一些即便是肾活检诊断明确的局灶节段性肾小球硬化症或者IgA肾病的患者中，可能存在Ⅳ型胶原的基因突变，应该属于Alport综合征的变异形式[20-24]。

甚至已经进展到尿毒症，肾病病因也有必要搞清楚，这些患者实际可能有可治疗的遗传性疾病，比如Fabry病、胱氨酸贮积症，这时对于部分患儿进行基因检测就有可能改变治疗方法，至少能在一定程度上降低死亡风险。

在一项对3000多名慢性肾脏病的患者全外显子组测序研究中[25]，发现有50%的遗传性肾脏病通过基因检测改变了治疗策略，53%发现了肾外器官受累。根据文献和我们自己的经验发现，通过基因检测，甚至约有5%的患者原来的临床诊断得到修正。

2. 指导治疗

一些遗传性肾脏病可以同样表现为肾病综合征，但突变比例、突变基因不同，治疗策略也不同。一项对1783例激素抵抗肾病综合征的家系研究中发现绝大多数患者对激素联合免疫抑制剂治疗无效[26]，这提示早期基因筛查可以避免不恰当的治疗。而一些基因相关疾病表型可得到较好的治疗。比如，同时有激素抵抗肾病综合征和线粒体脑病的患者携带有参与CoQ10合成相关基因的突变，简单增加辅酶Q10就可以改善治疗。

而对于即使走到尿毒症阶段的患者，对患者和对家族成员进行基因检测，也可能有助于选择合适的移植供者，避免日后的肾病复发。

3. 判断预后

突变基因、突变类型不同，患者表现和进展也有明显差异。比如，常染色体显性遗传性多囊肾病，可以有*PKD1*和*PKD2*基因突变。相比*PKD2*基因突变的患者，*PKD1*基因突变的患者更早出现高血压、肉眼血尿，进入透析早10~20年（*PKD1*基因突变常常≤55岁，而*PKD2*基因突变在70岁之后）。此外，同一基因的不同突变也影响进展的速度，导致PKD1蛋白表达下降的突变一般进展速度更快[27-31]。

4. 遗传咨询

患者在生育的时候，可以根据基因检测的结果进行风险评估，指导优生。比如常染色体显性遗传性多囊肾病，完全可以通过基因检测实现后代不再得病。而Alport综合征，可以是X连锁（*COL4A5*），也可以是常染色体显性或隐性［*COL4A3*和（或）*COL4A4*］，如果是常染色体显性或隐性遗传，将有50%和25%的概率导致后代致病。X连锁遗传的患者往往男性比较重、女性相对比较轻。

5. 基因治疗

虽然目前还在摸索阶段，但是基因编辑技术的不断发展，未来随着技术的进步、疾病发病机制的进展，基因治疗必将成为一种重要的治疗选择。

6. 促进医学的发展

遗传性疾病多数是罕见疾病，所以导致对很多疾病的认识不足。如果通过基因检测，把数据和资源留存下来，就能帮助医生和生物学家们开展深入的研究，从而促进对疾病发病机制的认识和疾病的诊断和治疗。

【遗传学检测的指征】

目前还没有公认的标准，普遍认为早期发病、阳性家族史、临床表现不典型的遗传病患者需要进行基因检测。在成人，在不明原因肾脏病中发现基因检测有较高的价值，尤其当有家族史的时候。以下是Krzysztof Kiryluk等专家于2019年《内科学年鉴》所推荐的指征[32]。

（1）临床表现类似遗传性疾病；
（2）患病有明确的遗传倾向；
（3）早期发病，有家族史；
（4）常规的临床流程难以确诊；
（5）早期诊断有助于预防性干预；
（6）特殊的地域和种族。

基因检测需要根据患者所患有（或者可能患有）的遗传病，经过临床遗传医师与临床遗传诊断实验室共同反复密切沟通，把完整的临床表型与相应的基因型相结合，准确选用实验室诊断方案，包括与之相适应的遗传基因检测方法及其检测平台（技术），还有合适的检测项目（基因包），以求与疾病临床诊断的一致性。

【遗传学检测的知情同意】

建议以书面的形式获得受检者或其监护人签署的知情同意书。遗传咨询及知情同意的内容应包括：送检的目的及意义；检测方法、周期及局限性；预期结果及可能的风险：检测结果可能为阳性（即在与受检者表型相关的基因中找到致病性变异），阴性（即未发现与受检者表型相关的致病性变异）或结果不确定（即在与受检者表型相关的基因中找到意义不明的变异，或在与受检者表型可能相关但是不确定的基因中找到致病性变异），受检者应知悉有此发现的可能及其意义和风险，确认"不知权"，数据及样本处理的相关规则，数据再分析的可能性。

【遗传学检测的信息和样本采集】

检测前应收集尽可能详细的表型信息。表型信息包括临床症状、体征、实验室检查、病理检查和影像学及其他检查结果等。

家族史信息收集建议达到三代或三代以上，对于家族史阳性的家系，应详细记录家系中每个患者的表型信息，如发病年龄、轻重程度、有无肾外表现等。

临床医生与实验室和受检者沟通后，可以在缺乏部分辅助检测结果的情况下先提供遗传检测，然后在结果分析时或分析后有针对性地对患者进行检查。样本采集应按实验室要求，采集含基因组 DNA 的生物样本，包括但不限于全血、组织、培养的细胞等。

【遗传学检测方法的选择】

见表 1-1。

表 1-1 遗传学检测方法的选择

	WGS（全基因组）	WES（全外显子组）	Panel（基因组合）	Sanger（Sanger 测序）
目标	全基因组	全外显子	一组基因	一个区域（－1 kb）
评价	全基因组	全外显子	必须致病基因纳入	金标准
测序深度	30x	100～200x	200x	/
基因覆盖率	＞97.5%	90%～95%	约 100%	/
发现新基因	＋	＋	－	－
拷贝数变异（CNV）	＋	＋	＋	－
内含子变异	＋	－	－	－
花费	高（3000～10 000 元）	中（2500～6500 元）	低（2500～5500 元）	高（30 元/PCR）
时间	长			长
数据量	100 Gb	10 Gb	1 Gb	10 Mb
敏感性和特异性	低 99% 不可作临床分析	低	高	高
指征	二线	一线	一线	必须（验证）

【遗传学检测报告】

检测报告应符合《临床单基因遗传病基因检测报告规范》。完整的基因检测报告应包括以下内容：

（1）检测机构的信息和联系方式；
（2）受检者的基本信息；
（3）送检机构及医师的信息；
（4）检测样本的类型；
（5）样本接收及检测报告的日期；
（6）检测项目及检测方法；
（7）检测结果；
（8）检测结论；
（9）结果解释；
（10）建议；
（11）参考文献；
（12）检测方法说明和局限性；
（13）签名及签章。

【遗传学检测报告的解读】

2015 年，美国医学遗传学与基因组学学会（The American College of Medical Genetics and Genomics，ACMG）联合分子病理学会（AMP）和美国病理学家协会（CAP）开发出一套变异分类系统和标准术语[33-37]。对于那些想要确定患者中检测出的遗传变异是否与疾病相关的实验室和遗传学家而言，这是很好的指南和资源。

1. 突变、多态性、变异

突变是指核苷酸序列的永久性改变，而多态性是指频率超过 1% 的变异。由于这两个术语已经错误地与致病性和良性结果关联了起来，所以往往会造成混淆。因此，建议使用"变异"加以下修饰词替代上述两个术语：①致病的，②可能致病的，③意义不明确的，④可能良性的，⑤良性的。

建议所有致病性（包括可能致病性）的结论需要

注明疾病及相应的遗传模式［如 c.1521_1523delCTT（p.Phe508del），致病性，囊性纤维化，常染色体隐性遗传］。

2. 人类基因组变异协会（the Human Genome Variation Society，HGVS）命名

临床报告应该包含参考序列以确保该变异在 DNA 水平上的明确命名，并提供编码 cDNA 和蛋白质命名法来协助功能注释（如"g"为基因组序列，"c"为编码 DNA 序列，"p"为蛋白质，"m"为线粒体）。

为了能更好地阐明内含子的变异，通常会选择 cDNA 作为参考序列，这是因为以 cDNA 作为参考序列，能够更好地描述内含子中突变碱基与相邻外显子之间的关系。

当描述编码变异时，应该在报告中使用和提供每个基因的一个参考转录本。该转录本应该是最长的已知转录本或者是最具临床相关性的转录本。转录本是一个基因通过转录形成的一种或多种可供编码蛋白质的成熟的 mRNA。一个基因通过内含子的不同剪接可构成不同的转录本。

编码命名应该使用翻译起始密码子 ATG 中的"A"作为位置编号 1 来描述。非编码区中 ATG 上游依次编号为"c.-1、c.-2……"，终止密码子下游依次编号为"c.*1、c.*2……"至参考序列结尾处结束编号。内含子是根据相邻外显子核苷酸进行编码的，如图编码区 187-188 核苷酸间的内含子，其 5'端编号为"c.187＋1、c.187＋2……"，3'端编号为"c.188-1、c.188-2……"，当内含子包含不均匀的核苷酸数目时，使用"N"表示中央核苷酸，并连接上游序列，例如 c.187＋N，内含子序列的编号至参考序列的编码区（图 1-2）。

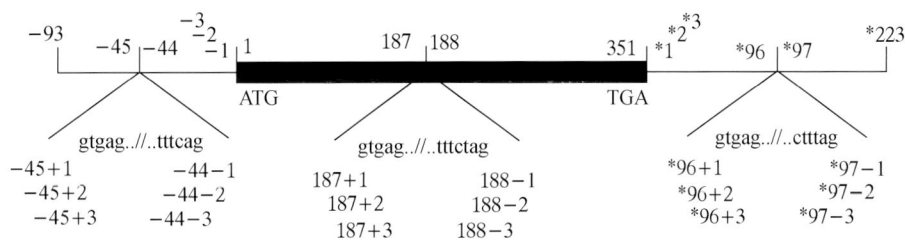

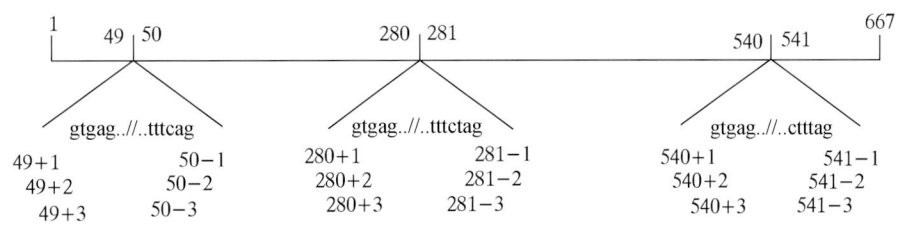

图 1-2　DNA 参考序列核苷酸编号

（1）以 c、g、r、m、p、n 这 6 个小写字母和缩略号'.'指出是在哪种层面上描述的变异。

g：基因组序列；
c：cDNA 序列；
m：线粒体序列；
n：非编码 DNA 序列；
r：RNA 序列；
p：蛋白质序列。

（2）变异类型主要分为 7 类：

置换（＞）：一个核苷酸被另一个核苷酸替代，使用"＞"来表示；例如 g.1318G＞T；

缺失（del）：一个或多个核苷酸被移除，使用"del"进行描述；例如 g.3661_3706del；

倒置（inv）：与原始序列反向互补的新的核苷酸序列（大于 1 个核苷酸）替换原始序列，例如由 CTCGA 变为 TCGAG，使用"inv"表示；

重复（dup）：一个或多个核苷酸拷贝直接插入原始序列的下游，使用"dup"表示；

插入（ins）：序列中插入一个或多个核苷酸，并且插入序列并非上游序列拷贝；

缺失-插入（delins/indel）：一个或多个核苷酸被其他核苷酸替代，但并不是发生替代、倒置和转置；

转换（con）：一种特殊类型的缺失-插入，其中替代原始序列的核苷酸序列是来自基因组中另一个位点的序列拷贝；

变异描述示例：

c.76A＞C：76位的核苷酸A变异为C；

c.82_83delTG：位于82和83位点上的核苷酸TG缺失；

c.83_84dupTG：83～84位之间插入短的串联重复序列TG；

g.333_590con1844_2011：基因组中编号为333～590的核苷酸序列替代1844～2011原有序列，插入其中；

g.112_117delinsTG：在基因组序列编号为112～117之间的6个核苷酸被TG替换。

（3）蛋白质水平：

氨基酸置换直接在发生变异的氨基酸编号之前写出被置换的氨基酸，之后写出置换后的氨基酸。

氨基酸缩写用三字母或单字母缩写均可。

终止：Ter或者*（termination）p.Trp26*

移码：fs（frame shift）p.Gln151Thrfs*9

替换：如p.Trp26Cys，表示第26位的Trp被Cys取代（错义突变）；

p.Trp26Ter（p.Trp26*），表示第26位的Trp变为终止密码（无义突变）；p.Cys123=，表示基因突变之后，氨基酸没有发生改变（同义突变）；

缺失：如p.Ala3_Ser5del，表示多肽序列中从第3位的Ala到第5位的Ser发生了缺失；

插入：如p.Lys2_Gly3insGlnSerLys，表示在第2位的Lys和第3位的Gly之间插入了GlnSerLys；

插入缺失：如p.Cys28delinsTrpVal，表示第28位的Cys缺失，同时被TrpVal取代；

重复：如p.Ala2[10]，表示第2位的Ala重复了10次；

移码突变：在起始密码子和终止密码子之间的读码框发生了改变；以"fs"表示；如p.Arg97ProfsTer23，表示第97位的Arg是首个发生改变的氨基酸，且Arg变为Pro，同时发生移码突变后，终止密码的位置变为第23位。

3. 美国医学遗传学与基因组学学会序列变异解读指南建议使用特定标准术语来描述孟德尔疾病相关的基因变异

"致病的""可能致病的""意义不明确的""可能良性的"和"良性的"[36]（如前所述）。此外，该报告描述了基于典型的数据类型（如人群数据、计算数据、功能数据、共分离数据）对变异进行五级分类的标准过程。由于临床基因检测分析和解读中不断增加的复杂性，ACMG强烈建议临床分子基因检测应在符合《临床实验室改进修正案》（CLIA）认证的实验室中进行，其检测结果应由通过职业认证的临床分子遗传学家或分子遗传病理学家或相同职能的专业人员解读。

基因检测报告应包含所有的检测基本要素，包括结构化的结果、解释、参考文献、检测方法和适当的免责声明。《临床实验室改进修正案》（CLIA）以及美国病理学家学会在针对新一代测序临床实验标准中，也强调了上述基本要素。

报告中应说明使用的实验方法、检测所涉及的变异类型、检测过程的难点，以及检测变异所使用的方法的局限性。需要说明的实验方法应包括核酸的获取方法（如聚合酶链式反应、捕获、全基因组扩增等）以及核酸的检测方法（如双向Sanger测序、二代测序、染色体基因芯片、基因分型技术等），以帮助决定是否需要追加实验来跟进这些检测结果。方法部分还应包括人类基因组组织基因命名委员会批准的正式基因名称、转录本的RefSeq登录号和所参考的基因组版本。对于孟德尔疾病的致病或可能致病变异需进行正交法验证。具体方法包括但不限于以下几种：重新取样和检测、检测父母的变异情况、限制性内切酶消化、对于目标区域重新测序或使用另一种基因分型技术。

结果部分应根据HGVS命名规则列出变异。考虑到在基因检测中发现的变异数目越来越多，以包含基本内容的表格呈现变异结果是合适的方法。这些基本内容包括在核苷酸（基因组和cDNA）和蛋白质水平的命名、基因名称、疾病、遗传模式、外显子、合子性及变异的分类。若亲本来源明确，也可包括在内。当报告外显子组或全基因组测序结果，或偶尔报告包含基因数目较多的疾病基因包检测结果时，将变异按"与表型明确相关的疾病基因的变异""与表型可能相关的疾病基因的变异"及（在适当情况下）"附带（次要）发现"进行分类。

解读应包含对变异检测结果进行分类的证据，包括编码蛋白的功能影响预测，以及检测所发现的变异是否可能全部或部分地解释患者的临床表型。

报告也应包括对临床医生的建议，这些建议包括一些需补充的临床检测，如对患者进行细胞酶学/功能的检测，以及对患者家系其他成员进行的变异检测，以便为进一步解读变异检测结果提供支持。解读应当包括检测结果部分描述的全部变异，以及其他附加信息。对于各个变异需要注明是否已经在先前的文献、疾病病例或对照数据库中有过报道。在报告结尾处需要列出对变异检测结果分类时所引用的全部参考文献和信息。解读部分其他的附加信息可以包括对变异位点进行进化保守性分析的结果总结。如果存在疾病的外显率下降和表现度差异，也需要将有关的讨论包含在最终的报告中。

随着新的变异证据增加，现有的分类标准需要修订。例如，当大样本的有效的人群变异频率被报道后，许多原本意义不明确的变异，可以因为明确意义而进行重新分类，而检测家系中其他成员的结果也可以导致重新分类。当报告中有针对主要指征的基因中存在临床意义不明的变异，在实验室又无法及时提供更新的数据时，建议医务人员定期查询其不明意义的变异结果是否被更改。另一方面，鼓励实验室在对变异的分类有重要变化时（如致病性或良性的变异被修改）必须主动及时地更新报告。关于医生对患者报告更新方面的责任，可详见 ACMG 有关指南。

【遗传学检测阴性结果的处理】

真阴性：该疾病与遗传因素无关（需要排除下述假阴性的所有可能性后再明确）。

假阴性：需要考虑是否检测项目选择不当，检测技术选择不当（低比例嵌合、深度内含子变异、盲区等），变异分析上的漏检（Trio 家系能明显提高阳性率），送检样本导致的阴性，或有限的技术与认知导致的阴性。

留意附表：意义未明报告的处理。

是否没有涵盖真正的致病基因或区域：选择较为全面的基因检测项目。

是否临床外显或全外显子没有涵盖（如假基因、动态突变、基因印记、线粒体基因组）：结合临床表现，选择特殊项目。

是否非遗传因素致病：随访至少 3 个月。

其他途径获得诊断：如酶学、病理学。

怀疑新基因致病：科研范畴，全外显子甚至全基因组。

【遗传学检测后咨询】

无论何种检测结果，均应给予受检方相应的检测后咨询，就检测的意义及结果进行解释和教育，辅导其进行知情选择，使其对所患疾病及其再发风险有所认知和接受，并提供有关的治疗、求助渠道等信息。

咨询内容包括是否可就检测结果做出明确的基因诊断；是否需要有针对性的辅助检查来进一步明确检出变异的致病相关性，尤其是对意义不明的变异；是否需要进一步对受检者或家庭成员进行检测验证或排除诊断；根据基因检测结果，是否需进行适当的治疗干预，调整治疗方案或饮食，明确药物禁忌等；根据做出的基因诊断对患者的病情预后发展等进行评估，制订治疗及随访观察计划、并发症的预防干预；对患者和家属提供心理干预或社会救助资源和渠道等；根据遗传规律对父母的再生育风险的评估及其再生育指导，包括产前诊断或辅助生育计划的方式等；患者或先证者的下一代风险评估及其再生育指导；家族内其他家庭成员的风险评估；疾病的有关研究进展信息等。需注意的是，如受检方要求进行产前诊断或辅助生殖等，则需根据相关共识或指南明确告知风险，进行相应的指导或咨询。

【产前诊断指导原则】

（1）单基因遗传病：由单个基因异常导致且以孟德尔方式遗传的疾病；

（2）对无法治疗的单基因遗传病，进行产前诊断是避免致死、致残、致畸性疾病胎儿出生的重要手段；

（3）患者家族中的突变基因已被确认，或突变基因所在的染色体能用遗传标记所识别；

（4）胎儿父母以及家庭中先证者的标本均可获得；

（5）检测必须由经过考核合格的基因诊断室进行；严格进行产前诊断质量控制。

【常用数据库资源】

OMIM：http://omim.org/
GeneReviews：https://www.ncbi.nlm.nih.gov/books/NBK1116/

https://genereviews.nrdrs.org.cn/paper/index（中文）

Pubmed: https://www.ncbi.nlm.nih.gov/pubmed/
DiseaseDX: http://gdgis.vgabio.com/（中文）
Clinvar: https://www.ncbi.nlm.nih.gov/clinvar/
HGMD: http://www.hgmd.cf.ac.uk/ac/index.php
ExAc: http://exac.broadinstitute.org/
gnomAD: http://gnomad.broadinstitute.org/
HPO: http://human-phenotype-ontology.github.io/
CHPO: http://www.chinahpo.org/（中文）
InterVar: http://wintervar.wglab.org/
VarCards: http://varcards.biols.ac.cn/

（周绪杰　张　宏）

【参考文献】

[1] Groza T, Köhler S, Moldenhauer D, et al. The human phenotype ontology: semantic unification of common and rare disease [J]. Am J Hum Genet, 2015, 97(1): 111-124.

[2] Yang H, Robinson P N, Wang K. Phenolyzer: phenotype-based prioritization of candidate genes for human diseases [J]. Nat Methods, 2015, 12(9): 841-843.

[3] Rappaport N, Twik M, Plaschkes I, et al. MalaCards: an amalgamated human disease compendium with diverse clinical and genetic annotation and structured search [J]. Nucleic Acids Res, 2017, 45(D1): D877-D887.

[4] Ong A C, Devuyst O, Knebelmann B, et al. Autosomal dominant polycystic kidney disease: the changing face of clinical management [J]. Lancet, 2015, 385(9981): 1993-2002.

[5] Devuyst O, Knoers N V, Remuzzi G, et al. Rare inherited kidney diseases: challenges, opportunities, and perspectives [J]. Lancet, 2014, 383(9931): 1844-1859.

[6] Renkema K Y, Stokman M F, Giles R H, et al. Next-generation sequencing for research and diagnostics in kidney disease [J]. Nat Rev Nephrol, 2014, 10(8): 433-444.

[7] van der Wijst J, Belge H, Bindels R, et al. Learning physiology from inherited kidney disorders [J]. Physiol Rev, 2019, 99(3): 1575-1653.

[8] Joly D, Béroud C, Grünfeld J P. Rare inherited disorders with renal involvement-approach to the patient [J]. Kidney Int, 2015, 87(5): 901-908.

[9] Lemaire M, Parekh R S. A perspective on inherited kidney disease: lessons for practicing nephrologists [J]. Clin J Am Soc Nephrol, 2017, 12(12): 1914-1916.

[10] Prakash S, Gharavi A G. Diagnosing kidney disease in the genetic era [J]. Curr Opin Nephrol Hypertens, 2015, 24(4): 380-387.

[11] Sanna-Cherchi S, Westland R, Ghiggeri G M, et al. Genetic basis of human congenital anomalies of the kidney and urinary tract [J]. J Clin Invest, 2018, 128(1): 4-15.

[12] Nestor J G, Groopman E E, Gharavi A G. Towards precision nephrology: the opportunities and challenges of genomic medicine [J]. J Nephrol, 2018, 31(1): 47-60.

[13] Hays T, Groopman E E, Gharavi A G. Genetic testing for kidney disease of unknown etiology [J]. Kidney Int, 2020, 98(3): 590-600.

[14] Groopman E E, Povysil G, Goldstein D B, et al. Rare genetic causes of complex kidney and urological diseases [J]. Nat Rev Nephrol, 2020, 16(11): 641-656.

[15] Groopman E E, Rasouly H M, Gharavi A G. Genomic medicine for kidney disease [J]. Nat Rev Nephrol, 2018, 14(2): 83-104.

[16] Cameron-Christie S, Wolock C J, Groopman E, et al. Exome-based rare-variant analyses in CKD [J]. J Am Soc Nephrol, 2019, 30(6): 1109-1122.

[17] Cocchi E, Nestor J G, Gharavi A G. Clinical genetic screening in adult patients with kidney disease [J]. Clin J Am Soc Nephrol, 2020, 15(10): 1497-1510.

[18] Kiryluk K, Groopman E, Rasouly H, et al. Whole-exome sequencing in adults with chronic kidney disease [J]. Ann Intern Med, 2018, 169(2): 132-133.

[19] Lata S, Marasa M, Li Y, et al. Whole-exome sequencing in adults with chronic kidney disease: a pilot study [J]. Ann Intern Med, 2018, 168(2): 100-109.

[20] Zhang P, Zhuo L, Zou Y, et al. COL4A5 mutation causes Alport syndrome with focal segmental glomerulosclerosis lesion: case report and literature review [J]. Clin Nephrol, 2019, 92(2): 98-102.

[21] Demir E, Caliskan Y. Variations of type IV collagen-encoding genes in patients with histological diagnosis of focal segmental glomerulosclerosis [J]. Pediatr Nephrol, 2020, 35(6): 927-936.

[22] Stapleton C P, Kennedy C, Fennelly N K, et al. An exome sequencing study of 10 families with IgA nephropathy [J]. Nephron, 2020, 144(2): 72-83.

[23] Xu Z, Chen J, Yu W, et al. New COL4A5 mutation in IgA nephropathy [J]. Postgrad Med J, 2020, 98(1155): 13-17.

[24] Li Z, Zhu P, Huang H, et al. Identification of a novel COL4A5 mutation in the proband initially diagnosed as IgAN from a Chinese family with X-linked Alport syndrome [J]. Sci China Life Sci, 2019, 62(12): 1572-1579.

[25] Groopman E E, Marasa M, Cameron-Christie S, et al. Diagnostic utility of exome sequencing for kidney disease [J]. N Engl J Med, 2019, 380(2): 142-151.

[26] Sadowski C E, Lovric S, Ashraf S, et al. A single-gene cause in 29.5% of cases of steroid-resistant nephrotic syndrome [J]. J Am Soc Nephrol, 2015, 26（6）: 1279-1289.

[27] Bergmann C, Guay-Woodford L M, Harris P C, et al. Polycystic kidney disease [J]. Nat Rev Dis Primers, 2018, 4（1）: 50.

[28] Cornec-Le G E, Alam A, Perrone R D. Autosomal dominant polycystic kidney disease [J]. Lancet, 2019, 393（10174）: 919-935.

[29] Lanktree M B, Chapman A B. New treatment paradigms for ADPKD: moving towards precision medicine [J]. Nat Rev Nephrol, 2017, 13（12）: 750-768.

[30] Simms R J. Autosomal dominant polycystic kidney disease [J]. BMJ, 2016, 352: i679.

[31] Torres V E, Harris P C. Progress in the understanding of polycystic kidney disease [J]. Nat Rev Nephrol, 2019, 15（2）: 70-72.

[32] Kiryluk K, Goldstein D B, Rowe J W, et al. Precision Medicine in Internal Medicine [J]. Ann Intern Med, 2019, 170（9）: 635-642.

[33] Direct-to-consumer genetic testing: a revised position statement of the American College of Medical Genetics and Genomics [J]. Genet Med, 2016, 18（2）: 207-208.

[34] American College of Medical Genetics and Genomics. Scope of practice: a statement of the American College of Medical Genetics and Genomics（ACMG）[J]. Genet Med, 2015, 17（9）: e3.

[35] American College of Medical Genetics and Genomics. Clinical utility of genetic and genomic services: a position statement of the American College of Medical Genetics and Genomics [J]. Genet Med, 2015, 17（6）: 505-507.

[36] Richards S, Aziz N, Bale S, et al. Standards and guidelines for the interpretation of sequence variants: a joint consensus recommendation of the American College of Medical Genetics and Genomics and the Association for Molecular Pathology [J]. Genet Med, 2015, 17（5）: 405-424.

[37] Kanavy D M, Mcnulty S M, Jairath M K, et al. Comparative analysis of functional assay evidence use by ClinGen Variant Curation Expert Panels [J]. Genome Med, 2019, 11（1）: 77.

第二章 肾小球疾病

第一节 先天性激素抵抗肾病综合征

【概述】

先天性肾病综合征（congenital nephrotic syndrome，CNS）最早由 Gautier 和 Miville 于 1942 年所报道，特指出生后 3 个月内出现肾病范围蛋白尿（尿蛋白/肌酐 > 200 mg/mmol）、低白蛋白血症及水肿的临床综合征[1]。在第一年（4～12 个月）晚些时候出现肾病综合征（nephrotic syndrome，NS）被定义为婴儿期 NS，其后出现的 NS 被称为儿童期 NS。CNS 与一般的儿童特发性 NS 不同。CNS 的病因有多种，自 Kestilä 等[2]于 1998 年首先在芬兰型（Finnish type）肾病综合征患者中克隆出致病基因 NPHS1 以来，其后的大量研究发现 CNS 病因中，遗传因素占重要地位，另有少数继发于感染等疾病（表 2-1-1）[1-4]。

表 2-1-1 先天性肾病综合征的病因

原发性先天性肾病综合征	
遗传性	表型
常染色体显性遗传性 NS（AD）	
WT1	IDMS，DDS，Frasier 综合征，WAGR 综合征，SRNS
LMX1B	FSGS，甲髌综合征
INF2	FSGS，Charcot-Marie-Tooth 病
CD2AP	FSGS
常染色体隐性遗传性 NS（AR）	
NPHS1	芬兰型 CNS
NPHS2	特发型 CNS，SRNS
LAMB2	Pierson 综合征
PLCE1	SRNS，DMS
PDSS2	NS 伴 Leigh 综合征
ITGA3	NS 伴间质性肺病
ARHGDIA	特发性 CNS
SCARB2	肌阵挛性肾衰竭综合征
PODXL	FSGS，青少年型帕金森病
MAGI2	CNS，FSGS
ADCK4	FSGS
COQ2	NS，多系统萎缩
COQ6	SRNS 伴双侧感音神经性耳聋

继发性先天性肾病综合征
感染后
先天性梅毒，弓形虫病，疟疾
巨细胞病毒，风疹，乙型肝炎，母亲艾滋病
免疫性疾病
系统性红斑狼疮
新生儿抗中性内肽酶自身抗体
药物或中毒
母亲类固醇-氯苯那敏治疗
原因未明

注：AD：常染色体显性遗传；AR：常染色体隐性遗传；IDMS：特发性弥漫性系膜硬化；DDS：Denys-Drash 综合征；WAGR：肾母细胞瘤、无虹膜、泌尿生殖系统畸形和智力低下；SRNS：激素抵抗肾病综合征；FSGS：局灶节段性肾小球硬化；CNS，先天性肾病综合征；DMS：Denys-Drash 综合征。

部分基因突变杂合子即可导致肾脏病变，表现为常染色体显性遗传（AD）模式，例如 WT1、LMX1B、INF2、CD2AP；更多的基因需要纯合突变才出现明显的临床表型，即为常染色体隐性遗传（AR）模式，如 NPHS1、NPHS2、LAMB2、PLCE1、ARHGDIA、SCARB2、PODXL 等。常染色体隐性遗传的 CNS 发生率约（1~3）/100 000，而 NPHS1 突变在芬兰更常见（"芬兰型"CNS），发生率为 1/8000~1/10 000[1-3,5]。关于 CNS 的基因突变，在我国也有较多的研究报道[5-6]。

根据其组织病理学特点，CNS 常见以下几种类型[1,7-8]：芬兰型，系膜增生型肾小球肾炎，弥漫性系膜硬化（diffuse mesangial sclerosis，DMS），局灶节段性肾小球硬化（focal segmental glomerulosclerosis，FSGS），膜性肾病（membranous nephropathy）和微小病变（minimal change disease，MCD）等。

影响足细胞结构、功能和线粒体功能

在 CNS 患者中，相当多的患者对激素治疗无效，表现为激素抵抗肾病综合征（steroid resistant nephrotic syndrome，SRNS）。SRNS 指肾病综合征经过规范激素治疗后，仍然无缓解，在临床判断是否是 SRNS 时，需要排除感染和服药依从性差等因素影响。在儿童肾病综合征中，12%~15% 对口服激素治疗无反应[9-10]。

但在先天性肾病综合征患者中，激素抵抗更常见，即表现为先天性激素抵抗肾病综合征（congenital steroid resistant nephrotic syndrome，CSRNS）。例如对于芬兰型 CNS 患者，激素治疗几乎无效。临床研究表明，绝大多数基因突变导致的 CNS 对激素或免疫抑制剂治疗无效。因此其预后往往较差，早期即容易进展为终末期肾病（end-stage kidney disease，ESKD）[1,4,11]。

【发病机制】

由于 CNS 的病因不同，其发病机制也各异。自 NPHS1 被克隆出来后，科学家们基于单基因突变致 CNS 建立了很多动物模型，为 CNS 致病机制研究提供了重要的基础和途径。研究证实，各种原因导致肾小球滤过屏障受损是主要的发病机制。

肾小球滤过屏障是由毛细血管内皮细胞、肾小球基底膜和足细胞构成的。其中足细胞是高度分化的细胞，由细胞体、主要突起和足突组成。这些足突对裂孔膜的完整性至关重要，裂孔膜是足细胞之间高度特化的细胞间连接。CNS 的单基因病因几乎均与维持足细胞和肾小球滤过屏障结构完整性相关基因的突变有关。例如芬兰型 CNS 患者中，大约 90% 的患者有两种截短的 NPHS1 突变，Fin-major（c.121delCT；p.L41fs）和 Fin-minor（c.3325C＞T；p.R1109X），其中 Fin-major/Fin-major 型约占 60%，Fin-major/Fin-minor 约占 20%，Fin-minor/Fin-minor 约占 10%[2,12]。这两种突变都可导致足细胞裂孔膜中的 nephrin 分子完全缺失，使滤过屏障结构严重受损[2,12]。研究发现，NPHS1 的截断型突变 Fin-major 纯合子个体中，由于 Nephrin 结构异常或缺乏，导致其足细胞足突间只有狭窄的滤过缝隙，缺少缝隙隔膜网络和 35 nm 长的链，不能形成功能完整的滤过屏障[13]。NPHS1 突变使 nephrin 的细胞内组分与 podocin 和其他足

细胞内蛋白的相互作用缺失，导致肌动蛋白聚合减少，足突形态和GBM功能异常[14]，从而导致大量蛋白尿发生。目前已经鉴定出超过200多种临床严重程度不同的NPHS1突变，其中成人FSGS患者中NPHS1突变也很常见[12,15]。其后克隆出的致肾病综合征的突变基因，如NPHS2、TRPC6、CD2AP等，均与足细胞足突形成和完整性维持相关。其他一些致病基因，如ACTN4、INF2、ARHGAP24等则与足细胞的细胞骨架形成等相关。

WT1基因最初鉴定为WAGR综合征［肾母细胞瘤（Wilm瘤）、无虹膜、泌尿生殖系统畸形和智力低下］的致病基因[16-17]。WT1是一种肿瘤抑制基因，对性腺和肾脏的正常发育至关重要，并促进足细胞的稳定。因此其突变易导致性腺和肾脏发育异常，发生两性畸形和肾脏畸形，足细胞病变，表现出CNS[18-19]。临床上，患者可以表现出假两性畸形（46XY，表型女性），性腺异常，生长受限，肾母细胞瘤，及无虹膜等表现。WT1突变可能出现Deny-Drash综合征（DDS）及早发性肾病综合征，肾脏损害的病理表现多为DMS或FSGS[18-19]。但由于该基因大、突变类型多，不同突变的表型差异较大[18-19]。

近年发现一组基因通过影响线粒体功能而导致CNS发生，如ADCK4、COQ2、COQ6、PDSS2等[20-22]。这些基因变异通过影响相应辅酶Q的功能，从而影响线粒体呼吸链和能量代谢，导致足细胞受损。例如ADCK4基因，该基因在足细胞表达，主要定位于线粒体和足突，ADCK4基因敲除可导致病理表现为FSGS的肾病综合征发生，成年鼠死亡率增加[20,23]。足细胞中ADCK4的敲除导致其迁移能力减弱，加入辅酶Q10可以逆转[20]。进一步研究发现，ADCK4突变导致其功能缺陷，从而减少辅酶Q10生物合成，足细胞中呼吸链复合物Ⅱ和琥珀酸细胞色素c还原酶（复合物Ⅱ～Ⅲ）活性降低，足细胞中线粒体形态和膜电位受损[23]。补充辅酶Q10前体类似物2,4-二羟基苯甲酰胺可以逆转上述表现[23]。ADCK4基因突变也可导致青少年型FSGS发生。其他COQ2和COQ6基因的变异也可通过不同机制影响线粒体中呼吸链的功能，从而导致足细胞损伤。对于这些基因的变异，已经证实可能通过补充辅酶Q10进行治疗[20-22]。

由于导致CNS的致病基因种类较多，并且仍然在不断增加，同一基因不同突变致病机制也不尽相同，因此，相应的致病机制还需要不断探索。

此外，感染、免疫和中毒等因素导致的CNS，发病机制各不相同，对治疗决策有很大的影响。例如，有研究报道，抗中性内肽酶（anti-neutral endopeptidase）抗体可导致先天性膜性肾病，在妊娠后期出现羊水过少和胎儿肾脏增大，进一步检测提示其母亲缺乏中性内肽酶，在既往妊娠流产时经同种免疫，产生针对该酶的抗体，导致胎儿肾脏受损[24]。

【临床表现】

在产前，CNS也有一些特殊表现，临床上需要重视，如胎盘肿大较常见，即胎盘重量＞出生体重的25%。然而，临床表现在新生儿期或婴儿期更为典型。新生儿期可出现全身水肿，大量尿蛋白（甚至＞20 g/L），血清白蛋白下降（可＜10 g/L），尿中常有少量红细胞和白细胞，部分患儿可出现血清肌酐升高，高血压，及其他特殊表现，如纳差、发育不良和嗜睡。CNS患儿病情往往进展迅速，短时间内易进展为ESKD。例如，有两项CNS的队列研究显示，CNS患者，2岁时达到ESKD的比例高达59%～62%[4,11]。

不同病因的CNS表现各有特点，例如NPHS1突变导致的芬兰型CNS，易出现胎盘肥大，及因胎盘肥大导致的胎儿肘部、臀部和膝盖的屈曲畸形，也可能对呼吸系统发育有影响；胎儿发育迟缓（小于胎龄）；迟发性骨化伴前后囟门张开，八字颅缝；小鼻子；低位的耳朵；及易出现早产等表现。

WT1突变可能出现Deny-Drash综合征（DDS）及早发性肾病综合征（病理表现为DMS或FSGS），也可能表现为晚发型肾病综合征及Frasier综合征[18-19]。其中DDS与基因型男性（46XY）相关，表现为肾母细胞、假两性畸形（即表型女性）。女性基因型（46XX）表现为肾母细胞瘤和肾小球疾病，无假两性畸形。WT1基因突变的患者水肿和低蛋白血症等症状可能较轻，但容易出现肾功能快速下降。WT1基因较大，突变种类多，与突变相关的临床表现多样，且程度各不相同[18-19]。

ADCK4、COQ2、COQ6、PDSS2等与线粒体功能相关基因突变导致的CNS，主要影响辅酶Q10合成通路，除肾病综合征表现外，还可能出现脑病、癫痫发作、共济失调、发育迟缓等。

除肾脏损害的表现外，还要注意是否有相关的其他器官发育畸形或功能障碍的特征，如眼部异常、神经系统异常等。寻找可能的非肾畸形是很重要的，特别是因为它们可能提供线索的病因诊断，如生殖器异常（*WT1*）、眼睛缺陷（*LAMB2*）和神经系统疾病（Mowat-Galloway）等。

【辅助检查】

1. 常规实验室和影像学检查

CNS 患者通常经常规实验室检查发现，表现为大量蛋白尿（尿蛋白/肌酐比率 > 200 mg/mmol），低蛋白血症（< 25 g/L），尿检可有镜下少量红细胞和白细胞。然而，蛋白尿的量在不同个体和不同疾病中是不同的，并且在生命的最初几周内临床症状可能并不明显。此外，严重低蛋白血症会影响尿蛋白量，只有通过输注白蛋白部分纠正低蛋白血症后，才能检测到蛋白尿的真实程度。血清肌酐和尿素水平是可变的，最初可能正常，但一些 CNS 中肾衰竭可能发展得很快。可有轻度贫血，维生素 D 水平下降，血清离子钙浓度下降。血清补体、抗双链 DNA（dsDNA）、抗核抗体（ANA）、抗中性粒细胞胞质抗体（ANCA）和免疫球蛋白均无特殊异常，对 CNS 患者需要进行肝炎标志物、梅毒血清学等检测。

超声检查往往肾脏大小正常或增大。部分患者可出现泌尿系畸形，如肾脏大小、位置等异常，也可能出现泌尿系外其他脏器畸形，这些脏器异常对于患者诊断价值很大，因此需要仔细搜寻。

NPHS1 突变导致的芬兰型 CNS 患者中，甲胎蛋白（alpha fetoprotein，AFP）在母体血清和羊水中水平升高。临床上，如果羊水中 AFP 浓度很高，超声检查没有发现胎儿无脑或其他畸形，可能存在 *NPHS1* 突变。

2. 肾脏活检

肾脏活检病理诊断对于 CNS 的病理诊断、治疗方案确定、预后判断等均有重要意义。通过对活检肾组织等常规病理染色、免疫荧光和电子显微镜检查，多数可以得出明确的病理诊断。病理上，除了较常见的几种病理类型：芬兰型，系膜增生型肾小球肾炎，弥漫性系膜硬化，局灶节段性肾小球硬化，膜性肾病和微小病变外，还有一些少见的病理类型，如致密物沉积病（dense deposit disease，DDD）等[8]。

芬兰型 CNS 患者，免疫荧光无免疫复合物沉积。肾小球系膜基质扩张和细胞显著增生，从而逐渐导致进行性肾小球硬化。近端小管微囊扩张是其典型特征之一[25]。弥漫性系膜硬化更典型的表现是肾小球小而致密，系膜内胶原沉积，芬兰型 CNS 无此病理特征，免疫荧光可见系膜区 IgM 和 C3 沉积。而膜性肾病则表现为局部炎症致毛细血管基底膜厚度增加，且免疫复合物沉积导致足细胞消失。FSGS 则出现肾小球节段硬化，PAS 和甲胺银染色显示胶原沉积增加（图 2-1-1）。

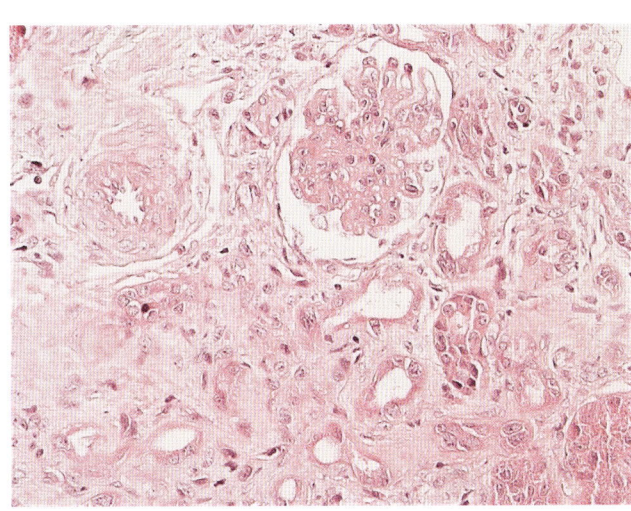

图 2-1-1　先天性激素抵抗肾病综合征患者肾脏病理表现。肾小球系膜细胞及基质增生伴节段性硬化及小动脉管壁增厚（HE×400）

理论上，只要没有禁忌证，每位患者都应当进行肾活检。但对于出生 3 个月以内的婴儿行肾活检，由于患儿个体很小，且难以配合，肾活检的风险较大。有报道对 49 例 < 1 岁婴儿行肾活检（其中 31 例 < 3 个月），其中 2 例死于出血性并发症[8]。因此，直接行针吸活检需要谨慎。如病理检测有困难，等待基因检测往往是更为谨慎的选择。对于 CNS，部分患者需要接受肾切除治疗，因此，可以对切除肾脏组织行病理检测，也有助于明确诊断。

3. 基因检测

由于致病基因突变是 CNS 重要且常见的原因，因此，建议对每位 CNS 患者均进行遗传背景检测。尽管部分患者可能存在感染和其他免疫因素，但如果没有病理学证据等排除遗传因素，均建议行遗传突变检测。

由于基因突变与临床表现、病理类型之间并非一一对应的关系，且近年发现报道越来越多的基因及突变参与 CNS 发病，因此，建议一般不选择某一特定基因突变进行检测。目前临床常用的检测方式有：对某一可能致病基因直接测序；将一些可能致病的候选基因组合，通过二代测序方式进行检测；以及患者 DNA 行全外显子检测。后两种检测方式应用更为广泛。如有可能，测序发现的可能致病突变应当在直系亲属中进行验证。

测序结果需要进行生物信息分析，再结合患者临床特点（包括肾外表现）、病理特征、家族史，以及相关的文献资料复习等，进行综合判断。

【诊断】

大量肾病范围蛋白尿强烈提示肾病综合征的诊断，虽然典型的肾病范围被认为是尿蛋白/肌酐＞200 mg/mmol，但患有中枢神经系统疾病的婴儿蛋白尿通常会增加10~100倍。因此，在单个尿液样本上测量尿蛋白与肌酐的比值可以作为诊断的指标。传统上，诊断依靠临床表现，即持续性肾病范围蛋白尿，年龄小于3个月，且无明显继发原因（即先天性感染）提示诊断。通过经皮肾活检或肾切除的组织的病理检查进行组织学确认即可确诊。对49例＜1岁的患者肾活检病理类型分析发现，从临床表现上难以确定其病理类型，因此肾组织病理学检测仍然不可替代。

但目前认为基因突变检测对于CNS的诊断和治疗决策非常重要，因此，只要条件许可，尽可能进行相应检测，但在此之前，要充分收集患儿的临床资料，包括肾脏病变的临床和病理特点、肾外表现、肾脏病家族史等，有助于决定是否行基因检测以及解释检测结果。

需要注意的是，如果怀疑胎儿有可能为CNS，产前诊断应尽可能以基因检测为基础。除非事先知道突变，可以很快测序得到结果。如果没有明确家族史或没有确定受影响胎儿的突变信息，产前基因检测是一个挑战，因为目前基于二代测序的基因检测很费时，往往需要4~6周，会影响临床决策。

【鉴别诊断】

对于CSRNS，遗传因素是主要原因，其他感染因素或自身免疫因素所致的CNS，去除病因或者免疫抑制治疗容易出现临床缓解。因此，在临床管理中需要注意鉴别。对于CNS诊断并不困难，患者出现大量蛋白尿（尿蛋白/肌酐＞200 mg/mmol），低蛋白血症（血清白蛋白＜25 g/L）和水肿等表现。在诊断后需要从病因方面进一步鉴别。

临床上需要特别注意的是，还有一部分患者，目前采用候选基因或全基因组外显子测序，可能并无确定的致病基因突变，这种情况下需要仔细结合患者的特点，同时在患者直系亲属中进一步筛查验证，有助于鉴别。

1. 感染因素导致的先天性激素抵抗肾病综合征

先天性梅毒、弓形虫病、疟疾、巨细胞病毒、乙型肝炎、母亲艾滋病等均可能导致婴儿出现CSRNS，这些患者常常有感染的相应表现。例如先天性梅毒，一般母亲有梅毒感染，婴儿有相应感染症状，同时出现肾病综合征表现，这类患儿经过抗梅毒治疗，很多肾脏损害会明显好转。但有的感染治疗后，肾脏损害也难以控制，例如人类免疫缺陷病毒往往易使肾脏出现塌陷型FSGS，治疗困难。

2. 免疫因素导致的先天性激素抵抗肾病综合征

抗中性内肽酶抗体或系统性红斑狼疮所致的CNS，对于前者，患儿在分娩后会逐渐减轻好转；而后者，只要确诊后，使用激素和免疫抑制剂常常可以快速好转。

【治疗】

由于激素、免疫抑制剂等治疗往往无效，多数CSRNS患者会快速进展至ESKD。婴儿期及其后的CSRNS管理的主要目标是优化营养和预防感染与血栓等并发症，以达到足够的体重和身高，保持良好的状态，以便尽快进行肾移植。并发症的处理可大致分为与肾病本身相关的并发症和与共病相关的并发症，例如皮尔逊综合征中的视网膜脱离。

由于这些患儿往往病情严重，易出现多种并发症，可能影响他们的长期生存和生活质量。但患儿数量较小，临床上难以进行随机对照试验。因此早期是否积极临床管理仍然存在一些争议[12, 26]。基于芬兰型CNS管理的临床数据，提供了一些可靠的信息，表明积极管理，多数患者仍然有良好的预后[9, 27, 28]。对于CSRNS患者的管理，临床上需要由新生儿专家、肾病专家、营养专家、护理人员、移植专家和临床药师等共同进行多学科讨论，制订相应的长期综合管理策略。

1. 营养管理

这些患儿的营养管理极具挑战性，患儿幼小，大量蛋白丢失，摄食能力差，且消化系统的脏器功能弱，因此需要营养专家尽早介入，进行专业性指导和管理。在营养管理中，需要考虑患儿本身情况，如胎儿周龄、身高、体重、进食能力等；疾病状态，如肾功能、血清白蛋白水平、水肿程度、血压、尿量等；治疗措施，如是否使用激素或免疫抑制剂、其他药物对代谢或进食的影响等。综合考虑以上各方面影响因素后，制订患者的营养管理策略，包括热量、营养要素、营养补充方式等，以提供最佳营养，促使儿童尽可能正常生长发育。

2. 保守治疗

与大多数儿童 NS 相比，使用类固醇或其他免疫抑制药物治疗并不能使 CNS 得到缓解[4, 11]。早期 CNS 患者预后很差，例如芬兰型 CNS 患者，约超过半数出生后 6 个月内死亡。但近年临床上使用的一系列对症和保守治疗措施，包括利尿消肿，优化的营养，积极输注白蛋白，使用血管紧张素转化酶抑制剂（Angiotensin converting enzyme inhibitor，ACEI）或吲哚美辛降尿蛋白，预防血栓形成等治疗，在一定程度上减轻了患者症状和改善了患者的预后[4, 11]。静脉输注白蛋白可短暂缓解症状，提升血清白蛋白，但提升水平有限，且维持时间短；ACEI 或吲哚美辛仅轻度提升血清白蛋白，可减少白蛋白输注[4, 11, 26]。预防性抗凝药物包括华法林、肝素或阿司匹林，要注意出血的风险[4, 11, 26]。

3. 重症 CNS 患者的早期积极干预

在 20 世纪 80 年代，提出了早期积极治疗的措施，对于重症患者，例如重症芬兰型 CNS，*WT1* 突变导致的重症 CNS，均明显改善了预后[29]，这些早期积极治疗措施包括：每天输注白蛋白，加强营养，及时的双侧肾切除术，然后在 1～2 岁时进行肾移植[30]。对于重症芬兰型 CNS，三期治疗方案包括[12, 30]：①积极管理肾病综合征，让婴儿成长到 6～10 个月（体重约 7 kg）；②双侧肾切除并行腹膜透析（peritoneal dialysis，PD）3～6 个月；③体重达到 10 kg 以上时（常常约 1～1.5 岁）行肾移植。这些治疗措施明显改善了重症 CNS 患者的预后（表 2-1-2）。

表 2-1-2　重症 CNS 的强化管理方案[12]

营养和体液管理
- 通过提供足够的营养来限制液体的摄入
- 避免不必要的静脉输液和盐补充
- 提供高能量摄入[100～150 kCal/（kg·d）]和高蛋白摄入[3～4 g/（kg·d）]的饮食
白蛋白（20%）注射液
- 用于治疗症状性低血容量和水肿
- 初始剂量 1～2 g/（kg·d），分为 3 次（每次 2 h 左右）输注
- 在患者稳定数周后：一次夜间白蛋白输注或两次 2～3 h 注射
- 呋塞米（速尿）0.5～2 mg/kg，在白蛋白输注同时使用；长时间白蛋白输注时考虑 2 剂一起使用
RAAS 抑制在新生儿期后的应用
- 在 *NPHS1* 基因的错义突变（一个或两个等位基因）或其他非 *NPHS1* 基因突变的患者中应用
- 卡托普利 0.01～0.5 mg/kg，每日两次。逐渐增加剂量
肾切除术
- 如果患者临床管理困难（感染、生长发育不良、血栓并发症、水肿状态控制困难、心脏问题），则应早期进行肾切除术（体重约 7 kg）
- 如果儿童生长发育良好，没有肾病引起的严重并发症，可推迟肾切除术（直到体重＞ 10 kg）
- 如果严重的肾病持续存在，则在肾移植前应进行双侧肾切除
- 并非所有 CNS 患者都需要进行常规肾切除术

在上述治疗措施中，肾切除是 CSRNS 治疗的重要手段和步骤。肾切除一般有三种方案：单侧肾切除，分次双侧肾切除和单次双侧肾切除[1, 12, 30]。肾切除的目的是减少或终止尿蛋白流失，但显然这种措施的创伤重，需要根据患者的情况和医疗技术条件，决定采用的治疗方式[1, 12, 30]。

在肾切除后，患儿需要接受腹膜透析治疗，维持机体功能，并要注意患儿的营养和生长发育状况，同时积极准备行肾移植治疗。

移植主要用于治疗大多数先天性肾病综合征。

然而，移植物的长期存活取决于许多移植前后的因素，包括配型、免疫抑制剂方案、移植各种并发症的预防，以及移植后早期密切的监测和管理等[1,4,12]。

4. 特殊治疗措施

CSRNS多数与单基因突变相关，因此，最理想的状况是针对基因突变导致疾病机制，进行特异性治疗，甚至基因治疗。但目前要达到这一目标还存在很大的困难。近年研究发现，针对辅酶Q10合成相关基因突变导致的CNS，已经报道可通过补充辅酶Q10进行治疗[20]。例如，一个带有纯合ADCK4移码突变的SRNS患者在辅酶Q10治疗后部分缓解[20]。实际上，影响辅酶Q10合成的相关基因变异，一些患者通过补充辅酶Q10，临床得到明显缓解[20-22]。近来的研究还发现，补充辅酶Q10前体类似物2,4-二羟基苯甲酸，可以预防ADCK4基因敲除小鼠发展为肾衰竭，并逆转其足细胞损伤，为进一步治疗研究提供了方向[23]。

【病例摘要】

男，12个月，因发现外生殖器发育异常12个月就诊，不伴有水肿、肉眼血尿和排尿困难，无纳差和明显身高发育异常。外院考虑"尿道下裂"。入院检查示：血清肌酐31.3 μmol/L，白蛋白19.4 g/L，甘油三酯2.7 mmol/L，总胆固醇12.24 mmol/L，LDL-C 8.21 mmol/L。尿隐血（-），尿蛋白3+，定量0.832 g/24 h（浓度4.16 g/L），尿蛋白/肌酐1698.8 mg/mmol，尿白蛋白/肌酐3765 μg/mg。染色体检查示46XY。经过MRI检查和性激素检查示重型尿道下裂合并双侧隐睾，性腺发育不良。肾脏病变临床诊断肾病综合征，肾活检病理诊断为局灶节段性肾小球硬化（FSGS）。行全外显子测序明确诊断为WT1杂合错义突变，其父母无类似突变，考虑为新发突变，明确诊断。病例详细资料见二维码数字资源2-1。

数字资源2-1

（李贵森）

【参考文献】

[1] Reynolds B C, Oswald R J A. Diagnostic and management challenges in congenital nephrotic syndrome [J]. Pediatric Health Med Ther, 2019, 10: 157-167.

[2] Kestilä M, Lenkkeri U, Männikkö M, et al. Positionally cloned gene for a novel glomerular protein--nephrin--is mutated in congenital nephrotic syndrome [J]. Mol Cell, 1998, 1 (4): 575-582.

[3] Jalanko H. Congenital nephrotic syndrome [J]. Pediatr Nephrol, 2009, 24 (11): 2121-2128.

[4] Dufek S, Holtta T, Trautmann A, et al. Management of children with congenital nephrotic syndrome: challenging treatment paradigms [J]. Nephrol Dial Transplant, 2019, 34 (8): 1369-1377.

[5] Wang J J, Mao J H. The etiology of congenital nephrotic syndrome: current status and challenges [J]. World J Pediatr, 2016, 12 (2): 149-158.

[6] Li G M, Cao Q, Shen Q, et al. Gene mutation analysis in 12 Chinese children with congenital nephrotic syndrome [J]. BMC Nephrol, 2018, 19 (1): 382.

[7] Machuca E, Benoit G, Nevo F, et al. Genotype-phenotype correlations in non-Finnish congenital nephrotic syndrome [J]. J Am Soc Nephrol, 2010, 21 (7): 1209-1217.

[8] Kari J A, Montini G, Bockenhauer D, et al. Clinico-pathological correlations of congenital and infantile nephrotic syndrome over twenty years [J]. Pediatr Nephrol, 2014, 29 (11): 2173-2180.

[9] Trautmann A, Bodria M, Ozaltin F, et al. Spectrum of steroid-resistant and congenital nephrotic syndrome in children: the PodoNet registry cohort [J]. Clin J Am Soc Nephrol, 2015, 10 (4): 592-600.

[10] Kim J S, Bellew C A, Silverstein D M, et al. High incidence of initial and late steroid resistance in childhood nephrotic syndrome [J]. Kidney Int, 2005, 68 (3): 1275-1281.

[11] Berody S, Heidet L, Gribouval O, et al. Treatment and outcome of congenital nephrotic syndrome [J]. Nephrol Dial Transplant, 2019, 34 (3): 458-467.

[12] Hölttä T, Jalanko H. Congenital nephrotic syndrome: is early aggressive treatment needed? Yes [J]. Pediatr Nephrol, 2020, 35 (10): 1985-1990.

[13] Wartiovaara J, Ofverstedt L G, Khoshnoodi J, et al. Nephrin strands contribute to a porous slit diaphragm scaffold as revealed by electron tomography [J]. J Clin Invest, 2004, 114 (10): 1475-1483.

[14] Menon M C, Chuang P Y, He C J. The glomerular filtration barrier: components and crosstalk [J]. Int J Nephrol, 2012, 2012: 749010.

[15] Zhuo L, Huang L, Yang Z, et al. A comprehensive

analysis of NPHS1 gene mutations in patients with sporadic focal segmental glomerulosclerosis [J]. BMC Med Genet, 2019, 20 (1): 111.

[16] Call K M, Glaser T, Ito C Y, et al. Isolation and characterization of a zinc finger polypeptide gene at the human chromosome 11 Wilms' tumor locus [J]. Cell, 1990, 60 (3): 509-520.

[17] Gessler M, Poustka A, Cavenee W, et al. Homozygous deletion in Wilms tumours of a zinc-finger gene identified by chromosome jumping [J]. Nature, 1990, 343 (6260): 774-778.

[18] Chernin G, Vega-Warner V, Schoeb D S, et al. Genotype/phenotype correlation in nephrotic syndrome caused by WT1 mutations [J]. Clin J Am Soc Nephrol, 2010, 5 (9): 1655-1662.

[19] Lipska B S, Ranchin B, Iatropoulos P, et al. Genotype-phenotype associations in WT1 glomerulopathy [J]. Kidney Int, 2014, 85 (5): 1169-1178.

[20] Ashraf S, Gee H Y, Woerner S, et al. ADCK4 mutations promote steroid-resistant nephrotic syndrome through CoQ10 biosynthesis disruption [J]. J Clin Invest, 2013, 123 (12): 5179-5189.

[21] Heeringa S F, Chernin G, Chaki M, et al. COQ6 mutations in human patients produce nephrotic syndrome with sensorineural deafness [J]. J Clin Invest, 2011, 121 (5): 2013-2024.

[22] Starr M C, Chang I J, Finn L S, et al. COQ2 nephropathy: a treatable cause of nephrotic syndrome in children [J]. Pediatr Nephrol, 2018, 33 (7): 1257-1261.

[23] Widmeier E, Yu S, Nag A, et al. ADCK4 deficiency destabilizes the coenzyme Q complex, which is rescued by 2,4-dihydroxybenzoic acid treatment [J]. J Am Soc Nephrol, 2020, 31 (6): 1191-1211.

[24] Debiec H, Guigonis V, Mougenot B, et al. Antenatal membranous glomerulonephritis due to anti-neutral endopeptidase antibodies [J]. N Engl J Med, 2002, 346 (26): 2053-2060.

[25] Fogo A B, Lusco M A, Najafian B, et al. AJKD atlas of renal pathology: congenital nephrotic syndrome of finnish type [J]. Am J Kidney Dis, 2015, 66 (3): e11-12.

[26] Boyer O, Bérody S. Congenital nephrotic syndrome: is early aggressive treatment needed?-No [J]. Pediatr Nephrol, 2020, 35 (10): 1991-1996.

[27] Kim M S, Stablein D, Harmon W E. Renal transplantation in children with congenital nephrotic syndrome: a report of the North American Pediatric Renal Transplant Cooperative Study (NAPRTCS) [J]. Pediatr Transplant, 1998, 2 (4): 305-308.

[28] Hölttä T, Bonthuis M, Van Stralen K J, et al. Timing of renal replacement therapy does not influence survival and growth in children with congenital nephrotic syndrome caused by mutations in NPHS1: data from the ESPN/ERA-EDTA Registry [J]. Pediatr Nephrol, 2016, 31 (12): 2317-2325.

[29] Mahan J D, Mauer S M, Sibley R K, et al. Congenital nephrotic syndrome: evolution of medical management and results of renal transplantation [J]. J Pediatr, 1984, 105 (4): 549-557.

[30] Holmberg C, Antikainen M, Rönnholm K, et al. Management of congenital nephrotic syndrome of the Finnish type [J]. Pediatr Nephrol, 1995, 9 (1): 87-93.

第二节　家族性局灶节段性肾小球硬化症

【概述】

局灶节段性肾小球硬化（FSGS）是一类以光镜下局灶（<50%肾小球）节段性（<50%毛细血管袢）肾小球硬化、电镜下足细胞融合和脱落为病理特征的肾小球疾病，该病临床表现为不同程度蛋白尿及进展性肾功能不全。FSGS并非单一疾病，该病的异质性很大，根据病因可以分为原发性FSGS、继发性FSGS和家族性FSGS。原发性FSGS的病因不明，高达30%的肾移植后复发率，以及血浆置换治疗对移植后FSGS复发患者有效提示存在循环渗透因子，尽管发现多个可能的循环渗透因子（suPAR、CLC1、Angiopoietin-like 4等），但这些发现仍需要进一步的验证。FSGS亦可继发于肥胖、高血压、独肾、发绀型心脏病等全身性疾病，或人类免疫缺陷病毒（HIV）、细小病毒B19等病毒感染，或海洛因、干扰素等药物，或其他类型的肾小球疾病（如IgA肾病等）。

20世纪80年代，Kaya H等陆续报道不同人种中均存在家族聚集性FSGS[1-4]，家族性FSGS并不罕见，在我国占FSGS患者的10.7%左右[5]。家族性FSGS多数符合孟德尔遗传规律，提示单个高致病性突变引起家族多个家庭成员的肾脏疾病。迄今已发现超过 30 个家族性 FSGS 致病基因，这些基因多表达在足细胞，主要包括①转录调节因子基因：如 WT1、PAX2、LMX1B 等；②裂孔膜蛋白基因：如 NPHS1、NPHS2 等；③足细胞骨架相关蛋白基因：如 ACTN4[4, 6]、INF2[7-8]、ARHGAP24、ANLN、AVIL 等；④离子通道蛋白基因：如 TRPC6[9-11] 等；⑤细胞/胞外基质蛋白基因：如 LAMA2、COL4A3/A4/A5；⑥线粒体功能相关蛋白基因：如 COQ2、COQ6、PDSS2；⑦核孔蛋白基因：如 NUP107、NUP93[12-13]。深入了解家族性 FSGS 的致病基因，不仅可提高我们对 FSGS 致病机制的认识，还为我们寻找蛋白尿和肾衰竭治疗靶点提供新的思路。

与散发性 FSGS 患者相比，家族性 FSGS 患者肾病综合征较少、肾组织病变程度较重、治疗应答率较低、肾功能下降较快[14]。部分家族性 FSGS 患者合并肾外器官受累。该病临床表现异质性较大，与致病基因的功能、致病基因突变产物等因素相关[15]。根据遗传方式，家族性 FSGS 可以分为显性遗传家族性 FSGS（包括常染色体显性遗传家族性 FSGS 和 X 染色体显性遗传家族性 FSGS）和隐性遗传家族性 FSGS（表 2-2-1）。显性遗传模式的致病基因，其致病机制常为致病基因的功能获得性突变，患者起病较晚，可在成年后起病，疾病进展相对缓慢[15]。隐性遗传模式的致病基因，其致病机制常为突变导致的基因功能丧失，患者起病较早，在婴儿期、童年期即可起病。

1. 显性遗传家族性 FSGS

（1）ACTN4 突变相关家族性 FSGS

α-肌动蛋白（α-actinin）是一种细胞骨架蛋白。目前已知人类共有四种 α-肌动蛋白编码基因，其中 ACTN2 及 ACTN3 仅在骨骼肌和心肌中表达，ACTN1 和 ACTN4 在全身各组织中均有表达。在肾组织中，ACTN4 主要表达于肾小球足细胞足突，于肾小球毛细血管壁亦有表达[4]。

目前报道 ACTN4 突变主要位于其肌动蛋白结合域（actin biding domain，ABD）。功能学研究显示，突变的 α-actinin-4 蛋白，相较野生型 α-actinin-4 蛋白，具有更强的肌动蛋白肌丝结合力，从而影响肌丝的组装与游离，使足细胞结构异常[4]，足细胞迁徙能力受损[16]。此外，应对机械牵拉时，表达突变 α-actinin-4 蛋白的足细胞收缩不良，易导致足细胞脱落[17]。最近的研究显示，磷酸化 α-actinin-4 蛋白与肌动蛋白的结合力增强，磷酸化 α-actinin-4 蛋白敲入小鼠的蛋白尿及肾小球硬化更严重、足细胞损伤更明显，提示 ACTN 转录后修饰亦参与致病[18]。

在家族性 FSGS 中，ACTN4 突变约占 4%[19]。ACTN4 突变在我国家族性 FSGS 中罕见[20]。肾组织病理表现方面，光镜下表现为 FSGS，存在异质性。电镜下可出现足细胞胞质内电子致密物聚集，为 ACTN4 突变相关家族性 FSGS 较为特异的肾组织病理改变。对肾组织行 α-actinin-4 染色免疫荧光检测，可见肾小球毛细血管节段性、不规则颗粒样阳性信号[21]。

（2）INF2 突变相关家族性 FSGS

INF2 基因编码的 INF2 蛋白是 formin 蛋白家族的一员，具有调控肌动蛋白聚合功能[7]。INF2 蛋白在肾脏中主要表达于足细胞，进一步定位显示，其表达于足细胞细胞核周围[7, 22]。

INF2 突变可引起足细胞血清反应因子活性下降，INF2 蛋白与 Cdc42 蛋白相互作用减少，影响 INF2 对肌动蛋白的调控作用，导致足细胞骨架异常[22]。迄今发现的 INF2 突变基本位于 DID 结构域（diaphanous-inhibitory domain，DID），DID 由 INF2 的第 2~4 号外显子编码，与 DAD 功能域互相作用影响肌动蛋白的聚合。研究发现，INF2 突变可影响裂孔膜蛋白 -nephrin 的磷酸化，并导致 formin 蛋白家族的另一成员 mDIA1 在足细胞内异常聚集，从而影响肌动蛋白损伤后的修复过程[23]。INF2 突变还可引起肌动蛋白 dynein 介导的 nephrin 蛋白水解增多，使足细胞内 nephrin 循环失衡，导致足细胞裂隙受损[24]。

在家族性 FSGS 中，西方人群数据显示 INF2 突变占 4%~9%[25-26]，一项基于中国人家族性 FSGS 的研究显示，INF2 突变发生率约为 3.6%[22]。INF2 突变的外显率在不同家系及个体间差异较大，患者起病年龄亦不同，可在童年期即起病，亦可成年后起病，通常于 30~50 岁进入终末期肾病阶段[25]。肾组织病理表现方面，光镜下表现为较为典型的 FSGS。电镜下可出现足细胞足突局灶融合，部分足突呈不规则锯齿状，其中可见纵向排列的肌动蛋白束[7]。

（3）TRPC6 突变相关家族性 FSGS

瞬时受体电位阳离子通道蛋白 6（ion-channel protein transient receptor potential cation channel 6,

TRPC6）属瞬时受体电位离子通道蛋白家族，该家族蛋白包括 TRPC1-7，是一组钙离子通道，与 G 蛋白耦联受体及酪氨酸受体结合后，可使钙离子内流，对细胞内钙离子浓度调控起重要作用[10]。在肾小球中 TRPC1-6 均有表达，体外培养的足细胞中仅有 TRPC1、TRPC2、TRPC5、TRPC6 表达[10]。

TRPC6 突变可以导致 gain-of-function 及 loss-of-function 两种不同机制所致的 FSGS。体外实验显示，TRPC6 p.G109S，p.N110H，p.P112Q，p.M132T，p.N143S，p.R175Q，p.H218L，p.A404V，p.Q889K，p.R895C，p.E897K 突变可使足细胞发生不同程度的基础钙离子内流增加，及配体激动时钙离子内流增加[9,10,27]；而 TRPC6 p.N125S，p.L395A，p.G757D，p.L780P，p.R895L 突变可使足细胞钙离子内流减少[27]。此外，TRPC6 与足细胞裂孔膜蛋白 nephrin、podocin 存在相互作用[10]。亦有研究表明，TRPC6 缺失可导致钙离子依赖性半胱氨酸蛋白酶 calpain1、calpain2 失活，使足细胞动能、黏附功能受损[28]。

一项研究纳入 80 个中国人 FSGS 家系的研究显示，TRPC6 的突变率为 2.5%[20]。携带 TRPC6 loss-of-function 突变的患者起病年龄早，而携带 TRPC6 gain-of-function 突变的患者，可迟发至青少年或成年早期起病[27]。

（4）Ⅳ型胶原突变相关家族性 FSGS

Ⅳ型胶原是各类组织基底膜的重要组成蛋白，由 COL4 基因编码。人体中共有 COL4A1-6 六种Ⅳ型胶原基因，分别编码Ⅳ型胶原 α1-6 链。在组织中Ⅳ型胶原以三聚体形式存在，共有三种形式，分别为 α1α1α2、α3α4α5 及 α5α5α6。在成人肾小球基底膜（GBM）中，Ⅳ型胶原主要以 α3α4α5 链形式存在[29]。以往报道Ⅳ型胶原 α3α4α5 链突变可引起 Alport 综合征、薄基底膜肾病、家族性良性血尿等疾病。COL4A5（编码 α5 链）位于 X 染色体，其突变典型表现为 X 染色体显性遗传，COL4A3 和 COL4A4（分别编码 α3 和 α4 链）位于 2 号染色体，其突变可表现为常染色体隐性遗传或常染色体显性遗传。近来研究发现 COL4A3、COL4A4、COL4A5 基因突变在家族性 FSGS 中多见[26,30-32]，Xie J 等对 40 个中国人 FSGS 家系进行全外显子测序（WES），发现 12.5% 的患者为 COL4A3 突变引起[32]；Wang M 等的研究对 363 例 FSGS 患者进行 WES（家族性 FSGS 为主），发现 24.2% 患者已知基因的致病性突变，其中 COL4A3-5 最为常见，占 21.3%[26]；Groopman EE 等对 3315 例 CKD 患者进行 WES，发现 9.3% 的 CKD 患者为单基因突变所致，其中 COL4A3-5（30%）与 PKD1-2（31%）为最为常见的 CKD 致病基因[33]，上述研究均提示临床诊断为家族性 FSGS 需重视对 COL4A3-5 进行基因检测，将有助于治疗方案的制订。COL4A5 突变的男性患者常常起病年龄小，临床表现较重，GBM 可见厚薄不均及网篮样改变，可有典型肾外表现，如感音性耳聋、圆锥形晶体等，肾功能减退速度快，发生终末期肾衰竭（ESRD）的风险高；COL4A3-4 纯合或者复合杂合突变患者，常幼年起病，临床表现较重，肾脏病理呈特征性改变，肾衰竭发生率高；COL4A3-5 杂合突变患者，起病年龄常较晚，蛋白尿较少，肾功能不全少见，常无典型肾外表现，部分患者病理可见 GBM 不典型病变，ESRD 风险较低[31]。目前对Ⅳ型胶原突变所引起疾病的命名尚未得到统一，Alport 协作组建议取消薄基底膜肾病的命名，将所有 COL4A3-5 突变统一命名为 Alport 综合征，这样从病因来定义疾病更为清晰，但扩大 Alport 综合征的范畴将进一步增加其异质性，因此亦有学者建议将 COL4A3-5 突变重新定义为Ⅳ型胶原相关肾病。

2. 隐性遗传家族性 FSGS

（1）WT1 突变相关家族性 FSGS

WT1 基因编码的 WT1 蛋白是一种 DNA 结合蛋白，对肾脏、泌尿系统、生殖腺的发育起重要作用。WT1 基因突变与多种疾病相关，包括肾母细胞瘤（Wilms' tumor）、WAGR 综合征、Denys-Drash 综合征、Frasier 综合征等[34,35]。

WT1 基因 8 号外显子、9 号外显子编码 WT1 蛋白 C-端的锌指结构域，该区域对表达于肾小球足细胞的 WT1 蛋白发挥其特异性的核转录因子功能至关重要，对足细胞裂孔膜的重要组成蛋白 nephrin、podocin、podocalyxin 的表达具有调控作用[34-35]。WT1 基因突变所致的 FSGS 可合并泌尿生殖系统畸形、肾母细胞瘤、性腺母细胞瘤等肾外临床表现。不同类型的 WT1 基因突变，其疾病预后不同。WT1 基因第 8、第 9 号外显子编码锌指 2（ZF2）、锌指 3（ZF3）结构域。该区域中的错义突变、截短突变可导致 Denys-Drash 综合征，临床表现为婴儿时期起病的肾病综合征，伴有男性假两性畸形及肾母细胞瘤。患者往往快速进展为终末期肾病[36]。有研究显示，出生 1 个月内起病的 Denys-Drash 综合征，自起病至进展为终末期肾病的中位时间为 6 天[37]。WT1 基因第9号内含子剪切位点突变可引起Frasier综合征，临床表现为进展性肾病及男性假两性畸形。患者常于童年期发生蛋白尿，尿蛋白随年龄增长而逐渐增多，可进展为大量蛋白尿，对治疗应答欠佳。多数患者于20～40岁进展为终末期肾病[36]。WT1蛋白DNA结合功能相关残基的错义突变，可导致较早起病的激素抵抗肾病综合征，且多快速进展至终末期肾病[38]。肾组织病理可表现为FSGS合并弥漫系膜区硬化[38]。

（2）*NPHS1*突变相关家族性FSGS

人类*NPHS1*基因定位于19q13.1，共有29个外显子。该基因编码nephrin蛋白，是足细胞裂隙的重要组成蛋白，兼有信号传导功能[39-40]。*NPHS1*最早在先天性肾病综合征芬兰型1患儿中被克隆定位。国内外大组研究均显示，*NPHS1*基因突变是儿童期起病的激素抵抗肾病综合征中最常见的致病基因之一[41-42]，尤其在1岁内的婴儿激素抵抗肾病综合征中，为最常见的致病基因[41]。

Philippe等纳入来自142个家系的160名儿童激素抵抗肾病综合征患者，对疾病表型及基因关联性进行研究。通过预测算法及功能学实验，将*NPHS1*基因突变分为"严重"（severe）及"温和"（mild）两类。截短突变、异常剪切、导致蛋白功能丧失的突变被定义为严重突变，包括c.609-2A＞C、p.L832P等。经功能学实验验证，nephrin蛋白功能得到部分保留的突变被定义为温和突变，包括p.L96V、p.A107T、p.P575Q、p.R976S、c.2072-6C＞G。携带上述温和突变的复合杂合突变患者疾病严重程度较轻[43]。Satin等在另一项研究中证实，携带被分类为温和突变的p.R976S的*NPHS1*复合杂合突变患者临床表型较轻，表现为成人起病的FSGS[40]。

（3）*NPHS2*突变相关家族性FSGS

*NPHS2*基因编码podocin蛋白，是足细胞裂隙的重要组成蛋白，与*NPHS1*编码的nephrin蛋白具有相互作用[44]。大组研究显示，*NPHS2*基因突变是儿童激素抵抗肾病综合征中最常见的致病基因[41]。

*NPHS2*基因突变儿童，起病年龄及临床特点有一定的异质性。基于欧洲人种的研究显示，p.R138Q突变患者起病较早，中位起病年龄为17个月；p.L312V、p.V180M突变则较为温和，患者中位起病年龄在8岁以上[41]。此外，携带p.R229Q突变患者亦表现为较晚起病，且有趣的是，仅有与特定3' *NPHS2*突变形成杂合突变时，该突变才有致病性[41, 45]。但有研究报道，*NPHS2* p.R229Q、p.A284V复合杂合所致的FSGS，通常对激素及免疫抑制剂应答不佳，且可快速进展至终末期肾病（平均8年）[46]。

（4）*ADCK4*突变相关家族性FSGS

*ADCK4*基因编码蛋白是辅酶Q10（CoQ10）合成中的重要蛋白，对足细胞线粒体功能具有重要作用[47]。该基因突变可导致激素抵抗肾病综合征。国内大组研究显示，该突变是中国青少年起病的激素抵抗肾病综合征最常见的常染色体隐性遗传模式的致病基因。一项来自欧洲的研究显示，ADCK4基因突变相关肾病中位发病年龄为14.1岁，多数患者表现为肾病综合征蛋白尿，高达46%的患者在疾病诊断时已进展为慢性肾脏病，多数患者可在30岁前进展至终末期肾病[48]。

目前已有对*ADCK4*突变相关肾病的治疗探索。小样本量研究发现，对*ADCK4*纯合和复合杂合突变的无症状性蛋白尿患者进行CoQ10补充治疗可降低患者的蛋白尿水平[49]。

表2-2-1 家族性FSGS常见致病基因

基因名称	遗传方式	编码蛋白功能	常见突变区域/位点
NPHS1	AR	裂孔膜相关蛋白	c.609-2A＞C，p.L832P，p.L96V，p.A107T，p.P575Q，p.R976S，c.2072-6C＞G
NPHS2	AR	裂孔膜相关蛋白	p.R138Q，p.L312V，p.V180M，p.R229Q，p.A284V
CD2AP	AR/AD	裂孔膜相关蛋白	SH3结构域
ACTN4	AD	细胞骨架蛋白	肌动蛋白结合域（actin biding domain）
INF2	AD	细胞骨架蛋白	DID结构域（diaphanous-inhibitory domain）
MYH9	AD	细胞骨架蛋白	p.R702C，p.R702S，p.R702H，p.R1165C，p.R1165L，p.D1424H，p.D1424N，p.D1424Y，p.E1841K，p.R1933X

基因名称	遗传方式	编码蛋白功能	常见突变区域/位点
ANLN	AD	细胞骨架蛋白	p.R431C
PODXL	AD	细胞骨架蛋白	p.L442R
MYO9A	AD	细胞骨架蛋白	p.R701X
TTC21B	AR	细胞骨架蛋白	p.P209L
COL4A3	AD/AR	细胞/胞外基质	NC 结构域胱氨酸突变，胶原结构域（Gly-X-Y）甘氨酸突变
COL4A4	AD/AR	细胞/胞外基质	NC 结构域胱氨酸突变，胶原结构域（Gly-X-Y）甘氨酸突变
COL4A5	XD	细胞/胞外基质	NC 结构域胱氨酸突变，胶原结构域（Gly-X-Y）甘氨酸突变
LAMB2	AR	细胞/胞外基质	p.S80R, p.L139P, p.R246W, p.Y275X, c.1036 + 6_9delTGAG, p.R1148SfsX27, p.Q1006AfsX49, c.3982 + 1G > T, p.L1512fsX8, c.4573 + 1G > A, p.R1594KfsX5, p.E1636AfsX22, p.Q1733X, p.L139P
ITGB4	AR	细胞/胞外基质	p.R1281W
WT1	AD	转录因子相关	锌指 2、锌指 3 结构域，第 9 号内含子剪切位点
PAX2	AD	转录因子相关	转录激活结构域
LMX1B	AD	转录因子相关	p.R246Q, p.R246P
SMARCAL1	AR	转录因子相关	c.2141 + 5G > A, c.2528 + 1G > A
NXF5	XR	转录因子相关	p.R113W
TRPC6	AD	信号转导相关	p.G109S, p.N110H, p.P112Q, p.M132T, p.N143S, p.R175Q, p.H218L, p.A404V, p.Q889K, p.R895C, p.E897K, p.N125S, p.L395A, p.G757D, p.L780P, p.R895L
PLCE1	AR	信号转导相关	p.R1246X, p.S1484L
COQ2	AR	线粒体功能相关	p.S146N, p.T325A
COQ6	AR	线粒体功能相关	p.G255R, p.A353D, p.P261L
PDSS2	AR	线粒体功能相关	第 8 号外显子
ADCK4	AR	线粒体功能相关	激酶结构域
TRIM8	AD	E3 泛素连接酶	第 6 号外显子

AD，常染色体显性遗传；AR，常染色体隐性遗传；XD，X 染色体连锁显性遗传；XR，X 染色体连锁隐性遗传

【临床表现】

1. 肾脏表现

家族性 FSGS 患者与散发性 FSGS 患者相比肾脏表现缺乏特异性，蛋白尿为家族性 FSGS 患者最为常见的临床表现。童年期起病的家族性 FSGS 患者，通常携带高外显率的常染色体隐性遗传基因突变，临床表现多为严重的肾病综合征，即尿蛋白 > 3.5 g/d，血浆白蛋白 < 30 g/L，可伴有高脂血症、水肿。成人期起病的家族性 FSGS 患者，通常携带显性遗传基因突变，临床可表现为不伴有血浆白蛋白水平下降的大量蛋白尿，伴有不同程度的肾功能下降[50]。肾组织病理可表现为：光镜下肾小球局灶节段性硬化、部分肾小球球性硬化、肾小管间质纤维化[14]。电镜下肾小球足细胞足突融合[50]。

2. 肾外表现

多个家族性 FSGS 致病基因可引起肾外脏器受累，表现为不同的临床综合征，了解这些综合征的临床表现有助于诊断和鉴别诊断（表 2-2-2）。

表 2-2-2 合并肾外表现的常见家族性 FSGS 致病基因

基因名称	遗传方式	编码蛋白	肾外表现
MYH9	AD	肌动蛋白重链 9（myosin heavy chain 9）	Epstein-Fechtner 综合征，白内障，感因性耳聋，巨血小板减少症，白细胞包涵体
WT1	AD	Wilms tumor 1	Frasier 综合征，Denys-Drash 综合征，生殖系统畸形，性腺母细胞瘤，男性假两性畸形
PAX2	AD	Paired box 2	视神经缺损
INF2	AD	Inverted formin 2	感觉和运动神经病
TRIM8	AD	三基序包含蛋白 8（tripartite motif containing 8）	神经系统发育型疾病
EYA1	AD	眼缺失蛋白同源物 1（eyes absent homolog 1）	鳃–耳–肾综合征
LMNA	AD	核纤层蛋白（lamin A/C）	脂肪代谢障碍
LMX1B	AD	LIM 同源框蛋白转录因子 1β（LIM homeobox transcription factor 1 β）	青光眼，髌骨发育不良/缺如，肘关节发育异常，甲营养障碍
COL4A5	XL	Ⅳ型胶原 α5 链	晶体异常，听力受损
COL4A3	AR	Ⅳ型胶原 α3 链	晶体异常，听力受损
COL4A4	AR	Ⅳ型胶原 α4 链	晶体异常，听力受损
LAMB2	AR	层粘连蛋白 β2（laminin-β2）	Pierson 综合征，神经肌接头损伤，小瞳孔
KANK1	AR	肾锚蛋白重复蛋白 1（kidney ankyrin repeat-containing protein 1）	智力障碍
KANK4	AR	肾锚蛋白重复蛋白 4（kidney ankyrin repeat-containing protein 1）	房间隔缺损，智力障碍，面部畸形
COQ2	AR	辅酶 Q2 4-羟基苯甲酸聚异戊二烯基转移酶（4-hydroxybenzoate polyprenyl transferase）	脑病
COQ6	AR	辅酶 Q6 单加氧酶	感音性耳聋
PDSS2	AR	异戊二烯焦磷酸合成酶亚基 2（prenyl diphosphate synthase subunit 2）	脑肌病
ADCK4	AR	AarF 域激酶 4（aarF domain containing kinase 4）	神经系统相关损害
ITGA3	AR	整合素 α3（integrin α3）	大疱性表皮松解症
ITGB4	AR	整合素 β3（integrin β3）	大疱性表皮松解症，幽门闭锁
NUP107	AR	nucleoporine	小头畸形
SMARCAL1	AR	SMARCA 样蛋白	免疫缺陷，骨骼发育不良
NXF5	XL	核 RNA 输出因子 5（nuclear RNA export factor 5）	心脏传导功能紊乱
SCARB2	AR	B 类 2 型清道夫受体（scavenger receptor class B member 2）	共济失调，肌阵挛
CUBN	AR	cubilin	巨幼红细胞贫血
WDR73	AR	WD 重复结构域 73（WD repeat domain 73）	小头畸形，发育迟缓
ALG1	AR	天冬酰胺连接糖基化 1（asparagine-linked glycosylation 1）	先天性糖基化障碍 Ik 型

基因名称	遗传方式	编码蛋白	肾外表现
PMM2	AR	磷酸甘露糖变位酶 2（Phosphomannomutase 2）	先天性糖蛋白糖基化缺陷 I 型
CD151	AR	四跨膜蛋白 CD151（Tetraspanin CD151）	感音性耳聋，β 地中海贫血，大疱性皮损
CRB2	AR	Crumbs Homolog 2	脑室扩张
SGPL1	AR	鞘氨醇-1-磷酸裂解酶（Sphingosine-1-phosphate lyase）	神经系统缺陷，鱼鳞癣，肾上腺功能减退，免疫缺陷
ZMPSTE24	AR	锌金属蛋白酶 Ste 24	下颌骨发育不良

AD，常染色体显性遗传；AR，常染色体隐性遗传；XD，X 染色体连锁显性遗传

【诊断】

1. 重视对 FSGS 患者进行家族史调查

应注重对 FSGS 患者进行家族史的调查，家族性 FSGS 的诊断要求家庭成员中有 2 个或以上家庭成员经肾活检证实为 FSGS；或者 1 个家庭成员经肾活检证实为 FSGS，同时另有一个或以上家庭成员不明原因蛋白尿、血尿或肾功能不全。对家族性 FSGS 患者，除先证者外还应调查其他家庭成员的临床资料，调查世代不应少于 3 代。儿童起病的 FSGS 多呈常染色体隐性遗传（AR），这些患者的父母常有近亲婚配史，成人迟发起病的 FSGS 多为常染色体显性遗传（AD），典型表现为每代均有患者，且男女发病概率与严重程度没有差异，部分致病基因有不完全外显的现象。如果家族史提示 X 染色体显性遗传（XL），表现为每代均有患者，常呈男重女轻，要注意和表现为 XD 的 Alport 综合征（AS）以及法布里病（Fabry 病）进行鉴别（肾组织电镜检查、肾组织及皮肤Ⅳ型胶原不同 α 链染色、α 半乳糖苷酶 A 活性等）。

2. 需要行基因检测的 FSGS 患者

并非所有家族性 FSGS 患者均可找到致病基因。儿童 FSGS/NS 致病突变的检出率与年龄成明显负相关，Hildebrandt 等对 1783 例 SRNS 患儿组成的国际队列进行候选基因 Panel 测序（包括 21 个隐性遗传基因和 6 个显性遗传基因）发现，新生儿（<3 个月）中 69.4% 可检出致病突变，婴儿（4～12 个月）中 49.7% 可检出致病突变，而少年（13～18 岁）中只有 12% 可检出致病突变。该研究提示对儿童 FSGS/SRNS 患者进行基因诊断十分必要。我国儿童针对 SRNS 的外显子测序研究纳入来自 23 家中心的 1001 例儿童患者，发现 29.1% 的患者存在已知基因致病突变，其中 XL 遗传最常见的基因为 COL4A5 和 OCRL，AD 遗传最常见的基因为 WT1 和 INF2，AR 遗传最常见的基因为 ADCK4 和 NPHS1[42]。成人大组家族性 FSGS 基因检测的研究较少，Wang M 等对 365 例 FSGS 患者进行全外显子测序（成人家族性 FSGS 为主），发现 24.2% 的家系携带已知 FSGS 致病基因的罕见变异，其中最常见的致病基因包括 COL4A3/A4/A5、WT1、UMOD 等[26]。综上，我们应对家族性 FSGS、SRNS，特别是儿童起病 FSGS/SRNS，有综合征表现或者肾移植前评估的 FSGS 患者进行基因检测。

【辅助检查】

目前常用的基因检测方法包括第一代测序（Sanger 测序）和第二代测序技术，第二代测序技术包括靶向基因 Panel 测序、全外显子（whole exome sequencing，WES）测序、全外显子组测序（whole exon sequencing，WES）等[51-52]。应根据临床需求，灵活选择基因检测方法。对基因检测得到的候选致病基因突变，推荐使用 ACMG（American College of Medical Genetics and Genomics）指南对变异进行分级，从而明确其致病性[53]。

1. Sanger 测序

可对目标候选基因进行检测，准确率高、结果可靠，但检测成本较为昂贵、通量低、人力及时间投入大，仅能对临床高度怀疑或家系中的已知基因突变进行验证。适用于临床表现高度特异性、家系中已有相同表型患病亲属存在明确致病基因的患者。

2. 全外显子测序（whole exome sequencing）

可对人类基因组2万余个已知基因的全部外显子蛋白编码区域（约占基因组序列的2%）进行测序。但无法检测非编码区域的变异，对拷贝数异常、大片段插入和（或）缺失等结构变异检测灵敏度低。适用于临床高度疑诊的遗传性疾病的分子诊断。

3. 全基因组测序（whole genome sequencing）

对人类基因组范围内所有DNA序列进行检测，对外显子的覆盖率更均衡，并可同时检测内含子区域，亦可检测单个外显子缺失、拷贝数异常等结构变异。成本昂贵、检测耗时较长。适用于遗传学机制复杂的疾病分子诊断。

4. Panel 测序

基于某种相对特异的临床表型，对导致该疾病表型的已知致病基因进行变异筛查，较为经济便捷，但无法发现新的致病基因。目前尚无成熟的家族性FSGS Panel 测序产品。

【治疗】

家族性FSGS患者的治疗尚缺乏循证医学证据，主要参考散发性FSGS患者的治疗方案，并结合患者检测出的致病突变进行调整。治疗分为非特异性治疗和特异性治疗。非特异性治疗主要包括严格控制血压、应用足量肾素-血管紧张素系统抑制剂降低蛋白尿并延缓肾衰竭进展，降低血脂，抗血小板黏附等；如患者存在已知基因突变，则根据致病基因调整治疗方案。

1. 疾病早期筛查与预防

对于家族性FSGS患者的家庭成员，需进行定期筛查，主要检查项目应包括：尿常规、尿白蛋白/肌酐、肾功能。由于存在成人迟发现象，对于儿童家庭成员需持续性定期筛查直至成年。对于明确致病突变的家族性FSGS患者的所有家庭成员，建议行临床表型检查以及基因测序，以明确是否携带致病性突变以及是否有临床表现，有助于早期发现及早期干预。对于携带家族性FSGS致病基因突变、有生育需求者，建议行产前遗传咨询以阻断致病基因突变在家系中的传递。通过产前诊断（PND）分析胎儿突变携带情况，可为遗传性FSGS家庭提供遗传咨询和优生优育建议。国内已有通过使用第三代试管婴儿技术（胚胎植入前遗传学诊断技术）成功阻断Alport综合征、显性多囊肾（ADPKD）等基因突变，明确致病性突变的家族性FSGS也有望通过PND阻断其向下一代传递。

2. 非特异性治疗

非特异性治疗主要包括严格控制血压、应用足量肾素-血管紧张素系统抑制剂降低蛋白尿并延缓肾衰竭进展，降低血脂，抗血小板黏附等。一项病例报告显示，在家族性FSGS儿童患者出现蛋白尿时，早期应用肾素-血管紧张素系统抑制剂，患者蛋白尿可获得部分或完全缓解，且未发生肾功能受累。然而该研究病例数较少，且未对患者进行长期随访，肾素-血管紧张素系统抑制剂在家族性FSGS患者中的疗效仍不明确[54]。除少数基因如 PLCE1 等突变可引起激素敏感肾病综合征（SSNS），大多数家族性FSGS患者对激素及免疫抑制剂治疗普遍应答不佳[14,55-56]，表现为蛋白尿不缓解，较快进入终末期肾病[14]。因此治疗前基因诊断可以预测药物疗效，避免不必要的激素治疗。

3. 肾脏替代治疗

进入终末期肾病的患者，应行肾脏替代治疗，包括透析治疗、肾移植治疗。多项研究提示，携带致病基因突变的家族性FSGS患者行肾移植治疗预后较佳，移植肾FSGS复发率较低[46,57-59]。此外应对肾移植供体进行潜在致病基因筛查，特别是对于家族性FSGS患者的亲属供肾者，对供肾者进行潜在致病基因筛查可减少移植肾失功风险。

4. 特异性治疗

针对家族性FSGS相关致病基因进行治疗是该病治疗的关键。

（1）甲基巴多索龙：甲基巴多索龙（bardoxolone-methyl）是一种Keap1-Nrf2通路激活剂，通过抑制NF-κB炎症途径发挥作用。目前已完成在携带 COL4A3、COL4A4、COL4A5 致病性突变患者中Ⅲ期临床试验[60]，结果尚未公布。

（2）4-苯基丁酸：4-苯基丁酸（4-PBA）是一种化学分子伴侣。一项研究显示，将其加入水中饲养 actinin-4 K256E 突变小鼠10周，突变小鼠足细胞内质网应激水平下降、尿白蛋白显著减少，提示4-苯基丁酸或可治疗 ACTN4 突变相关FSGS[61]。随着家族性FSGS相关致病基因的机制研究深入开展，期待更多潜在治疗靶点的发现及相关药物的开发。

（3）CoQ10：近来发现 COQ2、COQ6、ADCK4 或 PDSS2 等调节CoQ10生物合成的基因突变可引起FSGS，这类患者肾脏及全身病变与CoQ10合成障碍相关，可以通过外源性补充CoQ10而达到病情缓解。动物实验（PDSS2基因敲除小鼠模型）亦证实，CoQ10治疗有助于缓解蛋白尿和肾间质病变。Atmaca等对8位ADCK4纯合和复合杂合突变的无症状性蛋白尿患者进行CoQ10补充治疗，随访中位时间11.5个月（4～21个月）后蛋白尿显著下降，是否可延缓eGFR进展还有待进一步观察[49]。COQ2、COQ6基因突变患者中均有通过单纯补充CoQ10而达到临床缓解的成功案例。

（4）钙调神经磷酸酶抑制剂：研究发现钙调神经磷酸酶抑制剂（CNI）可能对部分遗传性FSGS患者有效，但多为个案报道。Hinkes等报道携带同一PLCE1突变的同胞经环孢素A（CsA）治疗能完全缓解，随后亦有报道PLCE1突变患者对他克莫司（FK506）治疗敏感。研究显示高剂量的FK506可抑制TRPC6活性，而CsA能抑制TRPC6介导的活化T细胞核因子（NFAT）激活，提示CNI可能对TRCP6突变FSGS患者有效，但仍需更多临床研究证实。

（5）MicroRNA-21（miR-21）：miR-21是一种小RNA，可通过三磷酸腺苷生成、活性氧（reactive oxygen species，ROS）生成及炎症相关通路促使肾脏纤维化的发生[62]。在Alport综合征患者及小鼠动物模型中，均发现肾脏miR-21表达增高[62,63]。Alport综合征患者miR-21水平与疾病表型严重程度相关[63]。动物实验证实，靶向肾组织的抗miR-21治疗可减少Alport综合征模型小鼠蛋白尿水平、延缓其肾功能恶化进展[62,63]。抗miR-21治疗通过增强PPARα/retinoid X受体（PPARα/RXR）活性及其下游信号通路发挥作用，可减少Alport综合征模型小鼠蛋白尿水平、延缓其肾功能恶化进展。此外，抑制miR-21亦可减少线粒体ROS生成[62]。以上结果均提示抗miR-21在Alport综合征患者中的潜在治疗作用。抗microRNA-21药物SAR339375（ClinicalTrials.gov NCT02855268）正在进行Ⅱ期临床试验，该研究设计入选45名18～55岁、任意性别、35 ml/（min·1.73 m²）< eGFR（CKD-EPI公式）< 90 mL/（min·1.73 m²）的Alport综合征患者，于2023年6月完成。

（6）Sparsentan：新研发药物Sparsentan具有血管紧张素受体1（AT1）和内皮素受体A（ETA）受体双重拮抗作用，为蛋白尿患者提供双重保护，可靶向治疗FSGS。该药Ⅱ期随机临床试验研究（DUET研究）初步结果显示口服Sparsentan 8周后尿蛋白较基线减少明显优于口服厄贝沙坦（44.8% vs. 18.5%），目前该研究正在延长随访阶段，期待进一步研究结果[64-65]。

（7）基因治疗：基因治疗可能是治疗遗传性疾病的最有效方法，2017年美国儿童医院等单位成功应用基因疗法（AVXS-101）治疗1型脊髓性肌萎缩症（SMA1），以修改版的腺病毒载体9（AAV9）作为载体，通过静脉注射将正常的SMN基因运送至15名患儿体内，成功延长患儿的生命[66]，该研究结果为基因疗法用于遗传性肾脏病治疗带来曙光。

总之，家族性FSGS是肾脏病研究中富有成果的研究领域，一批重要基因（APOL1、INF2、TRPC6、ACTN4等）的发现都是通过对家族性FSGS定位克隆研究所取得，这些基因的发现将改变我们既往基于临床和肾脏病理的诊断体系，而且在发现治疗靶点、开发靶向药物、预测药物疗效、制订个体化治疗方案、肾移植以及遗传生育咨询等方面均发挥重要作用。需要指出的是，上述研究大多基于西方人群获得，鉴于遗传背景的中西方差异，要加强中国人家族性FSGS的基础与临床研究。随着分子遗传学、计算生物信息学和系统生物学的发展，将有力推动家族性FSGS的遗传机制研究进展。明确致病基因及突变可为家族性FSGS的治疗提供潜在的靶点。FSGS的精准医学研究已取得初步成果，并将推动整个肾脏病领域精准医学的发展，以及传统医疗模式向精准医疗发展。

【病例摘要】

男，46岁，发现尿中泡沫增多5年，肌酐升高2个月。父亲因终末期肾病去世。共有12名兄弟姐妹，其中一个姐姐、两个妹妹、两个弟弟存在蛋白尿。经肾穿刺活检，病理提示：局灶节段性肾小球硬化。予足量激素治疗，患者尿蛋白不缓解。基因检测明确INF2突变相关家族性局灶节段性肾小球硬化症。病例详细资料见二维码数字资源2-2。

数字资源2-2

（方正滢　谢静远）

【参考文献】

[1] Naruse T, Hirokawa N, Maekawa T, et al. Familial nephrotic syndrome with focal glomerular sclerosis[J]. Am J Med Sci, 1980, 280(2): 109-113.

[2] Chandra M, Mouradian J, Hoyer JR, et al. Familial nephrotic syndrome and focal segmental glomerulosclerosis[J]. J Pediatr, 1981, 98(4): 556-560.

[3] Tejani A, Nicastri A, Phadke K, et al. Familial focal segmental glomerulosclerosis[J]. Int J Pediatr Nephrol, 1983, 4(4): 231-234.

[4] Kaplan JM, Kim SH, North KN, et al. Mutations in ACTN4, encoding alpha-actinin-4, cause familial focal segmental glomerulosclerosis[J]. Nat Genet, 2000, 24(3): 251-256.

[5] Xie J, Chen N. Primary glomerulonephritis in mainland China: an overview[J]. Contrib Nephrol, 2013, 181: 1-11.

[6] Dai S, Wang Z, Pan X, et al. Functional analysis of promoter mutations in the ACTN4 and SYNPO genes in focal segmental glomerulosclerosis[J]. Nephrol Dial Transplant, 2010, 25(3): 824-835.

[7] Brown EJ, Schlondorff JS, Becker DJ, et al. Mutations in the formin gene INF2 cause focal segmental glomerulosclerosis[J]. Nat Genet, 2010, 42(1): 72-76.

[8] Xie J HX, Azeloglu EU, Ren H, et al. Novel INF2 mutations in Chinese families with FSGS[J]. Kidney Int, 2015, Accepted.

[9] Winn MP, Conlon PJ, Lynn KL, et al. A mutation in the TRPC6 cation channel causes familial focal segmental glomerulosclerosis[J]. Science, 2005, 308(5729): 1801-1804.

[10] Reiser J, Polu KR, Moller CC, et al. TRPC6 is a glomerular slit diaphragm-associated channel required for normal renal function[J]. Nat Genet, 2005, 37(7): 739-744.

[11] Zhu B, Chen N, Wang ZH, et al. Identification and functional analysis of a novel TRPC6 mutation associated with late onset familial focal segmental glomerulosclerosis in Chinese patients[J]. Mutat Res, 2009, 664(1-2): 84-90.

[12] Park E, Ahn YH, Kang HG, et al. NUP107 mutations in children with steroid-resistant nephrotic syndrome[J]. Nephrol Dial Transplant, 2017, 32(6): 1013-1017.

[13] Hashimoto T, Harita Y, Takizawa K, et al. In Vivo expression of NUP93 and its alteration by NUP93 mutations causing focal segmental glomerulosclerosis[J]. Kidney Int Rep, 2019, 4(9): 1312-1322.

[14] Hao X, Xie J, Ma J, et al. Increased risk of treatment failure and end-stage renal disease in familial focal segmental glomerular sclerosis[J]. Contrib Nephrol, 2013, 181: 101-108.

[15] Pollak MR. Familial FSGS[J]. Adv Chronic Kidney Dis, 2014, 21(5): 422-425.

[16] Michaud JL, Chaisson KM, Parks RJ, et al. FSGS-associated alpha-actinin-4 (K256E) impairs cytoskeletal dynamics in podocytes[J]. Kidney Int, 2006, 70(6): 1054-1061.

[17] Feng D, Notbohm J, Benjamin A, et al. Disease-causing mutation in alpha-actinin-4 promotes podocyte detachment through maladaptation to periodic stretch[J]. Proc Natl Acad Sci U S A, 2018, 115(7): 1517-1522.

[18] Feng D, Kumar M, Muntel J, et al. Phosphorylation of ACTN4 leads to podocyte vulnerability and proteinuric glomerulosclerosis[J]. J Am Soc Nephrol, 2020, 31(7): 1479-1495.

[19] Weins A, Kenlan P, Herbert S, et al. Mutational and biological analysis of alpha-actinin-4 in focal segmental glomerulosclerosis[J]. J Am Soc Nephrol, 2005, 16(12): 3694-3701.

[20] Zhang Q, Ma J, Xie J, et al. Screening of ACTN4 and TRPC6 mutations in a Chinese cohort of patients with adult-onset familial focal segmental glomerulosclerosis[J]. Contrib Nephrol, 2013, 181: 91-100.

[21] Henderson JM, Alexander MP, Pollak MR. Patients with ACTN4 mutations demonstrate distinctive features of glomerular injury[J]. J Am Soc Nephrol, 2009, 20(5): 961-968.

[22] Xie J, Hao X, Azeloglu EU, et al. Novel mutations in the inverted formin 2 gene of Chinese families contribute to focal segmental glomerulosclerosis[J]. Kidney Int, 2015, 88(3): 593-604.

[23] Subramanian B, Chun J, Perez-Gill C, et al. FSGS-causing INF2 mutation impairs cleaved INF2 N-fragment functions in podocytes[J]. J Am Soc Nephrol, 2020, 31(2): 374-391.

[24] Sun H, Perez-Gill C, Schlondorff JS, et al. Dysregulated dynein-mediated trafficking of nephrin causes INF2-related podocytopathy[J]. J Am Soc Nephrol, 2021, 32(2): 307-322.

[25] Barua M, Brown EJ, Charoonratana VT, et al. Mutations in the INF2 gene account for a significant proportion of familial but not sporadic focal and segmental glomerulosclerosis[J]. Kidney Int, 2013, 83(2): 316-322.

[26] Wang M, Chun J, Genovese G, et al. Contributions of rare gene variants to familial and sporadic FSGS[J]. J Am Soc Nephrol, 2019, 30(9): 1625-1640.

[27] Riehle M, Buscher AK, Gohlke BO, et al. TRPC6 G757D loss-of-function mutation associates with FSGS[J]. J Am Soc Nephrol, 2016, 27(9): 2771-2783.

[28] Farmer LK, Rollason R, Whitcomb DJ, et al. TRPC6 binds to and activates calpain, independent of its channel

activity, and regulates podocyte cytoskeleton, cell adhesion, and motility [J]. J Am Soc Nephrol, 2019, 30 (10): 1910-1924.

[29] Naylor RW, Morais M, Lennon R. Complexities of the glomerular basement membrane [J]. Nat Rev Nephrol, 2021, 17 (2): 112-127.

[30] Gast C, Pengelly RJ, Lyon M, et al. Collagen (COL4A) mutations are the most frequent mutations underlying adult focal segmental glomerulosclerosis [J]. Nephrol Dial Transplant, 2016, 31 (6): 961-970.

[31] Yao T, Udwan K, John R, et al. Integration of genetic testing and pathology for the diagnosis of adults with FSGS [J]. Clin J Am Soc Nephrol, 2019, 14 (2): 213-223.

[32] Xie J, Wu X, Ren H, et al. COL4A3 mutations cause focal segmental glomerulosclerosis [J]. J Mol Cell Biol, 2014, 6 (6): 498-505.

[33] Groopman EE, Marasa M, Cameron-Christie S, et al. Diagnostic utility of exome sequencing for kidney disease [J]. N Engl J Med, 2019, 380 (2): 142-151.

[34] Hall G, Gbadegesin RA, Lavin P, et al. A novel missense mutation of Wilms' Tumor 1 causes autosomal dominant FSGS [J]. J Am Soc Nephrol, 2015, 26 (4): 831-843.

[35] Benetti E, Caridi G, Malaventura C, et al. A novel WT1 gene mutation in a three-generation family with progressive isolated focal segmental glomerulosclerosis [J]. Clin J Am Soc Nephrol, 2010, 5 (4): 698-702.

[36] Niaudet P, Gubler MC. WT1 and glomerular diseases [J]. Pediatr Nephrol, 2006, 21 (11): 1653-1660.

[37] Nishi K, Inoguchi T, Kamei K, et al. Detailed clinical manifestations at onset and prognosis of neonatal-onset Denys-Drash syndrome and congenital nephrotic syndrome of the Finnish type [J]. Clin Exp Nephrol, 2019, 23 (8): 1058-1065.

[38] Lipska BS, Ranchin B, Iatropoulos P, et al. Genotype-phenotype associations in WT1 glomerulopathy [J]. Kidney Int, 2014, 85 (5): 1169-1178.

[39] Huber TB, Benzing T. The slit diaphragm: a signaling platform to regulate podocyte function [J]. Curr Opin Nephrol Hypertens, 2005, 14 (3): 211-216.

[40] Santin S, Garcia-Maset R, Ruiz P, et al. Nephrin mutations cause childhood- and adult-onset focal segmental glomerulosclerosis [J]. Kidney Int, 2009, 76 (12): 1268-1276.

[41] Sadowski CE, Lovric S, Ashraf S, et al. A single-gene cause in 29.5% of cases of steroid-resistant nephrotic syndrome [J]. J Am Soc Nephrol, 2015, 26 (6): 1279-1289.

[42] Rao J, Liu X, Mao J, et al. Genetic spectrum of renal disease for 1001 Chinese children based on a multicenter registration system [J]. Clin Genet, 2019, 96 (5): 402-410.

[43] Philippe A, Nevo F, Esquivel EL, et al. Nephrin mutations can cause childhood-onset steroid-resistant nephrotic syndrome [J]. J Am Soc Nephrol, 2008, 19 (10): 1871-1878.

[44] Boute N, Gribouval O, Roselli S, et al. NPHS2, encoding the glomerular protein podocin, is mutated in autosomal recessive steroid-resistant nephrotic syndrome [J]. Nat Genet, 2000, 24 (4): 349-354.

[45] Tory K, Menyhard DK, Woerner S, et al. Mutation-dependent recessive inheritance of NPHS2-associated steroid-resistant nephrotic syndrome [J]. Nat Genet, 2014, 46 (3): 299-304.

[46] Santin S, Tazon-Vega B, Silva I, et al. Clinical value of NPHS2 analysis in early- and adult-onset steroid-resistant nephrotic syndrome [J]. Clin J Am Soc Nephrol, 2011, 6 (2): 344-354.

[47] Widmeier E, Yu S, Nag A, et al. ADCK4 Deficiency destabilizes the coenzyme Q complex, which is rescued by 2,4-dihydroxybenzoic acid treatment [J]. J Am Soc Nephrol, 2020, 31 (6): 1191-1211.

[48] Korkmaz E, Lipska-Zietkiewicz BS, Boyer O, et al. ADCK4-associated glomerulopathy causes adolescence-onset FSGS [J]. J Am Soc Nephrol, 2016, 27 (1): 63-68.

[49] Atmaca M, Gulhan B, Atayar E, et al. Long-term follow-up results of patients with ADCK4 mutations who have been diagnosed in the asymptomatic period: effects of early initiation of CoQ10 supplementation [J]. Turk J Pediatr, 2019, 61 (5): 657-663.

[50] De Vriese AS, Sethi S, Nath KA, et al. Differentiating primary, genetic, and secondary FSGS in adults: a clinicopathologic approach [J]. J Am Soc Nephrol, 2018, 29 (3): 759-774.

[51] Sun Y, Ruivenkamp CA, Hoffer MJ, et al. Next-generation diagnostics: gene panel, exome, or whole genome? [J]. Hum Mutat, 2015, 36 (6): 648-655.

[52] 余舒文, 方正滢, 谢静远. 基因检测在慢性肾脏病诊治中的应用及进展 [J]. 诊断学理论与实践, 2020, 19 (6): 613-617.

[53] Richards S, Aziz N, Bale S, et al. Standards and guidelines for the interpretation of sequence variants: a joint consensus recommendation of the American College of Medical Genetics and Genomics and the Association for Molecular Pathology [J]. Genet Med, 2015, 17 (5): 405-424.

[54] Copelovitch L, Guttenberg M, Pollak MR, et al. Renin-angiotensin axis blockade reduces proteinuria in presymptomatic patients with familial FSGS [J]. Pediatr

[55] Giglio S, Provenzano A, Mazzinghi B, et al. Heterogeneous genetic alterations in sporadic nephrotic syndrome associate with resistance to immunosuppression [J]. J Am Soc Nephrol, 2015, 26（1）: 230-236.

[56] Buscher AK, Beck BB, Melk A, et al. rapid response to cyclosporin A and favorable renal outcome in nongenetic versus genetic steroid-resistant nephrotic syndrome [J]. Clin J Am Soc Nephrol, 2016, 11（2）: 245-253.

[57] Conlon PJ, Butterly D, Albers F, et al. Clinical and pathologic features of familial focal segmental glomerulosclerosis [J]. Am J Kidney Dis, 1995, 26（1）: 34-40.

[58] Jungraithmayr TC, Hofer K, Cochat P, et al. Screening for NPHS2 mutations may help predict FSGS recurrence after transplantation [J]. J Am Soc Nephrol, 2011, 22（3）: 579-585.

[59] Weber S, Gribouval O, Esquivel EL, et al. NPHS2 mutation analysis shows genetic heterogeneity of steroid-resistant nephrotic syndrome and low post-transplant recurrence [J]. Kidney Int, 2004, 66（2）: 571-579.

[60] Chertow GM, Appel GB, Andreoli S, et al. Study design and baseline characteristics of the CARDINAL trial: a phase 3 study of bardoxolone methyl in patients with Alport syndrome [J]. Am J Nephrol, 2021: 1-10.

[61] Yee A, Papillon J, Guillemette J, et al. Proteostasis as a therapeutic target in glomerular injury associated with mutant alpha-actinin-4 [J]. Am J Physiol Renal Physiol, 2018, 315（4）: F954-F66.

[62] Gomez IG, MacKenna DA, Johnson BG, et al. Anti-microRNA-21 oligonucleotides prevent Alport nephropathy progression by stimulating metabolic pathways [J]. J Clin Invest, 2015, 125（1）: 141-156.

[63] Guo J, Song W, Boulanger J, et al. Dysregulated expression of microRNA-21 and disease-related genes in human patients and in a mouse model of Alport syndrome [J]. Hum Gene Ther, 2019, 30（7）: 865-881.

[64] Trachtman H, Nelson P, Adler S, et al. DUET: A phase 2 study evaluating the efficacy and safety of sparsentan in patients with FSGS [J]. J Am Soc Nephrol, 2018, 29（11）: 2745-2754.

[65] Komers R, Diva U, Inrig JK, et al. Study design of the phase 3 sparsentan versus irbesartan (DUPLEX) study in patients with focal segmental glomerulosclerosis [J]. Kidney Int Rep, 2020, 5（4）: 494-502.

[66] Al-Zaidy SA, Kolb SJ, Lowes L, et al. AVXS-101 (Onasemnogene Abeparvovec) for SMA1: comparative study with a prospective natural history cohort [J]. J Neuromuscul Dis, 2019, 6（3）: 307-317.

第三节　薄基底膜肾病

【概述】

薄基底膜肾病（thin basement membrane nephropathy，TBMN）是指以肾小球基底膜（glomerular basement membrane，GBM）弥漫变薄为特征，临床上以持续性镜下血尿为主要表现的肾小球疾病[1]，其中30%~50%的患者具有明确的血尿家族史。TBMN是导致持续性镜下血尿的常见病因之一，其人群患病率可高至1%[2]，在儿童及成人镜下血尿患者中TBMN分别约占15%和30%。自体肾或移植肾活检病理统计资料显示，TBMN占所有肾活检病例的3.7%~9%[3]。

TBMN由McConville于1966年首先报道，该组患儿大多有血尿家族史，临床上以孤立性持续性血尿为特点，泌尿系统影像学无显著异常，故当时被称为"良性家族性血尿"。之后Rogers于1973年在一个4代34例患病成员的良性家族性血尿家系中首次通过电镜发现这些患者的GBM病变呈弥漫变薄改变。此后陆续有学者开始从病理学角度将该病命名为TBMN。1996年Lemmink等[4]运用连锁分析发现TBMN与COL4A3/COL4A4基因所在的2q35-37染色体区域连锁，并进一步鉴定出COL4A4（p.Gly897Glu）杂合突变，由此从分子层面上首次揭示了TBMN的病因。近年来随着以新一代测序（next generation sequencing，NGS）为代表的分子诊断技术的发展和临床应用增多，TBMN患者中COL4A3或COL4A4基因杂合突变的检出率显著增加。据统计约40%的TBMN和良性家族性血尿患者可携带COL4A3/COL4A4基因杂合致病突变[5]。另有研究发现，近30%成人遗传性FSGS和5%~10%散发性FSGS[6]、约30%家族性IgA肾病（IgA nephropathy，IgAN）的病因实质为Alport综合征（Alport syndrome，AS）

的致病基因 COL4A3-COL4A5 发生突变所导致[7]（其中大部分为 COL4A3/COL4A4 基因杂合突变），而这些患者的 GBM 病变多呈现 TBMN 样表现。此外，近年来对 TBMN 患者进行长程随访后发现，TBMN 的肾脏预后并非均为"良性"而是存在较强的异质性。TBMN 患者在病程中始终为孤立性镜下血尿仅占 1/3，46%～65% 合并不同程度蛋白尿，15%～30% 在平均 50～60 岁进展至终末期肾病（end stage renal disease，ESRD）[8-9]。因此目前看来，TBMN 和良性家族性血尿这两种提法无论从分子病因学和病理学角度，还是从临床预后上均具有片面性。2018 年 AS 国际工作组[10] 首次将 COL4A3-COL4A5 基因突变所导致的 TBMN、家族性血尿、遗传性 FSGS 以及不明原因 CKD/ESRD 患者统一纳入 AS 疾病范畴。另有学者将 COL4A3-COL4A5 基因突变所导致的 TBMN 命名为Ⅳ型胶原相关肾病[11]。

除 COL4A3-COL4A5 基因突变外，参与 GBM 合成或与 GBM 功能相关的多个基因突变亦可引起 GBM 病变，此外 TBMN 患者如同时携带修饰基因变异位点将加速肾功能进展（表 2-3-1）。除遗传因素外，药物（如金制剂）以及其他病理性原因（如继发于肺出血肾炎综合征）亦可引起获得性 GBM 变薄导致 TBMN。TBMN 还常合并其他原发性肾脏病如 IgAN[12]。Berthoux 等[13] 发现，在 59 例 IgAN 患者中高达 23 例（40%）患者合并 GBM 变薄。TBMN 还常合并 FSGS（约 30%）[8-9]，其机制复杂，包括：① GBM 病变影响邻近足细胞的黏附，导致足细胞骨架结构异常；②足细胞表面Ⅳ型胶原受体如 α2β1 整合素和盘状结构域受体通过识别异常Ⅳ型胶原与 GBM 互相作用，导致足细胞内多种促炎症因子和促纤维化因子如结缔组织生长因子、转化生长因子-β1、基质金属蛋白酶 2/9 等表达上调；③ COL4A3/COL4A4 基因错义突变蛋白错误折叠后滞留于足细胞内质网触发内质网应激和未折叠蛋白反应。

表 2-3-1　Alport 综合征的拟表型致病基因和修饰基因变异位点举例

拟表型基因	已报道修饰基因变异位点
MYH9：Fechtner 综合征（OMIM155100）	MYO1E（c.2627C > G；p.Thr876Arg）
COL4A1，COL4A2：HANAC 综合征（OMIM611773）	（c.352A > G；p.Lys118Glu）
CFHR5：DDD（OMIM 134370）	MYH9（c.4952T > C；p.Met1651Thr）
CFHR5 相关肾病（OMIM 614809）	LAMA5（c.3728C > T；p.Pro1243Leu）NPHS2（c.686G > A；
FN1：纤维连接蛋白肾小球病（OMIM601894）	p.Arg229Gln）
LMX1B：指甲-髌骨综合征（OMIM 161200）	

注：HANAC 综合征：遗传性血管病、肾病、动脉瘤和肌肉痉挛综合征；DDD：电子致密物沉积病

【临床表现】

持续性镜下血尿是 TBMN 的特征性临床表现，通常在体检时被偶然发现。TBMN 起病年龄差异大（从 1 岁到 86 岁不等），以青中年最为常见，男女比例为 1∶(2～3)。

1. 血尿

绝大部分患者临床上有血尿，其中多数（尤其是成人患者）为持续性镜下血尿。在 5%～22% 的患者中至少观察到一次肉眼血尿，通常在上呼吸道感染期间或感染后以及偶尔在剧烈运动后出现。TBMN 患者肉眼血尿的发生率明显低于 IgAN 和 AS。

2. 蛋白尿

儿童 TBMN 患者以无症状性单纯性镜下血尿为多见，成人患者中 45%～60% 合并有轻或中度蛋白尿（多数为非肾病综合征范围蛋白尿，小于 1.5 g/24 h），偶有 TBMN 成人患者以大量蛋白尿为主要临床表现的个案报道。

3. 肾功能不全

既往认为 TBMN 的长期肾脏预后良好，直至 2007 年 Voskarides 等[14] 对 82 例 TBMN 患者进行长达 30 年的随访观察后发现，TBMN 并非均为预后良好，37.8% 的患者可出现肾功能不全，其中 19.5% 进展至 ESRD。随后陆续有较大样本的回顾性研究证实，携带 COL4A3 或 COL4A4 基因杂合突变的 TBMN 患者中 15%～30% 在平均 50～60 岁进展至 ESRD[8-9]。因此，需重视对 TBMN 患者进行规律的肾功能随访，尤其是家系中有患病成员已进展至慢性肾脏病（chronic kidney disease，CKD）和 ESRD 的患者。TBMN 患者肾脏预后的显著异质性可能与携带修

饰基因变异位点、合并其他原发性或继发性肾小球疾病以及环境因素等有关。

4. 肾外表现

薄基底膜肾病患者一般不合并感音神经性耳聋、前圆锥形晶状体和（或）特征性视网膜病等 AS 典型肾外表现。

【重要辅助检查】

1. 肾活检

根据 2013 年版国际《Alport 综合征以及薄基底膜肾病的诊治指南建议》[15]，对不典型 TBMN 患者建议行肾组织活检，包括：24 小时蛋白尿＞ 1.0 g 或发生肾损害 eGFR ＜ 90 ml/（min·1.73 m²）；不能除外 AS；合并显著的肾小球或肾小管间质损害。

2. 光镜

可有少量系膜细胞增生和基质扩张，约 30% 的 TBMN 患者合并 FSGS 和不同程度的肾小管纤维化。2018 年 Kajimoto 等[16]发现 50 岁以上 TBMN 患者发生肾功能减退与肾小动脉硬化介导的肾小球硬化和肾间质性纤维化密切相关。

3. 电镜

电镜下观察到 GBM 出现弥漫性变薄是诊断 TBMN 的必要条件。正常情况下，GBM 的厚度随年龄和性别的不同而变化，同时还受到不同制片方法的影响。1995 年世界卫生组织定义的正常 GBM 厚度下限[17]为成人 250 nm、2～11 岁儿童 180 nm。

4. 免疫荧光

免疫球蛋白和补体多呈阴性，IgM 或 C3 可有节段性系膜区非特异性沉积，IgG 或 IgA 较少呈阳性。

5. Ⅳ型胶原 α 链免疫荧光或免疫组化染色

TBMN 患者的肾脏和皮肤组织Ⅳ型胶原 α 链染色通常无异常[18]，这也是 TBMN 与 AS 的重要鉴别点之一。

6. 泌尿系统超声

行泌尿系统超声可排除如胡桃夹综合征、先天性肾脏及泌尿道发育不良、多囊肾病等其他引起血尿的疾病。

7. 基因检测

基因检测技术的进步和可及性的提高给以往基于临床和肾脏病理的传统诊断体系带来了变革[19]。有研究运用基因检测使近 1/3 携带 COL4A3-COL4A5 基因致病突变患者避免了有创性肾活检而得以确诊疾病[20]。TBMN 患者如有明确的家族史建议行基因检测明确有无携带 COL4A3-COL4A5 基因致病突变或表 2-3-1 中列出的 AS/TBMN 拟表型基因突变。但需要注意的是，约 15% 的 TBMN 患者携带 COL4A3-COL4A5 基因新生突变，因此 TBMN 患者如无家族史也不能完全排除非 COL4A3-COL4A5 基因突变所导致。

8. 听力及视力检查

TBMN 患者如出现听力或视力障碍，可相应通过眼科裂隙灯、眼部超声、耳科电测听等检查明确有无前圆锥形晶状体、黄斑周围视网膜斑点、感音神经性耳聋等病变。TBMN 患者如出现上述肾外表现，需注意通过详细的家系调查、基因检测等进一步排查 AS。

【诊断】

TBMN 临床以单纯性镜下血尿为主要表现，部分患者可合并轻到中度蛋白尿和肾功能减退。肾组织病理以＞ 50% 的 GBM 弥漫变薄为特征（成人 GBM ＜ 250 nm，2～11 岁儿童＜ 180 nm），且无 GBM 厚薄不均、致密层撕裂或分层或虫蚀样等改变。基因检测除可明确 TBMN 患者有无携带 COL4A3-COL4A5 基因突变外，还可帮助与其他以血尿为主要表现的遗传性肾脏病（如 MYH9 相关肾病、遗传性 C3 肾小球病等）进行鉴别。这里要强调的是，TBMN 是病理学诊断，对于明确致病基因或其他病因的 TBMN 患者，需及时对诊断进行修正。

【鉴别诊断】

TBMN 主要需与下列以血尿为主要表现的遗传性肾小球疾病和原发性肾小球疾病进行鉴别。

1. AS

AS 以持续性镜下血尿、进行性肾衰竭、合并耳聋及眼部病变等肾外表现为临床特征，同时具有明确的遗传方式（85% 的患者呈 X 连锁显性遗传，10% 的患者呈常染色体隐性遗传，另有约 5% 的患者呈常染色体显性遗传）和典型的肾组织病理学改变（GBM 可见厚薄不均、致密层撕裂、分层、虫蚀样或篮网样改变）。肾组织和皮肤Ⅳ型胶原 α 链染色对诊断 AS 有重要的辅助作用（表 2-3-2）。儿童 AS 患者可仅表现为单纯性血尿且 GBM 变薄可为唯一病理改变。

2. IgAN

IgAN 是全球最常见的原发性肾小球疾病之一，

表 2-3-2　正常人、TBMN 和 AS 患者的Ⅳ型胶原 α3、α4 和 α5 链表达

	正常	TBMN	X-连锁 AS 男性	X-连锁 AS 女性	常染色体隐性 AS
GBM					
α3（Ⅳ）	+	+	−	嵌合体	−
α4（Ⅳ）	+	+	−	嵌合体	−
α5（Ⅳ）	+	+	−	嵌合体	−
肾小管基底膜					
α3（Ⅳ）	+	+	−	嵌合体	−
α4（Ⅳ）	+	+	−	嵌合体	−
α5（Ⅳ）	+	+	−	嵌合体	+
肾小球囊					
α3（Ⅳ）	+	+	−	嵌合体	−
α4（Ⅳ）	+	+	−	嵌合体	−
α5（Ⅳ）	+	+	−	嵌合体	−
表皮基底膜					
α5（Ⅳ）	+	+	−	嵌合体	+

特征性病理改变为以 IgA 为主的免疫球蛋白在肾小球系膜区沉积继而引起弥漫性系膜细胞增生及不同程度系膜基质增多。IgAN 多见于男性，肉眼血尿、合并蛋白尿以及发生肾功能不全的比例均高于 TBMN。近 20% 的 TBMN 患者可合并 IgA 肾病，此外 10%～39% 的 IgAN 可出现 GBM 弥漫性变薄或局部断裂分层增厚及双轨样改变。少部分 IgAN 患者呈家族聚集性，其中约 30% 的病因实质为 COL4A3-COL4A5 基因突变所致[7]。

3. 原发性 FSGS

FSGS 是基于病理的诊断，近年来在 FSGS 尤其是在家族性 FSGS 中发现 COL4A3-COL4A5 是其主要的致病基因。近 30% 的成人遗传性 FSGS 和 5%～10% 的散发性 FSGS[6] 为 COL4A3-COL4A5 基因突变所致。与原发性 FSGS 相比，合并 FSGS 的 TBMN 患者除多数有家族史外，临床上以非肾病综合征范围蛋白尿为主，且对激素及免疫抑制剂治疗反应差，足突多为节段性融合。

【治疗】

TBMN 至今仍无针对性治疗手段。由于部分患者可出现肾功能进展，因此需加强患者的定期随访，出现高血压、蛋白尿或肾功能损害时应及时给予肾素-血管紧张素系统抑制剂（renin-angiotensin system inhibitors，RASI）等进行干预治疗。

【预后】

TBMN 的预后虽较之 AS 相对较好，但相较普通人群发生高血压、蛋白尿以及肾功能进展的风险显著增加。TBMN 女性患者在生育前需临床评估有无高血压、蛋白尿或肾功能损害，并建议行基因检测明确有无携带致病基因突变。

【肾移植】

TBMN 患者如血压及肾功能正常、无蛋白尿，并经基因检测和肾活检排除 AS 及同时合并其他肾脏疾病，可考虑作为肾脏供体。

【遗传咨询及产前诊断】

对于被检出 COL4A3-COL4A5 基因突变或其他致病基因突变的 TBMN 患者，需进行遗传咨询，对于有生育要求的患者可进行产前诊断如胎盘植入前遗传学诊断（pre-implantation genetic diagnosis，PGD）并选择遗传学健康的胚胎进行移植，由此阻断突变遗传。

【病例摘要】

患者男性，26 岁，因"发现镜下血尿 10 余年、蛋白尿 1 个月"入院。患者 10 余年前体检时发现镜

下血尿，未予重视及规律随访，本次入院前1个月体检发现尿蛋白＋＋，隐血＋＋＋。无夜尿增多，无尿色加深，无尿量减少，无尿频、尿急、尿痛，无发热寒战，无关节肿痛、口腔溃疡，无胸闷胸痛、咳嗽咳痰等不适，近期体重无明显变化。入院前2天门诊尿常规示尿蛋白＋＋＋，镜下红细胞15～20/高倍镜（HP），24 h尿蛋白3376.34 mg（肾小球型）。肾脏影像学检查无异常，视力及听力筛查无异常；肾活检病理示：光镜下发现FSGS样改变，电镜下GBM大部分（偏薄区域＞60%）偏薄（140～250 nm），足突部分融合（30%～40%），未见电子致密物沉积。免疫荧光染色示GBM的Ⅳ型胶原α5链分布正常。基因检测发现患者携带COL4A3基因杂合错义突变（c.1934G＞A；p.Gly645Glu）。Sanger测序验证发现该突变遗传自患者母亲（有多年血尿及蛋白尿病史，目前CKD4期）。目前给予患者雷米普利治疗。病例详细资料见二维码数字资源2-3。

数字资源2-3

（林芙君）

【参考文献】

[1] Tryggvason K, Patrakka J. Thin basement membrane nephropathy [J]. J Am Soc Nephrol, 2006, 17（3）: 813-822.

[2] Savige J, Rana K, Tonna S, et al. Thin basement membrane nephropathy [J]. Kidney Int, 2003, 64（4）: 1169-1178.

[3] Ierino, F. Thin basement membrane nephropathy and renal transplantation [J]. Seminars in Nephrology, 2005, 25（3）: 184-187.

[4] Lemmink H H, Nillesen W N, Mochizuki T, et al. Benign familial hematuria due to mutation of the type IV collagen alpha4 gene [J]. J Clin Invest, 1996, 98（5）: 1114-1118.

[5] Wang Y Y, Savige J. The epidemiology of thin basement membrane nephropathy [J]. Semin Nephrol, 2005, 25（3）: 136-139.

[6] Demir E, Caliskan Y. Variations of type IV collagen-encoding genes in patients with histological diagnosis of focal segmental glomerulosclerosis [J]. Pediatr Nephrol, 2020, 35（6）: 927-936.

[7] Li Y, Groopman E E, D'agati V, et al. Type IV collagen mutations in familial IgA nephropathy [J]. Kidney Int Rep, 2020, 5（7）: 1075-1078.

[8] Matthaiou A, Poulli T, Deltas C. Prevalence of clinical, pathological and molecular features of glomerular basement membrane nephropathy caused by COL4A3 or COL4A4 mutations: a systematic review [J]. Clin Kidney J, 2020, 13（6）: 1025-1036.

[9] Furlano M, V Martínez, Pybus M, et al. Clinical and genetic features of autosomal dominant alport syndrome: a case series [J]. Am J Kidney Dis, 2021, 78（4）: 560-570.

[10] Kashtan C E, Ding J, Garosi G, et al. Alport syndrome: a unified classification of genetic disorders of collagen IV α345: a position paper of the Alport Syndrome Classification Working Group [J]. Kidney Int, 2018, 93（5）: 1045-1051.

[11] Chan M M, Gale D P. Isolated microscopic haematuria of glomerular origin: clinical significance and diagnosis in the 21st century [J]. Clin Med (Lond), 2015, 15（6）: 576-580.

[12] Qazi R A, Bastani B. Co-existence of thin basement membrane nephropathy with other glomerular pathologies; a single center experience [J]. J Nephropathol, 2015, 4（2）: 43-47.

[13] Berthoux F C, Laurent B, Koller J M, et al. Primary IgA glomerulonephritis with thin glomerular basement membrane: a peculiar pathological marker versus thin membrane nephropathy association [J]. Contrib Nephrol, 1995, 111（1-6）: discussion -7.

[14] Voskarides K, Damianou L, Neocleous V, et al. COL4A3/COL4A4 mutations producing focal segmental glomerulosclerosis and renal failure in thin basement membrane nephropathy [J]. J Am Soc Nephrol, 2007, 18（11）: 3004-3016.

[15] Savige J, Gregory M, Gross O, et al. Expert guidelines for the management of Alport syndrome and thin basement membrane nephropathy [J]. J Am Soc Nephrol, 2013, 24（3）: 364-375.

[16] Kajimoto Y, Endo Y, Terasaki M, et al. Pathologic glomerular characteristics and glomerular basement membrane alterations in biopsy-proven thin basement membrane nephropathy [J]. Clin Exp Nephrol, 2019, 23（5）: 638-649.

[17] Churg J, Bernstein J, Glassock RJ. Renal disease: classification and atlas of glomerular diseases. 2nd ed. New York: Igaku-Shoin Medical Pub, 1995.

[18] GM Frascà, Andrea O M, Francesca M, et al. Thin glomerular basement membrane disease: clinical significance of a morphological diagnosis--a collaborative study of the Italian Renal Immunopathology Group [J]. Nephrology Dialysis Transplantation, 2005 (3): 545-551.

[19] Murray S L, Dorman A, Benson K A, et al. Utility of genomic testing after renal biopsy [J]. Am J Nephrol, 2020, 51 (1): 43-53.

[20] Jayasinghe K, Stark Z, Kerr P G, et al. Clinical impact of genomic testing in patients with suspected monogenic kidney disease [J]. Genet Med, 2021, 23 (1): 183-191.

第四节　Alport综合征（奥尔波特综合征）

【概述】

Alport综合征（Alport syndrome，AS，奥尔波特综合征）是由于编码Ⅳ型胶原不同α链的基因突变导致的最常见的遗传性肾炎，主要的临床表现包括血尿、进行性肾功能减退、听力障碍、眼部异常等。目前尚缺乏确切的流行病学数据。在美国，每50 000名新生儿中大概有1名患Alport综合征。据此估计，美国Alport综合征的基因频率为1∶5000～1∶10 000，有3万到6万人患有该疾病[1]。在慢性肾脏病（chronic kidney disease，CKD）的患儿中，AS占3%。终末期肾脏病中，Alport综合征占0.6%～3%[2]。但最新一项研究显示，在92名有明确COL4A3/4/5基因突变的患者中，62%的患者被误诊或漏诊为其他疾病[3]。因此，实际发病率和患病率有可能更高。

早在1875年，Dickinson就曾报道过家族遗传性肾病[4]，1902年Guthrie报道了一个家系中多个成员发生血尿，并将其命名为"特发性或先天性遗传性家族性血尿"[5]，而后20年，Hurst对这个家系进行了追踪随访。1927年，英国医生Arthur Cecil Alport（1880—1959）对这个家系的三代人的临床表现进行了分析，首次将血尿和神经性耳聋联系在一起，他将其描述为"one of the most distressing features of this extraordinary disease"，同时他也报道了一位患者的眼部损害[6]。1961年Williamson为纪念首位将不同器官损害联系在一起的Arthur Cecil Alport，将这种具有显著遗传倾向的疾病命名为Alport综合征[4]。随着电子显微镜及基因检测技术的发展，Alport综合征的基因突变特点、病理生理表现、诊断及治疗取得了极大的进步。我国在1978年首次报道了一例具有典型临床表现及家系特征的Alport综合征病例[7]。

Ⅳ型胶原是所有基底膜共有的结构基础，Ⅳ型胶原单链包括α1/2/3/4/5/6，每条链的C端都有NC1区（noncollagenous domain）——含约230个氨基酸残基的羧基端非胶原区，7S区——含14～23个氨基酸的氨基端非胶原区，胶原区——含大量甘氨酸（glycine，Gly）-X-Y重复结构。6条链中的3条通过NC1区形成一个Ⅳ型胶原分子（α1α1α2，α3α4α5，α5α5α6），而后每四个Ⅳ型胶原分子再通过NC1区和7S区经共价作用形成四聚体。此外，每一个Ⅳ型胶原分子的NC1区可以与其他Ⅳ型胶原分子的胶原区经侧方交联而结合，从而形成Ⅳ型胶原网状结构。α1（Ⅳ）/α2（Ⅳ）存在于所有组织的基底膜，而α3（Ⅳ）/α4（Ⅳ）/α5（Ⅳ）/α6（Ⅳ）具有组织特异性。对于肾小球基底膜（GBM）而言，内皮下层由α1（Ⅳ）/α2（Ⅳ）网络组成，而较致密的上皮下层由α3（Ⅳ）/α4（Ⅳ）/α5（Ⅳ）组成[8]。α3（Ⅳ）、α4（Ⅳ）和α5（Ⅳ）链除分布于GBM外，亦分布于远曲小管及集合管的基底膜，并选择性地分布于眼部的晶状体囊、角膜后弹力层（Descemet膜）、玻璃膜（Bruch膜）、内界膜，以及耳部的耳蜗螺旋缘、螺旋凸、内沟、外沟、血管纹和基膜中。皮肤基底膜中含有α1（Ⅳ）、α2（Ⅳ）、α5（Ⅳ）和α6（Ⅳ）链[9]。目前，编码这6种Ⅳ型胶原链的基因都已被定位，其结构和序列亦被明确。这6种基因分别被命名为COL4A1～COL4A6。其中，COL4A1和COL4A2定位于13号染色体的q34，COL4A3和COL4A4定位于2号染色体的q37，COL4A5和COL4A6定位于X染色体的q22。每对基因都以"头对头"的方式紧密相连，即两基因的5'相邻，二者转录的方向相反。无论哪种基因突变，最终都会影响Ⅳ型胶原链的合成、组装、沉积或功能，从而影响GBM、眼部或耳部的结构和功能，导致肾、耳、眼的损害。

目前认为，Alport综合征有四种遗传方式，分别为X连锁显性遗传（X-linked dominant，XL）、常染色体隐性遗传（autosomal recessive，AR）、常染色体显性遗传（autosomal dominant，AD）和双基因遗传[10]。XLAS（X-linked dominant Alport syndrome）是由于COL4A5基因突变或COL4A5和COL4A6两个基因突变所致，目前尚未发现仅COL4A6基因突变的AS患者，XLAS男性患者比女性患者的临床表现更严重，预后更差。几乎所有的XLAS男性患者最终均进展至终末期肾病（end stage renal disease，ESRD），40岁肾衰竭的比例高达90%；而25%的女性患者会进展至ESRD。ARAS（autosomal recessive Alport syndrome）是由于COL4A3或COL4A4基因突变所致，分为纯合突变和复合杂合突变，几乎所有的ARAS患者在30岁前均会进展至ESRD。ADAS（autosomal dominant Alport syndrome）亦是由于COL4A3或COL4A4基因突变所致，最新的ADAS包括既往被认为是薄基底膜肾病（thin basement membrane nephropathy，TBMN）的患者，但关于二者的划分目前仍存在争议（详见鉴别诊断），ADAS患者的预后通常较XLAS及ARAS患者的预后好，但伴有蛋白尿、肾脏病理示FSGS或GBM变薄或分层、神经性耳聋、肾脏预后不良家族史等危险因素的患者预后较差。双基因遗传是由COL4A3、COL4A4、COL4A5中的任意两种基因突变所致，COL4A3和COL4A4反式突变（COL4A3 and COL4A4 mutations in trans，即突变发生在不同染色体上）的患者预后类似于ARAS患者，COL4A3和COL4A4顺式突变（COL4A3 and COL4A4 mutations in cis，即突变发生在相同染色体上）的患者预后类似于ADAS患者，而COL4A5伴COL4A3或COL4A4突变的患者遗传方式不遵从孟德尔定律，男性患者100%进展至ESRD[11]。最新的研究发现，尚有10%的患者具有Alport综合征的临床表现和肾脏病理特点，但全基因组测序或全外显子组测序未检测到COL4A3/4/5基因突变，这可能为目前所应用的基因检测技术本身的局限性所致，亦说明除已明确的COL4A3/4/5基因突变可致AS外，尚可能有其他基因突变可导致类似AS的临床表现。最新的观点将此类患者也归为Alport综合征，以加强对这类患者的管理[10]。目前尚未发现热点突变（hot spot），但突变类型和严重性之间确实存在关联。有文献报道，90%的大片段重排（large rearrangement），无义突变（nonsense mutation）和移框突变（frameshift mutation）所致的XLAS男性患者可能在30岁前进展为ESRD，70%的剪接位点突变（splicing-site mutation）的XLAS男性患者可能在30岁前进展为ESRD，50%的错义突变（missense mutation）的XLAS男性患者可能在30岁前进展为ESRD[12-13]，但一些特定的错义突变，如一些携带有较高电荷或较大基团的氨基酸（精氨酸、天冬氨酸或谷氨酸）取代甘氨酸，也会导致XLAS患者早期发展为ESRD[14]。而由于莱昂作用（X染色体失活），这种基因型与表现型之间的关联在XLAS女性患者身上体现得不明显[15]，但在ARAS患者中有类似规律[16]。ADAS患者由于大多数临床症状较轻，易被漏诊和误诊，基因型与表现型关系尚不明确。

【临床表现】

Alport综合征患者通常出现肾脏、听力及视力损害。AS患者的临床表现具有异质性。由于其基因突变类型不同，临床表现也会有差异。XLAS的男性患者临床表现较重较典型，ADAS的患者临床表现通常较轻。

1. 肾脏表现

（1）血尿：肾小球源性血尿是AS患者最常见的临床表现。有文献报道，所有XLAS的男性患者及ARAS的男性和女性患者均有持续性镜下血尿，XLAS的女性患者镜下血尿的发生率为95%，但可能为间断性[15]。肉眼血尿也并不少见，62%的XLAS男性患者、66%的ARAS患者有发作性肉眼血尿[17]。有观点认为，Alport综合征家系中到10岁都无血尿的男孩不太可能患Alport综合征[18]。

（2）蛋白尿：蛋白尿是肾脏损害持续进展的表现。一些患者在早期仅表现为镜下血尿，随时间推移出现蛋白尿，这往往提示预后不良。一些患者甚至表现出肾病综合征水平的蛋白尿，同样提示预后不良。肾脏损害通常为持续进展的过程。

（3）终末期肾病（ESRD）：XLAS男性患者临床表现最重，几乎所有的XLAS男性患者最终均进展至ESRD，90%在40岁之前[12]，XLAS女性患者较XLAS男性患者临床表现轻，25%的XLAS女性患者最终会进展至ESRD，18%的XLAS女性患者在41岁后发生ESRD[15]。ARAS患者临床表现也较重，几乎所有的ARAS患者均会进展至ESRD，中位年龄为

22.5 岁[19]。ADAS 的患者因其临床表现较轻且不典型常被误诊或漏诊[20]。

2. 听力障碍

据文献报道，大约有 30% 的 XLAS 男性患者会在 10 岁前出现听力下降，60% 的 XLAS 男性患者在 20 岁前出现听力下降[12]。大约 30% 的 XLAS 女性患者最终会表现出听力下降[21]，但在 40 岁之前出现听力下降的可能性小于 10%[15]。大约 20% 的 ARAS 患者在 10 岁前出现听力下降，在 COL4A3 或 COL4A4 截短突变的患者中听力障碍发生的风险更高[22]。ADAS 的患者较少出现听力障碍，概率为 4%～13%[23-24]。听力障碍通常为高频感音神经性耳聋（sensorineural hearing loss），听力下降多在 2000～8000 Hz 范围内[15]。听力障碍亦提示预后不良，出现听力障碍的患者会更早进展至 ESRD。

3. 眼部病变

在大约 40% 的患者中，眼部病变会先于蛋白尿出现，故早期识别 AS 特征性的眼部病变对诊断较有意义。在 XLAS 的男性患者中，最常见的眼部病变是黄斑周围点状和斑点状视网膜病变（perimacular dot and fleck retinopathy）及视网膜赤道部视网膜病变（midperipheral retinopthy），且其为 30 岁之前进展至 ESRD 的危险因素[25]，黄斑周围点状和斑点状视网膜病变及视网膜赤道部视网膜病变表现为暗淡、甚至苍白的斑点状病灶，通常不影响视力，但病变会伴随肾功能的减退而进展。该病变虽然比较典型，但并不是 AS 的特异性眼部病变。AS 的特征性眼部病变是前圆锥形晶状体（anterior lenticonu），25% 的 AS 患者会出现前圆锥形晶状体——晶状体前囊变得薄而脆，晶状体中央部位突向前囊，患者可表现为进行性近视，甚至导致前极性白内障或前囊自发穿孔[26-27]。其他罕见的变化包括微角膜（microcornea），角质弓（arcus cornealis），虹膜萎缩（iris atrophy），白内障（cataracts），自发晶状体破裂（spontaneous lens rupture）和视网膜色素沉着（retinal pigmentation）[28-29]。

4. 弥漫性平滑肌瘤（diffuse leiomyomatosis）

弥漫性平滑肌瘤在 AS 患者中较为罕见，但仍有文献报道。食管、气管和女性生殖道（如阴蒂、大阴唇及子宫等）均可受累，并因此出现吞咽困难、呼吸困难等临床表现[30-31]。在这些患者中，基因突变通常为 COL4A5 基因的较大范围的缺失合并 COL4A6 基因 5' 端的前两个外显子缺失，这两个基因分别编码胶原蛋白 α5（Ⅳ）和 α6（Ⅳ）链，在食管及胃的平滑肌中有表达，但目前尚未发现只因 COL4A6 基因发生突变而导致的 AS 患者[32-33]。

5. 动脉疾病

一些文献报道了 AS 患者合并血管异常的情况，如青春期颅内动脉瘤破裂以及主动脉发生解剖意义上的扩张至动脉瘤[34]。这可能提示Ⅳ型胶原链在维持血管完整性中的重要性。AS 合并二尖瓣脱垂[35]或室间隔缺损[36]的病例也有报道，但尚不清楚二者是否存在关联。

【辅助检查】

有持续性镜下血尿及家族史或肾外器官受累表现的患者可以疑诊 AS，但确诊需进行肾脏/皮肤活检或基因检测。

1. 实验室检查

（1）尿常规：几乎所有的 AS 患者均会出现持续性镜下血尿。故多次尿常规提示血尿的患者均应考虑到 AS 的可能性，尤其对于儿童及有家族史的患者[10]。AS 早期或轻型 AS 患者尿常规常提示单纯血尿，无蛋白尿，而蛋白尿的出现可能提示病情进展及预后不良。

（2）补体：Alport 综合征患者的 C3 水平正常。

（3）生化：早期 AS 患者血肌酐水平正常，但随着疾病进展，血肌酐会升高，提示预后不良。

2. 肾活检

在肾活检中，电镜检查及Ⅳ型胶原免疫荧光检查的意义较光镜检查大[37]。

（1）光镜表现：AS 患者肾脏病理在光镜下无特殊表现。疾病早期肾小球大致正常，仅有轻度局灶节段性系膜组织增生，随疾病进展，肾小球出现硬化，晚期出现纤维化及球性硬化，肾间质可从炎症细胞浸润发展至纤维化，伴肾小管萎缩。在肾脏皮、髓质交界处常见间质泡沫细胞。此泡沫细胞胞质中含有中性脂肪、黏多糖、胆固醇及磷脂。此表现非特异性，但在 AS 中出现率高，可提示 AS。

（2）电镜表现：GBM 出现广泛的增厚、变薄以及分层撕裂或网格状改变为 AS 的特征性肾脏病理变化，可据此诊断 AS。

（3）免疫荧光：普通的免疫荧光检查无特殊性，有些 AS 患者可表现为全阴性，有助于与免疫介导的肾小球肾炎相鉴别[37]。Ⅳ型胶原免疫荧光检查对诊断AS有意义。XLAS男性患者GBM、肾小管基底膜和鲍曼囊α3（Ⅳ）、α4（Ⅳ）和α5（Ⅳ）链均消失，但在XLAS女性患者可表现为间断阳性。ARAS患者GBM、肾小管基底膜和鲍曼囊α3（Ⅳ）和α4（Ⅳ）链均消失；α5（Ⅳ）链在GBM消失，但仍存在于肾小管基底膜、鲍曼囊。但由于基因突变类型不同，一些XLAS患者以及基因携带者，可有基底膜α5（Ⅳ）链的正常表达，因而Ⅳ型胶原α链表达阳性时仍不能除外Alport综合征[38]。

3. 皮肤活检

对一些怀疑COL4A5基因突变的患者（常为男童），进行皮肤活检及Ⅳ型胶原免疫荧光检查可减少对患者的创伤，可作为诊断XLAS的方法之一[10, 39]。Ⅳ型胶原的α5链存在于皮肤基底膜上，故XLAS的男性患者皮肤组织Ⅳ型胶原免疫荧光检查表现为α5（Ⅳ）、α6（Ⅳ）链的缺失，XLAS的女性患者表现为α5（Ⅳ）、α6（Ⅳ）链的间断阳性。但是，皮肤活检不能诊断COL4A5的错义突变及COL4A3或COL4A4的突变[40]。

4. 基因检测

基因检测具有方便、创伤小，可根据基因检测结果确定诊断，可根据基因突变类型判断预后，决定下一步治疗方案，有助于判断后代发病概率等优点[10]，已成为AS诊断的首选[39, 41-42]。以下均为进行基因检测的指征：明确诊断；确定遗传方式；除外TBMN；预测XLAS患者的预后；症前/产前诊断[43]。二代测序耗时短、费用低，且可同时分析COL4A3、COL4A4和COL4A5基因[44-45]，应用较为广泛。对于有家族史且家族史基因突变情况较为明确的患者，可优先诊断预判的突变基因行靶向检测（gene panel）。对于没有家族史仅有AS临床表现的患者，通常优先行全外显子组测序（whole exon sequencing，WES）。但基因检测也具有其局限性。最新研究发现，有大约10%具有AS典型临床表现或病理特征的患者行基因检测未能发现COL4A3/4/5突变，另外，一些突变的意义尚未明确[10]。北京大学第一医院丁洁教授课题组发现从皮肤成纤维细胞cDNA检测COL4A5基因可提高突变检出率[46]。

【诊断】

当患者出现持续血尿、肾功能进行性进展或合并听力下降、眼部异常时，应考虑到AS，若具有阳性家族史，更支持该病的诊断。进行基因检测发现致病变异可以明确诊断。皮肤活检发现Ⅳ型胶原免疫荧光检查表现为a5（Ⅳ）、a6（Ⅳ）链的缺失可明确诊断。肾组织病理电镜下GBM出现广泛的增厚、变薄以及分层状改变，Ⅳ型胶原免疫荧光检查示GBM、肾小管基底膜和鲍曼囊α3（Ⅳ）、α4（Ⅳ）和α5（Ⅳ）链表达异常可明确诊断。

参考国际公认的AS诊断标准，2018年我国AS诊疗共识专家组在《AS诊断和治疗专家推荐意见》中提出了我国AS的诊断标准[47]：

（1）主要表现为持续性肾小球性血尿或血尿伴蛋白尿的患者具有以下任一条即可疑诊Alport综合征：①Alport综合征家族史；②无明显其他原因的血尿、肾衰竭家族史；③耳聋、前圆锥形晶状体或黄斑周围点状和斑点状视网膜病变。

（2）主要表现为持续性肾小球性血尿或血尿伴蛋白尿的患者符合以下标准任一条即可确诊Alport综合征：①肾小球基底膜（GBM）Ⅳ型胶原α3、α4、α5链免疫荧光染色异常或皮肤基底膜（EBM）Ⅳ型胶原α5链免疫荧光染色异常；②肾组织电镜示GBM致密层撕裂分层；③COL4A5基因具有一个致病性突变或COL4A3或者COL4A4基因具有两个致病性突变。

【鉴别诊断】

1. 与导致持续性家族性血尿的患者相鉴别

（1）肾小球源性血尿

1）薄基底膜肾病（thin basement membrane nephropathy，TBMN）：TBMN是最常见的持续性血尿的病因，除持续性血尿外，TBMN患者通常伴有微量蛋白尿，肾功能正常，电镜下GBM广泛变薄[48]。40%的TBMN患者存在COL4A3或COL4A4的杂合突变[49]。TBMN与AS相比无肾外器官受累（听力下降、眼部损害等），家族中其他患者仅表现为肾小球源性血尿，而无持续大量蛋白尿、肾衰竭病史，电镜表现为GBM广泛变薄，而无厚薄不一及致密层分层撕裂或网格状改变，Ⅳ型胶原免疫荧光无异常表现，COL4A3或COL4A4杂合突变，但以上表现仅支持TBMN，并不能作为排除AS的依据。比如ADAS患者也表现为COL4A3或COL4A4杂合突变，但ADAS患者进展为ESKD的风险较TBMN大，故一些专家认为所有COL4A3或COL4A杂合突变的患者均应被诊断为ADAS以加强对这类患者的

2）家族性 IgA 肾病：家族性 IgA 肾病亦表现为持续性肾小球源性血尿且具有家族史。其与 AS 鉴别可通过有无肾外器官受累表现、肾脏病理活检的免疫荧光及电镜检查、基因检测等来进行。

3）*MYH9* 基因（myosin, heavy chain 9 non-muscle, *MYH9*）相关疾病：非肌性肌球蛋白重链 9 相关疾病（nonmuscle myosin heavy chain 9 related diseases, MYH9-RD）是一种常染色体显性遗传的血小板减少症，由 *MYH9* 基因突变所致。典型表现包括血小板减少、巨大血小板和中性粒细胞包涵体"三联征"，部分病例可伴发白内障、感音性耳聋和肾损害等血液系统外表现，根据其典型临床表现及基因检测可与 AS 相鉴别。

4）致密物沉积病（dense deposit disease, DDD）：（电子）致密物沉积病为病理诊断，以电镜所见沿肾小球基底膜（GBM）弥漫增厚，致密层出现均质、缎带样高电子致密物沉积为特征的慢性肾小球疾病，电子致密物可呈连续或不连续分布，表现似"香肠"状，或随病程进展部分被吸收，呈"虫噬"样，偶可见系膜插入现象。病程经过多出现血尿、蛋白尿，肾功能进行性下降，低补体 C3 血症，常规激素治疗临床不易缓解，预后欠佳。可通过Ⅳ型胶原染色、基因检测等方式与 AS 鉴别。

（2）非肾小球源性血尿：如常染色体显性遗传性多囊肾、镰状细胞贫血病、家族性高钙尿症或家族性尿石症，通过尿有形成分分析辨别血尿来源及典型临床表现即可鉴别诊断。

2. 与导致肾衰竭合并耳聋的疾病鉴别[43]

如 *MYH9* 基因相关疾病、肾单位肾痨、Bartter 综合征、MELAS 综合征、Fabry 病、腮-耳-肾综合征（branchio-oto-renal syndrome）、Townes-Brock 综合征、CHARGE 综合征、Kallmann 综合征、Muckle-Wells 综合征。

3. 与导致 GBM 分层的疾病鉴别[43]

如 *MYH9* 基因相关疾病、Pierson 综合征、Nail-patella 综合征、Frasier 综合征、Galloway-Mowat 综合征、*CD151* 基因突变等，一般通过基因检测均可鉴别。

【治疗】

目前尚无彻底治愈 AS 的方法，治疗以用药物控制尿蛋白、减缓肾功能进展等对症治疗为主，同时应注意日常护理，避免感染和过度劳累，必要时行肾脏替代治疗。

1. 一般治疗

控制血压和体重（BMI < 25 kg/m^2），维持健康生活方式，避免吸烟，避免感染。

2. 药物治疗

（1）肾素-血管紧张素系统抑制剂和醛固酮受体拮抗剂：Gross 教授[51]与我国丁洁教授[52]等研究均显示早期应用 ACEI 类药物可延缓患者进入 ESRD 的时间约 13 年。对于 XLAS 的男性患者及 ARAS 患者，建议一经诊断便开始药物治疗。对于 XLAS 的女性患者和 ADAS 患者，建议从重复检测到微量白蛋白尿（尿中微量白蛋白/肌酐大于 30 mg/g）时开始药物治疗[53]。一线治疗药物为 ACEI 类药物，如雷米普利和赖诺普利。对于雷米普利，建议起始剂量为 1 mg/（m^2·d），并在 3～4 个月内逐渐增加至 6 mg/（m^2·d），或直至达到最大耐受剂量。对于赖诺普利，建议起始剂量为 0.2 mg/（kg·d）（最大剂量为 10 mg/d），并逐渐增加至 0.6 mg/（kg·d）（最大剂量为 40 mg/d），或直至达到最大耐受剂量，超过 3～4 个月。对于雷米普利和赖诺普利，随着孩子的成长，应根据需要调整剂量。在已使用 ACEI 最大可耐受剂量但尿蛋白/肌酐仍大于 1 的 AS 患者中，如果患者可以耐受，需要联合使用 ARB 或醛固酮受体拮抗剂减少尿蛋白。但 ACEI 联合使用 ARB 或醛固酮受体拮抗剂在儿童中的安全性和有效性尚不明确。一项研究表明，在 ACEI 初始剂量为 0.8 mg/（kg·d）的 AS 儿童患者中加用氯沙坦可使尿蛋白减少约 60%[54]，但在 EARLY-PRO-TECT 试验中，一名接受双重血管紧张素阻断治疗的儿童其急性肾衰竭和高钾血症的风险有所增加[55]。

（2）环孢素 A：近年来发现环孢素 A 有通过稳定足细胞骨架而减少蛋白尿的作用；有研究显示能有效降低 AS 蛋白尿，但肾毒性作用不容忽视，使用过程中需谨慎。

（3）巴多索龙（bardoxolone）是一种抗氧化基因转录因子活化剂，通过激活转录因子 Nrf-2，发挥抗炎、抗氧化作用。有研究证明巴多索龙能够提高肾小球滤过率。CARDINAL 是一个国际多中心Ⅱ/Ⅲ期临床试验，旨在评估甲基巴多索龙治疗 Alport 综合征的安全性、耐受性和疗效。试验的第 3 阶段为随机、双盲和安慰剂对照，持续时间为 2 年，共有 157 例患者入组；主要终点是 48 周时 eGFR 的变化，次要终点是停药后 4 周及 52 周 eGFR 的变化,但目前试验数据尚未公布。

（4）miRNA-21 抑制剂：研究显示在 Alport 综合征患者中有某些 miRNA 上调。miRNA-21 参与了包括肾脏在内的多个器官纤维化的发病机制,并被认为参与了损伤后组织修复的调节。在 Alport 综合征小鼠模型中,发现抗 miRNA-21 可降低微量白蛋白尿,使组织病理有所改善,延长小鼠寿命 40% 以上。目前正在开展抗 miRNA-21 用于 Alport 综合征患者的Ⅱ期临床试验。

（5）其他一些可以减少肾脏炎症反应和纤维化的药物［如降脂药物、帕立骨化醇、内皮生长因子（EGFR）抑制剂］也在药物临床试验进程中[56]。

3. 定期进行听力评估[53]

对于 XLAS 男性患者和 ARAS 患者,从 5～6 岁开始就应该每年进行常规的听力评估和检查。对于伴有大量蛋白尿或已表现出听力受损的儿童,应更早开始听力评估。对于 XLAS 女性患者和 ADAS 患者应在出现可疑的听力受损或大量蛋白尿时及时进行听力评估。AS 患者应尽量避免处于噪声环境中,出现听力下降后可使用助听器。

4. 定期进行眼部检查[53]

COL4A5 截短突变的 XLAS 男性患者和所有 ARAS 患者应从 15 岁起开始每年定期检查有无前圆锥形晶状体,若伴有视力进行性下降,应更早开始检查。对于 XLAS 女性患者和 ADAS 患者,若有可疑的视力下降,应及时进行眼部检查。近期有研究报道针对 AS 患者行白内障及巨大黄斑裂孔的手术[57-58]。

5. 肾脏替代治疗

若进展至 ESRD,AS 患者首选的肾脏替代治疗方案为肾移植。AS 患者具有很好的肾移植效果[59]。最近的研究表明,Alport 综合征患者肾移植后 20 年的存活率为 70.2%,移植肾的存活率为 46.8%[60],而其他肾脏疾病患者肾移植后 20 年的存活率仅为 44.8%,移植肾的存活率为 30.2%。但是,约 3% 的 Alport 综合征男性患者在肾移植后出现了抗 GBM 抗体病[61],且往往在移植后 1 年内发生,因此,移植后要定期复查肾功能。

6. 其他治疗进展

Alport 综合征是由 COL4A3/COL4A4/COL4A5 基因突变导致,理论上通过将突变基因纠正或注入无突变的足细胞产生正常的Ⅳ型胶原 α3/α4/α5 链即可治愈 AS[62]。

在最新研究中,Tomohiko Yamamura 等应用 ASO（antisense oligonucleotide）外显子跳跃靶向针对 COL4A5 基因的外显子 21 上的截短突变,可使Ⅳ型胶原 α3/α4/α5 三聚体结构重新形成,ASO 治疗的小鼠组生存期较对照组显著延长,这表明外显子跳跃或可成为 XLAS 男性患者未来治疗的方法[63]。

一些科学家也在尝试多能干细胞移植治疗,骨髓干细胞已被证明在 COL4A3 -/- 的小鼠中是有效的,但还没有研究表明该方法可延缓 AS 小鼠模型的肾衰竭[64]。

【病例摘要】

男,19 岁,主因"发现血肌酐升高 10 月余"就诊。患者临床表现为慢性肾炎综合征,多次查尿隐血 3+,尿蛋白 3+,血压升高,血肌酐升高,临床上未发现明显的继发因素。经基因检查和肾脏病理检查明确诊断为 COL4A5 基因突变引起的 X 连锁显性遗传 Alport 综合征。病例详细资料见二维码数字资源 2-4。

数字资源 2-4

（宋卓燃　周绪杰）

【参考文献】

［1］Hicks J, Mierau G, Wartchow E, Eldin K：Renal diseases associated with hematuria in children and adolescents：a brief tutorial. Ultrastructural pathology,2012,36（1）：1-18.

［2］Tachibana M. Alport syndrome. Adv Otorhinolaryngol,2000,56：19-31.

［3］Warady BA,Agarwal R,Bangalore S,et al. Alport syndrome classification and management. Kidney medicine,2020,2：639-649.

［4］Williamson DAJ. Alport's syndrome of hereditary nephritis with deafness. The Lancet,1961,278：1321-1323.

［5］Guthrie L. "Idiopathic" or congenital, hereditary and family hematuria. The Lancet,1902,159：1243-1246.

［6］Alport AC. Hereditary familial congenital haemorrhagic nephritis. British Medical Journal,1927,1：504-506.

［7］翟德佩,吴琳. 遗传性肾炎（附 1 例报告）. 新医学,1978：

454-456.

[8] Cosgrove D, Liu S. Collagen IV diseases: A focus on the glomerular basement membrane in Alport syndrome. Matrix Biology, 2017, 57-58: 45-54.

[9] Kashtan CE, Kleppel MM, Gubler MC. Immunohistologic findings in Alport syndrome. Contributions to Nephrology, 1996, 117: 142-153.

[10] Kashtan CE. Alport Syndrome: Achieving Early Diagnosis and Treatment. American Journal of Kidney Diseases, 2021, 77: 272-279.

[11] Kashtan CE, Ding J, Garosi G, et al. Alport syndrome: a unified classification of genetic disorders of collagen IV α345: a position paper of the Alport Syndrome Classification Working Group. Kidney International, 2018, 93: 1045-1051.

[12] Jais JP, Knebelmann B, Giatras I, et al. X-linked Alport syndrome: natural history in 195 families and genotype-phenotype correlations in males. Journal of the American Society of Nephrology: JASN, 2000, 11: 649-657.

[13] Gross O, Netzer K-O, Lambrecht R, et al. Meta-analysis of genotype-phenotype correlation in X-linked Alport syndrome: impact on clinical counselling. Nephrology, Dialysis, Transplantation, 2002, 17: 1218-1227.

[14] Persikov AV, Pillitteri RJ, Amin P, et al. Stability related bias in residues replacing glycines within the collagen triple helix (Gly-Xaa-Yaa) in inherited connective tissue disorders. Human mutation, 2004, 24: 330-337.

[15] Jais JP, Knebelmann B, Giatras I, et al. X-linked Alport syndrome: natural history and genotype-phenotype correlations in girls and women belonging to 195 families: a "European Community Alport Syndrome Concerted Action" study. Journal of the American Society of Nephrology: JASN, 2003, 14: 2603-2610.

[16] Storey H, Savige J, Sivakumar V, et al. COL4A3/COL4A4 mutations and features in individuals with autosomal recessive Alport syndrome. Journal of the American Society of Nephrology: JASN, 2013, 24: 1945-1954.

[17] Zhang Y, Ding J. Renal, auricular, and ocular outcomes of Alport syndrome and their current management. Pediatric Nephrology (Berlin, Germany), 2018, 33: 1309-1316.

[18] Kashtan CE. Alport syndrome. An inherited disorder of renal, ocular, and cochlear basement membranes. Medicine, 1999, 78: 338-360.

[19] Wang F, Zhao D, Ding J, et al. Skin biopsy is a practical approach for the clinical diagnosis and molecular genetic analysis of X-linked Alport's syndrome. The Journal of molecular diagnostics: JMD, 2012, 14: 586-593.

[20] Mencarelli MA, Heidet L, Storey H, et al. Evidence of digenic inheritance in Alport syndrome. Journal of Medical Genetics, 2015, 52: 163-174.

[21] 陈丽, 薛俊芳, 张琰琴, 等. Alport综合征的临床听力学特点分析. 中华耳鼻咽喉头颈外科杂志, 2014, 49: 902-907.

[22] Oka M, Nozu K, Kaito H, et al. Natural history of genetically proven autosomal recessive Alport syndrome. Pediatric Nphrology (Berlin, Germany), 2014, 29: 1535-1544.

[23] Kamiyoshi N, Nozu K, Fu XJ, et al. Genetic, clinical, and pathologic backgrounds of patients with autosomal dominant Alport syndrome. Clinical Journal of the American Society of Nephrology: CJASN, 2016, 11: 1441-1449.

[24] Marcocci E, Uliana V, Bruttini M, et al. Autosomal dominant Alport syndrome: molecular analysis of the COL4A4 gene and clinical outcome. Nephrology, Dialysis, Transplantation, 2009, 24: 1464-1471.

[25] Tan R, Colville D, Wang YY, et al. Alport retinopathy results from "severe" COL4A5 mutations and predicts early renal failure. Clinical Journal of the American Society of Nephrology: CJASN, 2010, 5: 34-38.

[26] Citirik M, Batman C, Men G, et al. Electron microscopic examination of the anterior lens capsule in a case of Alport's syndrome. Clinical & Experimental Optometry, 2007, 90: 367-370.

[27] Choi Jh, Na Ks, Bae Sh, et al. Anterior lens capsule abnormalities in Alport syndrome. Korean Journal of Ophthalmology: KJO, 2005, 19: 84-89.

[28] Colville DJ, Savige J. Alport syndrome. A review of the ocular manifestations. Ophthalmic Genetics, 1997, 18: 161-173.

[29] Wilson ME, Trivedi RH, Biber JM, et al. Anterior capsule rupture and subsequent cataract formation in Alport syndrome. Journal of AAPOS: the official publication of the American Association for Pediatric Ophthalmology and Strabismus, 2006, 10: 182-183.

[30] Miner JH. Alport syndrome with diffuse leiomyomatosis. When and when not? The American Journal of Pathology, 1999, 154: 1633-1635.

[31] 陈彦, 李盛林, 肖慧捷, 等. Alport综合征伴食管平滑肌瘤1例. 中国当代儿科杂志, 2007: 611.

[32] Zhang X, Zhou J, Reeders ST, et al. Structure of the human type IV collagen COL4A6 gene, which is mutated in Alport syndrome-associated leiomyomatosis. Genomics, 1996, 33: 473-479.

[33] Uliana V, Marcocci E, Mucciolo M, et al. Alport syndrome and leiomyomatosis: the first deletion extending beyond COL4A6 intron 2. Pediatric nephrology (Berlin, Germany),

2011, 26: 717-724.

[34] Vaicys C, Hunt CD, Heary RF. Ruptured intracranial aneurysm in an adolescent with Alport's syndrome--a new expression of type IV collagenopathy: case report. Surgical Neurology, 2000, 54: 68-72.

[35] Canpolat U, Aytemir K, Tokgözoğlu L. Two-in-one: single coronary ostium and mitral valve prolapsus in a young female with Alport syndrome. Anadolu Kardiyoloji Dergisi, 2012, 12: 281.

[36] Bassareo PP, Marras AR, Mercuro G. Ventricular septal defect in a child with Alport syndrome: a case report. BMC Cardiovascular Disorders, 2010, 10: 48.

[37] Kashtan CE, Ding J, Gregory M, et al. Clinical practice recommendations for the treatment of Alport syndrome: a statement of the Alport Syndrome Research Collaborative. BMC Cardiovasc Disord, 2010, 10: 48.

[38] van der Loop FT, Monnens LA, Schröder CH, et al. Identification of COL4A5 defects in Alport's syndrome by immunohistochemistry of skin. Kidney International, 1999, 55: 1217-1224.

[39] Kruegel J, Rubel D, Gross O. Alport syndrome--insights from basic and clinical research. Nature Reviews Nephrology, 2013, 9: 170-178.

[40] Hertz JM. Alport syndrome. Molecular genetic aspects. Danish Medical Bulletin, 2009, 56: 105-152.

[41] Martin P, Heiskari N, Zhou J, et al. High mutation detection rate in the COL4A5 collagen gene in suspected Alport syndrome using PCR and direct DNA sequencing. Journal of the American Society of Nephrology: JASN, 1998, 9: 2291-2301.

[42] Inoue Y, Nishio H, Shirakawa T, et al. Detection of mutations in the COL4A5 gene in over 90% of male patients with X-linked Alport's syndrome by RT-PCR and direct sequencing. American Journal of Kidney Diseases, 1999, 34: 854-862.

[43] Savige J, Gregory M, Gross O, et al. Expert guidelines for the management of Alport syndrome and thin basement membrane nephropathy. Journal of the American Society of Nephrology: JASN, 2013, 24: 364-375.

[44] Fallerini C, Dosa L, Tita R, et al. Unbiased next generation sequencing analysis confirms the existence of autosomal dominant Alport syndrome in a relevant fraction of cases. Clinical Genetics, 2014, 86: 252-257.

[45] Morinière V, Dahan K, Hilbert P, et al. Improving mutation screening in familial hematuric nephropathies through next generation sequencing. Journal of the American Society of Nephrology: JASN, 2014, 25: 2740-2751.

[46] Wang F, Wang Y, Ding J, et al. Detection of mutations in the COL4A5 gene by analyzing cDNA of skin fibroblasts. Kidney International, 2005, 67: 1268-1274.

[47] 张琰琴, 王芳, 丁洁. Alport综合征诊断和治疗专家推荐意见. 中华肾脏病杂志, 2018, 34: 227-231.

[48] Tryggvason K, Patrakka J. Thin basement membrane nephropathy. Journal of the American Society of Nephrology: JASN, 2006, 17: 813-822.

[49] Savige J, Rana K, Tonna S, et al. Thin basement membrane nephropathy. Kidney International, 2003, 64: 1169-1178.

[50] Imafuku A, Nozu K, Sawa N, et al. How to resolve confusion in the clinical setting for the diagnosis of heterozygous COL4A3 or COL4A4 gene variants? Discussion and suggestions from nephrologists. Clinical and Experimental Nephrology, 2020, 24: 651-656.

[51] Gross O, Licht C, Anders HJ, et al. Early angiotensin-converting enzyme inhibition in Alport syndrome delays renal failure and improves life expectancy. Kidney International, 2012, 81: 494-501.

[52] 张琰琴, 丁洁, 王芳, 等. Alport综合征患者应用ACEI/ARB干预的效果分析. //2013北京医学会儿科学分会学术年会论文集, 2013: 204-205.

[53] Kashtan CE, Gross O. Clinical practice recommendations for the diagnosis and management of Alport syndrome in children, adolescents, and young adults-an update for 2020. Pediatric Nephrology (Berlin, Germany), 2021, 36: 711-719.

[54] Seeman T, Pohl M, Misselwitz J, et al. Angiotensin receptor blocker reduces proteinuria independently of blood pressure in children already treated with Angiotensin-converting enzyme inhibitors. Kidney & blood pressure Research, 2009, 32: 440-444.

[55] Gross O, Tönshoff B, Weber LT, et al. A multicenter, randomized, placebo-controlled, double-blind phase 3 trial with open-arm comparison indicates safety and efficacy of nephroprotective therapy with ramipril in children with Alport's syndrome. Kidney International, 2020, 97: 1275-1286.

[56] Torra R, Furlano M. New therapeutic options for Alport syndrome. Nephrology, Dialysis, Transplantation, 2019, 34: 1272-1279.

[57] Bradly K, Zeboulon P, Rampat R, et al. Surgical management, optical considerations and refractive outcomes in anterior lenticonus associated with Alport syndrome: A case report. Journal Francais d'Ophtalmologie, 2021, 44(6): e357-e360.

[58] Krolo I, Kasumović A, Radman I, et al. Corneal cross-linking for treatment of progressive keratoconus in a patient with Alport syndrome: A case report. European Journal of

[59] 张琰琴, 丁洁, 王芳, 等. Alport综合征治疗进展. 中华儿科杂志, 2015, 53: 76-77.
[60] Kelly YP, Patil A, Wallis L, et al. Outcomes of kidney transplantation in Alport syndrome compared with other forms of renal disease. Renal failure, 2017, 39: 290-293.
[61] Olaru F, Luo W, Wang X-P, et al. Quaternary epitopes of α345（IV）collagen initiate Alport post-transplant anti-GBM nephritis. Journal of the American Society of Nephrology: JASN, 2013, 24: 889-895.
[62] 丁洁, 张琰琴. Alport综合征精准诊治进展. 中华肾病研究电子杂志, 2016, 5: 53-55.
[63] Yamamura T, Horinouchi T, Adachi T, et al. Development of an exon skipping therapy for X-linked Alport syndrome with truncating variants in COL4A5. Nature Communications, 2020, 11: 2777.
[64] Sugimoto H, Mundel TM, Sund M, et al. Bone-marrow-derived stem cells repair basement membrane collagen defects and reverse genetic kidney disease. Proceedings of the National Academy of Sciences of the United States of America, 2006, 103: 7321-7326.

第五节 Fabry 病（法布里病）

【概述】

Fabry病（Fabry disease，法布里病）是一种罕见的X连锁遗传溶酶体贮积病，其病因是位于Xq22.1的 GLA 基因突变，导致其编码的α半乳糖苷酶A（α-Gal A）活性降低或完全缺乏，造成代谢底物三己糖酰基鞘脂醇（GL-3）及其衍生物脱乙酰基的GL-3（Lyso-GL-3）在肾脏、心脏、神经、皮肤等大量贮积并引起相应的脏器病变。如不有效干预，病情进行性加重可引起脏器功能衰竭，甚至引发危及生命的并发症而死亡[1]。据统计，男性患者预期寿命减少约15~20年，女性患者减少约6~10年。法布里病确切的患病率尚不清楚，普通人群中预估患病率为1/10万[2]。法布里病作为一种罕见的多系统受累的遗传代谢疾病，目前已有特异性治疗方法，因此早期诊断、早期治疗极为重要。

【临床表现】

法布里病临床表现多样，常为神经系统、肾脏、心脏等多脏器系统受累，随病程进展而逐渐加重[3]。男性患者多重于女性患者。此外，法布里病按临床表现分为经典型和迟发型[4]：经典型多见于男性，儿童期发病，酶活性缺失或显著下降。而迟发型多见于女性，成年后发病为主，部分患者的酶活性正常。国内目前诊断的患者中66.1%男性患者为经典型，75%女性患者为迟发型[5]。常见受累脏器的临床表现如下。

1. 神经系统

（1）周围神经系统受累：儿童早期较为常见，主要表现为肢体远端为主的烧灼痛，慢性或间断发作，常因天气变化、发热、精神紧张、体育锻炼加剧，随年龄增长而自行改善；少汗或无汗是早期和较为常见的临床症状之一，可伴低热，较少可表现为多汗；少数患者出现脑神经损害表现，如感音神经性耳聋等。

（2）中枢神经系统受累：常见早发卒中，表现为短暂性脑缺血发作（TIA）或缺血性卒中，以椎基底动脉系统受累多见，预后较差。其他少见症状包括注意力不集中、头痛、认知功能障碍等。

2. 肾脏受累

早期多见尿浓缩功能障碍如夜尿增多，随病程进展，出现不同程度蛋白尿和肾功能受累，可出现肾病综合征范围蛋白尿，进行性减退，经典型男性患者多在30岁左右进展至终末期肾衰竭。

3. 心脏受累

多为疾病晚期表现，常见肥厚型心肌病（主要表现为左心室肥厚）、传导阻滞、心脏瓣膜病变、左心房增大、快速性心律失常，严重者可出现心力衰竭、心肌梗死。外周动脉受累可引起高血压。部分男性患者心脏受累可能是唯一症状。

4. **皮肤血管角质瘤**

常见于经典型患者，表现为皮肤小而凸起的红色斑点，多分布于"坐浴"区（外生殖器、阴囊、臀部和大腿内侧），也可出现在躯干或身体其他部位，血管角质瘤的数量和分布范围可随着病程进展

5. 眼部受累

主要表现为结膜血管迂曲、角膜涡状浑浊、晶状体后囊浑浊、视网膜血管迂曲，严重者可出现视力降低甚至丧失。

6. 胃肠道受累

多表现为腹泻、恶心、呕吐、腹胀、痉挛性腹痛、胃肠道吸收不良和便秘等，往往发生在进食后。

【辅助检查】

由于法布里病缺乏特异性症状，容易漏误诊，甚至可达几十年。法布里病的诊断基于临床表现，同时需要结合酶活性、生物标志物、基因检测等辅助检查。

1. α-Gal A 酶活性检测

通过荧光法或液相色谱-串联质谱法（LC-MS/MS）检测外周血白细胞、血浆、干血纸片（DBS）等样本。其中，血浆法常出现假阴性结果，白细胞测定法可靠但复杂；DBS 法简单方便，可用于高危人群初筛及家系筛查[6]。然而，60% 以上的女性患者 α-Gal A 酶活性在正常范围[1]。不能单纯依据 α-Gal A 酶活性检测确诊或排除诊断，需要结合基因检测、底物水平来明确诊断。

2. 生物标志物检测

（1）血浆 GL-3 水平[7]：通过免疫荧光法或高效液相色谱法-串联质谱法（HPLC-MS/MS）检测，可为突变意义不明的患者提供额外诊断信息。男性患者血浆 GL-3 浓度明显高于健康人群，而女性患者的血浆 GL-3 浓度普遍较低，且多处于正常范围，对女性诊断的意义不大。

（2）血浆 Lyso-GL-3 水平[8-9]：通过荧光法或液相色谱-串联质谱法（LS-MS/MS）检测，样本可为粒细胞、血浆、培养的成纤维细胞，及干纸片（DBS）样本，可用于识别经典型和迟发型法布里病患者。其中，使用 DBS 检测 Lyso-GL-3 方便、可靠，可用于初筛或对基因突变意义不明且 α-Gal A 酶活性正常的患者提供辅助诊断信息。血浆 Lyso-GL-3 水平对女性诊断的敏感性高于 α-Gal A 酶活性，但诊断值的参考范围尚需进一步研究以明确；Lyso-GL-3 还可以用于评估疾病严重度及药物疗效，有研究报道 Lyso-GL-3 可监测疾病的严重程度和进展，尤其对于经典型男性患者可用于病情评估，亦可用于评估治疗效果。

3. 基因检测

作为法布里病诊断的重要检测手段[10]，通过提取外周血、DBS 样本的 DNA 或 RNA，或头发毛囊 DNA 进行 GLA 基因检测。基因突变数据库中，已报道 1000 余种 GLA 突变[11]，包括错义突变、无义突变、移码突变和剪切突变等[12]。然而，仅 80% 左右患者可检测到 GLA 基因突变，尚有 20% 的患者不能用 GLA 突变解释，提示可能存在未知致病基因。此外，基因检测的结果解读亦存在挑战性，遇到意义不明的变异（VUS）时需要临床医师联合遗传学家，结合实验室化验、检查进行解读和判定其致病性。

4. 组织病理学检测

组织病理学检测对于部分具有特异性组织或器官临床表现的法布里病患者具有辅助诊断意义[13]。通过检测肾脏、心脏、皮肤等组织可发现 GL-3 贮积。光镜下可见相应的组织细胞呈空泡改变；电镜下肾小球脏层上皮细胞、肾小管上皮细胞、血管内皮细胞、心肌细胞等细胞质内可充满嗜锇性"髓样小体"。这些圆形或卵圆形小体的内部呈层状，类似洋葱皮或髓鞘结构，是典型病理特征，对法布里病的诊断具有重要价值。

5. 其他非特异性检测

血/尿常规、尿微量白蛋白/尿肌酐、24 h 尿蛋白定量、肾功能、胱抑素 C、肌钙蛋白 T、N 末端 B 型利钠肽前体、心电图、超声心动图、听力检测、角膜裂隙灯检查、肺功能检查和头颅磁共振成像等。

【诊断】

根据阳性家族史、典型的临床表现、异常降低的 α-Gal A 酶活性或升高的 GL-3/lyso-GL-3 水平、电镜下发现特征性髓样小体即可诊断，而 GLA 基因检出突变可进一步明确诊断。

【鉴别诊断】

1. 肾脏受累

出现蛋白尿和肾功能不全需与原发性肾小球肾炎或继发性肾脏病进行鉴别，如自身免疫病、感染、药物及毒物等病因引起的肾脏损害。此外还需进一步与其他遗传性肾脏病如 Alport 综合征相鉴别，基因检测、肾组织及皮肤活检病理检查及特殊染色（如 COL4A5 等）有助于鉴别。

Alport综合征[14]：又称遗传性肾炎、眼-耳-肾综合征，是一种并不少见，遗传方式多样，以血尿、蛋白尿、进行性肾衰竭伴感音神经性耳聋、眼部病变为主要临床表现的遗传性基底膜病。由编码Ⅳ型胶原蛋白α-3链、α-4链和α-5链的基因COL4An（n=3，4，5）突变导致。AS遗传方式有4种：X连锁显性遗传（X-linked AS，XLAS）、常染色体显性遗传（Autosomal Dominant AS，ADAS）、常染色体隐性遗传（Autosomal Recessive AS，ARAS）和双基因遗传。80%～85%的AS以X连锁显性遗传，ARAS发生率约15%，而ADAS极少，发生率仅1%～5%。基因检测、肾组织病理检查及皮肤活检Ⅳ型胶原检测有助于鉴别。

2. 心脏受累

需与其他病因导致的肥厚型心肌病、淀粉样变性、心律失常、心功能不全进行鉴别，免疫固定电泳、心肌活检、相关酶学及 *GLA* 基因检测有助于鉴别。

肥厚型心肌病[15]：是以左心室及室间隔不对称性肥厚为基本特征的原发性心肌病，约2/3具有家族史。作为一种常染色体显性遗传性疾病，已发现至少20个肌节相关致病基因。可在任何年龄发病，发病率约0.2%，年死亡率约1%。临床表现主要为呼吸困难、胸闷、心悸、晕厥及心脏性猝死（SCD）。心肌肥厚可发生于心室的任何部位，最常见的是室间隔非对称性肥厚（约占90%），少见的有心室对称性肥厚、心尖肥厚和左心室中段肥厚。

3. 神经系统受累

周围神经系统受累导致的肢端疼痛需与其他病因导致的感觉神经病等鉴别，关节X线检查、免疫指标检查有助于除外其他疾病；中枢神经系统受累需与其他病因（如颅内动脉瘤）导致的青少年期出现的脑部病变鉴别。

（1）原发性红斑肢痛症[16]：是一种罕见的常染色体显性单基因遗传病，与Nav1.7钠离子通道基因 *SCN9A* 的突变相关。以肢端阵发性剧烈灼烧样疼痛和对温度敏感为主要特征，其中原发性红斑肢痛症（PEM）多见于儿童及青春期，可有阳性家族史。起病可急可缓，多同时累及两侧肢端，以双足更为多见。表现为足趾、足底、手指和手掌发红、动脉搏动增强，皮肤温度升高，伴难以忍受的烧灼样疼痛。

（2）幼年型类风湿关节炎（JRA）[17]：是一种原因不明的以慢性滑膜炎为主要特征，并伴有多系统损害的全身结缔组织病，JRA可发生于儿童期的任何年龄，男性患儿占多数，主要症状为发热、关节肿痛、皮疹、皮下结节、肝脾肿大。确诊依靠临床表现、X线检查以及类风湿因子（RF）检测。

（3）青年卒中[18]：发生在18～45岁的卒中，占所有卒中的10%～14%。病因以大动脉粥样硬化型为主（比例波动于25%～45%）、其他原因型（6%～11%）、不明原因型（14%～28%）。在常见的导致缺血性卒中的血管病变中，动脉夹层为青年卒中的常见病因之一。颅内动脉瘤是出血性青年卒中最主要的病因，约占25%。

4. 血管角质瘤

特征性的皮肤表现，需与过敏性紫癜等皮疹鉴别。

过敏性紫癜[19]：是一种侵犯皮肤和其他器官细小动脉和毛细血管的过敏性血管炎，发病原因可能是病原体感染、某些药物作用、过敏等致使体内形成IgA或IgG类循环免疫复合物，沉积于真皮上层毛细血管引起血管炎。

5. 肺部受累

需排除其他导致慢性咳嗽、呼吸困难等症状的疾病，尤其是气流受限性肺部疾病，支气管舒张/激发试验、肺功能检查、过敏原检测，胸部CT有助于鉴别。

慢性阻塞性肺疾病[20]：系终末细支气管远端部分（包括呼吸性细支气管、肺泡管、肺泡囊和肺泡）膨胀，并伴有气腔壁的破坏。结合病史、体征、胸部X线检查及肺功能检查进行诊断。

6. 消化道症状

需与肠胃炎、消化不良、肠易激综合征、铅中毒等疾病相鉴别，胃肠镜检查、重金属及毒物检测有助于除外相关疾病。

肠易激综合征（IBS）[21]：是一组持续或间歇发作，以腹痛、腹胀、排便习惯和（或）大便性状改变为临床表现，而缺乏胃肠道结构和生化异常的肠道功能紊乱性疾病。患者以中青年人为主，发病年龄多见于20～50岁，女性较男性多见，有家族聚集倾向，常与其他胃肠道功能紊乱性疾病如功能性消化不良并存伴发。诊断标准以症状学为依据，诊断建立在排除器质性疾病的基础上，推荐采用目前国际公认的IBS罗马Ⅲ诊断标准。

【治疗】

2021年，中国法布里病专家协作组在新版诊治共识[22]中，建议对患者受累脏器初步评估的基础上，建立合适的个体化治疗方案，优化法布里病患者的疾病管理。目前对法布里病的治疗主要分为疾病特异性治疗和非特异性治疗。

1. 特异性治疗

（1）酶替代治疗（enzyme replacement treatment，ERT）：ERT作为外源性补充基因重组的α-Gal A，替代患者体内缺失的α-Gal A，促进GL-3的分解，减少GL-3和Lyso-GL-3在器官组织的贮积，可减少主要临床事件发生风险，改善生活质量[23]。目前，ERT药物包括阿加糖酶β（推荐剂量1.0 mg/kg，每2周静脉输注1次）和阿加糖酶α（推荐剂量0.2 mg/kg体重，每2周静脉输注1次），这两种药物的结构和功能相似，具有与天然人类α-Gal A相同的氨基酸序列[24]。ERT相关不良反应多见输液相关反应，大多是轻到中度，可自行消退，减缓输注速度、给予非甾体抗炎药、抗组胺药物和（或）皮质类固醇等对输液相关反应进行对症处理可缓解。ERT时还需注意与其他药物间相互作用，避免与抑制α-Gal A活性药物同时使用，如氯喹等[25]。

2018年，我国将法布里病列入首批罕见病目录。2019年12月、2020年8月，特异性治疗药物阿加糖酶β和阿加糖酶α先后于国内正式获批，使中国法布里病患者获得ERT成为现实。近20年临床实践证明，ERT对法布里病患者治疗效果显著，患者及早启动治疗获益更大，可延缓疾病进展从而延长预期寿命。建议启动ERT的患者主要为：无论有无症状的经典型男性患者、存在主要脏器受累的经典型女性患者和迟发型男性/女性患者。肾移植后的法布里病患者仍可考虑应用ERT，以缓解心脏、神经系统等肾外脏器及系统受累。

（2）酶增强治疗/化学伴侣治疗（chemical chaperone therapy，CCT）：化学伴侣为与突变酶蛋白结合的小分子，能稳定蛋白构象或协助蛋白的正确折叠、成熟和运输到其功能位置（如溶酶体），进而清除沉积的底物，因此，又称为酶增强治疗[10]。临床使用较多的是米加司他（Migalastat，已在加拿大、欧洲等国家和地区上市，暂未在中国上市）。需要注意的是，米加司他仅适用于特定突变（导致α-半乳糖苷酶A的蛋白异常折叠以及不稳定，但仍保有部分酶活性，并可以被米加司他稳定的突变）的法布里病患者。长期应用有利于稳定心肾功能，而副作用多见头痛、鼻咽炎、尿路感染[26]。

（3）其他特异性治疗：底物减少治疗、基因治疗等一些新的药物或策略正在临床试验或临床前研发中，有望为法布里病的治疗提供新的方向。

1）底物减少疗法（substrate reduction therapy，SRT）：通过应用葡萄糖神经酰胺合成酶抑制剂，抑制GL3为主的鞘糖脂合成，减少底物蓄积的程度以减慢疾病的进展，并缓解严重的临床症状[27-28]。Lucerastat作为目前处于临床试验阶段的一种口服葡萄糖神经酰胺合成酶抑制剂。在一项联合ERT和Lucerastat治疗法布里病患者12周的研究中，两药联合治疗组较单药ERT组的血浆GL-3水平和尿GL-3水平更低[27]；Venglustat作为另一种SRT小分子药物，在为期3年治疗中，可降低大多数患者的血浆Lyso-GL-3水平[29]。未来，SRT结合ERT和（或）分子伴侣治疗，或可为法布里病患者带来更多获益。

2）基因治疗：多项动物实验证实，通过输注腺病毒载体携带的α-半乳糖苷酶A治疗法布里病小鼠，随着肝脏、脾脏及心脏等器官内酶活性升高，GL-3浓度显著下降[30-31]。通过腺病毒载体介导的基因治疗或有望成为新治疗的选择之一。法布里病为病因明确的单基因病，只需要达到正常15%～20%的酶活性就可实现临床疗效。细胞实验发现特定小分子启动子激活剂可能会通过与细胞核中的GLA启动子结合并且增强GLA的转录，从而增加变异GLA蛋白的合成。体外实验结果显示溶酶体内的GLA含量增加，并且随着突变酶表达的增强可能使运输到溶酶体内的蛋白增多。

2. 非特异性治疗

如使用ACEI或ARB（首次全程）降低尿蛋白水平（有没有相应数据）、可使用抗惊厥药（如卡马西平、加巴喷丁、普瑞巴林等）缓解肢端疼痛、抗血小板药物（阿司匹林或氯吡格雷）作为卒中二级预防、心脏介入治疗（包括起搏器）、透析、肾脏移植等对症干预。主要针对各脏器受累情况给予相应的处理，所有非特异性治疗均来自临床经验，而非随机对照研究，且不能根治酶活性缺乏及改善底物蓄积。

【病例摘要】

患者，男，24岁，20年前出现四肢肢端疼痛，每次持续时间为数分钟，疼痛可自行缓解；运动、劳累、发热时易发作，呈阵发性，伴少汗。2009年患者无明显诱因出现右侧脚踝肿胀，至当地医院查尿蛋白（+），诊断为隐匿性肾炎，未予治疗。2010年患者因发热就诊，查尿常规示尿蛋白（+++）。患者曾于14岁患心肌炎，外公外婆近亲结婚，患者舅舅及表哥也有类似症状。查体：双手掌部鱼际处见散在红色皮疹，压之不褪色。24 h尿蛋白：1280 mg/24 h，24 h尿微量白蛋白1146.2 mg/24 h（尿量2.2 L），心电图示左心室肥厚，T波改变。肺功能示弥散功能轻度减退。眼科检查：角膜辐轴状混浊，晶体后皮质楔形混浊，眼底血管扭曲。经肾脏病理检查、基因检测、α半乳糖苷酶活性、Lyso-GL-3水平明确法布里病的诊断。病例详细资料见二维码数字资源2-5。

数字资源2-5

（欧阳彦　谢静远）

【参考文献】

[1] Schiffmann R, Hughes DA, Linthorst GE, et al. Screening, diagnosis, and management of patients with Fabry disease: conclusions from a "Kidney Disease: Improving Global Outcomes" (KDIGO) Controversies Conference. Kidney Int, 2017, 91 (2): 284-293.

[2] Nowicki M, Bazan-Socha S, Blazejewska-Hyzorek B, et al. Enzyme replacement therapy in Fabry disease in Poland: a position statement. Pol Arch Intern Med, 2020, 130 (1): 91-97.

[3] Elleder M, Poupetova H, Kozich V. Fetal pathology in Fabry's disease and mucopolysaccharidosis type I. Cesk Patol, 1998, 34 (1): 7-12.

[4] Svarstad E, Marti HP. The Changing landscape of Fabry Disease. Clin J Am Soc Nephrol, 2020, 15 (4): 569-576.

[5] 王朝晖，潘晓霞，陈楠. 提高对法布里病临床表现和实验室新指标的认识. 诊断学理论与实践, 2014, 13 (1): 20-23.

[6] Nakagawa N, Sawada J, Sakamoto N, et al. High-risk screening for Anderson-Fabry disease in patients with cardiac, renal, or neurological manifestations. J Hum Genet, 2019, 64 (9): 891-898.

[7] Carnicer-Caceres C, Arranz-Amo JA, Cea-Arestin C, et al. Biomarkers in Fabry disease. Implications for clinical diagnosis and follow-up. J Clin Med, 2021, 10 (8): 1664.

[8] Ouyang Y, Chen B, Pan X, et al. Clinical significance of plasma globotriaosylsphingosine levels in Chinese patients with Fabry disease. Exp Ther Med, 2018, 15 (4): 3733-3742.

[9] Nowak A, Mechtler TP, Hornemann T, et al. Genotype, phenotype and disease severity reflected by serum LysoGb3 levels in patients with Fabry disease. Mol Genet Metab, 2018, 123 (2): 148-153.

[10] Ortiz A, Germain DP, Desnick RJ, et al. Fabry disease revisited: Management and treatment recommendations for adult patients. Mol Genet Metab, 2018, 123 (4): 416-427.

[11] Germain DP, Oliveira JP, Bichet DG, et al. Use of a rare disease registry for establishing phenotypic classification of previously unassigned GLA variants: a consensus classification system by a multispecialty Fabry disease genotype-phenotype workgroup. J Med Genet, 2020, 57 (8): 542-551.

[12] Cairns T, Muntze J, Gernert J, et al. Hot topics in Fabry disease. Postgrad Med J, 2018, 94 (1118): 709-713.

[13] 潘晓霞，陈楠. 电镜在遗传性肾小球疾病诊断中的应用价值. 中国实用内科杂志, 2014, 34 (3): 238-242.

[14] Kashtan CE, Ding J, Garosi G, et al. Alport syndrome: a unified classification of genetic disorders of collagen IV alpha345: a position paper of the Alport Syndrome Classification Working Group. Kidney Int, 2018, 93 (5): 1045-1051.

[15] Deborde E, Dubourg B, Bejar S, et al. Differentiation between Fabry disease and hypertrophic cardiomyopathy with cardiac T1 mapping. Diagn Interv Imaging, 2020, 101 (2): 59-67.

[16] Tang Z, Chen Z, Tang B, et al. Primary erythromelalgia: a review. Orphanet J Rare Dis, 2015, 10: 127.

[17] Goncalves MJ, Mourao AF, Martinho A, et al. Genetic screening of mutations associated with Fabry disease in a nationwide cohort of juvenile idiopathic arthritis patients. Front Med (Lausanne), 2017, 4: 12.

[18] Hathidara MY, Saini V, Malik AM. Stroke in the young: a global update. Curr Neurol Neurosci Rep, 2019, 19 (11): 91.

[19] Hetland LE, Susrud KS, Lindahl KH, et al. Henoch-schonlein purpura: a literature review. Acta Derm Venereol, 2017, 97 (10): 1160-1166.

[20] Berg K, Wright JL. The pathology of chronic obstructive pulmonary disease: progress in the 20th and 21st centuries. Arch Pathol Lab Med, 2016, 140 (12): 1423-1428.

[21] Chey WD, Kurlander J, Eswaran S. Irritable bowel

[22] 陈楠, 中国法布雷病专家协作组. 中国法布雷病诊疗专家共识（2021 年版）. 中华内科杂志, 2021, 60（4）: 321-330.

[23] Germain DP, Elliott PM, Falissard B, et al. The effect of enzyme replacement therapy on clinical outcomes in male patients with Fabry disease: a systematic literature review by a European panel of experts. Mol Genet Metab Rep, 2019, 19: 100454.

[24] Caballero L, Climent V, Hernandez-Romero D, et al. Enzyme replacement therapy in Fabry disease: influence on cardiac manifestations. Curr Med Chem, 2010, 17（16）: 1679-1689.

[25] Heath MF, Costa-Jussa FR, Jacobs JM, et al. The induction of pulmonary phospholipidosis and the inhibition of lysosomal phospholipases by amiodarone. Br J Exp Pathol, 1985, 66（4）: 391-397.

[26] Hughes DA, Nicholls K, Shankar SP, et al. Oral pharmacological chaperone migalastat compared with enzyme replacement therapy in Fabry disease: 18-month results from the randomised phase III ATTRACT study. J Med Genet, 2017, 54（4）: 288-296.

[27] van der Veen SJ, Hollak CEM, van Kuilenburg ABP, et al. Developments in the treatment of Fabry disease. J Inherit Metab Dis, 2020, 43（5）: 908-921.

[28] Ashe KM, Budman E, Bangari DS, et al. Efficacy of enzyme and substrate reduction therapy with a novel antagonist of glucosylceramide synthase for Fabry Disease. Mol Med, 2015, 21: 389-399.

[29] Deegan P GD, Goker-Alpan O. Three year open label phase 2a investigation of venglustat safety and exploratory efficacy in classic Fabry patients. Book of abstracts SSIEM 2019, 2019, JIMD 42 2019（Suppl.19）: O-019.

[30] Park J, Murray GJ, Limaye A, et al. Long-term correction of globotriaosylceramide storage in Fabry mice by recombinant adeno-associated virus-mediated gene transfer. Proc Natl Acad Sci U S A, 2003, 100（6）: 3450-3454.

[31] Yasuda M, Huston MW, Pagant S, et al. AAV2/6 Gene therapy in a murine model of Fabry disease results in supraphysiological enzyme activity and effective substrate reduction. Mol Ther Methods Clin Dev, 2020, 18: 607-619.

第六节　甲-髌综合征

【概述】

甲-髌综合征（nail-patella syndrome, NPS）是一种罕见的由 LMX1B 基因突变引起的常染色体显性遗传性疾病。典型的临床四联征表现为指甲发育不良、髌骨发育不良或缺失、髂骨角和肘部畸形等，眼部、肾脏、神经系统、胃肠道、血管、牙齿也可受累，其发病率约为 1/50 000。该疾病的临床表现在发病频率和严重程度上有很大的差异，并且存在家族间和家族内的差异。患者可能会出现某一组织器官受到严重影响，但在其他组织器官表现较轻或没有表现[1]。

1897 年，科学文献中首次发表了对甲-髌综合征患者的表型和遗传特性的描述[2]。此后陆续有学者也提供了甲-髌综合征患者的其他表现。该疾病最初也被称为 Turner-Kieser 综合征[3]、方氏病[4]、关节指甲发育不良[5] 和遗传性骨-甲-发育不良[6] 等。直到 20 世纪 50 年代，这种遗传性疾病才被命名为甲-髌综合征。

甲-髌综合征是最早与 ABO 血型基因建立连锁关系的疾病之一，但直到 1998 年，LMX1B 基因的突变才被报道是该疾病的主要原因[7]。该基因位于人类染色体 9q34 上，由 8 个外显子组成[8]，产生约 7-kb 的 mRNA，LMX1B 基因编码 LMX1B 蛋白，是转录因子 LIM 同源结构域家族的成员[7]。LMX1B 蛋白包含两个富含胱氨酸的锌结合基序（LIM-A 和 LIM-B 结构域），一个同源结构域，一个羧基末端富含谷氨酰胺和丝氨酸的结构域。LIM 结构域参与其他转录因子的相互作用和转录的协同激活。同源结构域参与 DNA 结合，羧基末端结构域是转录激活结构域[9-10]。到目前为止，已有 142 个 LMX1B 突变被鉴定并存入英国卡迪夫医学遗传学研究所的人类基因突变数据库中（http://www.hgmd.cf.ac.uk/ac/index.php）。其中包括 80 个错义/无义突变和 16 个异常剪接突变。在这 80 个错义/无义突变中，31 个（38.8%）位于 LIM-A 结构域，15 个（18.8%）位于 LIM-B 结构域，30 个（37.5%）位于同源结构域[11]。这些突变的不同可能是 NPS 临床表现差异的主要原因，另一个导致疾病表现各异的因素包括 LMXB1 同源结构域与其他基因之间的相互作用。LMXB1 基因同源结构域的突变已被证明影响与 PAX2 的相互作用[12]。LMX1B 蛋白对于四肢背腹轴线的形成、眼睛前部的分化、中枢神经系统中某些神经元群体的发育以及足细胞的分化和维持至关重要[13-14]。因此，NPS 表现出多器官参与的多样表型。

【临床表现】

1. 指（趾）甲症状

指（趾）甲变化是 NPS 最常见的表现，存在于 95%～100% 的患者中[15]。指（趾）甲异常改变包括缺失、发育不良或营养不良、纵向或横向成脊状、凹陷、变色、被皮肤的纵向裂缝或脊分成两半、变薄或不太常见的增厚。指（趾）甲的变化可以在出生时就观察到，通常是双侧对称的。指甲较趾甲更易受累，拇指受累频率最高，每个单独的指甲通常在尺骨侧受到更严重的影响。三角形甲弧影是 NPS 指甲的特征性变化。脚趾甲发育不良较手指甲不明显，也不常见，但如果涉及脚趾甲，小脚趾甲最常受到影响[1, 3, 16]。

指端受累的一个敏感标志是手指远端指间关节皮肤皱褶的消失。约有 96% 的患者会出现。除了皮肤皱褶的消失，通常还伴随远端之间关节屈曲的减少，少数患者也有近端指间关节屈曲减少、不能主动伸展指间关节和指间关节固定屈曲的情况。约有 58% 的患者出现过伸的近端指间关节和屈曲的远端指间关节，导致形成"天鹅颈畸形"[1]。

2. 骨骼系统症状

有 75%～92.7% 的患者存在髌骨缺失或发育不良，髌骨受累可能不对称。小或发育不良的髌骨伴随股骨外侧髁发育不良可能导致复发性髌骨半脱位或脱位、膝关节功能异常和膝关节疼痛，髌骨异常也会导致骨关节炎、骨关节病和关节积液。甲-髌综合征的另一个特征性体征是髂骨角，指从骨盆髂骨部分的背侧延伸的外生骨疣，它们存在于 68%～81% 的患者中。在许多情况下，髂骨角是可以触摸到的，但无症状，有些情况下，它们只能通过 X 线成像检测到[1, 15]。

肘部异常通常也是不对称的。肘部异常包括发育不良、肱骨远端后突，典型的放射学表现包括桡骨头发育不良、外上髁和小头发育不良以及内上髁突出[17]。肘关节发育不良在 92.5% 的 NPS 患者中有描述，可能导致肘部伸展受限以及旋前和旋后受限。61% 的患者显示桡骨头和（或）小头发育不良，伴有复发性桡骨头后外侧半脱位或脱位[15]。个别患者伴有桡尺关节异常。部分患者在肘部可见皮肤挛缩和表面网状膜，称为翼状胬肉[1]。

早期退行性关节炎、腰椎前凸和脊柱侧凸在 NPS 中也并不少见[16]。约有 55% 患者会有背痛，也有患者可表现出全身肌肉痛[1]。足部畸形在 NPS 患者中较少发现，最常见的是马蹄内翻足和马蹄外翻足[18]，跟骨内翻足、跟骨外翻足和足背屈曲也均有报道[1]。身材矮小、漏斗胸、髋关节畸形和脱位等在 NPS 中也零星可见。此外，NPS 患者骨骼完整性受损，可导致早期骨质疏松和骨折风险增加[1, 19]。NPS 患者可出现上下肢肌肉重量减少，类似于肌营养不良症。

这些症状出生时就可以出现，但通常在出生以后的各个年龄段被发现。

3. 肾脏症状

1950 年首次在 NPS 中描述了肾脏受累的情况[20]。肾脏受累是 NPS 患者预后的主要决定因素，30%～60% 的 NPS 患者存在肾脏受累，女性和男性受累比例相似[21-22]。其主要病理表现为肾小球基底膜的缺陷[23]。临床上肾脏受累的常见表现为无症状性蛋白尿，伴有或不伴有血尿，偶可见大量蛋白尿，可合并水肿或高血压。蛋白尿可能在出生后的任何年龄出现，并且可能是间歇性的[1, 23]。怀孕期间这些肾脏病变会出现或加重[1]。一旦出现蛋白尿，它可能会自动缓解，也可能表现为持续性无症状性蛋白尿，不到 20% 的患者可发展为肾病综合征，约 10% 的患者会发展为肾衰竭[21]。肾衰竭的进展可能会很快出现，或者在多年无症状蛋白尿后出现，导致这样差异进展的因素尚不明确[24-25]。

NPS 患者肾活检的光镜检查显示的非特异性表现包括肾小球基底膜的局灶性增厚、局灶性和节段性硬化、伴新月体形成的增生性肾小球肾炎、肾小球透明化、肾小管萎缩和间质纤维化[24, 26-28]。其中，肾小球基底膜局灶性增厚被认为有一定的诊断意义。早期的研究认为 NPS 的病理改变主要与肾衰竭的程度有关，但最新也有研究认为，NPS 的病理发现不一定与肾脏预后相关，而 LMX1B 同源结构域的突变可能与肾功能恶化相关[28]。

早期肾活检标本在光镜下可能不会显示任何异常，但在电镜下已经可以发现肾小球基底膜的特征性变化[15]，包括肾小球基底膜的不规则增厚，电子透明区呈现"虫蚀样"外观，基底膜和系膜基质中散在胶原样纤维[29, 30]。后来的研究通过免疫荧光证实了Ⅲ型胶原的存在[30]。部分患者出现足细胞足突的缺失，这可能与 LMX1B 突变联合调控足细胞裂孔膜相关蛋白的基因（如 NPHS2、CD2AP）突变有关。

除肾脏病理改变外，也有报道发现本综合征肾脏及泌尿道有其他结构异常，包括：肾盂扩张和皮质瘢痕，单侧肾萎缩合并双输尿管及双肾盂，单侧肾发育不良及对侧双肾，肾盂变钝和肾结石[26, 31]。

一些 LMX1B 突变患者可能主要表现为肾脏表型，无骨骼或其他肾外表现，这种情况称为甲-髌样肾病或 LMX1B 相关肾病。一些 LMX1B 相关肾病患者可能表现为家族性局灶节段性肾小球硬化（FSGS）[32-33]，但未发现甲-髌综合征的特征性电镜表现。

4. 眼部症状

最常见的眼科发现是开角型青光眼和高眼压[34]，一项对 123 名 NPS 患者的眼部调查结果显示，7%的患者有高眼压症，10%的患者有青光眼[15]。与非 NPS 患者相比，开角型青光眼和高眼压在 NPS 患者中出现得更早，但这些表现通过筛查措施是可以治疗和预防的[1]。另外，46%～54% 的患者眼部可发现 Lester 征，即虹膜中央部分色素过度沉着，呈现三叶草叶的形状[1, 3]。最近也有虹膜综合征合并闭角型青光眼的病例报道[35]。

5. 神经系统症状

常见的神经系统症状包括麻木、刺痛、烧灼感和非周围神经或皮肤病型的神经病理性疼痛[1, 36]。这些症状并不遵循特定的皮区或周围神经的分布，更像是呈手套和袜子样分布，可能会蔓延到肘部和小腿，并可能持续数分钟至数小时[1]。部分患者对疼痛（针刺反应）和温度（冷金属）的感知存在缺陷[36]。癫痫、周围神经病、注意力缺陷障碍、重度抑郁症、阵发性运动障碍等也有相关报道[37, 38]。

6. 其他症状

胃肠道受累、听力受损、牙齿改变、血管舒缩功能障碍（雷诺现象）等也有少量报道[1]。

【辅助检查】

临床上往往通过指（趾）甲、骨骼的特征性变化会考虑到该病，结合实验室检查、影像学检查、肾活检、眼科检查、基因检测等可明确诊断。

1. 体格检查

NPS 患者典型的临床四联症表现为指甲发育不良、髌骨发育不良或缺失、髂骨角和肘部畸形等，但由于患者临床表现的异质性，也存在漏诊的情况，因此需结合其他相关检查协助诊断。

2. 实验室检查

肾脏受损也是该病的临床表现之一，因此需要进行尿液分析、尿白蛋白与肌酐比值、肾功能的测量，帮助早期发现肾脏异常。

3. 影像学检查

对骨骼损害，需要常规进行 X 线检查。对合并关节异常、肌肉病变也可进行 CT 或 MRI 检查。X线检查发现髂骨角是 NPS 患者的特征之一，部分患者也可发现膝关节、肘关节、髋关节发育不良或脱位等变化。

4. 肾活检

NPS 的肾脏病理与其临床特征之间尚缺乏明确的联系，因此不鼓励对具有典型特征的 NPS 患者进行肾活检，但对于难以诊断或合并其他肾病（如狼疮、糖尿病肾病）的患者，则需要进行肾活检协助诊断[26]。

肾小球病变通常在光镜下并不明显，随着疾病的发展光镜下可观察到肾小球基底膜的局灶性增厚、局灶性和节段性硬化、伴新月体形成的增生性肾小球肾炎、肾小管萎缩和间质纤维化等。

免疫荧光通常是阴性的。硬化肾小球中可见到非特异性 IgM 和 C3 沉积。

电镜下可观察到肾小球基底膜局灶性或弥漫性不规则增厚，有电子透明区呈现"虫蚀样"外观，基底膜和系膜基质中散在胶原样纤维，直径约为 65 nm，胶原纤维簇也可通过常规的乙酸铀酰/柠檬酸铅染色或磷钨酸或单宁酸增强染色可见。另外，电镜下可见足细胞足突部分或广泛消失。电镜检查对诊断更有价值。

5. 眼科检查

眼部病变也是 NPS 较为特征性的临床表现之一，因此对怀疑该疾病的患者应进行眼压测量、眼底检查、虹膜检测和视野评估[16]。

6. 基因检测

对于首诊高度怀疑 NPS 的患者可进行 LMX1B 基因序列分析（至少包括 2～6 外显子）。二代测序技术广泛应用于临床后，包括 LMX1B 基因和其他多种遗传性肾脏病基因的测序也是较好的选择，有助于疾病的鉴别诊断。

LMX1B 基因突变较为复杂，绝大多数集中在

LIM 结构域（LIM-A 和 LIM-B）和同源结构域内，LIM-A 结构域由外显子 2 编码，LIM-B 结构域由外显子 3 编码，同源结构域由外显子 4～6 编码[8]，因此 LMX1B 突变主要出现在 2 号外显子，其次是 3 号外显子，4、5、6 号外显子中较少，突变形式包括单碱基取代（错义、剪接位点和无义或移码突变）或缺失/插入[39]。

【诊断】

NPS 目前没有统一的临床诊断标准。典型的临床表现和影像学特征的组合对诊断最重要。诊断过程中询问家族史是有必要的。对于临床特征不明显且合并肾脏损害的患者，可进行肾活检帮助诊断。基因检测发现致病基因突变可以明确诊断。

【鉴别诊断】

在 NPS 中看到的临床表现和影像学特征是非常典型的，因此这种情况常常很容易与其他疾病区分开来。

LMX1B 相关肾病主要与其他的遗传性肾脏疾病相鉴别诊断。当与其他肾脏疾病鉴别困难时，可通过肾活检和基因检查进行区分。

1. 胶原纤维性肾小球病

胶原纤维性肾小球病是指以Ⅲ型胶原纤维在肾小球内沉积为主要特征的肾小球疾病，又称Ⅲ型胶原肾小球疾病，发病年龄范围广，无性别差异，部分病例呈家族聚集性，遗传方式表现为常染色体隐性遗传的特点，往往为编码Ⅲ型胶原蛋白 α1（COL3α1）基因突变所致。该疾病在光镜下以肾小球广泛增大为特征，由于系膜基质扩张以及肾小球基底膜内膜下侧的增厚导致[40]。胶原纤维性肾小球病表现为肾小球中Ⅲ型胶原纤维的大量积聚，并且大多数纤维分布在内膜下和系膜区，而 NPS 患者胶原纤维通常不规则分布于肾小球基底膜和系膜区，并伴有虫蛀样外观[32]。此外，该疾病多无指甲或骨骼发育不良。

2. Alport 综合征

Alport 综合征是一种Ⅳ型胶原基因突变所致的肾脏疾病，主要表现为肾功能进行性减退、神经性耳聋和眼晶状体异常三联征，特征性的病理改变包括电镜下肾小球基底膜呈现弥漫性增厚或变薄、致密层分裂、分层呈片状或篮网状等不规则改变[41]。该病是由Ⅳ型胶原的 α3、α4 或 α5 链基因突变引起的，多无指甲或骨骼发育不良，基因检测对两者的鉴别意义重大[42]。

3. 法布里病

法布里病又称糖鞘脂类沉积症，属于溶酶体贮积病的一种，该病是一种罕见的 X 连锁隐性遗传病，致病基因 GLA 位于 X 染色体长臂 22 区（Xq22），编码 α 半乳糖苷酶 A。该病的典型表现为肢端感觉异常、血管角质瘤、眼部病变、心血管损害、脑血管病变和肾损害。肾组织超微结构下可见溶酶体内有多个包涵体是法布里病的特征。基因检测是鉴别两者的重要手段[43]。

【治疗】

NPS 的最终治疗需要由多学科医师（骨科医生、肾科医生、眼科医生等）合作完成。

如果发现眼部异常，患者应被转至眼科医生处进行相关治疗。如果发现指甲、骨骼、肌肉等异常，则需要骨科医生进行外科手术或强化理疗等治疗。

目前，还没有针对 NPS 肾病的具体治疗方法。现阶段主要通过用血管紧张素转化酶抑制剂（ACEI）和（或）血管紧张素受体阻滞剂（ARB）治疗蛋白尿和高血压。尽管有病例报道一名患有 NPS 和蛋白尿的女婴使用 ACEI 和 ARB 的联合治疗完全缓解了蛋白尿[44]，仍缺乏有力的证据来支持 ACEI 和 ARB 在 NPS 肾病中的治疗价值。环孢素能够减少 Alport 综合征患者的蛋白尿，而 Alport 综合征也是一种影响肾小球基底膜的遗传病[26]，因此有学者建议对 ACEI/ARB 治疗失败的 NPS 患者给予环孢素治疗。肾移植是 NPS 患者终末期肾病的一种可行的治疗方法，效果理想[1, 45]。

青光眼和肾病是 NPS 患者较严重的两种临床表现，但可以通过筛查进行治疗和预防。因此，每年进行青光眼和肾脏疾病的筛查是十分必要的，另外产前诊断和遗传咨询对 NPS 的防控极具意义[46]。

（曾 锐）

【参考文献】

[1] Sweeney E, Fryer A, Mountford R, et al. Nail patella syndrome: a review of the phenotype aided by developmental biology. Journal of Medical Genetics, 2003, 40（3）: 153-162.

[2] Muirhead Little E. Congenital absence or delayed development of the patella. The Lancet, 1897, 150（3865）: 781-784.

[3] Witzgall R. Nail-patella syndrome. Pflugers Archiv: European

[4] Fong EE. Iliac horns (symmetrical bilateral central posterior iliac processes). Radiology, 1946, 47(5): 517.

[5] Brixey AM, Jr., Burke RM. Arthro-onychodysplasia; hereditary syndrome involving deformity of head of radius, absence of patellas, posterior iliac spurs, dystrophy of finger nails. The American Journal of Medicine, 1950, 8(6): 738-744.

[6] Roeckerath W. Hereditary osteo-onychodysplasia. Fortschritte auf dem Gebiete der Rontgenstrahlen, 1951, 75(6): 700-712.

[7] Dreyer SD, Zhou G, Baldini A, et al. Mutations in LMX1B cause abnormal skeletal patterning and renal dysplasia in nail patella syndrome. Nature Genetics, 1998, 19(1): 47-50.

[8] Vollrath D, Jaramillo-Babb VL, Clough MV, et al. Loss-of-function mutations in the LIM-homeodomain gene, LMX1B, in nail-patella syndrome. Human Molecular Genetics, 1998, 7(7): 1091-1098.

[9] Sánchez-García I, Rabbitts TH. The LIM domain: a new structural motif found in zinc-finger-like proteins. Trends in genetics: TIG, 1994, 10(9): 315-320.

[10] Curtiss J, Heilig JS. DeLIMiting development. BioEssays, 1998, 20(1): 58-69.

[11] Lee BH, Cho TJ, Choi HJ, et al. Clinico-genetic study of nail-patella syndrome. Journal of Korean Medical Science, 2009, 24 Suppl (Suppl 1): S82-86.

[12] Marini M, Giacopelli F, Seri M, et al. Interaction of the LMX1B and PAX2 gene products suggests possible molecular basis of differential phenotypes in Nail-Patella syndrome. European journal of human genetics: EJHG, 2005, 13(6): 789-792.

[13] Kania A, Johnson RL, Jessell TM. Coordinate roles for LIM homeobox genes in directing the dorsoventral trajectory of motor axons in the vertebrate limb. Cell, 2000, 102(2): 161-173.

[14] McIntosh I, Dunston JA, Liu L, et al. Nail patella syndrome revisited: 50 years after linkage. Annals of Human Genetics 2005, 69(Pt 4): 349-363.

[15] Bongers EM, Gubler MC, Knoers NV. Nail-patella syndrome. Overview on clinical and molecular findings. Pediatr Nephrol, 2002, 17(9): 703-712.

[16] Price A, Cervantes J, Lindsey S, et al. Nail-patella syndrome: clinical clues for making the diagnosis. Cutis 2018, 101(2): 126-129.

[17] West JA, Louis TH. Radiographic findings in the nail-patella syndrome. Proceedings (Baylor University Medical Center), 2015, 28(3): 334-336.

[18] Guidera KJ, Satterwhite Y, Ogden JA, et al. Nail patella syndrome: a review of 44 orthopaedic patients. Journal of Pediatric Orthopedics, 1991, 11(6): 737-742.

[19] Towers AL, Clay CA, Sereika SM, et al. Skeletal integrity in patients with nail patella syndrome. The Journal of Clinical Endocrinology and Metabolism, 2005, 90(4): 1961-1965.

[20] Hawkins CF, Smith OE. Renal dysplasia in a family with multiple hereditary abnormalities including iliac horns. Lancet (London, England), 1950, 1(6609): 803-808.

[21] Granata A, Nori G, Ravazzolo R, et al. Nail-patella syndrome and renal involvement. Description of three cases and literature review. Clinical Nephrology, 2008, 69(5): 377-382.

[22] Del Pozo E, Lapp H. Ultrastructure of the kidney in the nephropathy of the nail--patella syndrome. American Journal of Clinical Pathology, 1970, 54(6): 845-851.

[23] Gubler MC, Levy M, Naizot C, et al. Glomerular basement membrane changes in hereditary glomerular diseases. Renal Physiology, 1980, 3(1-6): 405-413.

[24] Hoyer JR, Michael AF, Vernier RL. Renal disease in nail-patella syndrome: clinical and morphologic studies. Kidney International, 1972, 2(4): 231-238.

[25] Vernier RL, Hoyer JR, Michael AF. The nail-patella syndrome-pathogenesis of the kidney lesion. Birth Defects Original Article Series, 1974, 10(4): 57-59.

[26] Lemley KV. Kidney disease in nail-patella syndrome. Pediatr Nephrol, 2009, 24(12): 2345-2354.

[27] Taguchi T, Takebayashi S, Nishimura M, et al. Nephropathy of nail-patella syndrome. Ultrastructural Pathology, 1988, 12(2): 175-183.

[28] Harita Y, Urae S, Akashio R, et al. Clinical and genetic characterization of nephropathy in patients with nail-patella syndrome. European Journal of Human Genetics, 2020, 28(10): 1414-1421.

[29] Chaturvedi S, Pulimodd A, Agarwal I. Quiz page December 2013: Hypoplastic nails, bowed elbows, and nephrotic syndrome. Nail-patella syndrome (hereditary osteo-onychodysplasia, Turner-Keiser syndrome, Fong disease). American Journal of Kidney Diseases, 2013, 62(6): A25-27.

[30] Bennett WM, Musgrave JE, Campbell RA, et al. The nephropathy of the nail-patella syndrome. Clinicopathologic analysis of 11 kindred. The American Journal of Medicine, 1973, 54(3): 304-319.

[31] Mittal R, Saxena S, Hotchandani RK, et al. Bilateral renal stones associated with nail-patella syndrome. Nephron, 1994, 68(4): 509.

[32] Najafian B, Smith K, Lusco MA, et al. AJKD atlas of renal pathology: nail-patella syndrome-associated nephropathy. American Journal of Kidney Diseases, 2017, 70(4): e19-e20.

[33] Trimarchi H. Focal segmental glomerulosclerosis and scheduled pretransplant plasmapheresis: a timely diagnosis of nail-patella syndrome avoided more futile immunosuppression. Case Reports in Nephrology, 2020, 2020: 8879555.

[34] Lichter PR, Richards JE, Downs CA, et al. Cosegregation of open-angle glaucoma and the nail-patella syndrome. American Journal of Ophthalmology, 1997, 124 (4): 506-515.

[35] Gardin MA, Khor CC, Silva L, et al. Plateau iris syndrome and angle-closure glaucoma in a patient with nail-patella syndrome. American Journal of Ophthalmology Case Reports, 2020, 20: 100886.

[36] Dunston JA, Reimschisel T, Ding YQ, et al. A neurological phenotype in nail patella syndrome (NPS) patients illuminated by studies of murine Lmx1b expression. European Journal of Human Genetics: EJHG, 2005, 13 (3): 330-335.

[37] López-Arvizu C, Sparrow EP, Strube MJ, et al. Increased symptoms of attention deficit hyperactivity disorder and major depressive disorder symptoms in Nail-patella syndrome: potential association with LMX1B loss-of-function. American journal of medical genetics Part B, Neuropsychiatric Genetics, 2011, 156b (1): 59-66.

[38] Bech S, Løkkegaard A, Nielsen TT, et al. Paroxysmal cranial dyskinesia and nail-patella syndrome caused by a novel variant in the LMX1B gene. Movement Disorders, 2020, 35 (12): 2343-2347.

[39] Clough MV, Hamlington JD, McIntosh I. Restricted distribution of loss-of-function mutations within the LMX1B genes of nail-patella syndrome patients. Human Mutation, 1999, 14 (6): 459-465.

[40] Morello R, Zhou G, Dreyer SD, et al. Regulation of glomerular basement membrane collagen expression by LMX1B contributes to renal disease in nail patella syndrome. Nature Genetics, 2001, 27 (2): 205-208.

[41] Fogo AB, Lusco MA, Najafian B, et al. AJKD atlas of renal pathology: Alport syndrome. American Journal of Kidney Diseases, 2016, 68 (4): e15-e16.

[42] Oe Y, Mishima E, Mori T, et al. A novel mutation in LMX1B (p.Pro219Ala) causes focal segmental glomerulosclerosis with Alport syndrome-like phenotype. Tokyo: Internal Medicine, 2021.

[43] Pinto EVF, Pichurin PN, Fervenza FC, et al. Nail-patella-like renal disease masquerading as Fabry disease on kidney biopsy: a case report. BMC Nephrology, 2020, 21 (1): 341.

[44] Proesmans W, Van Dyck M, Devriendt K. Nail-patella syndrome, infantile nephrotic syndrome: complete remission with antiproteinuric treatment. Nephrol Dial Transplant, 2009, 24 (4): 1335-1338.

[45] Chan PC, Chan KW, Cheng IK, et al. Living-related renal transplantation in a patient with nail-patella syndrome. Nephron, 1988, 50 (2): 164-166.

[46] Sasidharan R, Gupta N, Toteja N, et al. Diagnosing nail-patella syndrome: can it be so simple? BMJ Case Reports, 2021, 14 (3).

第七节　脂蛋白肾小球病

【概述】

脂蛋白肾小球病（lipoprotein glomerulopathy, LPG）是由载脂蛋白 *APOE* 基因突变而导致异常脂蛋白在肾小球内积聚引起的一种罕见病，也称为 ApoE 相关脂蛋白肾病。其主要临床表现包括血尿、蛋白尿、水肿、高脂血症以及血载脂蛋白 E（APOE）水平的升高，可进展为终末期肾病[1-2]。肾小球毛细血管袢出现脂蛋白栓是典型的病理特征。目前确切的人群发病率尚不清楚，全世界已报道大约 200 例，其中大部分集中在中国与日本[3]。在非亚洲地区报道较少，美国、巴西、意大利等地有散在病例分布。LPG 多发生于青壮年，平均发病年龄约 32 岁，也可见于儿童和老年人（4～69 岁）[4]。虽然是遗传性肾脏病，但是呈不完全外显，所以仅部分病例呈现家族聚集性，大部分为散发，男女比例约为 3：2[3-5]。

LPG 最初在 1988 年的一次日本医学会议上被研究者提出，随后在 1989 年被正式命名[6]。截至目前仍陆续有病例报道，这些患者的共同特点是通过病理检查可以发现肾小球毛细血管内脂蛋白的异常沉积。由于发病人数较少，对该疾病的研究也开展得较少，研究者在 1991 年才发现 LPG 患者体内异常升高的血 APOE 水平[7]。直到 1997 年，研究者才根据 3 名患者的 DNA 测序结果发现了 LPG 的真正病因——*APOE* 基因的突变。他们在该基因 4 号外显子上发现了一个核苷酸 G-C 的点突变，并将这种突变的基因型命名为 *APOE*-Sendai，自此，对 LPG 的研究进入了分子时代[8-9]。

目前已陆续有十几种可以导致LPG的APOE基因突变被发现并命名，研究者们发现这种疾病有较为明显的家族与地域集中性，推测这可能是由于基因遗传的奠基者效应（founder effect）引起的[10]。

关于本病的发病机制，目前学界还缺乏系统的认识，普遍认为APOE突变可能通过以下几个途径导致肾脏的损伤。对于一些特定的突变蛋白，研究者发现它们的热力学稳定性有了明显下降，并且在37℃的环境中就可以开始变性，这将导致蛋白易于聚集而沉淀[11-12]。正常的APOE蛋白在脂蛋白的清除代谢中发挥了重要作用，它们介导脂蛋白与肝细胞表面LDLR等的结合，进而使脂蛋白进入肝清除，而突变的蛋白与LDLR的结合活力明显下降，这进一步解释了脂蛋白的异常沉积[13-14]。有学者推测肾小球毛细血管内有一些独特因素，这些因素参与了脂蛋白在该部位的特异性沉积[15]。在肾小球毛细血管内异常沉积的脂蛋白可能通过氧化应激等途径导致了对肾脏结构的损害[16]。FcRγ突变也可能参与了LPG的发病[17-18]。也有研究者报道在一些LPG患者中未发现任何突变[19]，这提示可能有环境、感染等其他因素参与了LPG的发病。值得注意的是，由于导致LPG的APOE突变数目较多且分散，因此目前的机制研究针对的基因型有限，不能在未经实验证实的前提下将对某种特定突变的机制推广到其他突变当中。

【临床表现】

LPG主要累及肾脏，以肾小球受累为主。患者的临床表现常不特异。

1. 肾脏表现

几乎所有患者均存在不同程度的蛋白尿，通常为中、大量蛋白尿，甚至肾病综合征；部分患者可表现为轻微蛋白尿；可伴有镜下血尿，轻到中度高血压。据报道，若不进行妥善的治疗，约有一半的LPG患者可以发展为终末期肾病，发生时间长短不一，1～27年均有报道[20]。

2. 高脂血症

LPG引起的血脂异常有其特点，通常伴随着甘油三酯的升高，而胆固醇的升高主要体现在极低密度脂蛋白（VLDL）和中间密度脂蛋白（IDL）升高。其中，甘油三酯水平较高者可达到6 mmol/L以上[7, 21-22]。LPG的这一临床特征与APOE基因引起的另一种疾病，家族型Ⅲ型高脂血症（HLP）相似。Ⅲ型HLP是研究者在1967年发现的一种疾病。这是由APOE基因的APOE2亚型的纯合突变引起的；这种基因改变导致APOE2与LDL受体之间的结合力减弱。虽然LPG和Ⅲ型HLP都是由APOE基因异常引起的疾病，它们在脂质障碍方面也有相似之处，但临床特征区别明显。Ⅲ型HLP的临床表现主要有两种：动脉粥样硬化性心血管疾病和黄瘤病，但这些在LPG患者中很少见。

3. 肾外合并症

目前只有少数LPG合并其他疾病或临床异常的病例报告，包括脾大、地中海贫血、银屑病、腹主动脉瘤、胸腔积液、Ⅰ型神经纤维瘤病等。然而，由于这些只是个案报道，没有证据表明LPG与这些疾病之间有直接联系或是两种疾病的单纯重叠。LPG唯一已知的肾外表现是心脏血管内类似于脂蛋白的血栓形成，但这种现象十分罕见，目前仅见于一例白人男性报道[23]。

【辅助检查】

1. 一般的肾脏相关检查

可以通过尿常规对疑似LPG的患者进行初筛，可以发现患者蛋白尿和镜下血尿，必要时应进行24 h尿蛋白定量分析，结合患者血浆白蛋白水平判断其是否为肾病综合征。除此之外，对患者肾功能的监测也是必要的，包括肌酐、尿素氮等指标，这有助于对患者病情的长期管理。

2. 血脂水平

血脂水平异常对于肾脏病患者而言并不罕见，而LPG患者血脂水平异常的特殊之处在于以VLDL与IDL升高为主，这类似于Ⅲ型HLP的表现。

3. 血APOE水平

LPG最典型的实验室指标之一是血APOE水平升高。既往有研究报道LPG患者血浆APOE平均浓度为17.1 mg/dl（3.9～71.0 mg/dl），约为正常人血浆高水平的两倍[4, 24-26]。虽然这项检查对于肾脏病患者是并非常规进行的，但其对区分LPG与其他肾脏疾病十分重要。

4. 影像学检查

肾脏超声有时可有阳性发现，包括肾实质回声增强以及肾包膜增厚。若疾病进展到后期，可有肾脏体积减小的表现，但这些结果都不是特异的[27]。关于CT与MRI的报道较少。

5. 基因检测

绝大多数的LPG患者都会出现APOE基因的突

变，因此基因测序也是目前诊断 LPG 的标准方法之一。常见的突变包括 APOE-Sendai、APOE-Kyoto、APOE-Tokyo 等。应注意，到目前为止，仍不断有关于 LPG 的新突变被发现，因此对于 LPG 患者，基因检测可能会报告一些意义未明的变异，这需要医生结合患者临床表现与病理检查做出诊断。

对于同一患者，传统限制性内切片段长度多态性鉴定（RFLP）分析检测的 APOE 基因型结果与等电聚焦聚丙烯酰胺凝胶电泳（IEF）检测的 APOE 表型结果往往是不同的。推测 APOE 基因的突变导致了蛋白质氨基酸序列的改变，这改变了蛋白质的电荷特性，进而影响了蛋白质在电泳中的移动速度。采用 IEF 检测 APOE 表型，E2 杂合度（E2/3 或 E2/4）多见。然而，在某些情况下，IEF 的蛋白带在 E1 或 E2 和 E3 之间被识别。而 RFLP 检测出的 APOE 基因型为 E3/3 或 E3/4，与 APOE 表型不一致[8, 28-29]。

6. 病理检查

由于 LPG 在临床表现方面与其他肾脏疾病区分不大，且其特征性的实验室检查项目（如血 APOE 水平）并不是临床常规开展的，因此肾脏病理检查仍是目前最可靠且通用的检查方法。

（1）光镜：早期改变局限在肾小球，毛细血管袢全球或节段受累，典型表现为毛细血管管腔高度扩张，扩张的管腔内充填染色浅淡的网状物质。常可见系膜溶解和轻到中度系膜增生，部分可表现为系膜基质向肾小球基底膜内插入，形成双轨征。与其他类型的脂质肾病不同，泡沫细胞在肾小球和肾间质中均较少见。肾间质无特异性改变，肾血管病变不明显。随疾病的进展可有局灶或全肾小球的肾小球硬化，肾小管萎缩和间质纤维化。苏丹Ⅲ或油红 O 染色可见到毛细血管腔内有脂滴存在。

（2）免疫病理学检查：虽然部分患者的免疫荧光结果为阴性，但脂蛋白、免疫球蛋白和补体的沉积并不少见，而且并不局限于肾小球毛细血管腔。最常见的沉积是 APOE 和 APOB。免疫球蛋白和补体可在许多病例中可见，大多数报道都是 IgM 和 IgA。补体主要为 C3，但也有零星 C1q 沉积报告[26, 30-32]。

（3）电镜：在电镜下，脂蛋白血栓形成的特征是指纹状同心片层结构，有时也称为砂石结构。其他常见表现为，肾小球毛细血管扩张，充满蛋白物质，覆盖脂质空泡；片状空泡大小不一，由高电子密度带分隔；内皮细胞和足细胞溶酶体增多，细胞质和溶酶体中可见脂空泡。足细胞结构保存良好，但微绒毛脱落[4, 33-35]。

【诊断】

目前对于 LPG，一般是结合患者临床表现、辅助检查、肾脏病理检查及基因检测而做出的综合诊断。在 2006 年，日本学者提出了 LPG 最具有代表性的几条临床特点[4]，以此来作为诊断的依据，具体如下：

（1）不同程度的蛋白尿。

（2）Ⅲ型高脂蛋白血症，伴较高水平 VLDL 和 IDL 以及 APOE 浓度升高。这通常与免疫电泳法确定的 APOE 杂合表型（E2/3 或 E2/4）相关，但有时也与罕见表型（如 E1/3）或其他表型相关。

（3）肾活检样本的光镜检查显示，肾小球毛细血管腔扩张并含淡染物质；而电镜检查发现，肾小球的毛细血管腔中有结石状或砂状颗粒。

尽管 DNA 检测并非诊断所必需，但应尽可能对 APOE 进行 DNA 序列分析以确定诊断。

值得强调的是，由于人们对 LPG 了解仍有限，因此上述标准也仅作为一种参考，并非所有临床案例均符合上述标准。

【鉴别诊断】

尽管肾脏的临床表现特异性差，该病的病理表现十分特殊，较易鉴别。

1. 其他肾小球疾病

对于临床上用激素及免疫抑制剂治疗无效的肾病综合征患者，应进行肾脏病理检查等以排除 LPG。如果病理医生对该病缺乏认识，有可能误诊为膜增生性肾小球肾炎、糖尿病肾病等。观察毛细血管管腔是否呈轻度扩张状、有无淡染的絮状物堆积、外周袢系膜基质插入的多寡和程度，以及是否存在内皮下大量免疫复合物/电子致密物沉积（MPGN 内皮下存在较多免疫复合物/电子致密物）有助于鉴别诊断。FSGS 病变无论在疾病早期还是晚期，肾小球体积可以明显增大或大小不一，而毛细血管袢膨胀却不明显，也无"脂蛋白栓子"，疑似脂蛋白肾病时可以行免疫组化 APOE 染色以明确诊断。

2. Ⅲ型 HLP

这是一种由于 APOE2 基因纯合突变引起的血脂代谢紊乱，特征性表现为血脂尤其是 VLDL 与 IDL 的升高，这与 LPG 是一致的。这种疾病也可能引起肾小球的损害，但与 LPG 不同之处在于Ⅲ型 HLP 常伴有泡沫细胞的形成，而 LPG 患者的肾脏内却几乎没有泡沫细胞。这两种疾病也可以通过肾脏病理检查、基因检测等加以区分。

3. 巨球蛋白血症肾病

此病患者毛细血管内也可见到血栓样物质沉积，但患者通常有巨球蛋白血症造成的其他器官系统受累的表现，且免疫病理显示肾小球内有 IgM 强阳性的表现。LPG 很少造成其他器官系统受累。

【治疗】

由于脂蛋白肾病是由 *APOE* 基因突变引起的，预后不好，通常发展为终末期肾病。目前关于该病的治疗无特异方法，肾上腺糖皮质激素、细胞毒药物及抗凝药物均无明显疗效。低密度脂蛋白去除疗法（LDL aphresis）和免疫吸附（immunoadsorption）可降低蛋白尿和脂蛋白的沉积，但是停止治疗后蛋白尿复发，对患者的远期预后的影响尚不清楚。降脂治疗可缓解高脂血症和蛋白尿，并保持肾功能稳定。

1. 贝特类

通常是非诺贝特和苯扎贝特。这些药物通过作用于过氧化物酶体增殖物激活受体（PPAR）和激活脂蛋白脂肪酶（LPL），显著降低血浆 VLDL 水平，从而降低甘油三酯（TG）和 LDL。它也能在一定程度上提高高密度脂蛋白（HDL）水平。目前，已有大样本的临床治疗研究可以证实贝特类的疗效。在这些病例中，贝特类可降低血脂、减轻临床症状，并延缓进展（包括肾脏组织学缓解）[24, 36-37]。

2. 他汀类药物

他汀类药物作为羟甲基戊二酰辅酶 A（HMG-CoA）还原酶的有效抑制剂，可增加肝细胞膜 LDL 受体的表达。此外，他汀类药物还有多种作用，如降低 TG、改善内皮功能、抗氧化等。在临床应用过程中，他汀类药物可以降低患者血脂水平，但对于改善尿蛋白水平和肾功能，不同的病例显示不同的效果。而且报道的他汀类药物有效的病例大部分是与其他药物联合使用的，因此尚不能确定是他汀类药物本身的作用还是其他药物的作用[38-40]。

3. 普罗布考

普罗布考是一种抗氧化剂，它可以减轻突变蛋白氧化应激引起的肾小球损伤。此外，它还可降低 TC 和 LDL 水平，被广泛用于治疗高胆固醇血症。后来，不同的 LPG 病例报道证实了普罗布考的疗效，但其临床应用并不广泛[41-43]。

4. 血浆吸附治疗

2009 年，医生们首次用肝素诱导体外脂蛋白沉淀（HELP）系统治疗了一位患有脂蛋白肾病的患者。该系统的基本原理是在体外将血浆 pH 酸化至 5 左右，然后用肝素与 LDL-胆固醇、脂蛋白 a［LP（a）］、纤维蛋白原、甘油三酯形成聚合物并析出[44-45]。另一项涉及 13 名患者的试点研究证明了另一种有用的方法：蛋白质 A 免疫吸附剂。该技术先前已被证明可降低各种肾病患者的蛋白尿水平，包括糖尿病肾病、IgA 肾病和淀粉样变性；13 例脂蛋白肾病患者在治疗后肾脏症状完全缓解，肾脏病理也得到改善，包括脂蛋白血栓丢失和免疫复合物沉积减少。一般来说，吸附疗法的优点是效果快，但操作复杂、效果不持久[25, 46-47]。

5. 肾脏移植

起初，对于因 LPG 而进展至终末期肾病的患者，医生们积极进行了肾移植治疗，但绝大多数患者表现出术后的复发。由于本病的病因不在肾脏本身，故患者体内的脂蛋白还会在新移植的肾脏内沉积造成损害。现在对于 LPG 患者很少进行肾移植[16, 48-49]。

【病例摘要】

男，54 岁，主因"发现尿中泡沫增多 1 年"就诊。尿蛋白 1.13 g/24 h（2250 ml），尿 RBC 15/μl，血生化：白蛋白 46.7 g/L，肌酐 93 μmol/L。家族中两位兄长患有"肾病"，其中之一肾活检诊断脂蛋白肾病。肾活检：免疫荧光：C3+，λ+，其余为阴性。光镜：节段系膜溶解伴毛细血管袢微血管瘤样扩张，管腔内可见淡染的脂质栓子形成。油红 O 染色阳性。刚果红染色阴性。全外显子测序示患者 *APOE* 基因 c.518T>C（p.L173P）突变。此种突变在先前的文献中已有报道，并被命名为 *APOE*-Chengdu。最终诊断：脂蛋白肾小球病。病例详细资料见二维码数字资源 2-7。

数字资源 2-7

（李梦石　周绪杰）

【参考文献】

[1] 何晓峰，吕永曼. 脂蛋白肾病. 临床肾脏病杂志，2008，8（2）：91-92.

[2] 姜傥，邹万忠. 脂蛋白肾病：一种新型的与脂类代谢相关的肾小球疾病. 中华肾脏病杂志，1997，0（3）：179-182.

[3] Yang M, Weng Q, Pan X, et al. Clinical and genetic analysis of lipoprotein glomerulopathy patients caused by APOE mutations. Mol Genet Genomic Med, 2020, 8（8）: 1-11.

[4] Saito T, Matsunaga A, Oikawa S. Impact of lipoprotein glomerulopathy on the relationship between lipids and renal diseases. Am J Kidney Dis, 2006, 47（2）: 199-211.

[5] Shimizu M, Ohno T, Kimoto H, et al. A newborn infant with lipoprotein glomerulopathy associated with congenital nephrotic syndrome. Pediatr Int, 2001, 43（1）: 78-80.

[6] Saito T, Matsunaga A, Ito K, et al. Topics in lipoprotein glomerulopathy: an overview. Clin Exp Nephrol, 2014, 18（2）: 214-217.

[7] Oikawa S, Suzuki N, Sakuma E, et al. Abnormal lipoprotein and apolipoprotein pattern in lipoprotein glomerulopathy. Am J kidney Dis Off J Natl Kidney Found, 1991, 18（5）: 553-558.

[8] Oikawa S, Matsunaga A, Saito T, et al. Apolipoprotein E Sendai (arginine 145--＞proline): a new variant associated with lipoprotein glomerulopathy. J Am Soc Nephrol, 1997, 8（5）: 820-823.

[9] 陈育青，张宏，朱世乐，等. 载脂蛋白E上3个氨基酸缺失-脂蛋白肾病相关的基因突变. 中华医学杂志，2003，83（9）：774-777.

[10] Toyota K, Hashimoto T, Ogino D, et al. A founder haplotype of APOE-Sendai mutation associated with lipoprotein glomerulopathy. J Hum Genet, 2013, 58（5）: 254-258.

[11] Georgiadou D, Stamatakis K, Efthimiadou EK, et al. Thermodynamic and structural destabilization of apoE3 by hereditary mutations associated with the development of lipoprotein glomerulopathy. J Lipid Res, 2013, 54（1）: 164-176.

[12] Katsarou M, Stratikos E, Chroni A. Thermodynamic destabilization and aggregation propensity as the mechanism behind the association of apoE3 mutants and lipoprotein glomerulopathy. J Lipid Res, 2018, 59（12）: 2339-2348.

[13] Hoffmann MM, Scharnagl H, Panagiotou E, et al. Diminished LDL receptor and high heparin binding of apolipoprotein E2 sendai associated with lipoprotein glomerulopathy. J Am Soc Nephrol, 2001, 12（3）: 524-530.

[14] Matsunaga A, Sasaki J, Komatsu T, et al. A novel apolipoprotein E mutation, E2 (Arg25Cys), in lipoprotein glomerulopathy. Kidney Int, 1999, 56（2）: 421-427.

[15] Tsimihodimos V, Elisaf M. Lipoprotein glomerulopathy. Curr Opin Lipidol, 2011, 22（4）: 262-269.

[16] Miyata T, Sugiyama S, Nangaku M, et al. Apolipoprotein E2/E5 variants in lipoprotein glomerulopathy recurred in transplanted kidney. J Am Soc Nephrol, 1999, 10（7）: 1590-1595.

[17] Kanamaru Y, Nakao A, Shirato I, et al. Chronic graft-versus-host autoimmune disease in Fc receptor gamma chain-deficient mice results in lipoprotein glomerulopathy. J Am Soc Nephrol, 2002, 13（6）: 1527-1533.

[18] Miyahara Y, Nishimura S, Watanabe M, et al. Scavenger receptor expressions in the kidneys of mice with lipoprotein glomerulopathy. Clin Exp Nephrol, 2012, 16（1）: 115-121.

[19] Chen S, Liu Z-H, Zheng J-M, et al. A complete genomic analysis of the apolipoprotein E gene in Chinese patients with lipoprotein glomerulopathy. J Nephrol, 2007, 20（5）: 568-575.

[20] Takasaki S, Maeda K, Joh K, et al. Macrophage infiltration into the glomeruli in lipoprotein glomerulopathy. Case reports Nephrol Dial, 2015, 5（3）: 204-212.

[21] Takasaki S, Matsunaga A, Joh K, et al. A case of lipoprotein glomerulopathy with a rare apolipoprotein E isoform combined with neurofibromatosis type I. CEN Case Reports, 2018, 7（1）: 127-131.

[22] Zou GM, Zhuo L, Tan M, et al. Clinicopathologic features of lipoprotein glomerulopathy: observation of 6 cases. Zhonghua Yi Xue Za Zhi, 2018, 98（36）: 2910-2913.

[23] Morris CS, Bois MC, Aust CH, et al. Intravascular cardiac lipoproteinosis: extrarenal manifestation of lipoprotein glomerulopathy. Cardiovasc Pathol, 2019, 42: 6-9.

[24] Hu Z, Huang S, Wu Y, et al. Hereditary features, treatment, and prognosis of the lipoprotein glomerulopathy in patients with the APOE Kyoto mutation. Kidney Int, 2014, 85（2）: 416-424.

[25] Xin Z, Zhihong L, Shijun L, et al. Successful treatment of patients with lipoprotein glomerulopathy by protein A immunoadsorption: a pilot study. Nephrol Dial Transplant Off Publ Eur Dial Transpl Assoc - Eur Ren Assoc, 2009, 24（3）: 864-869.

[26] Zhang B, Liu ZH, Zeng CH, et al. Clinicopathological and genetic characteristics in Chinese patients with lipoprotein glomerulopathy. J Nephrol, 2008, 21（1）: 110-117.

[27] Petrucci I, Clementi A, Sessa C, et al. Ultrasound and color Doppler applications in chronic kidney disease. J Nephrol, 2018, 31（6）: 863-879.

[28] Ando M, Sasaki J, Hua H, et al. A novel 18-amino acid deletion in apolipoprotein E associated with lipoprotein glomerulopathy. Kidney Int, 1999, 56（4）: 1317-1323.

[29] Konishi K, Saruta T, Kuramochi S, et al. Association of a novel 3-amino acid deletion mutation of apolipoprotein E

[30] Cambruzzi E, Pêgas KL. Pathogenesis, histopathologic findings and treatment modalities of lipoprotein glomerulopathy: A review. J Bras Nefrol, 2019, 41 (3): 393-399.

[31] Xie W, Xie Y, Lin Z, et al. A novel apolipoprotein E mutation caused by a five amino acid deletion in a Chinese family with lipoprotein glomerulopathy: a case report. Diagn Pathol, 2019, 14 (1): 41.

[32] Pasquariello A, Pasquariello G, Innocenti M, et al. Lipoprotein glomerulopathy: first report of 2 not consanguineous Italian men from the same town. J Nephrol, 2011, 24 (3): 381-385.

[33] Bomback AS, Song H, D'Agati VD, et al. A new apolipoprotein E mutation, apoE Las Vegas, in a European-American with lipoprotein glomerulopathy. Nephrol Dial Transplant Off Publ Eur Dial Transpl Assoc - Eur Ren Assoc, 2010, 5 (10): 3442-3446.

[34] Boumendjel R, Papari M, Gonzalez M. A rare case of lipoprotein glomerulopathy in a white man: an emerging entity in Asia, rare in the white population. Arch Pathol Lab Med, 2010, 134 (2): 279-282.

[35] Morris CS, Bois MC, Aust CH, et al. Intravascular cardiac lipoproteinosis: extrarenal manifestation of lipoprotein glomerulopathy. Cardiovasc Pathol Off J Soc Cardiovasc Pathol, 2019, 42: 6-9.

[36] Ku M, Tao C, Zhou A-A, et al. A novel apolipoprotein E mutation (p.Arg150Cys) in a Chinese patient with lipoprotein glomerulopathy. Chin Med J (Engl), 2019, 132 (2): 237-239.

[37] Karube M, Nakabayashi K, Fujioka Y, et al. Lipoprotein glomerulopathy-like disease in a patient with type Ⅲ hyperlipoproteinemia due to apolipoprotein E2 (Arg158 Cys)/3 heterozygosity. Clin Exp Nephrol, 2007, 11 (2): 174-179.

[38] Liao M-T, Tsai I-J, Cheng H-T, et al. A rare cause of childhood-onset nephrotic syndrome: lipoprotein glomerulopathy. Clin Nephrol, 2012, 78 (3): 237-240.

[39] Hamatani H, Hiromura K, Kobatake K, et al. Successful treatment of lipoprotein glomerulopathy in a daughter and a mother using niceritrol. Clin Exp Nephrol, 2010, 14 (6): 619-624.

[40] Han J, Pan Y, Chen Y, et al. Common apolipoprotein e gene mutations contribute to lipoprotein glomerulopathy in China. Nephron Clin Pract, 2010, 114 (4): C260-C267.

[41] Usui R, Takahashi M, Nitta K, et al. Five-year follow-up of a case of lipoprotein glomerulopathy with APOE Kyoto mutation. CEN Case Reports, 2016, 5 (2): 148-153.

[42] Yamashita S, Masuda D, Matsuzawa Y. Did we abandon probucol too soon? Curr Opin Lipidol, 2015, 26 (4): 304-316.

[43] Ieiri N, Hotta O, Taguma Y. Resolution of typical lipoprotein glomerulopathy by intensive lipid-lowering therapy. Am J kidney Dis Off J Natl Kidney Found, 2003, 41 (1): 244-249.

[44] Russi G, Furci L, Leonelli M, et al. Lipoprotein glomerulopathy treated with LDL-apheresis (Heparin-induced Extracorporeal Lipoprotein Precipitation system): a case report. J Med Case Rep, 2009, 3: 9311.

[45] Susca M. Heparin-induced extracorporeal low-density lipoprotein precipitation futura, a new modification of HELP apheresis: technique and first clinical results. Ther Apher Off J Int Soc Apher Japanese Soc Apher, 2001, 5(5): 387-393.

[46] Esnault VL, Besnier D, Testa A, et al. Effect of protein A immunoadsorption in nephrotic syndrome of various etiologies. J Am Soc Nephrol, 1999, 10 (9): 2014-2017.

[47] 占锦峰, 刘志红, 李世军, 等. 免疫吸附治疗脂蛋白肾病的疗效观察. 肾脏病与透析肾移植杂志, 2006, 3: 206-209.

[48] Djamali A, Cristol JP, Turc-Baron C, et al. Lipoprotein glomerulopathy: a new French case with recurrence on the transplant. Presse Med, 1996, 25 (17): 798-802.

[49] Mourad G, Cristol JP, Turc-Baron C, et al. Lipoprotein glomerulopathy: a new apolipoprotein-E-related disease that recurs after renal transplantation. Transplant Proc, 1997, 29 (5): 2376.

第八节　C3 肾小球病

【概述】

最早在 1974 年 Verroust PJ 等[1]对各种类型的肾小球病进行免疫荧光检查时发现一组患者表现为只有 C3 沉积, 免疫球蛋白和 C1q 均阴性。随后的研究者逐渐将这组患者独立出来, 但命名一直不规范, 文献中有孤立性系膜区 C3 沉积 (mesangial isolated C3 deposition)[2]、孤立性 C3 系膜增生性肾小球肾炎

（isolated C3 mesangial proliferative glomerulonephritis[3-4]）、孤立性 C3 系膜肾小球肾炎（isolated C3 mesangial glomerulonephritis[5]）、C3 系膜增生性肾小球肾炎（C3 mesangial proliferative glomerulonephritis[6]）、glomerulonephritis C3[7] 和 C3 肾小球肾炎（C3 glomerulonephritis[8]）。2007 年 Servais A 等在这些患者中发现补体旁路调节蛋白如 H 因子、I 因子或膜辅助因子（membrane cofactor protein, MCP, CD46）基因突变，部分患者血清中还发现了 C3 肾炎因子（C3 nephritic factor, C3Nef，一种抗补体旁路 C3 转化酶 BbC3b 的自身抗体，可以稳定 C3 转化酶），提示这些只有 C3 沉积的肾小球肾炎患者发病与补体旁路途径调节异常有关。同时，各项研究也早发现致密物沉积病（dense, deposit disease, DDD）发病与各种原因造成的补体旁路途径 C3 转化酶（C3bBb）活性增强有关[9]，与前面提到的疾病发病机制非常类似。因此，基于有共同类似的发病机制，2010 年 Fakhouri F 等将上述两大类疾病合在一起，首次正式提出 C3 肾小球病（C3 glomerulopathy）的疾病概念和定义[10]：肾活检免疫荧光仅 C3 阳性，免疫球蛋白和 C1q 阴性；不论电子致密物沉积部位；同时除外其他疾病。根据电镜下表现，C3 肾小球病又分为致密物沉积病（dense deposit disease, DDD）和 C3 肾小球肾炎（C3 glomerulonephritis, C3GN）；DDD 在肾小球基底膜致密层可见均质飘带样、腊肠样电子致密物；除 DDD 外的其他 C3 肾小球病都归为 C3 肾小球肾炎，电镜下在内皮下、系膜区、基底膜内和（或）上皮下可观察到多部位电子致密物沉积，但 C3GN 基底膜内的沉积物不同于 DDD，为断续、散在分布，上皮下偶也可观察到驼峰样沉积物。

但是，随后在临床实际应用中观察到，部分患者发病机制和组织病理是典型 C3 肾小球病，但存在少量免疫球蛋白沉积；此外，免疫球蛋白也可以在肾小球硬化部位、毛细血管壁增厚部位或足细胞非特异沉积；同时最重要的是，有电镜诊断金标准的致密物沉积病中，仅 50% 的患者表现为单纯 C3 沉积，88.1% 为单纯 C3 沉积或 C3 沉积为主（C3 较其他免疫球蛋白的荧光强度≥2+）[11]。因此，2013 年专家共识对 C3 肾小球病的定义进行了更新：免疫荧光下 C3 较其他免疫分子强度≥2+，同时结合临床、实验室、病理及随访除外急性感染后肾小球肾炎及其他肾小球病后诊断 C3 肾小球病[12]。

提出 C3 肾小球病概念的意义在于：①关键是具有共同的发病机制，与补体旁路途径异常激活相关；②类似的免疫荧光表现（C3 沉积为主），同时可以包括一组病理改变多样的肾小球病；③提示临床医师对哪些患者应寻找补体旁路调节异常因素；④最终指导新的治疗方向——抑制补体活化（如：C5 单抗 eculizumab），希望改善患者预后。

C3 肾小球病发病机制是由于遗传或获得性因素导致循环中补体旁路途径异常活化，补体片段在肾小球沉积致病。目前已报道的致病因素见表 2-8-1[9, 13-23]。

表 2-8-1 C3 肾小球病致病因素

	DDD	C3GN
遗传	H 因子基因突变：最常见 17.2%	H 因子（12.5%）
	C3 基因突变	I 因子（5.3%）
	CFHR2-CFHR5 hybrid	MCP（1.8%）
	CFHR1 内部重复	C3
	CFHR5：SNPs	CFHR5 内部重复
		CFHR1-3 杂合
		CFHR1 重复
		CFHR2-5 杂合
获得性	C3 肾炎因子：86.4%，一般是 IgG 型	C3 肾炎因子：41.7%～45.3%
	B 因子抗体	H 因子抗体：包括单克隆
	H 因子抗体：包括单克隆	
	同时抗 B 因子和 C3	

但是，即使经过详细的遗传和获得性因素的筛查，仍有29%～33%的患者未发现具体的补体旁路途径相关异常。同时发现，父母携带异常基因，H因子水平降低，但未发病；两个儿子为纯合H因子异常即发病，提示补体调节异常可能需要到一定程度才会发病。而且可能诱因及多个基因异常与发病和疾病严重程度相关。

C3肾小球病病理上最常见膜增生性肾小球肾炎（membranoproliferative glomerulonephritis，MPGN），其他也可以表现为系膜增生性肾小球肾炎、毛细血管内增生性肾小球肾炎和新月体性肾小球肾炎。补体旁路途径调节异常如何导致不同病理类型的具体机制还不清楚，基于C3肾小球病动物模型的研究提供了一些线索。H因子基因敲除（Cfh-/-）小鼠表现为MPGN型C3肾小球肾炎[24]；H因子基因敲除基础上再敲除B因子（Cfh-/-B-/-），此时小鼠肾脏与正常小鼠类似；说明C3经旁路途径过度激活是C3肾小球病发病的关键环节。H因子基因敲除基础上再敲除C5（Cfh-/-C5-/-），此时小鼠还能出现与Cfh-/-小鼠类似的MPGN改变（病理改变相对较轻）[25]；提示旁路到达C3激活水平就足以致病，C5a在加重肾小球炎症及细胞增生中发挥重要作用。H因子和I因子同时基因敲除（Cfh-/-Cfl-/-）小鼠和单纯I因子基因敲除（Cfl-/-）小鼠肾脏免疫荧光表现为系膜增生性C3肾小球肾炎[26]。I因子为C3b继续降解所必需，Cfh-/-Cfl-/-和Cfl-/-小鼠因缺乏I因子，循环中旁路过度激活产生的C3b不能被继续降解，过多的C3b沉积到系膜区，引起了系膜增生型C3肾小球肾炎改变。Cfh-/-小鼠表现为MPGN型C3肾小球肾炎，C3主要沿毛细血管袢沉积，其机制可能是：Cfh-/-小鼠仍有I因子，循环中旁路过度激活产生的C3b在I因子和其他辅助因子作用下继续降解为C3b失活片段（iC3b）及更下游降解片段，推测循环中的iC3b沉积到毛细血管袢，引起了MPGN型C3肾小球肾炎改变。综合动物模型的研究推测，循环中的C3b倾向于沉积在系膜区，导致系膜增生型C3肾小球肾炎；而循环中产生的iC3b倾向于沉积在毛细血管袢，导致MPGN型C3肾小球肾炎。

【临床表现】

C3肾小球病是一种发病率很低的原发性肾小球疾病，占肾活检的0.4%～1.52%[27]。DDD估计发病率为（2～3）/100万[28]。男女发病无差异，主要见于儿童和青少年。DDD发病相对年轻[（18.9±17.7）岁 vs.（30.3±19.3）岁]，但DDD也有39%于60岁以上才诊断。但对于中老年C3肾小球病患者，应积极筛查单克隆免疫球蛋白血症。

1. 肾活检病理表现

免疫荧光下以C3沉积为主，C3较其他染色强度≥2+，沿毛细血管袢和（或）系膜区颗粒样分布（图2-8-1），DDD患者可出现沿毛细血管壁条带、颗粒样C3沉积（图2-8-2）。光镜下DDD和C3肾小球肾炎均主要表现为MPGN（MPGN型）（图2-8-3），其他可表现为系膜增生性肾小球肾炎（系膜增生型）、毛细血管内增生性肾小球肾炎和新月体性肾小球肾炎（新月体型）[29-30]。DDD患者25%～43.8%表现为MPGN样改变，44%表现为系膜增生性肾小球肾炎改变，12%表现为毛细血管内增生性肾小球肾

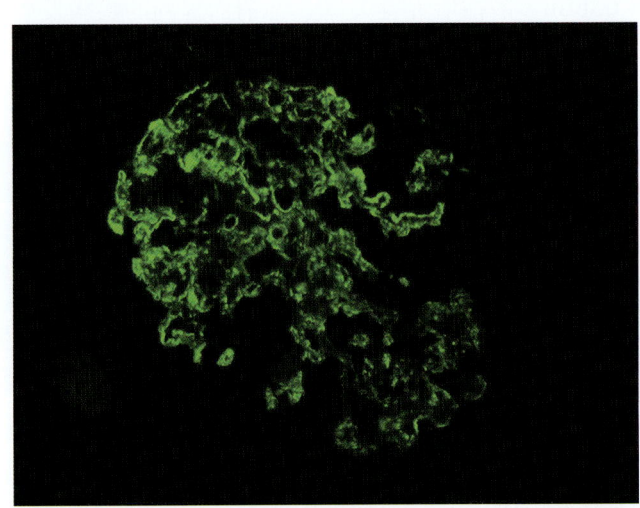

图2-8-1　免疫荧光可见C3沿毛细血管壁、系膜区颗粒样沉积（×200倍）

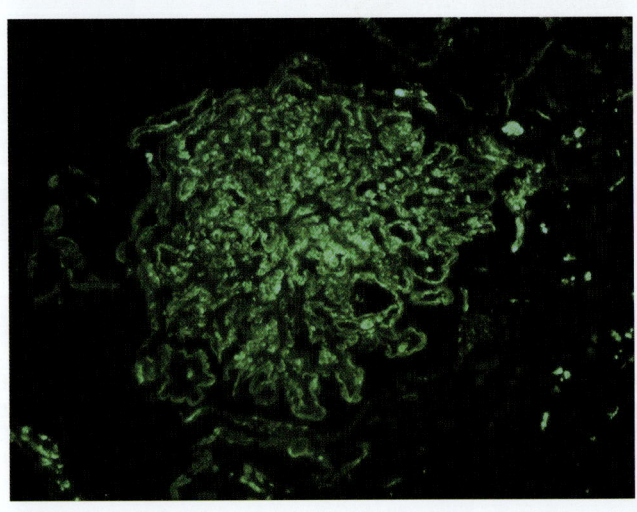

图2-8-2　DDD患者免疫荧光可见C3沿毛细血管壁条带、颗粒样沉积（×200倍）

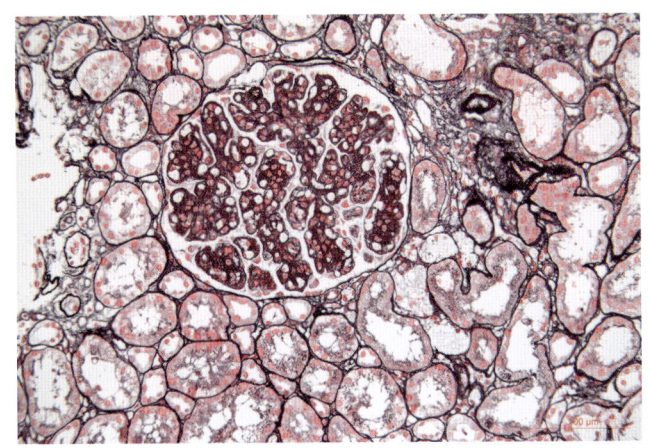

图 2-8-3　光镜下可见肾小球呈结节分叶样改变，系膜细胞和基质增生，毛细血管壁可见双轨征形成，成 MPGN 样改变（×200 倍）

炎改变，18% 表现为新月体性肾小球肾炎改变[29,31]。电镜可用于区别 DDD 和 C3 肾小球肾炎，DDD 在肾小球基底膜致密层可见均质飘带样电子致密物沉积（图 2-8-4），可伴有系膜区、副系膜区、鲍曼囊基底膜、肾小管基底膜电子致密物沉积；C3 肾小球肾炎可出现系膜区、内皮下伴或不伴基底膜内、上皮下沉积物（图 2-8-5），甚至可见到上皮下驼峰样沉积物。

2. 临床表现

无特异。发病前多数有前驱感染（50%），甚至链球菌感染，从而出现 ASO 升高（21%～45%）。所有 C3 肾小球病患者均表现为不同程度的血尿和（或）蛋白尿。DDD 中，21%～36% 的患者表现为单纯肉眼血尿，15% 的患者表现为镜下血尿伴非肾病水平蛋白尿，15%～41% 的患者表现为单纯蛋白尿，

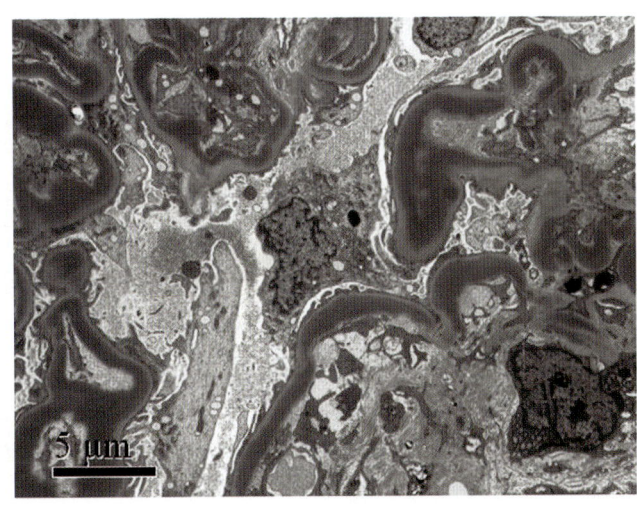

图 2-8-4　DDD 患者电镜下可见沿肾小球基底膜致密层均质飘带样电子致密物沉积（×6000 倍）

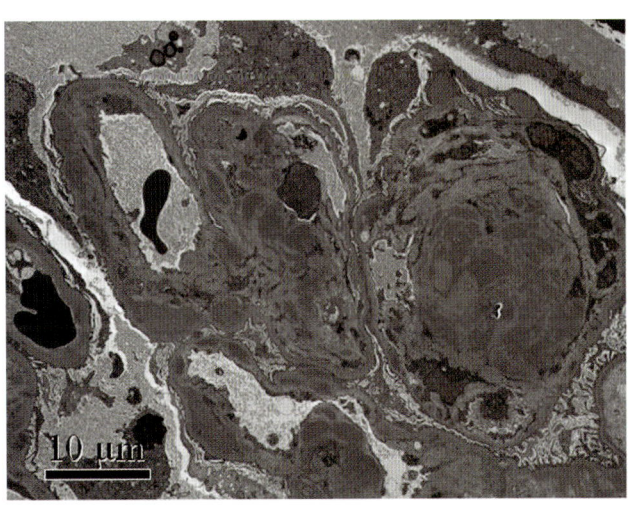

图 2-8-5　C3 肾小球肾炎患者电镜在内皮下、系膜区、基底膜内、上皮下均可见电子致密物沉积（×3000 倍）

12%～55% 的患者表现为肾病综合征，16%～38% 的患者表现为急性肾炎综合征。光镜病理类型和临床表现有一定的相关性，系膜增生型的患者临床表现以血尿为主，伴或不伴蛋白尿，起病时肾功能一般正常[2-5]，肾脏长期预后一般较好；MPGN 型患者临床表现稍重，表现为不同程度的血尿、蛋白尿和肾功能不全，易出现肾病综合征，肾脏预后差。毛细血管内增生性肾小球肾炎患者主要表现为急性肾炎综合征，血尿突出，伴不同程度的蛋白尿、肾功能受损。新月体型 C3 肾小球病可出现急进性肾炎综合征表现。

3. DDD 患者可有肾外表现

①黄斑变性：年轻时起病，与肾脏病情活动不对应，表现为部分视野缺损；特征为视网膜基底膜内电子致密物，与肾小球基底膜内的沉积物类似。②获得性部分脂肪营养不良：表现为上半身皮下脂肪减少，DDD 可能在获得性部分脂肪营养不良发病数年后发生。黄斑变性和获得性部分脂肪营养不良发病也是与补体旁路途径调节异常相关。③16% 的患者至少有 1 个亲属患 1 型糖尿病。

【预后】

DDD 预后较 C3GN 差。DDD 约 50%～70% 在 10 年内发展至 ESRD。C3GN 随访 28 个月，23% 进展至 ESRD。*CFHR5* 突变携带者，男性更容易出现慢性肾衰竭（80% *vs.* 21%），男性有更大可能性发展至 ESRD（78% *vs.* 22%）。回顾性研究显示：年龄＞

16岁、肾穿刺时肾功能、DDD、新月体肾小球肾炎与预后差相关。C3肾小球病肾移植后常复发，肾移植后需注意监测。

【辅助检查】

1. 血清补体水平

多数患者血清C3下降（DDD 59%，C3GN 40%~48%）；也有报道，DDD血清C3下降比例可达80%，儿童更常见（可达100%）。C4一般正常，少见C4轻度下降；C4下降提示患者可能合并免疫复合物介导的肾小球肾炎。血清膜攻击复合物（membrane attack complex，MAC）水平升高。部分患者血清H因子浓度可能降低。

2. 针对补体蛋白的自身抗体

如抗H因子抗体、C3肾炎因子、抗B因子抗体。C3肾炎因子是一种稳定补体旁路途径C3转化酶（C3bBb）的自身抗体，一般为IgG型，可延长C3转化酶的半衰期。H因子抗体可能会引起血清H因子浓度下降，干扰H因子的功能，如导致H因子与C3b的结合能力下降等。

3. 单克隆免疫球蛋白

中老年C3肾小球病患者需积极筛查单克隆免疫球蛋白，可进行血和尿免疫固定电泳，必要时血游离轻链筛查。如果存在单克隆免疫球蛋白，需要进行特异性试验证明单克隆免疫球蛋白干扰补体。

4. 补体蛋白基因测序

可能发现补体蛋白如H因子、H因子相关蛋白（CFHRs）、C3、膜辅蛋白（MCP）、I因子等基因突变或多态性。

上述多数补体相关的检查只有少数实验室开展；目前北京大学第一医院肾内科可进行血清H因子浓度、抗H因子抗体检查。

【诊断】

C3肾小球病患者临床表现无特殊，可表现为不同程度的血尿、蛋白尿、肾功能不全和高血压。但临床如出现血清C3明显下降、C4正常的肾炎患者，需考虑此诊断。确诊依赖于肾穿刺活检病理。肾脏病理冰冻免疫荧光至关重要，可见C3沉积为主（较其他强≥2+），除外感染后肾炎及其他疾病，可诊断C3肾小球病。同时，对于中老年患者，尤其是血或者尿存在单克隆免疫球蛋白患者，需使用石蜡组织用酶修复后行免疫荧光或免疫组化检查，进一步

除外被遮盖的单克隆免疫球蛋白沉积。电镜可见到电子致密物沉积，同时可用于鉴别DDD和C3肾小球肾炎，DDD在肾小球基底膜致密层可见均质飘带样电子致密物沉积；除外DDD后，其他的C3肾小球病都归入C3肾小球肾炎。光镜下DDD和C3肾小球肾炎表现无特异性。

【鉴别诊断】

由于C3肾小球病临床表现无特殊性，它的鉴别诊断包括几乎所有肾小球病，但需重点与以下伴随血清C3下降的肾小球疾病鉴别。

1. 急性链球菌感染后肾炎

C3肾小球病患者也可以有前驱感染史，甚至抗链球菌溶血素O（ASO）升高，电镜下也可以看到上皮下驼峰。因此两者的鉴别比较困难。最重要的鉴别点是两者的自然病程不同，急性链球菌感染后肾炎的血清补体C3、血尿、蛋白尿在12周内完全恢复；C3肾小球病在感染好转后，肾病只能有部分好转，血清C3水平也不会自行恢复正常，呈持续下降状态，血尿/蛋白尿也持续存在。此外急性链球菌感染后肾炎可伴肾小球IgG沉积，而C3肾小球病肾小球IgG一般呈阴性或很少量。

2. IgA肾病

与C3肾小球病临床表现很类似，部分患者可伴血清C3轻度下降，而且肾活检也可以有突出的C3阳性。但是IgA肾病患者肾活检免疫荧光IgA明确阳性可鉴别。

3. 系统性红斑狼疮

肾脏可表现为C3沉积为主，血清C3下降。但是临床一般有狼疮的其他多系统受累表现、多种自身抗体阳性，肾脏一般有多种免疫球蛋白沉积，同时可伴有免疫球蛋白肾小管基底膜、动脉壁多部位沉积。

4. 增生性肾小球肾炎伴单克隆免疫球蛋白沉积（proliferative glomerulonephritis with monoclonal immunoglobulin deposition，PGNMID）

PGNMID患者肾小球C3均呈强阳性，血清C3可下降；而且少数患者可能出现总IgG染色时阴性，加染轻链和亚型或者石蜡组织酶消化后免疫染色可发现单克隆免疫球蛋白沉积。

【治疗】

C3肾小球病是近年新提出的疾病，而且是罕见

疾病，病例数少，无随机对照研究；不同 C3 肾小球病患者病情严重程度存在明显异质性；目前 C3 肾小球病的治疗建议主要基于病例系列研究、回顾性研究和发病机制。

1. 一般性支持治疗

参考其他肾小球病，适用于所有 C3 肾小球病患者。应用肾素-血管紧张素-醛固酮（RAS）拮抗剂控制高血压、蛋白尿、延缓肾脏病进展；同时限盐、控制血压、血脂。

2. 针对性治疗

（1）输注新鲜冰冻血浆：适用于循环补体蛋白（如 H 因子、I 因子）基因缺陷患者，新鲜冰冻血浆 10～15 ml/kg，每 2 周输注一次[13]；可试验性治疗 6～12 周，通过尿蛋白、血肌酐水平来观察疗效，只要患者持续有反应，应无限期进行血浆治疗。DDD 中个例报道：3 个例报道有效，1 个例报道无效。对于如无条件完善补体相关检查、不能确定潜在病因患者，可以考虑试验性血浆输注，可能会有效。

（2）血浆置换：自身抗体阳性患者，如抗 H 因子、C3 肾炎因子（C3Nef）阳性患者，可使用新鲜冰冻血浆或者白蛋白置换，但首选新鲜冰冻血浆，因不排除患者同时存在补体基因缺陷，新鲜冰冻血浆可同时补充正常的补体蛋白。但 H 因子抗体阳性患者，在置换后抗体转阴性、激素和免疫抑制剂的基础上，抗 H 因子抗体容易复阳。对于循环补体基因缺陷患者，也可以血浆置换，但需使用新鲜冰冻血浆，尤其是容量负荷过重患者。

（3）激素和免疫抑制剂：自身抗体阳性的患者应考虑激素和免疫抑制剂，激素剂量 0.8～1.0 mg/（kg·d），免疫抑制剂应考虑覆盖杀伤 B 细胞的种类，如吗替麦考酚酯、环磷酰胺；目前个例报道使用 CD20 单抗，效果不佳。回顾性研究发现，吗替麦考酚酯可以改善 C3 肾小球病患者肾脏预后[32]，但在此研究中仅 1/3 患者接受了 C3 肾小球病病因的检测。改善全球肾脏病预后组织（KDIGO）指南建议，24 小时尿蛋白定量（UTP）>1 g，或 6 个月肾功能下降患者，可使用吗替麦考酚酯。对于多数活动性新月体形成患者，可同时考虑大剂量继续冲击。

（4）针对浆细胞的化疗：对于 C3 肾小球病合并单克隆免疫球蛋白血症患者，回顾性分析也发现，针对浆细胞以硼替佐米为基础的化疗可以改善患者肾脏预后[33]，此研究中无单克隆免疫球蛋白干扰补体的功能试验。

（5）新的针对性治疗方向：抗补体、抑制补体活化。因为 C3 肾小球病的发病机制是补体旁路途径的异常激活，抗补体治疗是基于发病机制的特异性新的治疗方向，也是近几年最新的进展，是进一步改善 C3 肾小球病患者预后的重要手段。目前报道的有 C5 单抗（依库珠单抗，Eculizumab，Soliris），通过结合 C5，抑制 C5 转化酶对 C5 的降解从而抑制 C5a 和膜攻击复合物（MAC）的作用；动物模型中也有证据支持抑制 C5a 和 MAC 的作用可以减轻肾脏病理改变。目前回顾性分析有 26 例，平均使用 14 个月，6 例（23%）完全缓解，6 例（23%）部分缓解，14 例（53%）无缓解；各组间，完全缓解患者 eGFR 更低，病程进展更快，肾活检毛细血管外增生更重；年龄、肾脏纤维化程度、肾病综合征、补体旁路途径情况没有差别[34]。基于有限的数据，可考虑在肾功能恶化速度快、肾活检存在活动性病变（如新月体）、血清 MAC 水平升高患者，使用 C5 单抗。因为人体主要依赖 MAC 杀伤脑膜炎奈瑟菌，使用 C5 单抗前需预先进行多价脑膜炎奈瑟菌疫苗接种，以降低细菌性脑膜炎风险。

但是动物模型中也发现，补体旁路途径激活至 C3（无 C5a 和 MAC 的作用）也可以引起 MPGN 样病理改变，提示 C3 的激活足以导致 C3 肾小球病；同时 C5 单抗只在部分患者有效，而且效果有限；提示需要其他的抗补体治疗靶点，如抑制 C3 的激活。需要注意的是，抗补体治疗同时需要支持治疗，必要时应用激素/吗替麦考酚酯免疫抑制剂。

【病例摘要】

男，16 岁，主因"发现尿蛋白阳性 2 年余"入院。2 年前因"无菌性脑膜炎"于当地医院住院，发现大量蛋白尿伴血尿、补体 C3 显著下降，肾活检为毛细血管内增生性肾小球肾炎，予抗感染治疗，无症状；未规律诊治肾脏病。半年前出现肾病综合征。半月前加用泼尼松 50 mg 1 次/日治疗。既往史：无特殊；家族史无特殊。入院查体：HR 78 次/分，RR 18 次/分，BP 120/72 mmHg；心肺（-），腹部移动性浊音（+），双下肢轻度水肿。入院后检查：血常规 WBC $16×10^9$/L，中性粒细胞 61%；红细胞沉降率（ESR）33 mm/h；C 反应蛋白（CRP）0.38 mg/L；IgG 1.95 g/L↓，IgA 0.8 g/L，IgM 1.62 g/L；感染：抗链球菌溶血素 O（ASO）38 IU/ml；结核斑点试验（T.SPOT-TB）（+）；乙肝、丙肝、HIV、梅毒（-）；EB 病毒（EBV）、巨细胞病毒（CMV）（-）、细小病毒 B19 未见异常；脑脊液检查未见异常；经食管超声心动图未见异常；胸部 CT、腹部 CT 未见异常；免疫：抗核抗体（ANA）、抗可溶性抗原（ENA）、抗中性粒细胞胞质抗体（ANCA）、抗肾小球基底膜抗体（GBM-Ab）、抗磷脂酶 A2 受体抗体（PLA2R）、抗磷脂抗体、抗 C1q 抗体均（-）；肿瘤：血和尿免疫固定电泳（IFE）未见单克隆区带；浅表淋巴结超声未见异常；补体：血清 H 因子浓度 651.3 μg/ml，抗 H 因子抗体（-）。最后患者经肾活检确诊 C3 肾小球肾炎。患者呈肾病综合征状态，加用泼尼松（50 mg 1 次 / 日）和吗替麦考酚酯，目前患者随访 6 个月，肾病综合征部分缓解。病例详细资料见二维码数字资源 2-8。

数字资源 2-8

（喻小娟）

【参考文献】

［1］ Verroust P J, Wilson C B, Cooper N R, et al. Glomerular complement components in human glomerulonephritis［J］. J Clin Invest, 1974, 53（1）: 77-84.

［2］ Orfila C, Pieraggi M T, Suc J M. Mesangial isolated C3 deposition in patients with recurrent or persistent hematuria［J］. Lab Invest, 1980, 43（1）: 1-8.

［3］ Grekas D, Morley A R, Wilkinson R, et al. Isolated C3 deposition in patients without systemic disease［J］. Clin Nephrol, 1984, 21（5）: 270-274.

［4］ Manno C, Proscia A R, Laraia E, et al. Clinicopathological features in patients with isolated C3 mesangial proliferative glomerulonephritis［J］. Nephrol Dial Transplant, 1990, 5 Suppl 1: 78-80.

［5］ Calls Ginesta J, Almirall J, Torras A, et al. Long-term evolution of patients with isolated C3 mesangial glomerulonephritis［J］. Clin Nephrol, 1995, 43（4）: 221-225.

［6］ Deliyska B, Minkova V, Nikolov D, et al. C3 mesangial proliferative glomerulonephritis--an evaluation of acute poststreptococcal glomerulonephritis?［J］. Clin Nephrol, 1997, 48（6）: 390.

［7］ Servais A, Fremeaux-Bacchi V, Lequintrec M, et al. Primary glomerulonephritis with isolated C3 deposits: a new entity which shares common genetic risk factors with haemolytic uraemic syndrome［J］. J Med Genet, 2007, 44（3）: 193-199.

［8］ Fang C J, Fremeaux-Bacchi V, Liszewski M K, et al. Membrane cofactor protein mutations in atypical hemolytic uremic syndrome（aHUS）, fatal Stx-HUS, C3 glomerulonephritis, and the HELLP syndrome［J］. Blood, 2008, 111（2）: 624-632.

［9］ Licht C, Schlotzer-Schrehardt U, Kirschfink M, et al. MPGN II --genetically determined by defective complement regulation?［J］. Pediatr Nephrol, 2007, 22（1）: 2-9.

［10］ Fakhouri F, Fremeaux-Bacchi V, Noel L H, et al. C3 glomerulopathy: a new classification［J］. Nat Rev Nephrol, 2010, 6（8）: 494-499.

［11］ Hou J, Markowitz G S, Bomback A S, et al. Toward a working definition of C3 glomerulopathy by immunofluorescence［J］. Kidney Int, 2014, 85（2）: 450-456.

［12］ Pickering M C, D'agati V D, Nester C M, et al. C3 glomerulopathy: consensus report［J］. Kidney Int, 2013, 84（6）: 1079-1089.

［13］ Licht C, Heinen S, Jozsi M, et al. Deletion of Lys224 in regulatory domain 4 of Factor H reveals a novel pathomechanism for dense deposit disease(MPGN II)［J］. Kidney Int, 2006, 70（1）: 42-50.

［14］ Abrera-Abeleda M A, Nishimura C, Smith J L, et al. Variations in the complement regulatory genes factor H（CFH）and factor H related 5（CFHR5）are associated with membranoproliferative glomerulonephritis type II（dense deposit disease）［J］. J Med Genet, 2006, 43（7）: 582-589.

［15］ Martinez-Barricarte R, Heurich M, Valdes-Canedo F, et al. Human C3 mutation reveals a mechanism of dense deposit disease pathogenesis and provides insights into complement activation and regulation［J］. J Clin Invest, 2010, 120（10）: 3702-3712.

［16］ Tortajada A, Yebenes H, Abarrategui-Garrido C, et al. C3 glomerulopathy-associated CFHR1 mutation alters FHR oligomerization and complement regulation［J］. J Clin Invest, 2013, 123（6）: 2434-2446.

［17］ Jokiranta T S, Solomon A, Pangburn M K, et al. Nephritogenic lambda light chain dimer: a unique human miniautoantibody against complement factor H［J］. J Immunol, 1999, 163（8）: 4590-4596.

［18］ Strobel S, Zimmering M, Papp K, et al. Anti-factor B autoantibody in dense deposit disease［J］. Mol Immunol, 2010, 47（7-8）: 1476-1483.

［19］ Servais A, Noel L H, Roumenina L T, et al. Acquired and genetic complement abnormalities play a critical role in

dense deposit disease and other C3 glomerulopathies [J]. Kidney Int, 2012, 82（4）: 454-464.
[20] Nicolas C, Vuiblet V, Baudouin V, et al. C3 nephritic factor associated with C3 glomerulopathy in children [J]. Pediatr Nephrol, 2014, 29（1）: 85-94.
[21] Gale D P, De Jorge E G, Cook H T, et al. Identification of a mutation in complement factor H-related protein 5 in patients of Cypriot origin with glomerulonephritis [J]. Lancet, 2010, 376（9743）: 794-801.
[22] Sethi S, Fervenza F C, Zhang Y, et al. C3 glomerulonephritis: clinicopathological findings, complement abnormalities, glomerular proteomic profile, treatment, and follow-up [J]. Kidney Int, 2012, 82（4）: 465-473.
[23] Malik T H, Lavin P J, Goicoechea De Jorge E, et al. A hybrid CFHR3-1 gene causes familial C3 glomerulopathy [J]. J Am Soc Nephrol, 2012, 23（7）: 1155-1160.
[24] Pickering M C, Cook H T, Warren J, et al. Uncontrolled C3 activation causes membranoproliferative glomerulonephritis in mice deficient in complement factor H [J]. Nat Genet, 2002, 31（4）: 424-428.
[25] Pickering M C, Warren J, Rose K L, et al. Prevention of C5 activation ameliorates spontaneous and experimental glomerulonephritis in factor H-deficient mice [J]. Proc Natl Acad Sci U S A, 2006, 103（25）: 9649-9654.
[26] Rose K L, Paixao-Cavalcante D, Fish J, et al. Factor I is required for the development of membranoproliferative glomerulonephritis in factor H-deficient mice [J]. J Clin Invest, 2008, 118（2）: 608-618.
[27] Kumar A, Nada R, Ramachandran R, et al. Outcome of C3 glomerulopathy patients: largest single-centre experience from South Asia [J]. J Nephrol, 2020, 33（3）: 539-550.
[28] Smith R J, Alexander J, Barlow P N, et al. New approaches to the treatment of dense deposit disease [J]. J Am Soc Nephrol, 2007, 18（9）: 2447-2456.
[29] Nasr S H, Valeri A M, Appel G B, et al. Dense deposit disease: clinicopathologic study of 32 pediatric and adult patients [J]. Clin J Am Soc Nephrol, 2009, 4（1）: 22-32.
[30] Walker P D, Ferrario F, Joh K, et al. Dense deposit disease is not a membranoproliferative glomerulonephritis [J]. Mod Pathol, 2007, 20（6）: 605-616.
[31] Alchi B, Jayne D. Membranoproliferative glomerulonephritis [J]. Pediatr Nephrol, 2010, 25（8）: 1409-1418.
[32] Rabasco C, Cavero T, Roman E, et al. Effectiveness of mycophenolate mofetil in C3 glomerulonephritis [J]. Kidney Int, 2015, 88（5）: 1153-1160.
[33] Chauvet S, Fremeaux-Bacchi V, Petitprez F, et al. Treatment of B-cell disorder improves renal outcome of patients with monoclonal gammopathy-associated C3 glomerulopathy [J]. Blood, 2017, 129（11）: 1437-1447.
[34] Bomback A S, Smith R J, Barile G R, et al. Eculizumab for dense deposit disease and C3 glomerulonephritis [J]. Clin J Am Soc Nephrol, 2012, 7（5）: 748-756.

第九节　纤维性肾小球肾炎

【概述】

纤维性肾小球肾炎（fibrillary glomerulonephritis，FGN）是一类少见的肾小球疾病，在自体肾脏活检中的诊断率约为1%，其主要的临床表现包括蛋白尿、血尿、高血压和肾功能不全等。

1977年Rosenmann和Eliakim报道了第一例FGN[1]，患者临床表现为肾病综合征；肾活检示多种免疫球蛋白及补体成分沉积，电镜下肾小球内观察到类似淀粉样纤维物质沉积，但其碱性刚果红染色阴性。随后Duffy等使用术语"纤维样"来描述此类免疫沉积物的超微结构[2]。1987年，Alpers等[3]将此类疾病命名为"FGN"。电镜下肾小球系膜区、基底膜可见无序分布、非中空、直径10～30 nm（平均20 nm）的纤维丝样结构是目前诊断FGN较为公认的标准。该疾病在全世界范围均有报道，无显著种族差异，发病年龄跨度较大（9～81岁），女性患者略多于男性。

【发病机制】

目前，FGN的病因及发病机制尚不清楚。既往认为FGN是一特发性疾病，但近年来多项研究提示其可能与丙型肝炎、恶性肿瘤、自身免疫性疾病等有关。FGN患者中合并丙型肝炎病毒（HCV）感染的概率约为13%；合并恶性肿瘤的概率约为9%；合并自身免疫性疾病的概率约为11%；合并糖尿病的概率约为24%[4]。合并HCV感染的FGN病例在非洲裔美国人中易见[5]，可能是由于慢性HCV感染激活免疫系统所致。与HCV相关的膜增生性肾小球肾炎（MPGN）不同的是，HCV相关的FGN通常无低补体血症或冷球蛋白血症[6]。FGN患者中恶性肿瘤的检出率为4%～23%，低于膜性肾病患者[6]，其中实体肿瘤较血液系统肿瘤更常见。自身免疫性疾病，包括系统性红斑狼疮、克罗恩病、格雷夫斯（Graves）病、特发性血小板减少性紫癜[7]等都有与FGN相关的病例报道。

2018年，来自梅奥医学中心[8-9]和华盛顿大学[10]的研究团队均证实DNA-J热休克蛋白家族成员B9（DNAJB9）在FGN肾小球中高表达，而健康肾小球与19种非FGN肾小球中未检测到DNAJB9。目前的研究提示，DNAJB9作为自身抗原，参与FGN的发病，同时其亦是FGN高度敏感和特异的生物标志物。

【临床表现】

FGN主要发生于中老年人，女性略多于男性。临床表现为肾功能不全、蛋白尿、血尿、高血压等，余无特异表现。通常认为FGN是一类局限于肾脏的疾病，一般不累及肺、心脏、肝脏等其他器官。但FGN合并HCV感染、恶性肿瘤以及自身免疫性疾病的患者常见其他系统受累的临床表现。对FGN患者建议常规进行HCV、恶性肿瘤、自身免疫性疾病的筛查。

来自北卡罗来纳大学[5]、梅奥医学中心[7,9]以及哥伦比亚大学[11]的三个大型临床研究显示：FGN患者中，约有70%的患者表现为肾功能不全，平均血清肌酐为2.9 mg/dl；几乎所有的FGN患者都有蛋白尿，平均24 h尿蛋白定量为5.7 g/24 h；约有36%表现为肾病范围蛋白尿；约有82%的患者曾出现过镜下或肉眼血尿[4]；约有65%的患者伴有高血压。FGN患者的预后不良，约半数在4年内进展至终末期肾病[6]，影响预后最主要的危险因素是初始血清肌酐值，其次是年龄、24 h尿蛋白定量、肾小球硬化及间质纤维化程度等。

【辅助检查】

1. 实验室检查

（1）血液检查：血常规常示轻度贫血；多数患者可见血清肌酐及尿素氮升高、eGFR下降，部分患者可见低白蛋白血症；合并HCV感染、恶性肿瘤及自身免疫性疾病的患者可有相应血清病原学、肿瘤标志物、补体及自身抗体异常。

（2）尿液检查：几乎所有患者均表现为尿蛋白阳性，部分患者24 h尿蛋白定量＞3.5 g/24 h；大部分患者可见尿红细胞增多，多为肾小球源性血尿；尿沉渣镜检可见红细胞管型、颗粒管型等多种管型。

2. 肾脏组织学检测

（1）常规组织病理学

1）免疫荧光：免疫荧光表现为IgG在系膜区、毛细血管袢沉积，以IgG4为主。常伴有C3、轻链κ、λ沉积，也可伴有少量IgA和（或）IgM、C1q沉积[12]。偶见IgG在毛细血管袢呈颗粒状沉积，类似于膜性肾病；罕见IgG沿肾小球毛细血管袢呈线性沉积，类似于抗肾小球基底膜肾炎[13]。大多数情况下，FGN患者的IgG沉积既不是颗粒状的，也不是线性的，而是被描述为界限不清的"污秽样"。免疫荧光着色常局限于肾小球，偶见肾小管基底膜[14]或小动脉节段IgG沉积。近年来，也有以IgA[15]、IgM[16]沉积为主的个案报道。

2）光镜：光镜下FGN的病理表现多样，其病理类型与患者的预后密切相关。系膜增生性肾小球肾炎最常见，占报道病例的21%～78%。其次较常见的是膜增生性肾小球肾炎，占报道病例的11%～56%，常伴有节段硬化，通常提示处于FGN晚期。部分病例表现为膜性肾病与毛细血管内增生性肾小球肾炎。细胞性新月体或纤维性新月体见于17%～50%的FGN病例，但大量（即＞50%的肾小球受累）新月体形成很少见，仅有4%～6%的病例报道。FGN中的系膜沉积物呈"玻璃样"，PAS染色阳性，但不嗜银[6]；碱性刚果红染色呈阴性。但近年来，碱性刚果红染色呈阳性的FGN病例亦有报道，此类病例需与淀粉样变性相鉴别。

3）电镜：超微结构是诊断FGN的重要证据，电镜下可见平均直径为20 nm（10～30 nm）的无分支、随机排列的纤维丝样物质，是FGN的典型特征。这些纤维丝样物质主要沉积在系膜区，肾小球基底膜致密层的沉积也不少见，罕见上皮下或内皮下沉积。值得注意的是，冷球蛋白血症肾小球肾炎纤维丝的超微结构与FGN类似，故在诊断FGN前需检测循环中的冷球蛋白[4]，加以鉴别。

（2）DNAJB9组织学检测：DNAJB9亦称为ERdj4或Mdg-1，是由223个氨基酸组成的蛋白质，定位于内质网（ER）。DNAJB9属于热休克蛋白70（HSP70）

家族成员的辅助蛋白，其协助蛋白质折叠以及错误折叠蛋白质的降解，应激条件下抑制 p53 对细胞的促凋亡作用。DNAJB9 在所有健康组织中都有表达[9]，在正常肾脏固有细胞中，DNAJB9 呈低水平表达。目前，已知的唯一与大量 DNAJB9 细胞外沉积有关的疾病是 FGN。

梅奥医学中心对 84 例 FGN、21 例肾脏淀粉样变性、98 例非 FGN 肾小球疾病和 11 例正常对照进行 DNAJB9 免疫组织化学检测，结果显示 DNAJB9 对 FGN 的敏感性为 98%，特异性 > 99%[9]；进一步的免疫电镜显示 DNAJB9 与 IgG 共定位于系膜区和肾小球基底膜。华盛顿大学在 8 例 FGN 样本中 7 例检测到 DNAJB9，而 114 例非 FGN 样本中均未检测到 DNAJB9；同样检测到了 DNAJB9 与 IgG 共定位[8]。目前认为，DNAJB9 是 FGN 的生物标志物，其免疫组化染色已经逐渐用于临床实践并在 FGN 的诊断过程中发挥重要作用。

在刚果红染色阳性或阴性的 FGN 病例中，均可见 DNAJB9 的表达，且刚果红染色阳性的病例 DNAJB9 丰度略高于传统 FGN[17]。DNAJB9 免疫组织化学染色阳性主要表现为肾小球系膜区及毛细血管袢可见边界不清、与"污秽样"的 IgG 和 IgG4 免疫荧光染色相对应的着色。肾小球外（部分肾小管基底膜或少数小动脉管壁）也可见局灶性阳性着色。

（3）激光显微切割及液相色谱-串联质谱技术：鉴于部分 FGN 患者肾脏活检刚果红染色阳性，为与淀粉样变性的患者相鉴别，可以采用激光显微切割肾小球及液相色谱-串联质谱技术进行蛋白质组学分析。淀粉样变性中，载脂蛋白 E（apolipoprotein E，Apo E）呈高谱图数，血清淀粉样 P 成分（serum amyloid P component，SAP）呈中到高谱图数；而 FGN 中缺乏 SAP，Apo E 呈中或低谱图数；刚果红染色阳性的 FGN 病例 Apo E 及 SAP 较传统 FGN 稍丰富[18]。

3. **其他**：血清 DNAJB9 检测

梅奥医学中心的一项研究[19]表明，相较于多发性骨髓瘤、轻链淀粉样变性以及其他非 FGN 肾小球病的患者，FGN 患者的血清 DNAJB9 水平升高约 4 倍，且 FGN 患者血清 DNAJB9 水平与估测的肾小球滤过率（eGFR）呈负相关。血清 DNAJB9 水平准确预测 FGN 的敏感性为 67%，特异性为 98%，阳性预测值为 89%，阴性预测值为 95%，提示血清 DNAJB9 水平可作为预测 FGN 的有价值的标志物，有望作为肾脏活检的补充，用于 FGN 的诊断。

【诊断】

肾脏病理免疫荧光表现为以 IgG 及 IgG4 亚型为主的系膜区及毛细血管袢"污秽样"沉积时注意排查 FGN 的可能，电镜下超微结构观测是 FGN 诊断的重要步骤，而进一步的 DNAJB9 免疫染色以及质谱技术将为 FGN 的确诊提供更多的证据。对于病理形态学提示 FGN 的患者，临床需注意筛查合并 HCV 感染、自身免疫性疾病、恶性肿瘤的可能[18]。

【鉴别诊断】

1. **肾淀粉样变性**

淀粉样变性肾脏活检光镜下主要表现为增宽的系膜区、小管间质及血管壁可见 HE 淡染、PAS 弱阳性、PASM 染色阴性但刚果红染色阳性、偏振光显微镜下呈"苹果绿"双折光的物质。电镜下肾小球系膜区、基底膜、肾小管、肾间质及血管壁均可见无分支、无序排列、直径 8～12 nm 的纤维样物质。与 FGN 不同的是，淀粉样物质呈系统性沉积，除肾脏以外，常累及心脏、消化道、皮肤等多个器官及系统。肾淀粉样变性多见于单克隆免疫球蛋白疾病，血清蛋白电泳常可见 M 带，血、尿免疫固定电泳常提示单克隆免疫球蛋白增多，其中轻链 λ 型肾淀粉样变性最常见。典型病例可以根据刚果红染色、多器官系统累及与电镜下特征性超微结构而进行诊断。因少数 FGN 病例刚果红染色阳性，建议行 DNAJB9 免疫染色、激光显微切割及液相色谱-串联质谱等以鉴别诊断。

2. **免疫触须样肾小球病（immunotactoid glomerulopathy，ITG）**

该疾病光镜下主要表现为系膜增生性肾小球肾炎和膜增生性肾小球肾炎；可见 PAS 染色呈阳性的物质在系膜区沉积，PASM 染色可见肾小球基底膜弥漫增厚，呈"双轨样"改变，系膜区及毛细血管袢尚可见不同程度的嗜复红物质沉积。FGN 与 ITG 的临床表现、光镜及免疫荧光有许多相似之处，既往认为两者为同一种疾病，但电镜下 ITG 患者沉积在系膜区和基底膜的纤维样物质直径为 30～50 nm，排列规则，且呈中空微管样结构，与 FGN 患者的纤维样沉积物有显著的差异。鉴于 FGN 与 ITG 的病因、预后与治疗有异，因此应当注意两者间的鉴别[20]。

3. **冷球蛋白血症肾病（cryoglobulinemic nephropathy，CN）**

多见于 HCV 感染患者，膜增生性肾小球肾炎是其最常见的病理形态学改变。PASM 染色可见肾小球基底膜呈"双轨样";电镜可见内皮下为主的电子致密物沉积,可见微管状、环状小体和"指纹样"等超微亚结构,直径在 25～80 nm 不等。CN 临床可以表现为肾病综合征或急性肾损伤,肾外常至少有以下两种表现:①可检测到血清冷球蛋白;②紫癜;③关节痛;④全身乏力;⑤ C4 < 8 mg/dl;⑥类风湿因子阳性。根据上述病理及临床特征,可以将 CN 与 FGN 相鉴别[21]。

4. 轻链沉积病（light chain deposition disease, LCDD）

轻链沉积病往往以肾脏首发,还可累及肝脏、心血管及神经系统,常继发于多发性骨髓瘤、华氏巨球蛋白血症等疾病。肾脏活检光镜下常表现为肾小球结节样病变,可见未萎缩肾小管（远端小管）基底膜增厚,PAS 染色强阳性,PASM 染色阴性/弱阳性,碱性刚果红染色阴性;免疫荧光可见单克隆轻链 κ 或 λ 或重链沿肾小球基底膜和（或）肾小管基底膜呈线样沉积;电镜下可见肾小球基底膜内侧和（或）肾小管基底膜外侧泥沙状电子致密物沉积。

5. 糖尿病肾病

糖尿病肾病在电镜下偶可见直径约 10 nm 的纤维样物质沉积,但其超微结构常缺乏 FGN 典型特征。光镜下 K-W 结节形成、毛细血管瘤样扩张、系膜溶解、球囊滴、未萎缩肾小管（近端）基底膜增厚、出球小动脉玻璃样变有助于糖尿病肾病的诊断;免疫荧光可见 IgG 沿肾小球与肾小管基底膜细线状沉积,且一般同时伴有白蛋白的沉积。基于以上形态学特点并结合糖尿病肾病患者的病史与相关临床表现,不难与 FGN 鉴别。

【治疗】

FGN 的治疗目标是改善或缓解临床症状、防止或延缓肾功能受损,目前尚无理想的治疗方案。临床常用药物包括 RAAS 阻滞剂、免疫抑制剂、利妥昔单抗等生物制剂,必要时可进行肾脏替代治疗。

1. 一般治疗

避免过度劳累,避免应用肾毒性的药物或接触毒物,戒烟限酒,合理饮食等。

2. RAAS 阻滞剂

鉴于 ACEI 及 ARB 类药物在各类肾小球疾病中控制血压、减少尿蛋白以及延缓肾功能进展的有效性,FGN 患者可考虑使用此类药物,但需注意排除其使用的禁忌证与不良反应。然而临床上仅极少数 FGN 患者单用 RAAS 阻滞剂可缓解蛋白尿[7, 14, 22]。

3. 免疫抑制剂

大部分 FGN 的患者对糖皮质激素与其他免疫抑制剂,包括单用或联用环磷酰胺、环孢素、吗替麦考酚酯等的疗效并不理想。梅奥医学中心和哥伦比亚大学的两个临床研究[7, 11]均证实不同的免疫抑制方案对于控制疾病进展、改善患者预后没有显著的效果。而肾脏预后主要与活检时血清肌酐水平有关。

凯特林医学中心[23]报告了一例应用长效促肾上腺皮质激素治疗 FGN 患者,其肾病综合征在开始治疗的 45 个月后得到完全缓解。但也有文献报道促肾上腺皮质激素治疗对 FGN 患者无效[24],这可能与该患者在接受治疗前就已经达到终末期肾脏病阶段、开始透析治疗有关。因此,是否能将促肾上腺皮质激素作为 FGN 的一线治疗用药,以期避免其他免疫抑制剂的副作用,仍需要进一步的研究和探索。

4. 利妥昔单抗

FGN 患者肾活检中可见 IgG 和补体沉积,这提示自身抗体和补体经典途径的激活可能参与了 FGN 的发生,鉴于利妥昔单抗（一种 B 细胞耗竭剂）已被证实对其他自身免疫介导的肾脏病有效,如膜性肾病[25]和抗中性粒细胞胞质抗体相关小血管炎[26],因此认为 B 细胞耗竭可能是治疗 FGN 的一种方法。

有关利妥昔单抗治疗 FGN 的疗效,一些回顾性研究和病例报告的结论并不一致。Collins 等[27]报告了 3 例肾病范围蛋白尿的 FGN 患者,在给予了利妥昔单抗治疗后,其蛋白尿均得到缓解。Javaugue 等[28]报道了 7 名接受利妥昔单抗治疗的 FGN 患者中有 5 名（71%）患者有肾脏反应（定义为 24 h 尿蛋白定量减少 > 50%,eGFR 降低 < 15%）,但有一例重复肾活检显示肾小球病变在治疗完成 12 个月后并无改善。在随后 3 项研究[5, 17, 29]中,利妥昔单抗仅稳定了 33%（4/12 名患者）、11%（1/9 名患者）和 33%（2/6 名患者）的肾功能[6]。

利妥昔单抗的疗效与诊断时患者的肾功能和从诊断到启动治疗的时间有关[29],在肾脏损害前尽早治疗会获得较好的治疗效果。但明确利妥昔单抗在 FGN 中的疗效与最佳方案还需前瞻性、多中心的对照试验。

5. 肾脏替代治疗

Mallett A 等利用来自澳大利亚和新西兰透析和移植登记处（ANZDATA）的数据进行的一项研究[30]

表明，FGN 透析患者的中位生存时间与其他原因导致的终末期肾脏病进行透析治疗的患者没有显著的统计学差异，但显著长于免疫触须样肾小球病的透析患者。另外在上述研究中[30]，13 例接受了同种异体移植的患者中仅有 1 例 FGN 复发；且与其他移植患者相比，患者的 10 年存活率和移植肾存活率没有明显的统计学差异。梅奥医学中心的一项研究[7]报道，14 名接受肾移植的 FGN 患者，平均随访 51 个月后，5 名患者（36%）经肾活检证实为 FGN 复发，这其中 2 名患者因 FGN 复发导致移植肾失功。哥伦比亚大学一项研究[11]中有两名 FGN 患者接受了肾移植，均未接受移植肾活检，但在随访的 4 年和 8 年内两人均未出现临床复发。

FGN 患者肾移植表现出良好的耐受性、有效性和安全性，且移植肾 FGN 复发的患者在肾功能恶化时仍可以选择继续透析治疗。透析和肾移植对于继发于 FGN 的终末期肾病患者都是合理的肾脏替代治疗选择。

6. 其他

高血压和蛋白尿是加速肾小球硬化、促进肾功能恶化的主要危险因素，积极控制高血压和减少蛋白尿是治疗各类肾脏疾病的两个重要环节。对于 FGN 患者，若无禁忌证，应尽量首选具有肾脏保护作用的降压药如 ACEI 和 ARB 类药物降低患者血压与控制蛋白尿。血压控制欠佳时，可联合使用多种降压药物。

FGN 可能与 HCV 感染、恶性肿瘤、自身免疫性疾病等有关，而治疗干预这些原发病，有助于改善患者临床症状、延缓肾功能恶化。如 Nuttasith L 等[31]报道在两例高 HCV RNA 病毒载量的 FGN 患者中给予有效的抗病毒治疗后，其蛋白尿得到明显改善；Normand G 等[32]报道了一例临床表现为肾病综合征，肾活检确诊为 FGN 的 50 岁男性胆管癌患者，在接受了经皮微波消融术有效治疗肝胆肿瘤后，其蛋白尿得到完全缓解。

【病例摘要】

男，31 岁，因"双下肢水肿两月余"就诊。24 h 尿蛋白定量 12 587.0 mg/24 h，尿红细胞 3～4/HP。血生化：肌酐 81.8 μmol/L，白蛋白 22.9 g/L。继发因素筛查阴性。否认家族史。给予甲泼尼龙 60 mg 1 次 / 日治疗 2 个月后，症状无好转。肾活检免疫荧光可见 IgG（-/+）沿肾小球毛细血管袢沉积。光镜下可见部分肾小球系膜区增宽，肾小球基底膜节段"睫毛样"改变；电镜下可见系膜区及基底膜内大量纤维样物质沉积，直径约 10～30 nm，排列紊乱。DNAJB9 免疫组织化学染色阳性。诊断：纤维样肾小球病。病例详细资料见二维码数字资源 2-9。

数字资源 2-9

（苏　华）

【参考文献】

[1] Rosenmann E, Eliakim M. Nephrotic syndrome associated with amyloid-like glomerular deposits. Nephron, 1977, 18 (5)：301-308.

[2] Duffy JL, Khurana E, SusiN M, et al. Fibrillary renal deposits and nephritis. Am J Pathol, 113：279-280, 1983.

[3] Alpers CE, Rennke HG, Hopper J Jr, et al. Fibrillary glomerulonephritis：an entity with unusual immunofluorescence features. Kidney Int, 1987, 31 (3)：781-789.

[4] Rosenstock JL, Markowitz GS. Fibrillary glomerulonephritis：an update. Kidney Int Rep, 2019, 4 (7)：917-922.

[5] Payan Schober F, Jobson MA, Poulton CJ, et al. Clinical features and outcomes of a racially diverse population with fibrillary glomerulonephritis. Am J Nephrol, 2017, 45：248-256.

[6] Nasr SH, Fogo AB. New developments in the diagnosis of fibrillary glomerulonephritis. Kidney Int, 2019, 96 (3)：581-592.

[7] Nasr SH, Valeri AM, Cornell LD, et al. Fibrillary glomerulonephritis：a report of 66 cases from a single institution. Clin J Am Soc Nephrol, 2011, 6：775-784.

[8] Dasari S, Alexander MP, Vrana JA. DnaJ heat shock protein family B member 9 is a novel biomarker for fibrillary GN. J Am Soc Nephrol, 2018, 29：51-56.

[9] Nasr SH, Vrana JA, Dasari S, et al. DNAJB9 is a specific immunohistochemical marker for fibrillary glomerulonephritis. Kidney Int Rep, 2018, 3：56-64.

[10] Andeen NK, Yang HY, Dai DF, et al. DnaJ homolog subfamily B member 9 is a putative autoantigen in fibrillary GN. J Am Soc Nephrol, 2018, 29：231-239.

[11] Rosenstock JL, Markowitz GS, Valeri AM, et al. Fibrillary and immunotactoid glomerulonephritis：distinct entities with different clinical and pathologic features. Kidney Int, 2003, 63：1450-1461.

[12] Iskandar SS, Falk RJ, Jennette JC. Clinical and pathologic

features of fibrillary glomerulonephritis. Kidney Int，1992，42（6）：1401-1407.
[13] Sethi S，Adeyi OA，Rennke HG. A case of fibrillary glomerulonephritis with linear immunoglobulin G staining of the glomerular capillary walls. Arch Pathol Lab Med，2001，125（4）：534-536.
[14] Javaugue V，Karras A，Glowacki F，et al. Long-term kidney disease outcomes in fibrillary glomerulonephritis：a case series of 27 patients. Am J Kidney Dis，2013，62（4）：679-690.
[15] 黄雷招，杨天开，庞雅君，等. 纤维样肾小球病1例报道及文献回顾[J]. 中国医药科学，2019，9（10）：253-256.
[16] 钟森，戴再友，李云生. 纤维样肾小球病1例[J]. 中国中西医结合肾病杂志，2014，15（11）：1006-1007.
[17] Alexander MP，Dasari S，Vrana JA，et al. Congophilic fibrillary glomerulonephritis：a case series. Am J Kidney Dis，2018，72（3）：325-336.
[18] 孙颖，李明喜，文煜冰，等. 激光显微切割/质谱联用技术在肾脏疾病诊断中的应用进展[J]. 生物工程学报，2014，30（7）：1134-1140.
[19] Nasr SH，Dasari S，Lieske JC，et al. Serum levels of DNAJB9 are elevated in fibrillary glomerulonephritis patients. Kidney Int，2019，95（5）：1269-1272.
[20] Herrera GA，Ojemakinde KO，Turbat-Herrera EA，et al. Immunotactoid glomerulopathy and cryoglobulinemic nephropathy：two entities with many similarities. A unified conceptual approach. UltrastructPathol，2015，39（4）：270-280.
[21] Ojemakinde K，Turbat-Herrera EA，Zeng X，et al. The many faces of cryoglobulinemic nephropathy：a clinico-pathologic study of 47 cases with emphasis on the value of electron microscopy. Ultrastruct Pathol，2014，38（6）：367-376.
[22] Sekulic M，Nasr SH，Grande JP，et al. Histologic regression of fibrillary glomerulonephritis：the first report of biopsy-proven spontaneous resolution of disease. Clin Kidney J，2017，10（6）：738-741.
[23] Maroz N，Reuben S，Nadasdy T. Treatment of fibrillary glomerulonephritis with use of repository corticotropin injections. Clin Kidney J，2018，11（6）：788-790.
[24] Madan A，Mijovic-Das S，Stankovic A，et al. Acthar gel in the treatment of nephrotic syndrome：a multicenter retrospective case series. BMC Nephrol，2016，31（17）：37.
[25] Fervenza FC，Appel GB，Barbour SJ，et al；MENTOR Investigators. Rituximab or cyclosporine in the treatment of membranous nephropathy. N Engl J Med，2019，381（1）：36-46.
[26] Stone JH，Merkel PA，Spiera R，et al；RAVE-ITN Research Group. Rituximab versus cyclophosphamide for ANCA-associated vasculitis. N Engl J Med，2010，363（3）：221-232.
[27] Collins M，Navaneethan SD，Chung M，et al. Rituximab treatment of fibrillary glomerulonephritis. Am J Kidney Dis，2008，52（6）：1158-1162.
[28] Javaugue V，Karras A，Glowacki F，et al. Long-term kidney disease outcomes in fibrillary glomerulonephritis：a case series of 27 patients. Am J Kidney Dis，2013，62（4）：679-690.
[29] Hogan J，Restivo M，Canetta PA，et al. Rituximab treatment for fibrillary glomerulonephritis. Nephrol Dial Transplant，2014，29（10）：1925-1931.
[30] Mallett A，Tang W，Hart G，et al. End-stage kidney disease due to fibrillary glomerulonephritis and immunotactoid glomerulopathy-outcomes in 66 consecutive ANZDATA registry cases. Am J Nephrol，2015，42（3）：177-184.
[31] Nuttasith L，Ratchada H，Ratana C，et al. SP171 favorable outcome of fibrillary glomerulonephritis associated with hepatitis C infection after direct acting antiviral therapy：report of 2 cases. Nephrology Dialysis Transplantation，2018，33（1）：i401-i402，https://doi.org/10.1093/ndt/gfy104.SP171.
[32] Normand G，Jolivot A，Rabeyrin M，et al. Paraneoplastic fibrillary glomerulonephritis associated with intrahepatic cholangiocarcinoma：When diagnosis of a rare kidney disease leads to successful hepatic cancer treatment. Clin Res Hepatol Gastroenterol，2017，41（1）：e8-e11.

第十节　免疫触须样肾小球病

【概述】

免疫触须样肾小球病（immunotactoid glomerulopathy，ITG）是指在超微结构下，肾小球内存在类似淀粉样纤维、直径30～50 nm的平行排列的、中空微管样纤维样物质，但对淀粉样蛋白质的特殊染色呈阴性的一类罕见肾小球疾病[1]。其主要临床表现包括蛋白尿、镜下血尿及肾功能不全。

1980年，Schwatz[2]等首次报道一例临床表现为肾病综合征的49岁男性患者，其肾组织在光镜下表现为肾小球系膜区扩张和基底膜变形，免疫荧光为 IgG 和 C3 在肾小球系膜区和毛细血管壁沉积，超微结构可观察到肾小球内呈较粗的微管样物质，平行排列于肾小球内细胞外基质中。该患者无异常浆细胞、冷球蛋白血症、自身抗体、本-周蛋白尿等系统性疾病表现，肾组织对淀粉样物质的特殊染色为阴性，被认为是不同于肾脏淀粉样变性、冷球蛋白血症肾损害等系统性疾病肾脏受累的一类新的原发性肾小球疾病。因其沉积物的超微结构类似昆虫触须，并认为与免疫球蛋白沉积有关，故命名为免疫触须样肾小球病。此后，随着对本病认识的提高，近年来报道例数逐渐增加，据不完全统计，至今国内外报道 ITG 已超过百例，根据各家报道，其肾活检检出率约占肾活检例数的 0.05%[3-4]。我国对 ITG 的认识始于 1996 年，王素霞[5]等应用电子显微镜观察了北京大学第一医院肾内科 1992—1995 年所做肾活检 600 例患者，其中 3 例符合 ITG，并通过临床分析、光学显微镜、免疫荧光检查、刚果红染色及图像分析技术等，除外了淀粉样变性病、纤维样肾小球病及其他系统性疾病。此后，该病在我国不同地区被报道。

ITG 的病因和发病机制不清，不少研究者认为纤维物质的形成可能是血循环中免疫球蛋白沉积，经过聚合、修饰后形成。Sethi 等通过显微切割技术和质谱分析发现，ITG 的微管结构由单克隆 IgG、C3、载脂蛋白 E、淀粉样 P 成分等构成[6]。敲除 CD2 相关蛋白（CD2-associated protein，CD2AP）的小鼠研究提示，肾小球足细胞功能缺陷和触须样物质形成之间或存在关联：CD2AP 的分子量为 80 kD，存在于小鼠 T 淋巴细胞和抗原递呈细胞间的特殊连接中，在肾小球内它存在于上皮细胞中，与构成足突间裂隙膜成分的 nephrin 胞质内成分相连接。CD2AP 缺乏小鼠表现为先天性肾病综合征及免疫功能缺陷，出生后 6～7 周死于肾衰竭。电镜下可见与人类 ITG 相似的平行微管样结构在系膜区和内皮下沉积。由此推测，ITG 可能是获得性的上皮细胞功能缺陷导致的免疫球蛋白清除障碍，从而引发肾小球内特殊形式的沉积[7-10]。

【临床表现】

ITG 患者年龄范围为 10～80 岁，发病高峰为 40～60 岁。男性患者比例似乎偏高，但男女发病无显著差异，超过半数以上的患者合并高血压[1]。ITG 临床表现与其他形式的肾小球疾病基本相似。几乎所有患者均有不同程度的蛋白尿，其中 60%～70% 的患者可达到肾病综合征范畴。70%～80% 的患者有镜下血尿，约 60% 的患者在肾穿刺时已出现肾功能不全。30%～40% 的 ITG 患者可伴有低补体血症，但冷球蛋白血症则罕见[4]。ITG 罕见肾外受累：2 例患者的骨髓中有免疫触须沉积[11-12]，1 例患者存在皮肤受累，表现为白细胞破碎性血管炎[13]。ITG 患者可伴有引起单克隆免疫球蛋白血症疾病的相应临床表现，60%～80% 的患者血中可检测到单克隆免疫球蛋白，其中超过半数的患者合并淋巴瘤及多发性骨髓瘤等恶性血液系统肿瘤，其余患者则满足有肾脏意义的单克隆免疫球蛋白血症（monoclonal gammopathy of renal significance，MGRS）的诊断。因此，对免疫触须样肾小球病患者进行常规评估时应仔细寻找是否有淋巴细胞增生性疾病[4, 14-15]。ITG 肾脏预后普遍不佳，约 25% 患者在 2～4 年内进展为终末期肾病[4]。

【辅助检查】

对于临床怀疑 ITG 的患者，应进行血尿常规、尿蛋白定量、尿沉渣镜检、血生化等评估。此外还应进行补体、免疫球蛋白、血尿免疫固定电泳、血游离轻链、抗核抗体、抗 ds-DNA 抗体、ENA 抗体谱、血冷球蛋白、ANCA、人类免疫缺陷病毒（HIV）、丙型肝炎病毒（HCV）和乙型肝炎病毒（HBV）检测，应完善腹部及浅表淋巴结超声以除外潜在的淋巴增殖性疾病。对于具有单克隆免疫球蛋白血症的患者，还应完善骨髓细胞学流式检查及骨髓活检以进一步除外多发性骨髓瘤。

【诊断】

对于疑似 ITG，目前没有成熟的无创性实验室检查可诊断，诊断必须通过肾活检明确。肾脏病理特点如下。

1. 光镜

病变的肾小球主要表现为系膜增生和（或）肾小球基底膜（glomerular basement membrane，GBM）增厚，常见的病理类型为系膜增生性肾炎、膜性肾病和膜增生性肾炎，部分病例可伴有新月体形成[16]，晚期病例可出现肾小球硬化及肾小管萎缩和肾间质纤维化。系膜区、毛细血管壁可见 PAS 阳性、嗜复红蛋白沉积，但银染不着色。刚果红染色、硫磺素 T （thioflavine T）均阴性，用于鉴别淀粉样变性病。

2. 免疫荧光

免疫荧光显示 IgG、C3 等呈颗粒样分布于肾小球系膜区和（或）沿肾小球毛细血管壁分布。ITG 患者沉积的 IgG 主要为 IgG1、IgG2、IgG3，κ 或 λ 轻链常呈单克隆。免疫组化和免疫电镜的研究显示：IgG、C3、κ 及 λ 轻链主要定位于肾小球系膜区及毛细血管壁，并与纤维样物质沉积部位的分布一致。各种抗淀粉样蛋白（AA、Aλ、Aκ 及 AF）的抗体均呈阴性反应。

3. 超微结构

电镜下超微结构是诊断 ITG 的主要依据。管样物质呈弥漫性或多灶状分布于肾小球系膜区和（或）内皮细胞下、上皮细胞下，偶有沿肾小管基底膜和肾间质分布。ITG 的纤维呈中空的微管样结构多呈平行规则排列，也可呈紊乱排列，直径为 30～50 nm。

【鉴别诊断】

结合光镜、免疫荧光及电镜下发现的微管样结构可诊断 ITG，但应认真除外类似病理形态的其他疾病，包括如下几种。

1. ITG 和纤维性肾小球肾炎（fibrillary glomerulonephritis，FGP）鉴别

ITG 与 FGP 的纤维分布部位相似，光镜和免疫荧光的病理改变基本相似。但 FGP 患者沉积的 IgG 主要为 IgG4，κ 和 λ 轻链常并存，说明其为多克隆。ITG 的纤维呈中空的小管样结构，平行排列，直径较粗，为 30～50 nm。而 FGP 纤维丝排列紊乱、不分叉，直径为 12～25 nm[3]。近期的蛋白组学研究发现，DNAJB9 可能是诊断 FGP 的新型生物标志物，且特异性很高[17-18]。DNAJB9 是一种参与内质网应激反应的蛋白质，人们发现 FGP 患者的肾小球中富含大量 DNAJB9，而淀粉样变性或其他肾小球疾病患者或者健康个体的肾小球则并非如此。免疫荧光显微镜检查证实，绝大多数 FGP 患者的肾小球毛细血管壁和系膜都为 DNAJB9 染色阳性，而淀粉样变性或其他肾小球疾病患者或者健康对照者中并无此类染色。此外，免疫电子显微镜检查证实，DNAJB9 位于纤维样肾小球病的原纤维中，但淀粉样原纤维和 ITG 微管中并无该蛋白。FGP 患者血清 DNAJB9 滴度增高[19]，肾小球沉积物中同时存在 DNAJB9 和 IgG 染色阳性，表明 DNAJB9 可能为 FGP 中的推定自身抗原。所有这些发现表明，通过免疫荧光显微镜检查检测到 DNAJB9 即可确诊为 FGP，而不需要进行电子显微镜检查。

2. ITG 和冷球蛋白血症肾损害的鉴别

冷球蛋白血症肾损害也可表现为电镜下类似 ITG 的小管样结构的物质沉积，需要鉴别。但冷球蛋白血症肾损害的肾脏超微结构可同时发现其他一些杆状、纤维状、环形小体和指纹样结构等，这些结构的直径为 25～80 nm 不等，GBM 内皮细胞侧往往是较固定的分布部位。冷球蛋白血症肾损害的肾小球内常有 IgG 及 IgM 沉积，血清中常有冷球蛋白，类风湿因子常阳性，临床上多有雷诺征及多发性关节疼痛。冷球蛋白血症患者特别要注意有无 HCV 感染[20, 21]。依据上述病理、临床特点可与 ITG 鉴别。

【治疗】

ITG 目前仍难以治疗，无随机对照试验指导其最佳治疗方案，尚未发现某种疗法明确有益于 ITG。多数患者对糖皮质激素、免疫抑制剂、血浆置换等治疗无效。对于可能存在继发性原因的患者，如恶性肿瘤、单克隆丙球蛋白病或自身免疫性疾病，治疗基础疾病可能有益。一项针对法国全境 21 个肾脏中心治疗的 27 例合并惰性淋巴瘤或单克隆免疫球蛋白血症的 ITG 患者的回顾性研究显示，21 例患者接受针对克隆性 B 细胞或浆细胞的方案化疗（抗 CD20 的单克隆抗体-Rituximab 或蛋白酶体抑制剂-Bortezomib），有 18 例患者具有肾脏应答，经过 40 个月的中位随访时间后，仍有 16 例患者有持续的肾脏应答[22]。对于特发性疾病患者，通常根据肾功能障碍的严重程度确定治疗方法。对于肾功能相对保留，即 eGFR ≥ 60 ml/(min·1.73 m^2) 且存在非肾病范围蛋白尿（< 3.5 g/d）的患者，倾向于采用更保守的初始疗法，包括抗蛋白尿治疗（ACEI 或 ARB）、控制血压以及无限期限钠饮食。此外，对于高脂血症患者给予降脂治疗，并建议超重或肥胖患者减肥。而对于肾功能异常[eGFR < 60 ml/(min·1.73 m^2)]或存在肾病范围蛋白尿（> 3.5 g/d）的 ITG 患者，目前尚未进行随机试验指导最佳治疗，也未证实免疫抑制治疗明确有效。但鉴于这些疾病的预后普遍较差，合理的做法是在与患者讨论免疫抑制治疗的潜在利弊后进行试验性治疗，Rituximab 有成功治疗 ITG 的个例报道。在进展到终末期肾病的 ITG 患者中，接受肾移植后约有半数复发。

【病例摘要】

男，76岁，主因"发现蛋白尿3个月"入院。24 h尿蛋白定量5.8 g/24 h（尿量700 ml），尿红细胞镜检15～20/HP，血生化提示：白蛋白34.1 g/L、肌酐85 μmol/L。既往史：患者1年前因白细胞增高于外院行骨髓穿刺提示"慢性淋巴细胞性白血病/小B淋巴细胞淋巴瘤"，未化疗，监测WBC波动于（20～30）×10^9/L。PET-CT未见摄取增高肿大淋巴结。肾穿刺活检：光镜下表现为膜性肾病样表现；免疫荧光显示IgG＋＋＋、C3＋＋＋、λ＋＋＋、IgG1＋＋沿毛细血管壁、系膜区颗粒样沉积，提示单克隆IgG1λ沉积。DNAJB9阴性、PLA2R阴性；电镜下超微结构提示上皮下、节段内皮下及节段系膜区电子致密物沉积伴微管样结构。诊断：免疫触须样肾小球病。治疗：患者ITG诊断考虑继发于小B细胞淋巴瘤可能性大，转入血液科进一步治疗，患者拒绝化疗，口服泽布替尼靶向药物治疗出院。病例详细资料见二维码数字资源2-10。

数字资源2-10

（张　鑫）

【参考文献】

[1] Melvin-M Schwartz, Korbet Stephen-M, Lewis Edmund-J. Immunotactoid glomerulopathy [J]. Journal of the American Society of Nephrology, 2002, 13（5）：1390-1397.

[2] M-M Schwartz, Lewis E-J. The quarterly case: nephrotic syndrome in a middle-aged man [J]. Ultrastruct Pathol, 1980, 1（4）：575-582.

[3] J-L Rosenstock, Markowitz G-S, Valeri A-M, et al. Fibrillary and immunotactoid glomerulonephritis: Distinct entities with different clinical and pathologic features [J]. Kidney Int, 2003, 63（4）：1450-1461.

[4] S-H Nasr, Kudose S-S, Said S-M, et al. Immunotactoid glomerulopathy is a rare entity with monoclonal and polyclonal variants [J]. Kidney Int, 2021, 99（2）：410-420.

[5] 王素霞，章友康，邹万忠，等．触须样免疫性肾小球病的临床病理观察[J]．中华医学杂志，1996，9：688-690.

[6] S Sethi, Theis J-D, Vrana J-A, et al. Laser microdissection and proteomic analysis of amyloidosis, cryoglobulinemic GN, fibrillary GN, and immunotactoid glomerulopathy [J]. Clin J Am Soc Nephrol, 2013, 8（6）：915-921.

[7] C Li, Ruotsalainen V, Tryggvason K, et al. CD2AP is expressed with nephrin in developing podocytes and is found widely in mature kidney and elsewhere [J]. Am J Physiol Renal Physiol, 2000, 279（4）：F785-F792.

[8] H Take, Watanabe S, Takeda K, et al. Cloning and characterization of a novel adaptor protein, CIN85, that interacts with c-Cbl [J]. Biochem Biophys Res Commun, 2000, 268（2）：321-328.

[9] N-Y Shih, Li J, Karpitskii V, et al. Congenital nephrotic syndrome in mice lacking CD2-associated protein [J]. Science, 1999, 286（5438）：312-315.

[10] M-L Dustin, Olszowy M-W, Holdorf A-D, et al. A novel adaptor protein orchestrates receptor patterning and cytoskeletal polarity in T-cell contacts [J]. Cell, 1998, 94（5）：667-677.

[11] M Wallner, Prischl F-C, Hobling W, et al. Immunotactoid glomerulopathy with extrarenal deposits in the bone, and chronic cholestatic liver disease [J]. Nephrol Dial Transplant, 1996, 11（8）：1619-1624.

[12] N Da'As, Kleinman Y, Polliack A, et al. Immunotactoid glomerulopathy with massive bone marrow deposits in a patient with IgM kappa monoclonal gammopathy and hypocomplementemia [J]. Am J Kidney Dis, 2001, 38（2）：395-399.

[13] J-A Schifferli, Merot Y, Cruchaud A, et al. Immunotactoid glomerulopathy with leucocytoclastic skin vasculitis and hypocomplementemia: a case report [J]. Clin Nephrol, 1987, 27（3）：151-155.

[14] J-L Rosenstock, Markowitz G-S, Valeri A-M, et al. Fibrillary and immunotactoid glomerulonephritis: Distinct entities with different clinical and pathologic features [J]. Kidney Int, 2003, 63（4）：1450-1461.

[15] S-H Nasr, Fidler M-E, Cornell L-D, et al. Immunotactoid glomerulopathy: clinicopathologic and proteomic study [J]. Nephrol Dial Transplant, 2012, 27（11）：4137-4146.

[16] C Carrara, Ferucci E, Emili S, et al. Immunotactoid glomerulopathy of 10-years' duration: insights gained from sequential biopsies [J]. Kidney Int Rep, 2017, 2（5）：978-983.

[17] Surendra Dasari, Alexander Mariam-P, Vrana Julie-A, et al. DnaJ heat shock protein family B member 9 is a novel biomarker for fibrillary GN [J]. Journal of the American Society of Nephrology, 2018, 29（1）：51-56.

[18] Nicole-K Andeen, Yang Han-Yin, Dai Dao-Fu, et al. DnaJ homolog subfamily B member 9 is a putative autoantigen in fibrillary GN [J]. Journal of the American

[19] S-H Nasr, Dasari S, Lieske J-C, et al. Serum levels of DNAJB9 are elevated in fibrillary glomerulonephritis patients [J]. Kidney Int, 2019, 95 (5): 1269-1272.

[20] M-N Kolopp-Sarda, Miossec P. Cryoglobulinemic vasculitis: pathophysiological mechanisms and diagnosis [J]. Curr Opin Rheumatol, 2021, 33 (1): 1-7.

[21] Yi-Pu Chen, Cheng Hong, Rui Hong-Liang, et al. Cryoglobulinemic vasculitis and glomerulonephritis [J]. Chinese Medical Journal, 2019, 132 (14): 1723-1732.

[22] V Javaugue, Dufour-Nourigat L, Desport E, et al. Results of a nation-wide cohort study suggest favorable long-term outcomes of clone-targeted chemotherapy in immunotactoid glomerulopathy [J]. Kidney Int, 2021, 99 (2): 421-430.

第十一节 线粒体相关肾病

【概述】

遗传性线粒体细胞病是一类因氧化呼吸链上的复合体出现一种或多种基因缺陷而导致的疾病。其病因可主要分为mtDNA突变、核DNA（nDNA）突变以及继发于调控mtDNA稳定性的nDNA缺陷三类[1]。由于mtDNA与nDNA均参与呼吸链复合体的编码，因此，mtDNA与nDNA的突变均有可能导致线粒体细胞病，而遗传方式亦多种多样，如散发、mtDNA母系遗传突变、常染色体隐性遗传、常染色体显性遗传以及X连锁遗传的nDNA突变等。目前已发现超过100种导致线粒体氧化磷酸化呼吸链缺陷的突变基因[2]。尽管单一基因突变导致的线粒体细胞病相对罕见，但由英格兰和澳大利亚相关数据估算，全球氧化磷酸化缺陷的总体患病率至少为13.1/100 000[3]，这表明由不同基因突变导致的多种原发性线粒体病是最常见的遗传性代谢缺陷。人体中耗氧量大的心肌、脑、骨骼肌、肝脏、肾脏等器官富含线粒体，因此成为了线粒体细胞病的主要受累器官。线粒体相关肾病是线粒体细胞病多系统病变的一部分，约有25%线粒体细胞病患者存在肾脏受累[4]，主要表现为局灶节段性肾小球硬化（FSGS）、肾小管功能障碍和囊性肾病[5]。大部分患者起病年龄较早，1/3的线粒体细胞病患者在出生一周内即出现临床表型，80%的患者在2岁以内出现症状[6]。线粒体细胞病的临床表型多样，同一突变类型可能存在不同临床表型，这是由于组织细胞中含有数百甚至数千个mtDNA拷贝，异常mtDNA与正常mtDNA可以不同比例共存于一个细胞内，突变的mtDNA是否在组织中产生表型效应，取决于突变mtDNA与正常mtDNA的相对比例和该组织对线粒体产生的ATP的依赖程度[7]。

【临床表现】

线粒体细胞病的临床表现多样，常以综合征形式呈现，能量需求高的组织（即脑、心、骨骼肌）优先受累。肾脏受累则称为线粒体相关肾病。本节此处重点阐述线粒体相关肾病的肾脏方面表型，对涉及的脑及神经肌肉方面症状不予详述。

1. **肾小管功能障碍**

肾小管发挥多种物质的重吸收和分泌功能，是高耗能组织，近端肾小管、远曲小管和集合管的细胞中都富含线粒体。广泛型近端肾小管功能不全也称范科尼综合征（Fanconi syndrome），表现为高磷酸盐尿、肾性糖尿、氨基酸尿、小分子蛋白尿及近端肾小管酸中毒（renal tubular acidosis, RTA），可见于线粒体细胞病如Kearns-Sayre综合征（眼肌麻痹-房室阻滞综合征）、Pearson综合征（铁粒幼细胞贫血与胰腺功能障碍）、Leigh综合征（亚急性坏死性脑脊髓病）和辅酶Q10缺乏症等[8]。而部分肾小管功能障碍，如仅表现为RTA、类Bartter综合征、高镁尿症等，在线粒体相关肾病中则更为常见[9]。mtDNA和nDNA突变均可导致肾小管功能障碍。*COX10*、*SURF1*、*BCS1L*、*UQCC2*、*TMEM70*等编码呼吸链蛋白的基因突变在近端肾小管疾病患者中均有报道[10]。以*BCS1L*基因突变导致的GRACILE综合征为例，其主要表现为宫内生长发育迟缓、氨基酸尿、RTA、胆汁淤积、含铁血黄素沉着症、乳酸性酸中毒以致早期死亡[11]。而有报道在一个大的家系中，因线粒体tRNAIle突变而出现低镁血症、低钙尿症等远曲小管功能障碍[12]。线粒体细胞病患者的肾小管功能障碍相对其他神经系统症状而言较为隐匿，易被忽视。

2. **肾小球疾病**

足细胞是难以再生的高度分化的细胞，是肾小球滤过屏障的重要组成部分，同样也富含线粒体[13]。线粒体细胞病导致的足细胞功能障碍可导致蛋白尿，最终诱发肾小球硬化。目前线粒体相关肾病诱发的足细胞功能障碍主要表现在两大疾病中：其一为辅酶Q10合成缺陷，临床表现可有激素耐药的肾病综合征、终末期肾病、抽搐、肌张力低、共济失调、脑白质病变、听觉受损等。肾脏病理主要表现为局灶节段性肾小球硬化（focal segmental glomerulosclerosis，FSGS），亦可见新月体性肾小球肾炎、轻度系膜增殖、弥漫性系膜硬化等[14]。其二是线粒体基因A3243G突变导致的线粒体脑肌病伴高乳酸血症和卒中样发作（mitochondrial encephalomyopathy, lactic acidosis, and stroke like episodes，MELAS）。MELAS综合征是由于编码线粒体tRNALEU的MTTL1基因发生点突变所致[15]。脑卒中样发作，导致轻偏瘫、偏盲或皮质盲。其他常见特征包括局灶性或全面性癫痫发作、复发性偏头痛样头痛、呕吐、身材矮小、听力损失、肌无力、蛋白尿、肾病综合征、慢性肾功能不全以及糖尿病。部分患者表现为肌阵挛性癫痫伴破碎红纤维病（myoclonic epilepsy with ragged red fibres，MERRF）[16]或母系遗传糖尿病伴耳聋综合征（maternally inherited diabetes and deafness，MIDD）[17]。近半数MELAS综合征患者伴有白蛋白尿或小分子蛋白尿，部分存在肾功能异常[18]，80%肾脏受累患者伴发听力障碍，因此该病易与Alport综合征混淆[19]。存在蛋白尿的患者肾脏病理多为局灶节段性肾小球肾炎、小管间质性肾炎和肾脏囊性病变，部分病例还可见小动脉透明变性和肌细胞坏死[20-21]。

【辅助检查】

1. **血液学检查**

乳酸是检验氧化呼吸链功能的重要指标之一。血清或脑脊液中的乳酸水平增高，可能预示着氧化磷酸化过程的缺陷。检测血乳酸，及乳酸/丙酮酸有助于鉴别线粒体细胞病和丙酮酸脱氢酶缺陷。但乳酸升高并非线粒体病的特异性表现，先天性代谢病、毒素暴露、组织缺血、其他疾病（如硫胺素缺乏）、休克、能量供应不足等也可出现乳酸升高。而在某些线粒体病中（如Leigh综合征），乳酸水平正常或仅轻微升高，线粒体病患者可能仅在应激期间才会出现乳酸水平升高。其他血清学检查还包括血清肌酸激酶和尿酸、血清转氨酶、血清白蛋白、血清肌酐、血清尿素氮、血清氨基酸类（检查丙氨酸是否升高）、血清酰基肉碱（游离肉碱水平低和酰基/游离肉碱比值升高提示脂肪酸氧化受损）等[22]。血气分析用于判定是否存在代谢性酸中毒。全血细胞计数、血降钙素原、病原体检查、肿瘤标志物检查帮助鉴别感染、肿瘤等其他疾病。必要时完善血清醛固酮、肾素、血管紧张素检测。

2. **尿液检查**

尿液检查是判断患者是否患有肾小球或肾小管疾病的最重要的无创检查。尿蛋白的测定包括尿试纸定性、晨尿尿沉渣、24 h尿蛋白定量、尿蛋白/尿肌酐等，尿红细胞计数及离子间隙检查有助于判断存在何种RTA，有无肾性糖尿、各种电解质漏出增加/减少等，尿有机酸定量或定性检查三羧酸循环中间体、甲基丙二酸和二羧酸是否升高。

3. **病理活检**

对于存在肌肉病变的线粒体肾病患者，肌肉活检是诊断氧化磷酸化呼吸链缺陷的金标准之一[1]。肌肉活检有助于排除其他肌病原因，如免疫介导的肌病。但肌肉活检为有创性检查，且存在取样误差可能。所以对于造血细胞表达突变的患者，外周血基因检测更好。然而，当线粒体病不累及造血组织时，受累组织的病理活检尤为重要。除特殊情况外，股外侧肌开放性肌肉活检优于经皮活检技术。针对肌肉组织进行与线粒体病相关的免疫组化染色，包括苏木精-伊红（HE）、改良Gomori三色、烟酰胺腺嘌呤二核苷酸脱氢酶（nicotinamide adenine dinucleotide dehydrogenase，NADH）、细胞色素C氧化酶（cytochrome C oxidase，COX）、琥珀酸脱氢酶（succinate dehydrogenase，SDH）、过碘酸-希夫（periodic acid Schiff，PAS）和油红染色。SDH染色反映的是由核DNA编码的复合体Ⅱ活性。COX活性反映的是由线粒体DNA（编码3种催化亚单位：COXⅠ、COXⅡ、COXⅢ）和核DNA编码的复合体Ⅳ活性。油红染色反映的是脂质蓄积，可见于辅酶Q10缺陷。线粒体病的典型特征为Gomori三色染色显示肌膜下与肌纤维间有部分正常部分病态的线粒体聚集，这是由于能量耗竭而出现线粒体代偿性增殖。线粒体在蓝色肌纤维背景中呈现为亮红色团块，故名为"碎红纤维"。在SDH反应的切片中，肌膜下线粒体增殖的肌纤维被称为"碎蓝纤维"。此外，某些疾病（如MELAS）会显示出"SDH强反应性血管"（strongly SDH reactive blood vessels，SSVs），这表明血管周围的平滑肌和内皮细胞出现线粒体增殖。COX 阴性纤维常见于线粒体 DNA 缺陷，这类缺陷由催化亚单位的突变导致，也可由线粒体蛋白合成缺陷导致。正常纤维与 COX 阴性碎蓝/碎红肌纤维混合的镶嵌现象高度提示影响线粒体蛋白合成的线粒体 DNA 缺陷[1]。正常纤维与 COX 阳性碎蓝/碎红纤维混合的镶嵌现象则提示线粒体 DNA 缺陷，但不累及复合体Ⅳ的 3 种 COX 亚单位（COX Ⅰ、Ⅱ或Ⅲ）[23]。弥漫性 COX 阴性纤维不伴任何碎红或碎蓝纤维提示 nDNA 编码的信号传导或辅助蛋白存在缺陷。值得注意的是，5 岁以下儿童中常常没有碎红或碎蓝纤维[24]。碎红纤维比例会随年龄而增高。有文献提示 30 岁以下患者若出现任何碎红纤维都应考虑到线粒体病的可能性，碎红纤维 ≥ 2% 应作为主要诊断标准，对于 COX 阴性纤维，50 岁以下成人中碎红纤维 > 2% 是主要诊断标准，而 50 岁以上成人中碎红纤维 > 5% 是主要诊断标准[25]。电子显微镜可检查线粒体超微结构，但异常结构通常并不是线粒体病的特有表现。电子显微镜检出的异常包括肌膜下或肌纤维间线粒体聚集、线粒体增大或拉长、线粒体嵴异常以及线粒体包含物异常（如，类结晶样包涵体）。肌肉组织基因检测至少需要 50 mg 组织，酶法分析至少需要 300 mg 组织。

理论上讲，肾组织活检可提供与肌肉组织相似的病理结果，但由于组织需要量较大，肾活检通常不能满足相关需求。肾活检在诊断线粒体细胞病方面不具有特异性。肾活检指征为非肾病范围蛋白尿伴肾小球源性血尿、激素耐药或依赖的肾病综合征、急性肾炎综合征及不明原因的急性肾损伤等。对于仅存在肾脏表型而缺乏其他系统表型的患者，肾活检病理结果有助于临床医生决定是否进一步开展基因检测。

4. 分子遗传学检查

识别线粒体功能障碍的致病突变是诊断的最终金标准[22]。对于 mtDNA 测序，大规模平行测序和（或）新一代测序（next generation sequencing，NGS）优于其他方法，因为这些技术检测更详细，可检出低至 1% 水平的异质性[26]，NGS 可检测出线粒体基因组的缺失和重复。利用实时定量 PCR 可检测受累组织中平均每个细胞的线粒体 DNA 拷贝数。对于 nDNA 缺陷所致的线粒体病，包括所有影响线粒体的已知核基因的 NGS panel 优于单基因检测；若基因的 NGS panel 不能得出诊断，下一步应考虑进行全外显子组测序。对于高度怀疑有线粒体病但血液基因检测结果阴性的患者，推荐检测受累组织。对于证实有线粒体异质性的疾病（如 MELAS 综合征），尿液和血液检查优于单独的血液检查。建议对发育迟缓的婴儿和年幼儿童进行神经遗传学评估，包括染色体核型、脆性 X 染色体综合征检查及遗传咨询等[27]。

5. 影像学检查

中枢神经系统受累的患者应接受脑 MRI 检查。脑 MRI 可检出疾病早期的非特异性延迟性髓鞘形成现象、Leigh 病特有的深部灰质对称性病变、提示 MELAS 的脑卒中样病变，以及见于线粒体 DNA 缺失疾病的大脑和（或）小脑萎缩伴双侧深部灰质病变[27]。新型磁共振成像技术如检测乳酸升高的脑磁共振波谱分析（magnetic resonance spectroscopy，MRS）可帮助估算脑组织中乳酸含量[28]。31P MRS 通过监测磷 -ATP 交换及运动后磷酸肌酐恢复动力评估骨骼肌中 ATP 产生情况，但这还需进一步研究[29]。

泌尿系统 B 超作为监测泌尿系统结构，排除占位和结石的重要手段，在临床中常规开展。

6. 肌电图

线粒体病患者的神经传导检查结果可能正常，也可能符合肌病，表现以复合运动单元电位波幅降低为主。可能观察到轴突性多发性神经病。传导速度低至 15 m/s 的脱髓鞘性多发性神经病也有报道。针极肌电图检查结果可能正常，也可能检出符合肌病的表现（持续时间短的小幅多相性运动单元电位伴早期募集）[30]。仅在极少数情况下出现正锐波和纤颤电位。表现为募集减少和大幅多相性运动单元电位的轻度神经源性改变也有描述。

7. 微创检查

通过皮肤活检组织，培养原代成纤维细胞系可进行线粒体氧化呼吸链功能检查，例如质谱分析线粒体氧化磷酸化能力、分光光度计检测电子传递链复合体酶活性或脂肪酸氧化检测。对于新发的基因突变，细胞系可进行功能学分析。如成纤维细胞系中未见明显异常，则需要进一步对受累靶器官或组织进行活检。然而这些检测手段灵敏性和特异性较低，仍需开展进一步研究，尚未广泛应用于临床[31]。

【诊断】

当患者出现激素抵抗的肾病综合征、原因不明的小分子蛋白尿伴肾小球源性血尿、原因不明的 RTA、Bartter 综合征、Gitelman 综合征等肾小管疾病，家族中存在遗传性尤其是母系遗传性的疾病或某种异常症状、伴或不伴有脑卒中样发作、癫痫发作、肌阵挛、共济失调、发育迟缓或退化、痴呆、偏头痛和肌张力障碍、色素性视网膜病、视神经萎缩和白内障、运动不耐受、肌痛、横纹肌溶解或肌红蛋白尿、肌无力（主要累及近端）、肌张力减退、上睑下垂以及眼外肌运动障碍伴或不伴复视、神经病变和自主神经功能障碍、心脏传导缺陷和心肌病、糖尿病和甲状旁腺功能减退、动力改变、肝病、恶心和呕吐发作以及胰腺外分泌功能障碍、多发性脂肪瘤、铁粒幼细胞贫血和全血细胞减少、代谢性酸中毒、身材矮小，需怀疑线粒体相关肾病，通过完善相关检查，最终依靠基因检测结果确诊。

【鉴别诊断】

1. Alport综合征

该病为编码Ⅳ型胶原的基因突变导致的肾小球基底膜疾病，为遗传性肾小球疾病，可出现镜下血尿，肾功能异常，听觉、视觉障碍等临床表现，与线粒体相关肾病临床表型有重叠，但肾活检针对Ⅳ型胶原的免疫染色可见肾小球基底膜（glomerular basement membrane，GBM）α-3链、α-4链和（或）α-5链缺失或分布异常，电镜下可见GBM致密层纵裂，基因检测 *COL4A3*、*COL4A4*、*COL4A5* 可鉴别。

2. 肾小管酸中毒

RTA是由近端肾小管重吸收碳酸氢根和（或）远端肾小管分泌氢离子功能障碍的临床综合征，病因可分为基因缺陷导致的原发性疾病和继发于其他疾病的功能障碍。按病变部位可分为近端RTA、远端RTA、混合型RTA及低醛固酮型RTA。临床症状主要表现为高氯性、正常阴离子间隙性代谢性酸中毒，电解质紊乱，骨病和尿路症状。其临床症状与线粒体相关肾病有相似之处，但少有合并其他多系统功能异常，基因检测可鉴别。

3. 先天性肾病综合征

先天性肾病综合征是指出生3个月以内发生的肾病综合征，其与婴儿型肾病综合征（出生1年内）多由基因缺陷所致，预后较差，常见的突变基因有 *NPHS1*、*NPHS2*、*PLCE1*、*WT1* 和 *LAMB2* 等，表现为激素耐药。该病易与线粒体相关肾病混淆，但后者起病年龄通常稍晚于先天性肾病综合征，基因检测可鉴别。

【治疗】

线粒体相关肾病患者目前主要的治疗方法是对症、支持治疗，目前少有针对病因的治疗方法。

1. 支持治疗

充分的营养、能量及心理支持。对确诊线粒体细胞病的肾病综合征患儿，应停止使用激素及其他免疫抑制剂，以减少带来的副作用。

2. 对症治疗

纠正线粒体相关肾病患者存在的酸碱、电解质失衡，对持续性蛋白尿的患者，限制盐和液体摄入，并给予利尿剂、白蛋白控制水肿，预防血栓栓塞、预防感染、治疗高脂血症等，给予血管紧张素转化酶抑制剂或血管紧张素Ⅱ受体阻滞剂控制血压、减轻蛋白尿并延缓肾损伤进展。对合并有呼吸衰竭的患者给予无创及有创的呼吸支持，采用标准抗癫痫治疗来控制癫痫发作，但应尽量避免使用丙戊酸及其衍生物，因为此类药物可抑制肉碱的生物合成，可能导致线粒体β-氧化和脂肪酸代谢受损。对存在眼、耳方面功能障碍的患者，进行相关专科的诊治。避免使用干扰呼吸链功能的药物，包括上述的丙戊酸及其衍生物、巴比妥类、四环素类抗生素和氯霉素。此外，避免使用可能造成听力损失的氨基糖苷类抗生素以及有潜在乳酸酸中毒风险的二甲双胍。

3. 遗传咨询

线粒体细胞病的遗传模式可能包括母系遗传、常染色体显性遗传、常染色体隐性遗传或X连锁遗传，且遗传方式具有异质性，患儿父母及患者本人应进行遗传咨询来制订生育计划。新兴的线粒体移植技术可将患者正常的nDNA转移到拥有正常mtDNA的去核卵子中，以期生育出拥有正常mtDNA的后代，但这一技术尚存在诸多技术及伦理问题，需要进一步研究[32]。

4. 药物治疗

目前线粒体细胞病的药物治疗策略包括：应用呼吸链辅因子、抗氧化剂治疗，以及可纠正继发性生化缺陷的药物，但这些治疗方法均缺乏明确证据[33]。原发性辅酶Q10缺乏是少数可治疗的基因缺陷病之一。口服辅酶Q10补充剂可明显改善神经症状，早期开始治疗可能改善肾脏病预后，目前辅酶Q10也已用于治疗辅酶Q10水平未知或未减少患者的线粒体病，但疗效未知。此外，"线粒体鸡尾酒"疗法包括补充呼吸链辅因子琥珀酸盐、维生素B2、维生素B1；抗氧化剂艾地苯醌、维生素E和二氢硫辛酸；纠正继发性生化缺陷的肌酸、左卡尼汀、左旋肉碱可能存在部分疗效。补充精氨酸可用于减轻 MELAS 患者出现的脑卒中样发作[34]。

5. 肾移植

对于终末期肾病的线粒体细胞病患者，目前尚不明确肾移植是否能够改善其预后。有报道 12 名终末期肾病的线粒体细胞病患者接受肾移植后，术后短期存活率及排异发生率与普通移植者相仿，线粒体细胞病未见因手术而加重，但长期随访有一半的患者因线粒体细胞病出现多系统临床症状的恶化[35]。

6. 基因治疗

病因治疗方面，基因治疗是潜在治疗线粒体细胞病的有效手段之一，且可降低把突变遗传给子代的风险，但目前仍缺乏有效的基因治疗方法。Karicheva 等将酵母 tRNALeu 引入体外培养的存在 A3243G 突变的 MELAS 患者的细胞中，可明显改善线粒体呼吸链功能[36]，然而通过引入 RNA 修复线粒体基因突变的治疗方法还在实验室阶段[37]。临床上，异基因造血干细胞移植技术可用于治疗线粒体神经胃肠型脑肌病（mitochondrial neurogastrointestinal encephalopathy disease，MNGIE），但死亡率较高[38]。该病的致病基因为编码胸苷磷酸化酶的 TYMP 基因。TYMP 突变使胸苷磷酸化酶活性降低，细胞降解脱氧胸苷和脱氧尿苷的能力下降，导致 mtDNA 复制异常[39]。异基因造血干细胞技术旨在清除诱导 mtDNA 突变的毒性成分，因此并不能广泛应用于其他线粒体细胞病。

【病例摘要】

患儿女，8 岁，因"反复蛋白尿 7 年余"入院。患儿 7 年前即出生 9 月时因"发热"于外院就诊，尿检发现蛋白尿，具体不详，1.5 年前患儿因"咳嗽"于外院治疗时尿检提示尿蛋白 2＋，至我院复查尿检提示大量蛋白尿，血浆白蛋白不低，肾功能正常，无明显少尿、水肿表现，行肾活检提示"局灶节段性肾小球硬化"，表现为激素耐药，加用他克莫司治疗后存在部分效应，患儿哥哥，26 岁，已肾衰竭 8 年，患儿全外显子基因检测提示 ADCK4 复合杂合突变 c.1345G＞A（p.R449C）和 c.625C＞G（p.D209H），与其哥哥突变位点相同，父母均为杂合携带者。治疗上给予辅酶 Q10 3 次 / 日，每次 30 mg 治疗后患儿蛋白尿完全消失。病例详细资料见二维码数字资源 2-11。

数字资源 2-11

（车若琛　张爱华）

【参考文献】

[1] DiMauro S，Schon EA，Carelli V，et al. The clinical maze of mitochondrial neurology. Nat Rev Neurol，2013，9（8）：429-444.

[2] Mayr JA，Haack TB，Freisinger P，et al. Spectrum of combined respiratory chain defects. J Inherit Metab Dis，2015，38（4）：629-640.

[3] Skladal D，Halliday J，Thorburn DR. Minimum birth prevalence of mitochondrial respiratory chain disorders in children. Brain，2003，126（Pt 8）：1905-1912.

[4] Perez-Albert P，de Lucas Collantes C，Fernandez-Garcia MA，et al. Mitochondrial disease in children：the nephrologist's perspective. JIMD Rep，2018，42：61-70.

[5] Emma F，Bertini E，Salviati L，et al. Renal involvement in mitochondrial cytopathies. Pediatr Nephrol，2012，27（4）：539-550.

[6] Niaudet P，Rotig A. The kidney in mitochondrial cytopathies. Kidney Int，1997，51（4）：1000-1007.

[7] DiMauro S，Schon EA. Mitochondrial respiratory-chain diseases. N Engl J Med，2003，348（26）：2656-2668.

[8] Rotig A. Renal disease and mitochondrial genetics. J Nephrol，2003，16（2）：286-292.

[9] Lee YS，Yap HK，Barshop BA，et al. Mitochondrial tubulopathy：the many faces of mitochondrial disorders. Pediatr Nephrol，2001，16（9）：710-712.

[10] Emma F，Montini G，Parikh SM，et al. Mitochondrial dysfunction in inherited renal disease and acute kidney injury. Nat Rev Nephrol，2016，12（5）：267-280.

[11] Kasapkara CS，Tumer L，Ezgu FS，et al. BCS1L gene mutation causing GRACILE syndrome：case report. Ren Fail，2014，36（6）：953-954.

[12] Wilson FH，Hariri A，Farhi A，et al. A cluster of metabolic defects caused by mutation in a mitochondrial tRNA. Science，2004，306（5699）：1190-1194.

[13] Lal MA，Patrakka J. Understanding podocyte biology to develop novel kidney therapeutics. Front Endocrinol（Lausanne），2018，9：409.

[14] Ashraf S，Gee HY，Woerner S，et al. ADCK4 mutations promote steroid-resistant nephrotic syndrome through

[14] CoQ10 biosynthesis disruption. J Clin Invest, 2013, 123(12): 5179-5189.

[15] de Laat P, Rodenburg RR, Roeleveld N, et al. Six-year prospective follow-up study in 151 carriers of the mitochondrial DNA 3243 A > G variant. J Med Genet, 2021, 58(1): 48-55.

[16] Nakamura M, Yabe I, Sudo A, et al. MERRF/MELAS overlap syndrome: a double pathogenic mutation in mitochondrial tRNA genes. J Med Genet, 2010, 47(10): 659-664.

[17] Esterhuizen K, Lindeque JZ, Mason S, et al. One mutation, three phenotypes: novel metabolic insights on MELAS, MIDD and myopathy caused by the m.3243A > G mutation. Metabolomics, 2021, 17(1): 10.

[18] Alcubilla-Prats P, Sole M, Botey A, et al. Kidney involvement in MELAS syndrome: description of 2 cases. Med Clin(Barc), 2017, 148(8): 357-361.

[19] Gettelfinger JD, Dahl JP. Syndromic hearing loss: a brief review of common presentations and genetics. J Pediatr Genet, 2018, 7(1): 1-8.

[20] Guery B, Choukroun G, Noel LH, et al. The spectrum of systemic involvement in adults presenting with renal lesion and mitochondrial tRNA(Leu) gene mutation. J Am Soc Nephrol, 2003, 14(8): 2099-2108.

[21] Gucer S, Talim B, Asan E, et al. Focal segmental glomerulosclerosis associated with mitochondrial cytopathy: report of two cases with special emphasis on podocytes. Pediatr Dev Pathol, 2005, 8(6): 710-717.

[22] Parikh S, Goldstein A, Koenig MK, et al. Diagnosis and management of mitochondrial disease: a consensus statement from the Mitochondrial Medicine Society. Genet Med, 2015, 17(9): 689-701.

[23] Milone M, Wong LJ. Diagnosis of mitochondrial myopathies. Mol Genet Metab, 2013, 110(1-2): 35-41.

[24] Sarnat HB, Marin-Garcia J. Pathology of mitochondrial encephalomyopathies. Can J Neurol Sci, 2005, 32(2): 152-166.

[25] Bernier FP, Boneh A, Dennett X, et al. Diagnostic criteria for respiratory chain disorders in adults and children. Neurology, 2002, 59(9): 1406-1411.

[26] Stenton SL, Prokisch H. Advancing genomic approaches to the molecular diagnosis of mitochondrial disease. Essays Biochem, 2018, 62(3): 399-408.

[27] Haas RH, Parikh S, Falk MJ, et al. Mitochondrial disease: a practical approach for primary care physicians. Pediatrics, 2007, 120(6): 1326-1333.

[28] Wilichowski E, Pouwels PJ, Frahm J, et al. Quantitative proton magnetic resonance spectroscopy of cerebral metabolic disturbances in patients with MELAS. Neuropediatrics, 1999, 30(5): 256-263.

[29] Prompers JJ, Wessels B, Kemp GJ, et al. Mitochondria: investigation of in vivo muscle mitochondrial function by 31P magnetic resonance spectroscopy. Int J Biochem Cell Biol, 2014, 50: 67-72.

[30] Nardin RA, Johns DR. Mitochondrial dysfunction and neuromuscular disease. Muscle Nerve, 2001, 24(2): 170-191.

[31] Goldenthal MJ, Kuruvilla T, Damle S, et al. Non-invasive evaluation of buccal respiratory chain enzyme dysfunction in mitochondrial disease: comparison with studies in muscle biopsy. Mol Genet Metab, 2012, 105(3): 457-462.

[32] Sendra L, Garcia-Mares A, Herrero MJ, et al. Mitochondrial DNA replacement techniques to prevent human mitochondrial diseases. Int J Mol Sci, 2021, 22(2): 551.

[33] Pfeffer G, Majamaa K, Turnbull DM, et al. Treatment for mitochondrial disorders. Cochrane Database Syst Rev, 2012(4): CD004426.

[34] El-Hattab AW, Emrick LT, Hsu JW, et al. Impaired nitric oxide production in children with MELAS syndrome and the effect of arginine and citrulline supplementation. Mol Genet Metab, 2016, 117(4): 407-412.

[35] Parikh S, Karaa A, Goldstein A, et al. Solid organ transplantation in primary mitochondrial disease: Proceed with caution. Mol Genet Metab, 2016, 118(3): 178-184.

[36] Karicheva OZ, Kolesnikova OA, Schirtz T, et al. Correction of the consequences of mitochondrial 3243A > G mutation in the MT-TL1 gene causing the MELAS syndrome by tRNA import into mitochondria. Nucleic Acids Res, 2011, 39(18): 8173-8186.

[37] Wang G, Shimada E, Zhang J, et al. Correcting human mitochondrial mutations with targeted RNA import. Proc Natl Acad Sci U S A, 2012, 109(13): 4840-4845.

[38] Halter JP, Michael W, Schupbach M, et al. Allogeneic haematopoietic stem cell transplantation for mitochondrial neurogastrointestinal encephalomyopathy. Brain, 2015, 138(Pt 10): 2847-2858.

[39] Hirano M, Garone C, Quinzii CM. CoQ(10) deficiencies and MNGIE: two treatable mitochondrial disorders. Biochim Biophys Acta, 2012, 1820(5): 625-631.

第十二节 肾小球巨大稀少症

【概述】

肾小球巨大稀少症（oligomeganephronia，OMN），又称为肾单位巨大稀少症、寡而大肾发育不全（oligomeganephronic renal hypoplasia），是先天性肾发育不全（renal hypoplasia）的常见类型之一[1]。OMN 的组织学特点为肾单位数量的减少，以及肾小球体积增大[2]，临床隐匿，可表现为蛋白尿及进行性肾功能下降，患者通过肾穿刺活检病理确诊。

OMN 最早于 20 世纪 60 年代由 Royer 及 Bernstein 等首先描述[3]，由于该病相对罕见，后续文献报道较少，且多为个案报告或小样本的病例系列研究，故具体发病率难以评估。国外发表的最大样本量数据来自 Broyer 团队[4]于 1997 年报告的 67 例 OMN 患者，国内最早由陈惠萍等[5]于 2007 年描述，后续也仅有散在个案报道[2, 6-10]。尸检结果提示 2.5% 的患儿两侧肾脏体积缩小，但生前并无肾脏受损的临床表现，推测该病极易造成漏诊[11]。

OMN 的病因尚未明确，既往认为与先天性因素有关，如与胎儿宫内生长受限、早产、出生时低体重、母体疾病（糖尿病、高血压）、妊娠期药物使用（RAAS 抑制剂、NSAIDs）、妊娠期酒精摄入及吸烟等相关[1]。但随着基因研究的进展，*PAX2*[12-13]、*RET*[14]、*HNF1B*[15]、*EYA1* 等基因与 OMN 的相关性陆续被报道。OMN 在临床上可单独发生，也可伴随其他多系统发育异常，如鳃耳肾综合征（branchio-oto renal syndrome）[16]、Wolf-Hirschhorn 综合征[17]和 renal-coloboma 综合征（RCS）[18]等。OMN 的发病机制尚不清楚，推测可能由于遗传性及先天性因素，造成 OMN 患者肾脏发育不全，肾单位减少，致使残余肾小球经受高压力、高灌注、高滤过的"三高"血流动力学变化，肾小球体积代偿性增大，继发肾小球硬化，最终导致肾功能下降[1]。

【临床表现】

肾小球巨大稀少症通常为散发病例，但也有家族性发病报告[19-20]。男性相对多见，男：女约为 3：1。

该病儿童多见，Broyer 等[4]报道的 50 例 OMN 患者中 29 例于出生时或 1 岁以内起病，其他 21 例于 10～15 岁起病。患者多有早产或出生低体重，病程早期可出现肾小管功能障碍，表现为多尿、烦渴、脱水，可伴有喂养困难、生长发育迟缓等。随年龄增长，逐渐出现蛋白尿及肾功能损害，发展至 ESRD 的年龄在 6 个月至 17 岁之间。

近年来陆续报道了青少年及成年起病的 OMN 病例[21-25]。王少凡等[2]报道 8 例 OMN 患者，平均起病年龄 15 岁，平均病程 36.5 个月。患者均无家族史，且仅有 1 例有出生低体重病史。起病隐匿，常常以无症状性蛋白尿或肾功能不全就诊。尿蛋白水平在 0.79～2.64 g/24 h，以中分子量蛋白为主，无肉眼或镜下血尿。同时 75% 患者合并尿 NAG 酶升高。75% 合并肾功能减退，eGFR 水平 13.08～60.7 ml/（min·1.73 m^2）。Kawanishi 等[24]报道了 3 例成年发病的 OMN 患者，这些患者起病年龄为 19～36 岁，1 例有出生低体重病史，尿蛋白 0.18～0.65 g/24 h，血肌酐 1.14～2.65 mg/dl。经过 1.5～3.5 年的随访，这些患者血肌酐波动在 1.12～2.89 mg/dl，均未进展至终末期肾病。OMN 的临床表现轻重及疾病进展速度与起病年龄相关，推测其原因可能取决于肾小球数量减少及肾小球直径扩张的程度。

【辅助检查】

1. 影像学检查

B 超检查可提示与身高不相符的双侧肾脏体积缩小，肾脏大小比同年龄平均水平小 2 个标准差以上，肾脏长径为 60～90 mm[10]。肾脏外形尚能分辨，但因皮髓质分化不良而在超声下显示皮髓质分界不清，超声表现无特异性。增强 CT 检查除了双肾对称性缩小，还可见皮质、髓质增厚，肾锥体融合，肾皮质呈细纹状，而少见肾皮质瘢痕，无肾脏囊肿、钙化、输尿管畸形等表现。有学者认为可借此与肾发育不良（renal dysplasia）、反流性肾病、髓质囊性肾病等鉴别[26]。也可进行 99mTc-二巯基丁二酸（dimercaptosuccinic acid，DMSA）放射性核素扫描以排除肾脏瘢痕形成，但这并非常规检查。

2. 病理检查

由于肾小球巨大稀少症缺乏特征性的临床表现，病理检查是诊断OMN的金标准。光镜下典型表现包括两点：肾小球数量的减少，以及肾小球体积增大。

(1) 肾小球数量减少：Morita等[27]报告了1例12岁OMN男性患儿，其肾小球数目为同龄对照组的1/4；王少凡等[2]报告了8例OMN患者，平均年龄15岁，肾小球数目（4～9个）约为同年龄对照组（13～29个）的1/3～1/4。但光镜下直接计数肾小球个数可能会受到肾穿刺标本取材、切片制作的干扰。新近文献参考肾小球分布密度的检测方法[28]，比单纯肾小球个数减少更能定量体现OMN肾小球分布稀疏、肾小球之间距离增宽的特点。Keisuke等[14]报告了一例11岁女性OMN患儿，肾小球分布密度为$0.96/\mu m^3$（正常参考范围$> 5/\mu m^3$）。

(2) 肾小球体积增大：国外学者报告的OMN患者肾小球面积（$30\,479\ \mu m^2$）约为对照组的2倍（$17\,846\ \mu m^2$）[27]。国内王少凡等[2]报告了8例OMN患者，肾小球数目（4～9个）约为对照组（13～29个）的1/3～1/4，肾小球平均直径（$223.6\ \mu m$）约为对照组（$158.1\ \mu m$）的1.4倍，肾小球面积（$33\,403.9\sim 47\,834.4\ \mu m^2$）约为对照组（$15\,301.5\sim 25\,877.6\ \mu m^2$）的2～3倍，肾小球体积[$(4.72\sim 8.15)\times 10^6\ \mu m^3$]约为对照组的[$(1.60\sim 3.14)\times 10^6\ \mu m^3$]的2.83倍。除了上述特点，OMN同时可有肾小管肥大及球旁器的肥大[6]，近端小管细胞体积可增大至4倍以上[29]。随着病情进展，可出现肾小球节段性硬化、间质纤维化等表现。

免疫荧光通常为全阴性，亦可能有非特异性IgM沉积。肾组织Ⅳ型胶原α3、α5链染色正常。电镜下可见足细胞胞体肿胀、节段足突融合、微绒毛化；无电子致密物沉积；肾小球基底膜无板层样改变，亦无内外侧缘不规则等变化[2,10]。

3. 基因检测

随着基因检测技术的进步及开展，越来越多的报告提示OMN可能与基因异常相关。

(1) PAX2基因：PAX2基因对胚胎期的肾脏发育起到重要作用。Sanyanusin等报告PAX2基因突变可导致家族中[30]出现肾发育不良、膀胱输尿管反流、视神经缺损。动物实验进一步证实PAX2基因失活可导致小鼠肾脏皮质变薄、肾小球数目减少[31]。Tellier等发现PAX2基因异常既可以同时导致肾脏、眼睛发育的各种异常，也可以导致单纯的肾脏发育不良[32]。Salomon等[13]在9例OMN患者中发现3例存在PAX2基因突变，提示PAX2基因突变与OMN发生可能相关。

(2) HNF-1β基因：该基因编码肝细胞核因子1β（hepatocyte nuclear factor 1β），与常染色体显性遗传性小管间质肾病（ADTKD）相关，可导致髓质囊性肾病、肾发育不良等，同时可合并青年发病的成年型糖尿病（MODY）、肝功能异常等。Sagen等[33]报告了5例HNF-1β基因突变携带者，其中3例表现为肾小球增大及肾小管扩张，其中1例为OMN。

(3) 其他基因异常：近年来，陆续有报道RET[14]基因、EYA1基因（鳃耳肾综合征）、4号染色体短臂末端p16.3缺失[18]（Wolf-Hirschhorn综合征）等与OMN的相关性。

目前相关基因突变的文献报告具有一定的局限性：①上述报道多以病例个案为主，因机制不明缺乏进一步验证试验，尚不能明确其因果关系。②部分已报告的致病基因结果缺乏一致性，如国外有个案报道的PAX2基因、HNF-1β基因，国内张琰琴[10]等对一例临床及病理诊断OMN的患儿及其父母进行PAX2基因12个外显子及HNF-1β基因9个外显子检测，均未发现致病性突变。③因为肾脏体积缩小的患者很多无法进行肾穿刺，不能明确肾发育不全的具体亚型，相关肾脏发育相关的基因与OMN的关系尚不明确[1]。综上所述，基因致病性在OMN中的作用尚有待进一步研究。

【诊断】

由于肾小球巨大稀少症缺乏特征性临床表现，目前对OMN的诊断主要依靠肾穿刺活检。Broyer等[4]最早提出的OMN诊断标准相对严格，包括①肾脏体积缩小，患者的双肾长径总和≤同龄正常人的80%；②肾小球滤过率较正常值下降30%；③无输尿管畸形或输尿管反流证据。

后续研究报告的病例诊断标准相对宽松，通常认为病理满足肾小球数量减少及肾小球体积增大的特点，结合临床可诊断为OMN。相关研究报告的肾小球个数在4～9个，肾小球直径、面积或体积增加2～3倍。国内2009年王少凡等[2]总结8例OMN患者的肾组织形态学改变及形态学计量分析结果，提出的病理诊断特征包括：①在肾活检取材符合标准时（定义为肾活检组织长1.5～2 cm，镜下观察存在皮质、皮髓交界或皮-髓-皮组织），肾单位数目减少

（除外髓质及髓放线部位），即皮质区肾小球≤10个；②肾小球体积明显增大，且肾小球体积大小均一（该组患者肾小球体积约为对照组的 2.83 倍）；③无肾小球毛细血管内及毛细血管外增生性改变，可存在肾小球节段硬化或球性硬化；④肾小管肥大及间质纤维化；⑤免疫荧光检查肾小球除非特异性 IgM 沉积外，无 IgG、IgA 及补体沉积；⑥电镜观察肾小球、肾小管未见电子致密物沉积，无肾小球基底膜病变。因肾小球个数可能受到肾活检取材、切片等影响，后续文献采用检测肾小球分布密度[28]的方法，发现 OMN 患者的肾小球分布密度在 0.76~1.29 个 / 平方毫米 [参考范围（3.2±1.2）个 / 平方毫米][24]。

值得注意的是，OMN 患者可能会因为肾脏体积缩小，未能行肾穿刺活检，而仅诊断为不明原因 CKD、慢性肾小球肾炎等，导致该病容易漏诊。

【鉴别诊断】

肾小球巨大稀少症主要需与其他肾小球体积增大的疾病相鉴别，常见的如各种原发性 / 继发性肾脏病，如感染后肾炎、狼疮性肾炎、糖尿病肾病等，但这些疾病通常存在典型的免疫荧光或光镜下组织学的改变，如免疫复合物沉积、系膜区病变等，通常还存在相应的临床表现和实验室检查。另外上述疾病肾小球体积程度有限，通常不会增大到 2~3 倍的程度，相对容易鉴别。

另外 OMN 尚需与其他可引起肾小球数量减少 / 肾脏萎缩的疾病鉴别，如反流性肾病等。后者虽然肾小球数量减少，但体积并未增大，往往合并鲍曼囊及小管的高度扩张，B 超可发现单侧肾脏体积减小和对侧肾脏体积增大。其他需要鉴别的疾病见表 2-12-1。

表 2-12-1 肾小球巨大稀少症的鉴别诊断

其他可引起肾脏体积缩小的病因	反流性肾病
	肾单位肾痨
	肾脏发育不良
	慢性肾盂肾炎
其他可引起肾单位体积增大的病因	肥胖相关性肾病
	糖尿病肾病
	肾静脉血栓
	孤立肾
	肾小球肾炎：感染后肾炎、狼疮性肾炎

【治疗】

肾小球巨大稀少症目前尚无特效治疗，一般以血管紧张素转化酶抑制剂（ACEI）、血管紧张素 Ⅱ 受体阻滞剂（ARB）为主，可改善肾小球高灌注状态，延缓肾病进展，与肥胖相关性肾病等治疗相似。如果出现肾功能减退，则需要慢性肾脏病一体化治疗，治疗肾性高血压、肾性贫血等相关并发症。对于进入 ESRD 患者，肾移植为首选治疗方法。对于幼年起病的患者，需同时关注其生长发育情况，必要时需应用重组人生长激素等促进正常生长。

OMN 因相对少见，缺乏随访数据，长期预后不详。该病表现隐匿，易被忽略，故应提高对本病的认识，对可疑患者应尽早肾穿刺活检明确诊断。

【病例摘要】

男，26 岁，主因"蛋白尿 3 个月"入院，24 h 尿蛋白定量 0.95 g/1800 ml；血生化 Alb 45.5 g/L，Cr 95.1 μmol/L，eGFR 94.672 ml/（min·1.73 m^2）。双肾超声：右肾长径 8.0 cm，实质厚度 1.5 cm；左肾长径 8.4 cm，实质厚度 1.8 cm。继发因素筛查阴性。行肾穿刺检查：免疫荧光全阴性。光镜：肾活检组织可见 10 个肾小球，1 个缺血性硬化，其余肾小球毛细血管袢肥大（肾小球直径≥200 μm，正常对照≤190 μm），数目相对减少，分布稀疏，其中 1 个节段性硬化。病理诊断：符合肾小球肥大伴 FSGS 样病变，肾小球巨大稀少症待除外。电镜检查：3 个肾小球，肾小球节段硬化，基底膜无明显病变，未见电子致密物沉积。临床诊断考虑 OMN 可能，追问患者足月顺产、否认出生低体重史，完善全外显子测序未发现相关致病性基因。予氯沙坦 100 mg 1 次 / 日治疗，患者尿蛋白稳定在 1 g 以内，肾功能稳定。病例详细资料见二维码数字资源 2-12。

数字资源 2-12

（李　阳）

【参考文献】

［1］ Bonsib S M. Renal hypoplasia, from grossly insufficient to not quite enough: consideration for expanded concepts based upon the author's perspective with historical review ［J］. Adv Anat Pathol, 2020, 27（5）: 311-330.

［2］ 王少凡, 陈惠萍, 姚小丹, 等. 肾小球巨大稀少症临床及病理分析［J］. 肾脏病与透析肾移植杂志, 2009,（4）: 329-333, 357.

［3］ Bernstein J. Developmental abnormalities of the renal parenchyma: Renal hypoplasia and dysplasia ［J］. Pathology annual, 1968, 3: 213-247.

［4］ Broyer M, Soto B, Gagnadoux M F, et al. Oligomeganephronic renal hypoplasia ［J］. Adv Nephrol Necker Hosp, 1997, 26: 47-63.

［5］ 陈惠萍, 李世军, 刘志红. 肾小球巨大稀少症［J］. 肾脏病与透析肾移植杂志, 2007, 16（2）: 192-195.

［6］ 林利容, 张建国, 杨杰, 等. 肾小球巨大稀少症 1 例［J］. 第三军医大学学报, 2012, 34（1）: 80, 89.

［7］ 张良, 李志辉, 银燕, 等. 儿童肾小球巨大稀少症临床病理及随访分析［J］. 儿科药学杂志, 2014, 20（12）: 11-15.

［8］ 张文静, 张超, 兰平, 等. 肾小球巨大稀少症 1 例［J］. 安徽医学, 2020, 41（2）: 232-233.

［9］ 郑艳丹, 李垚瑶, 鲁晓涵, 等. 肾小球巨大稀少症一例［J］. 临床肾脏病杂志, 2019, 19（3）: 223-224.

［10］张琰琴, 丁洁, 赵丹, 等. 寡而大肾发育不良患儿 HNF-1β 基因及 PAX2 基因的突变分析［J］. 临床儿科杂志, 2011,（5）: 441-445.

［11］Rubenstein M, Meyer R, Bernstein J. Congenital abnormalities of the urinary system. I. A postmortem survey of developmental anomalies and acquired congenital lesions in a children's hospital ［J］. J Pediatr, 1961, 58: 356-366.

［12］Nishimoto K, Iijima K, Shirakawa T, et al. PAX2 gene mutation in a family with isolated renal hypoplasia ［J］. Am Soc Nephrol, 2001, 12（8）: 1769-1772.

［13］Salomon R, Tellier A L, Attie-Bitach T, et al. PAX2 mutations in oligomeganephronia ［J］. Kidney Int, 2001, 59（2）: 457-462.

［14］Sugimoto K, Miyazawa T, Nishi H, et al. Heterozygous p.S811F RET gene mutation associated with renal agenesis, oligomeganephronia and total colonic aganglionosis: a case report ［J］. BMC Nephrol, 2016, 17（1）: 146.

［15］Bohn S, Thomas H, Turan G, et al. Distinct molecular and morphogenetic properties of mutations in the human HNF1beta gene that lead to defective kidney development ［J］. J Am Soc Nephrol, 2003, 14（8）: 2033-2041.

［16］Abdelhak S, Kalatzis V, Heilig R, et al. Clustering of mutations responsible for branchio-oto-renal（BOR）syndrome in the eyes absent homologous region（eyaHR）of EYA1 ［J］. Hum Mol Genet, 1997, 6（13）: 2247-2255.

［17］Sakallioglu O, Gok F. Oligomeganephronia in Wolf-Hirschhorn syndrome ［J］. Indian Pediatr, 2006, 43（10）: 923-924.

［18］Park S H, Chi J G. Oligomeganephronia associated with 4p deletion type chromosomal anomaly ［J］. Pediatr Pathol, 1993, 13（6）: 731-740.

［19］Kusuyama Y, Tsukino R, Oomori H, et al. Familial occurrence of oligomeganephronia ［J］. Acta Pathol Jpn, 1985, 35（2）: 449-457.

［20］Weir M R, Salinas J A, Rawlings P C. Intrauterine twin demise and oligomeganephronia ［J］. Nephron, 1985, 40（4）: 482-484.

［21］Alves R J, Oppermann K, Schein L E, et al. A case of late-onset oligomeganephronia ［J］. J Bras Nefrol, 2012, 34（4）: 392-394.

［22］Bitó L, Kalmár T, Maróti Z, et al. PAX2 mutation-related oligomeganephronia in a young adult patient ［J］. Case Rep Nephrol Dial, 2020, 10（3）: 163-173.

［23］Fuke Y, Hemmi S, Kajiwara M, et al. Oligomeganephronia in an adult without end stage renal failure ［J］. Clin Exp Nephrol, 2012, 16（2）: 325-328.

［24］Kawanishi K, Takei T, Kojima C, et al. Three cases of late-onset oligomeganephronia ［J］. NDT Plus, 2011, 4（1）: 14-16.

［25］Yang X D, Shi W, Li D, et al. Oligomeganephronia: case report and literature review ［J］. Srp Arh Celok Lek, 2014, 142（11-12）: 732-735.

［26］Hopkins K, Mowry J, Houghton D. Congenital oligomeganephronia: computed tomography appearance ［J］. Clin Pract, 2013, 3（2）: e31.

［27］Morita T, Wenzl J, Mccoy J, et al. Bilateral renal hypoplasia with oligomeganephronia: quantitative and electron microsopic study ［J］. Am J Clin Pathol, 1973, 59（1）: 104-112.

［28］Tsuboi N, Kawamura T, Koike K, et al. Glomerular density in renal biopsy specimens predicts the long-

term prognosis of IgA nephropathy [J]. Clin J Am Soc Nephrol, 2010, 5(1): 39-44.
[29] Ng W L, Cheung M F, Chan C W, et al. Oligomeganephronic renal hypoplasia [J]. Pathology, 1980, 12(4): 639-645.
[30] Sanyanusin P, Schimmenti L A, Mcnoe L A, et al. Mutation of the PAX2 gene in a family with optic nerve colobomas, renal anomalies and vesicoureteral reflux [J]. Nat Genet, 1995, 9(4): 358-364.
[31] Favor J, Sandulache R, Neuhauser-Klaus A, et al. The mouse Pax2 (1Neu) mutation is identical to a human PAX2 mutation in a family with renal-coloboma syndrome and results in developmental defects of the brain, ear, eye, and kidney [J]. Proc Natl Acad Sci U S A, 1996, 93(24): 13870-13875.
[32] Tellier A L, Amiel J, Delezoide A L, et al. Expression of the PAX2 gene in human embryos and exclusion in the CHARGE syndrome [J]. Am J Med Genet, 2000, 93(2): 85-88.
[33] Sagen J V, Bostad L, Njølstad P R, et al. Enlarged nephrons and severe nondiabetic nephropathy in hepatocyte nuclear factor-1beta (HNF-1beta) mutation carriers [J]. Kidney Int, 2003, 64(3): 793-800.

第十三节 其他综合征

一、WT1 基因异常相关肾病

Wilms 瘤抑制基因（WT1 基因），定位于染色体 11p13 上，由十个外显子组成，该基因编码的转录因子在 C 端包含四个锌指基序，在 N 端包含富含脯氨酸/谷氨酰胺的 DNA 结合结构域。所编码的 WT1 蛋白不仅对肾母细胞瘤（Wilms 瘤）等肿瘤具有抑癌作用，还对肾脏、性腺等器官的正常发育成熟具有重要影响。哺乳动物的肾脏发育是通过输尿管芽和后肾间充质之间的复杂相互作用形成的，而肾单位的形成与间充质向上皮细胞转化（mesenchymal to epithelial, MET）相关。中间中胚层时期的 WT1 水平较低，在形成早期后肾之后，WT1 的表达在间充质中增加，主要分布在发育中的肾囊（renal vesicle）[1]。动物实验发现 WT1 基因敲除小鼠胚胎肾脏和性腺完全缺失，伴有肝脏、膈肌发育异常，并在妊娠中期即因心脏和冠状动脉发育异常而死亡[2]；体内试验证明，条件性敲除肾间充质 WT1 基因可导致成熟上皮化结构的减少[3]；上述研究证实了 WT1 对肾脏的早期发育至关重要。随着肾脏发育成熟，WT1 的表达最终被限制在足细胞中，并在成年后持续表达。转基因小鼠模型和条件永生性足细胞细胞系研究均证实 WT1 对足细胞分化和维持足细胞正常结构功能发挥重要作用[4]。

WT1 基因型与临床表现具有一定相关性，不同类型的 WT1 基因突变可导致不同的临床表型，目前已报道多种 WT1 基因异常相关肾病，包括：Denys-Drash 综合征、Frasier 综合征、WAGR 综合征等（详见表 2-13-1）。通常为常染色体显性遗传，但患者多为自发突变，偶有父母传给子代的报道[5]。

表 2-13-1 WT1 基因异常相关综合征

疾病	WT1 基因异常	临床表型
Denys-Drash 综合征（OMIM# 194080）	外显子 8 或 9 的点突变	进行性肾小球病（弥漫性系膜硬化） 假两性畸形 Wilms 瘤
Frasier 综合征（OMIM# 136680）	内含子 9 的点突变	进行性肾小球病（通常为 FSGS） 假两性畸形 性腺胚细胞瘤
WAGR 综合征（OMIM# 194072）	11p13 染色体缺失 同时影响 WT1 和 PAX6 基因	Wilms 瘤 无虹膜畸形 泌尿生殖系统畸形 智力缺陷

1. Denys-Drash 综合征

Denys-Drash 综合征（Denys-Drash syndrome，DDS）是 *WT1* 基因异常相关肾病常见类型之一，是以进行性恶化的肾小球病、假两性畸形和 Wilms 瘤为特征表现的一组临床综合征。该病最早于 20 世纪 60 年代由 Denys[6] 及 Drash[7] 等学者报道而得名。DDS 的 *WT1* 变异以外显子 8 和 9 最常见，热点突变为外显子 9 的错义突变 c.1180C > T（p.R394W）[8]，导致编码的锌指基序异常，影响 DNA 的结合特性而起病。

DDS 肾脏平均起病年龄在 1.37 岁[9]，最早可在产前宫内 B 超发现羊水过少及肾脏发育异常，亦偶有 14 岁才出现蛋白尿，直至 21 岁肾功能仍正常报道[10]。最常见表现为先天性肾病综合征，亦有轻度蛋白尿报道[11]。国内孙良忠等报告了 10 例 DDS 患者（4 个月至 11 岁），其中 8 例患儿肾功能正常（另两例因重症肺炎死亡）[12]。另外近年来有 Denys-Drash 综合征同时合并溶血尿毒症综合征（HUS）的报道，其具体机制尚不明确[13, 14]。肾脏病理典型改变为弥漫性系膜硬化（DMS），表现为肾小球系膜区扩张、基质增多，系膜无明显增生；足细胞肥大，基底膜增厚，毛细血管腔变窄和闭塞；部分患儿肾组织可见较多未发育成熟肾小球；少数患者表现为微小病变、FSGS 或系膜增生性肾小球肾炎[15]。DDS 对激素治疗无效，但有报道环孢素、他克莫司等钙调磷酸酶抑制剂能改善尿蛋白、血浆白蛋白水平[16]。

Denys-Drash 综合征患者的生殖系统畸形多见于核型为 46, XY 的患儿，以男性假两性畸形最常见，也可仅表现为隐睾、尿道下裂或阴茎发育不良等。而 46, XX 的患儿一般有正常女性外生殖器及内生殖腺，少数表现为条索状性腺[17]。Wilms 瘤在 DDS 患儿中较常见，平均发病年龄约为 1.65 岁，以单侧多见。可晚于肾病出现，也可作为首发症状[9]。同时具有肾病、生殖系统畸形、Wilms 瘤三联征表现的为完全型 DDS，肾病合并生殖系统畸形或 Wilms 瘤之一的为不完全型 DDS。

Muller 等[9] 统计了国外报道的 150 例 DDS 患者，48 例（32%）存活患者平均年龄为 4.65 岁（0.25～21 岁），其中 8 例接受透析治疗，13 例接受肾脏移植。57 例患者（38%）死亡，平均死亡年龄 2 岁，死亡主要原因为肾衰竭。国内尚缺乏 DDS 综合征预后的大样本报道。

2. Frasier 综合征

Frasier 综合征（Frasier syndrome，FS）是一组以慢性进展性肾病、假两性畸形、性腺胚细胞瘤为特征的临床综合征。FS 多由 *WT1* 基因内含子 9 的剪接突变引起，其中以 IVS9 1228 + 4 C > T、1228 + 5 G > A 最为常见[18]。正常情况下，选择性剪接允许 WT1 蛋白在第三和第四个锌指之间添加三个氨基酸（KTS），该同工型 WT1 蛋白被认为具有转录后功能。而内含子 9 的突变阻止了 + KTS 同工型的表达，导致 WT1 蛋白 + KTS 与 - KTS 同工型比例下降，对肾脏、性腺发育产生影响[19]。

FS 肾病典型表现为蛋白尿，通常在 2～6 岁甚至更晚出现，随着年龄增长可达肾病综合征水平。肾功能恶化进展较 Denys-Drash 综合征缓慢，多于 10～30 岁进展至 ESRD[20]，但亦有患儿直接以肾衰竭为首发表现的报道[21]。病理多表现为 FSGS，光镜下可见局灶肾小球硬化或毛细血管袢塌陷，节段透明变性，毛细血管腔消失；免疫荧光阴性或偶见 IgM 沉积；免疫组化可提示足细胞核中 WT1 表达降低或缺失，其他足细胞相关分子如 nephrin 和 podocin 在肾小球中的染色强度均降低[22]；电子显微镜检查结果均显示肾小球基底膜广泛变薄、分裂和分层[23]。近年来亦有 Frasier 综合征出现微小病变肾病[24]、免疫复合物介导的膜增生性肾小球肾炎的报道[25]。FS 患者对激素耐药，CTX 治疗无效，近年来报道环孢素对部分患者能缓解尿蛋白[12, 26, 27]。

FS 患儿可出现男性假两性畸形，核型为 46, XY 患儿有正常女性外生殖器外观，但子宫不发育，内生殖腺呈条索状，临床常表现为原发性闭经，体内性激素 FSH、LH 水平高[20]。而 46, XX 的患儿，有正常女性表型，可仅表现为激素耐药型肾病综合征而无生殖系统异常，这提示适当的 WT1 亚型比例对肾脏和睾丸发育至关重要，但可能不影响卵巢发育或功能[28]。

与 Denys-Drash 综合征患者易患 Wilms 肿瘤不同，Frasier 综合征患者有性腺肿瘤高发倾向，多数为性腺胚细胞瘤。由于性腺发育不良的性腺母细胞瘤的高风险，早期进行预防性腺切除术可能会从中受益[29-30]。

3. WAGR 综合征

WAGR 综合征是一种累及多个身体部位和器官的疾病，以其典型症状的英语首字母联合命名，即 Wilms 瘤（Wilms tumor）、无虹膜畸形（Aniridia）、泌尿生殖系统畸形（Genitourinary anomalies）、智力发育迟缓（mental Retardation）。最早于1964年由Miller等首次报告[31]，估计患病率为1/（50～100）万。WAGR综合征与第11号染色体短臂11p13缺失相关，故又称为11p13号染色体缺失综合征。其中包括WT1基因与PAX6基因的缺失，而后者与虹膜缺失、眼球发育异常、神经系统及智力发育相关[32]。新近研究发现WAGR综合征患者可能同时存在以下基因的异常：PRRG4基因缺失[33]，与WAGR患者自闭症症状相关；LMO2基因缺失[34]，与WAGR综合征预后不良相关；BDNF基因缺失（11p14.1），与WAGR综合征患者食欲亢进、肥胖相关，并在WAGR的基础上添加肥胖（Obesity），统称为WAGRO综合征[35]。

该病儿童好发。Wilms瘤表现常见，国际儿科肿瘤学协会肾脏肿瘤研究小组（SIOP-RTSG）登记网络纳入了1989—2019年43例WAGR综合征患者，诊断Wilms瘤的中位年龄为22个月（6～44个月），37.5%为双侧肾脏受累，无远处转移，5年总生存率为91.2%[36]。眼球发育异常除了虹膜缺损，还可表现为先天性白内障、眼球震颤、眼睑下垂及失明。泌尿生殖系统畸形主要表现有隐睾症、尿道下裂、小阴茎、性腺退化、性腺母细胞瘤等。大多数患者有中度智力发育迟缓，约半数患者有小头症、生长发育迟缓等[37]。除了典型四联症表现，还可有嘴唇突出、下颌过小、耳廓外形异常、斜疝、双足外翻畸形等表现[38]。肾脏受累可表现为蛋白尿，病理为FSGS，也可出现肾囊肿、单侧肾发育不良、肾发育不全。

WAGR综合征的诊断主要依据典型临床四联症及基因检测结果。另可通过三维超声、胎儿MRI及染色体微阵列分析（CMA）等方法对WAGR综合征进行产前诊断[39]。

目前WAGR综合征尚无特效治疗。一旦明确诊断WAGR综合征，对任何年龄患者均需高度警惕Wilms瘤可能，需定期监测双肾超声，推荐6岁之前每3个月完善1次肾脏超声，6～8岁改为每6个月1次，8岁以后改为6～12个月1次。对于发现Wilms瘤患者，首选外科手术，再结合患者临床分期及一般情况等决定后续放疗/化疗方案。其他治疗监测包括：评估有无肌力异常、运动障碍、脊柱侧弯；评估中耳炎/呼吸道感染的频率及持续时间；评估营养状况，尤其注意监测体重，并评估有无阻塞性睡眠呼吸暂停；对女性患者通过盆腔超声或磁共振成像评估是否有条状卵巢等[37]。

二、Pierson综合征

该病主要因编码层粘连蛋白β2（laminin-β2）的基因LAMB2（3p21.31）突变所致。层粘连蛋白是含有α、β和γ链的三聚体基底膜蛋白，这些链至少可以形成体内有16种不同的同工型。在胚胎GBM中表达层粘连蛋白511（α5：β1：γ1）异构体，但在出生后被层粘连蛋白521（α5：β2：γ1）替代，其发育类似于GBM的Ⅳ型胶原蛋白由胚胎期的（α1：α1：α2）转变成到成年期的（α3：α4：α5）。

层粘连蛋白521对于维持肾小球滤过屏障的正常功能必不可少。动物实验证明，Lamb2-/-小鼠在子宫内正常发育并组装结构完整的GBM，其层粘连蛋白521的缺乏由异位层粘连蛋白111、211、332和更常见的层粘连蛋白511补偿，但不足以保证长期维持肾小球的渗透选择性。新生Lamb2-/-小鼠在出生后不久就出现大量蛋白尿，并在出生后3周发展为肾病综合征[40]。在出生后2周可观察到严重的足突消失，尽管GBM结构完整，但已显示出阴离子位点的紊乱和对铁蛋白的渗透性增加。由于蛋白尿出现在GBM有明确形态学变化之前，有学者认为LAMB2缺陷所致的蛋白尿主要是由GBM的选择性渗透缺陷引起的。层粘连蛋白在GBM中的具体作用机制尚有待进一步研究。

Pierson综合征为常染色体隐性遗传，临床多以先天性肾病综合征伴有小瞳孔、晶状体形状异常、白内障等眼部异常为主要特征，通常在出生第一年内快速进展至肾衰竭[41]。另外，如果患者能活过婴儿期，常会出现失明和严重的神经系统缺陷。典型病例的肾脏病理类型为弥漫性系膜硬化。该病尚无有效治疗，通常激素及免疫抑制剂无效。

三、Ⅲ型胶原肾小球病

Ⅲ型胶原肾小球病（type Ⅲ collagen glomerulopathy），也称为胶原纤维化性肾小球病（collagen fibrotic glomerulopathy，CG）。该病罕见，在约翰霍普金斯大学病理系报告的33 137次（1994—2018年）肾活检患者中，总共发现3例可能诊断为CG的患者，而全球总共有 100 余例病例报道[42]。该病可发生于任何年龄，无明显性别差异，家族性发病的儿童病例表现为一种常染色体隐性遗传病[43]，而成年人多为散发病例[44]。临床以肾病综合征或大量蛋白尿为首发临床症状，多数患者伴高血压，可伴镜下血尿。其病程呈进行性发展，约 50% 患者在 5～10 年内进入终末期肾病阶段。部分病例报告了有多系统受累表现，部分患者可伴有溶血尿毒症综合征。在死亡病例中，在脾、肝、心肌和甲状腺中可能会发现类似的沉淀物。

其诊断依赖于病理，电镜观察可在内皮下和系膜区观察到大量Ⅲ型胶原异常沉积，直径约 60 nm，呈随机排列及弯曲，与Ⅲ型胶原蛋白的正常直线型外观形成对比[45]。光镜下可见小球系膜明显扩张，系膜细胞轻度增生，GBM 可呈现双轨征，晚期肾小球可呈结节状。免疫荧光可在系膜区和 GBM 中观察到Ⅲ型胶原染色的强阳性。

四、Galloway 综合征

即 Galloway-Mowat 综合征（GAMOS），该病最早于 1968 年由 Galloway 及 Mowat 描述，包括早发肾病综合征、先天性小头畸形和食管裂孔疝等一组综合征。该病估计患病率 < 1/1 000 000，并可能有很多误诊或漏诊病例[46]。该病可能具有遗传异质性，目前由基因突变引起的 GAMOS 已在 54 个家庭中被报道，其中包括 OSGEP 突变 26 例（48.15%）、WDR73 突变 19 例（35.18%）、TPS3RK 突变 4 例（7.40%）、LAGE3 突变 3 例（5.55%）以及 TPRKB 突变 2 例（3.70%）[46-47]。临床上通常在出生后 4 个月内以肾病起病，表现为激素抵抗性肾病综合征，肾脏病理多为 FSGS，对类固醇耐药，并很快进展为 ESRD。该病可伴视力和听力障碍、骨骼发育异常、手足畸形、面部畸形（眼距过宽、小颌畸形）等；神经系统受损临床可表现为小头畸形、大脑、小脑和脑干发育不全，皮质萎缩，癫痫发作，精神活动性迟缓，智力发育迟缓等[48]。大多数患者在儿童期死亡。

五、HANAC 综合征

HANAC 综合征（hereditary angiopathy with nephropathy, aneurysm, and muscle cramps syndrome）即遗传性血管病伴肾病、动脉瘤和肌肉痉挛综合征（OMIM# 611773），是由编码Ⅳ型胶原蛋白 α1 链的 COL4A1 基因突变而导致的一种常染色体显性遗传病。最早于 2005 年由 Plaisier 等[49]报告了一个四代法国白人家系，表现为常染色体显性遗传血尿，伴有视网膜动脉迂曲、肌肉痉挛等，并在 2007 年提出该综合征的首字母缩写为 HANAC[50]。

Ⅳ型胶原蛋白是细胞外基质的主要结构成分。Ⅳ型胶原蛋白 α1 链（COL4A1）和 α2 链（COL4A2）形成了 α1α1α2 三螺旋结构，是包括血管基底膜在内的基底膜的重要组成成分，在体内广泛分布，对稳定基底膜结构、保持血管张力、维持血管内皮细胞功能等发挥作用[51]；动物实验证明 α1α1α2 Ⅳ型胶原分子与胚胎肾小球基底膜的发育、足细胞的分化相关[52]。与其他胶原蛋白一样，COL4A1 包含由 Gly-X-Y 氨基酸重复序列组成的胶原蛋白结构域，而甘氨酸残基（Gly）对于胶原蛋白三螺旋结构的形成是必不可少的。COL4A1 基因的外显子 24、25 上的错义突变致使 Gly 被其他氨基酸取代，导致三螺旋结构域的 CB3 区（整合素结合区）异常，引起Ⅳ型胶原结构异常，破坏血管基底膜的稳定性而致病[53]。

该病为常染色体显性遗传，大多数患者均有家族史，新发突变的比例约为 27%[51]。血管病可全身多系统受累，肾脏受累表现为血尿、单侧或双侧肾囊肿，并可导致慢性肾衰竭；眼部受累表现为视网膜血管迂曲；神经系统可有脑弥漫性小血管病变，磁共振成像可表现为弥漫性脑白质病变，并可有颅内动脉瘤、家族性脑穿通畸形、脑出血等；肌肉受累表现为肌肉痛性痉挛，可伴肌酸激酶升高[49]。病理检查可见到肾脏和皮肤血管基底膜局部异常增厚[54]；骨骼肌的肌纤维萎缩，呈现肌肉营养不良形态学特征[55]。

HANAC 综合征无特效治疗，目前以对症支持为主，如手术治疗动脉瘤、缓解肌肉痉挛等。

（李　阳）

【参考文献】

［1］Dressler G R. Advances in early kidney specification, development and patterning［J］. Development, 2009, 136（23）: 3863-3874.

［2］Kreidberg J A, Sariola H, Loring J M, et al. WT-1 is required for early kidney development［J］. Cell, 1993,

74（4）：679-691.

[3] Essafi A, Webb A, Berry R L, et al. A wt1-controlled chromatin switching mechanism underpins tissue-specific wnt4 activation and repression[J]. Dev Cell, 2011, 21（3）：559-574.

[4] Morrison A A, Viney R L, Saleem M A, et al. New insights into the function of the Wilms tumor suppressor gene WT1 in podocytes[J]. Am J Physiol Renal Physiol, 2008, 295（1）：F12-17.

[5] Denamur E, Bocquet N, Mougenot B, et al. Mother-to-child transmitted WT1 splice-site mutation is responsible for distinct glomerular diseases[J]. J Am Soc Nephrol, 1999, 10（10）：2219-2223.

[6] Denys P, Malvaux P, Van Den Berghe H, et al. Association of an anatomo-pathological syndrome of male pseudohermaphroditism, Wilms'tumor, parenchymatous nephropathy and XX/XY mosaicism[J]. Arch Fr Pediatr, 1967, 24（7）：729-739.

[7] Drash A, Sherman F, Hartmann W H, et al. A syndrome of pseudohermaphroditism, Wilms' tumor, hypertension, and degenerative renal disease[J]. J Pediatr, 1970, 76（4）：585-593.

[8] Lin H C, Lin S K, Wen M C, et al. Denys-Drash syndrome[J]. J Formos Med Assoc, 2004, 103（1）：71-74.

[9] Mueller R F. The Denys-Drash syndrome[J]. J Med Genet, 1994, 31（6）：471-477.

[10] Da Silva T E, Nishi M Y, Costa E M, et al. A novel WT1 heterozygous nonsense mutation（p.K248X）causing a mild and slightly progressive nephropathy in a 46, XY patient with Denys-Drash syndrome[J]. Pediatr Nephrol, 2011, 26（8）：1311-1315.

[11] Terenziani M, Sardella M, Gamba B, et al. A novel WT1 mutation in a 46, XY boy with congenital bilateral cryptorchidism, nystagmus and Wilms tumor[J]. Pediatr Nephrol, 2009, 24（7）：1413-1417.

[12] 孙良忠, 王海燕, 李敏, 等. WT1 基因变异相关肾脏病临床、病理特点与基因变异类型的临床研究[J]. 中华儿科杂志, 2018, 56（10）：769-774.

[13] Cheng C, Chen L, Wen S, et al. Case report: Denys-Drash syndrome with WT1 causative variant presenting as atypical hemolytic uremic syndrome[J]. Front Pediatr, 2020, 8: 605889.

[14] Alge J L, Wenderfer S E, Hicks J, et al. Hemolytic uremic syndrome as the presenting manifestation of WT1 mutation and Denys-Drash syndrome: a case report[J]. BMC Nephrol, 2017, 18（1）：243.

[15] Chernin G, Vega-Warner V, Schoeb D S, et al. Genotype/phenotype correlation in nephrotic syndrome caused by WT1 mutations[J]. Clin J Am Soc Nephrol, 2010, 5（9）：1655-1662.

[16] 王海燕, 孙良忠, 岳智慧, 等. Denys-Drash 综合征三例临床病理特点[J]. 中华儿科杂志, 2012, 50（11）：855-858.

[17] Little M, Wells C. A clinical overview of WT1 gene mutations[J]. Hum Mutat, 1997, 9（3）：209-225.

[18] Klamt B, Koziell A, Poulat F, et al. Frasier syndrome is caused by defective alternative splicing of WT1 leading to an altered ratio of WT1 +/-KTS splice isoforms[J]. Hum Mol Genet, 1998, 7（4）：709-714.

[19] Barbaux S, Niaudet P, Gubler M C, et al. Donor splice-site mutations in WT1 are responsible for Frasier syndrome[J]. Nat Genet, 1997, 17（4）：467-470.

[20] Niaudet P, Gubler M C. WT1 and glomerular diseases[J]. Pediatr Nephrol, 2006, 21（11）：1653-1660.

[21] Bache M, Dheu C, Doray B, et al. Frasier syndrome, a potential cause of end-stage renal failure in childhood[J]. Pediatr Nephrol, 2010, 25（3）：549-552.

[22] Li J, Zhao D, Ding J, et al. WT1 mutation and podocyte molecular expression in a Chinese Frasier syndrome patient[J]. Pediatr Nephrol, 2007, 22（12）：2133-2136.

[23] Ito S, Hataya H, Ikeda M, et al. Alport syndrome-like basement membrane changes in Frasier syndrome: an electron microscopy study[J]. Am J Kidney Dis, 2003, 41（5）：1110-1115.

[24] Shimoyama H, Nakajima M, Naka H, et al. A girl with bilateral ovarian tumours: Frasier syndrome[J]. Eur J Pediatr, 2002, 161（2）：81-83.

[25] Matsuoka D, Noda S, Kamiya M, et al. Immune-complex glomerulonephritis with a membranoproliferative pattern in Frasier syndrome: a case report and review of the literature[J]. BMC Nephrol, 2020, 21（1）：362.

[26] Chiba Y, Inoue C N. Once-daily low-dose cyclosporine a treatment with angiotensin blockade for long-term remission of nephropathy in Frasier syndrome[J]. Tohoku J Exp Med, 2019, 247（1）：35-40.

[27] Peco-Antic A, Ozaltin F, Parezanovic V, et al. Proteinuria in Frasier syndrome[J]. Srp Arh Celok Lek, 2013, 141（9-10）：685-688.

[28] Demmer L, Primack W, Loik V, et al. Frasier syndrome: a cause of focal segmental glomerulosclerosis in a 46, XX female[J]. J Am Soc Nephrol, 1999, 10（10）：2215-2218.

[29] Hashimoto K, Horibe Y U, Ezaki J, et al. Laparoscopically removed streak gonad revealed gonadoblastoma in Frasier syndrome[J]. Anticancer Res, 2017, 37（7）：3975-3979.

[30] Sinha A, Sharma S, Gulati A, et al. Frasier syndrome: early gonadoblastoma and cyclosporine responsiveness[J].

Pediatr Nephrol, 2010, 25 (10): 2171-2174.

[31] Miller R W, Fraumeni J F, Jr., Manning M D. Association of Wilms's tumor with aniridia, hemihypertrophy and other congenital malformations [J]. N Engl J Med, 1964, 270: 922-927.

[32] Talamillo A, Quinn J C, Collinson J M, et al. Pax6 regulates regional development and neuronal migration in the cerebral cortex [J]. Dev Biol, 2003, 255 (1): 151-163.

[33] Justice E D, Barnum S J, Kidd T. The WAGR syndrome gene PRRG4 is a functional homologue of the commissureless axon guidance gene [J]. PLoS Genet, 2017, 13 (8): e1006865.

[34] Marakhonov A V, Vasilyeva T A, Voskresenskaya A A, et al. LMO2 gene deletions significantly worsen the prognosis of Wilms' tumor development in patients with WAGR syndrome [J]. Hum Mol Genet, 2019, 28 (19): 3323-3326.

[35] Rodriguez-Lopez R, Perez J M, Balsera A M, et al. The modifier effect of the BDNF gene in the phenotype of the WAGRO syndrome [J]. Gene, 2013, 516 (2): 285-290.

[36] Hol J A, Jongmans M C J, Sudour-Bonnange H, et al. Clinical characteristics and outcomes of children with WAGR syndrome and Wilms tumor and/or nephroblastomatosis: The 30-year SIOP-RTSG experience [J]. Cancer, 2021, 127 (4): 628-638.

[37] Fischbach B V, Trout K L, Lewis J, et al. WAGR syndrome: a clinical review of 54 cases [J]. Pediatrics, 2005, 116 (4): 984-988.

[38] 郑学嵩, 韩宁, 邝璐, 等. 典型WAGR综合征一例 [J]. 中华儿科杂志, 2013, 51 (3): 237-239.

[39] Tezcan B, Rich P, Bhide A. Prenatal diagnosis of WAGR syndrome [J]. Case Rep Obstet Gynecol, 2015, 2015: 928585.

[40] Jarad G, Cunningham J, Shaw A S, et al. Proteinuria precedes podocyte abnormalities in Lamb2-/- mice, implicating the glomerular basement membrane as an albumin barrier [J]. J Clin Invest, 2006, 116 (8): 2272-2279.

[41] Zenker M, Aigner T, Wendler O, et al. Human laminin beta2 deficiency causes congenital nephrosis with mesangial sclerosis and distinct eye abnormalities [J]. Hum Mol Genet, 2004, 13 (21): 2625-2632.

[42] Wilson A V, Costigliolo F, Farris A B, et al. Collagen type Ⅲ glomerulopathy [J]. Kidney Int Rep, 2021, 6 (6): 1738-1742.

[43] Chen N, Pan X, Xu Y, et al. Two brothers in one Chinese family with collagen type Ⅲ glomerulopathy [J]. Am J Kidney Dis, 2007, 50 (6): 1037-1042.

[44] Pizzo H P, Haas M, Puliyanda D. Collagen type Ⅲ glomerulopathy [J]. Kidney Int, 2018, 93 (6): 1490.

[45] Fogo A B, Lusco M A, Najafian B, et al. AJKD atlas of renal pathology: type Ⅲ collagen glomerulopathy [J]. Am J Kidney Dis, 2017, 69 (6): e25-e26.

[46] Domingo-Gallego A, Furlano M, Pybus M, et al. Novel homozygous OSGEP gene pathogenic variants in two unrelated patients with Galloway-Mowat syndrome: case report and review of the literature [J]. BMC Nephrol, 2019, 20 (1): 126.

[47] Carney E F. Nephrotic syndrome: Novel monogenic causes of Galloway-Mowat syndrome [J]. Nat Rev Nephrol, 2017, 13 (11): 661.

[48] Braun D A, Shril S, Sinha A, et al. Mutations in WDR4 as a new cause of Galloway-Mowat syndrome [J]. Am J Med Genet A, 2018, 176 (11): 2460-2465.

[49] Plaisier E, Alamowitch S, Gribouval O, et al. Autosomal-dominant familial hematuria with retinal arteriolar tortuosity and contractures: a novel syndrome [J]. Kidney Int, 2005, 67 (6): 2354-2360.

[50] Plaisier E, Gribouval O, Alamowitch S, et al. COL4A1 mutations and hereditary angiopathy, nephropathy, aneurysms, and muscle cramps [J]. N Engl J Med, 2007, 357 (26): 2687-2695.

[51] Plaisier E, Ronco P. COL4A1-Related Disorders. Seettle: GeneReviews (R), 1993.

[52] Chen Z, Migeon T, Verpont M C, et al. HANAC syndrome Col4a1 mutation causes neonate glomerular hyperpermeability and adult glomerulocystic kidney disease [J]. J Am Soc Nephrol, 2016, 27 (4): 1042-1054.

[53] Gale D P, Oygar D D, Lin F, et al. A novel COL4A1 frameshift mutation in familial kidney disease: the importance of the C-terminal NC1 domain of type IV collagen [J]. Nephrol Dial Transplant, 2016, 31 (11): 1908-1914.

[54] Vahedi K, Alamowitch S. Clinical spectrum of type IV collagen (COL4A1) mutations: a novel genetic multisystem disease [J]. Curr Opin Neurol, 2011, 24 (1): 63-68.

[55] Guiraud S, Migeon T, Ferry A, et al. HANAC Col4a1 mutation in mice leads to skeletal muscle alterations due to a primary vascular defect [J]. Am J Pathol, 2017, 187 (3): 505-516.

第三章 肾小管疾病

第一节 肾小管发育不良

【概述】

肾小管发育不良（renal tubular dysgenesis，RTD）是一种见于胎儿，以肾近端小管缺如或发育不良为特征的罕见临床疾病，胎儿在母体内表现为持续性羊水过少并致波特综合征（Potter sequence）及颅骨骨化缺陷[1]。该病可由肾脏低灌注相关病因所致，也可为一种常染色体隐性遗传病。

肾小管发育不良于1983年由Allanson首次报道，推测是一种新的常染色体隐性遗传病[2]。随后，Allanson等对患儿肾脏进行了详细的病理学描述，主要表现为肾近曲小管的缺失及分化不良。这些患儿的共同临床特点是发育不良的肾小管导致孕中期羊水持续过少，致新生儿呼吸衰竭和波特综合征，患儿常常于围产期死亡[3]。1989年Knott等报道了1例孕妇服用卡托普利（Captopril）致孕中期羊水持续过少及胎儿肾小管发育不良的病例，随后其他学者也同样发现与血管紧张素转化酶抑制剂相关的肾小管发育不良病例[4]。2001年Jelena等发现血管紧张素Ⅱ受体阻滞剂同样也具有致肾小管发育不良的危害[5]。除了药物相关的肾小管发育不良外，Genest等于1991年回顾500例围产期尸检发现：在单绒毛膜单羊膜囊双胎妊娠中，每对双胞胎有一个胎儿出现了肾小管发育不良，且该胎儿为双胎输血的供血者[6]。随着人们对该疾病认识的深入，其他与肾脏低灌注相关的病因相继被发现，如：严重心脏畸形、肾动脉狭窄、严重肝病（血色素沉着病）、应用环氧合酶2（COX-2）抑制剂[7-8]。2005年Gribouval等通过系谱分析及基因检测方法明确遗传性肾小管发育不良与肾素-血管紧张素系统（renin-angiotensin system，RAS）包括REN、AGT、AGTR1、ACE基因突变有关[9]，这一发现使得基因检测成为诊断遗传相关性肾小管发育不良的重要方法。国内对该病例的报道较少，2018年李晓青、朱叶芳等各报道1例遗传性肾小管发育不良的病例[10-11]。

近年来有学者认为肾脏低灌注为该病的主要发病机制，而非RAS基因突变或其他致病因素直接导致。正常情况下，RAS在胚胎发育第5周即激活并精确调控，促进肾脏的发育，对于遗传性肾小管发育不良，由于RAS相关基因突变，且母体的肾素无法通过胎盘到达胎儿体内，使得胎儿的循环血压无法维持肾脏的灌注，而最终导致肾小管发育异常[12]；而在继发性肾小管发育不良中，患儿由于严重心脏畸形、肾动脉狭窄、血色素沉着病所致的严重肝病（肝脏产生血管紧张素原）、暴露于RAS阻滞剂、严重缺血（双胎输血综合征）等病因也可导致肾脏灌注不足[7, 9, 13-14]，造成肾小管发育不良。

【临床表现】

肾小管发育不良患儿常在围产期内死亡，因此临床病例较少见。死亡原因常常是肾衰竭和呼吸衰竭。其主要临床表现如下。

1. **羊水减少**

常为首发症状，几乎见于所有病例。宫内羊水减少一般发生于孕中期20～22周，于孕检中发现，并持续整个孕期[9, 13, 15]。正常情况下，该时期羊水的主要来源是胎儿的尿液，而患儿由于肾小管发育异常，无法生成尿液，以致羊水持续性减少。

2. **波特综合征**（Potter sequence）

该表现是继发于羊水过少。患儿表现为特殊面容，耳朵低垂，小下巴，鼻根宽；皮肤冗余，腹部皮肤皱缩似梅干；关节挛缩，肢体定位缺陷；肺发育不全等[16]。其形成原因是胎儿于宫内受压，生长受限，同时，羊水缺乏不利于胎肺的发育。但有报道称患儿未见特殊面容、皮肤及颅骨改变，可能与孕期行羊膜腔灌注术有关[10]。

3. 颅骨发育异常

患儿因颅骨骨膜发育不良而发生囟门宽大，颅缝增宽[17]。颅骨骨膜在发育过程中需要较高的血压，患儿由于先天或继发原因无法维持较高的血压，而致颅骨发育不良[13]。

4. 呼吸衰竭和肾衰竭

大多数患儿出生后即表现为持续性无尿伴呼吸窘迫[13]。患儿还可并发气胸，致严重呼吸窘迫[18]。也有报道称个别患儿无呼吸窘迫症状，可能与胎肺发育成熟有关[19]。

5. 低血压

患儿出生后即发生顽固性低血压，且对扩容治疗及常规血管活性药物治疗反应不佳。若患儿能长期存活，血压可逐步升至正常，其可能与机体的代偿机制有关[13, 20]。有报道称严重的低血压在羊水过少的新生儿中并不常见，因此此症状可作为该病的提示线索[19]。

6. 慢性肾衰竭

见于存活数年或更久者。据报道，患者血浆肌酐呈逐渐升高趋势，肾小球滤过率显著低于正常，但超声示肾脏大小正常[18]。

7. 高血压

该症状同样见于存活时间较久者，常为继发于慢性肾衰竭[21]，也有报道单侧肾动脉狭窄致RTD的患者在出生后10个月发生严重高血压[22]。

【辅助检查】

临床上最早具有提示意义的表现是孕中期宫内羊水持续性减少，但胎儿泌尿系统在超声下基本无异常，若考虑到该病，需通过基因检测确定是否有相关基因的突变，胎儿出生后可进行肾活检以明确诊断。

1. 超声检查

超声不具有特异性，仅是在孕中后期孕检时提示羊水持续性过少，胎儿膀胱空虚，但肾脏正常或接近正常，呈高回声，皮髓质分界不清[23]，借此可以与先天性肾脏输尿管畸形相鉴别。现有文献报道均称孕22周前羊水量正常，所以仅凭超声进行早期诊断是十分困难的[24]。

2. 生化检查

对于遗传相关性肾小管发育不良，不同的基因突变及RAS系统的负反馈作用，导致相应分子的表达水平有所不同。比如：REN的无效突变致使肾素表达缺失，另外REN的突变使得肾素无活性，而AGT、ACE、AGTR1的突变则会导致肾素表达增加[12]。对于获得性肾小管发育不良，可发现胎儿体内肾素水平明显升高[13]。因此，根据生化指标（肾素、血管紧张素等）可初步判断RAS系统的异常[25]。

3. 基因检测

遗传性肾小管发育不良相关的基因突变主要与肾素-血管紧张素系统相关。研究发现最常见的突变基因为ACE，见于66%的病例，其他突变还包括REN（20%）、AGT（8%）、AGTR1（6%），突变形式主要包括截断突变和缺失突变，不同类型的突变发生于以上4种基因中，最终影响RAS系统的功能[12]。对于怀疑有基因突变，特别是多次妊娠发生同样的事件的情况，可应用二代测序技术进行基因分析[26]。

4. 肾脏病理检查

对于围产期内死亡及高度怀疑肾小管发育不良的新生儿，应进行肾脏病理检查，以明确肾脏病变。典型RTD肾脏病理表现为：肾小球形态正常，但是小球间间隙减小，成堆分布，个别可见球囊腔扩张；肾小管主要为被覆立方性上皮细胞的远端小管，近端小管不完全分化或缺失，PAS染色下无刷状缘，可见近致密斑处的远端小管扩大、髓袢少见、萎缩，集合管塌陷，周围间质丰富，部分病例可见髓外造血，小动脉管壁增厚；免疫组化/荧光示近端小管上皮刷状缘标记（CD10、LTL、CD15、villin）阴性，而远端小管和集合管标记（CK 7、peanut lectin、EMA）阳性；电镜见小管管腔侧微绒毛缺乏，基底侧质膜内折减少[20, 27]。ACE、AGT突变者，球旁器及系膜细胞示肾素免疫染色强阳性；REN无效突变者，肾素免疫染色为阴性[9, 12, 20, 28]。

【诊断】

结合病史、辅助检查、病理学检查及基因检测综合判断。孕中期孕检时发现羊水持续性减少，但胎儿泌尿系统在超声下无异常者，应想到该病。应仔细询问孕妇药物使用情况，特别是ACEI、ARB等RAS阻滞剂；是否为单绒毛膜双胎妊娠等，以排除继发原因。家系分析及基因检测以明确是否由基因突变导致该病。死胎者及活产婴儿经肾脏病理检查明确该病[18, 20]。

【鉴别诊断】

肾小管发育不良的鉴别诊断主要包括以下几个方面。

1. 其他原因引起的波特综合征（Potter sequence）

波特综合征为各种原因导致胚胎发育过程中羊水过少，而引起的胎儿宫内发育异常的综合征，其他疾病如双侧肾发育不全、多囊肾、尿路梗阻等[16]，这些疾病在超声下均有典型的肾脏及尿路改变，较易与 RTD 鉴别。

2. 其他先天性肾脏尿路畸形（CAKUT）

遗传性肾小管发育不良属于 CAKUT 的一种，其他相关疾病还包括 PAX2 突变相关的以眼部和肾脏不同程度异常为特点的肾-视乳头缺损综合征（renal coloboma syndrome），ROBO2 突变相关的以输尿管膀胱连接部先天过短为特征的膀胱输尿管反流（vesicoureteral reflux，VUR），HNF1B 突变相关的以肾囊肿及糖尿病为主要表现的肾囊肿糖尿病综合征（renal cysts and diabetes syndrome）等[29]。

3. 慢性羊水渗漏

该病同样会导致羊水过少，与胎儿泌尿系统无关。其主要是羊膜穿刺术的严重并发症，但据报道发生率极低[30]。

【治疗】

本病预后不佳。遗传相关性肾小管发育不良的患儿几乎均在围产期内死亡，且死因多是呼吸衰竭；继发性肾小管发育不良的患儿因病因不同而各异，约 50% 的患儿出生后能够存活，但其中一半的患儿在 1 周内死亡，20% 的患儿在 1~9 岁进展为慢性肾衰竭，仅 5% 的患儿在 2 岁时肾功能正常。

本病以对症治疗为主，同时对于复发性病例，孕前应做好遗传咨询，而对于无遗传危险因素的家庭，孕期应避免服用相关致病药物。

1. 引产

对于妊娠中后期发生严重羊水过少、严重影响胎儿发育者应进行引产，及时终止妊娠；此外，胎儿于宫内死亡者也应及时引产。并对胎儿进行尸检，以明确病变，查明病因。

2. 支持治疗

（1）低血压：有报道称患儿呈顽固性低血压，对一般扩容、血管活性药物升压反应不大[10]，但另有报道称一名 AGT 复杂杂合突变的患儿在输注新鲜冰冻血浆后血压能够维持，该治疗措施需持续到出生后 9 天[31]。

（2）持续无尿：对于持续无尿患儿应进行透析治疗，应首选腹膜透析。曾有报道患儿经腹膜透析后，于出生后 29 天出现尿量，而后尿量逐渐增加至机体自身代谢所需水平[31]。

（3）呼吸衰竭：对于出生后出现呼吸困难的患儿，应予以呼吸机辅助通气，同时，给予肺表面活性物质替代治疗。

（4）高血压：应予以降压药将血压控制在正常范围内，同时应减缓肾衰竭的进展。对于肾动脉狭窄所致的严重高血压，有报道称切除患肾后，患儿血压恢复正常[22]。

3. 肾移植

少数病例可长期存活，但大多发展为慢性肾脏病，在这些患者中，个别在 4 岁左右进行了肾移植，术后肾功能得以改善且未见特殊并发症[18]。

4. 第 3 代试管婴儿

若明确患儿为遗传相关性肾小管发育不良，则其父母均为致病基因携带者。可尝试第 3 代试管婴儿技术，即试管婴儿在胚胎植入前，取胚胎遗传物质进行基因分析，将筛选出的正常胚胎植入母体子宫。此种方法可保证胎儿无遗传相关性 RTD 的危险因素，目前已有成功案例[10]。

【病例摘要】

男，早产后 30 min，呻吟、气促、发绀 10 min，胎龄 28^{+4} 周，自然受孕，单胎顺产，出生体重 1000 g，羊水 0 ml，生后 Apgar 评分 1 min 和 5 min 分别为 6 分和 9 分。母孕期规则产检，各项实验室检查和胎儿彩超未见明显异常，孕中期发现羊水少，行羊膜腔灌注术，孕期无肾素-血管紧张素系统抑制剂及其他用药史。查体：早产儿貌，睑裂间距稍宽，反应较差，哭声弱，口唇、四肢末端发绀，皮肤较干燥，呼吸稍促，轻度吸气性三凹征，呼吸音降低，四肢肌张力降低，原始反射减弱。予保暖、心电监护、呼吸机辅助通气，肺表面活性物质替代治疗，补液及升压利尿等对症支持治疗，于日龄 40 h 时宣告死亡。经尸检后病理诊断为肾小管发育不良，经基因检查发现为 ACE 基因复合杂合突变。病例详细资料见二维码数字资源 3-1。

数字资源3-1

（吴慧娟）

【参考文献】

[1] Lacoste M, Cai Y, Guicharnaud L, et al. Renal tubular dysgenesis, a not uncommon autosomal recessive disorder leading to oligohydramnios: Role of the Renin-Angiotensin system [J]. J Am Soc Nephrol, 2006, 17 (8): 2253-2263.

[2] Allanson J E, Pantzar J T, MacLeod P M. Possible new autosomal recessive syndrome with unusual renal histopathological changes [J]. Am J Med Genet, 1983, 16 (1): 57-60.

[3] Allanson J E, Hunter A G, Mettler G S, et al. Renal tubular dysgenesis: a not uncommon autosomal recessive syndrome: a review [J]. Am J Med Genet, 1992, 43 (5): 811-814.

[4] Knott P D, Thorpe S S, Lamont C A R. Congenital renal dysgenesis possibly due to Captopril [J]. Lancet, 1989, 1 (8635): 451.

[5] Martinovic J, Benachi A, Laurent N, et al. Fetal toxic effects and angiotensin-Ⅱ-receptor antagonists [J]. The Lancet, 2001, 358 (9277): 241-242.

[6] Genest D R, Lage J M. Absence of normal-appearing proximal tubules in the fetal and neonatal kidney: prevalence and significance [J]. Hum Pathol, 1991, 22 (2): 147-153.

[7] Johal J S, Thorp J W, Oyer C E. Neonatal hemochromatosis, renal tubular dysgenesis, and hypocalvaria in a neonate [J]. Pediatr Dev Pathol, 1998, 1 (5): 433-437.

[8] Ali U S, Khubchandani S, Andankar P, et al. Renal tubular dysgenesis associated with in utero exposure to Nimuselide [J]. Pediatr Nephrol, 2006, 21 (2): 274-276.

[9] Gribouval O, Gonzales M, Neuhaus T, et al. Mutations in genes in the renin-angiotensin system are associated with autosomal recessive renal tubular dysgenesis [J]. Nat Genet, 2005, 37 (9): 964-968.

[10] 朱叶芳, 汤磊, 王雪燕, 等. ACE基因突变致遗传性肾小管发育不良1例并文献复习 [J]. 中国循证儿科杂志, 2018, 13 (05): 373-379.

[11] 李晓青, 王利群, 刘晋红, 等. 妊娠中期羊水过少胎儿的遗传学分析 [J]. 解放军医学院学报, 2018, 39 (08): 713-718.

[12] Gribouval O, Moriniere V, Pawtowski A, et al. Spectrum of mutations in the renin-angiotensin system genes in autosomal recessive renal tubular dysgenesis [J]. Hum Mutat, 2012, 33 (2): 316-326.

[13] Gubler M C, Antignac C. Renin-angiotensin system in kidney development: renal tubular dysgenesis [J]. Kidney Int, 2010, 77 (5): 400-406.

[14] Kumar D, Moss G, Primhak R, et al. Congenital renal tubular dysplasia and skull ossification defects similar to teratogenic effects of angiotensin converting enzyme (ACE) inhibitors [J]. J Med Genet, 1997, 34 (7): 541-545.

[15] Hill L M, Hill L A. Renal tubular dysgenesis: a cause of second trimester oligohydramnios [J]. J Ultrasound Med, 1997, 16 (9): 627-630.

[16] Curry C J, Jensen K, Holland J, et al. The Potter sequence: a clinical analysis of 80 cases [J]. Am J Med Genet, 1984, 19 (4): 679-702.

[17] Barr M, Jr., Cohen M M, Jr. ACE inhibitor fetopathy and hypocalvaria: the kidney-skull connection [J]. Teratology, 1991, 44 (5): 485-495.

[18] Zingg-Schenk A, Bacchetta J, Corvol P, et al. Inherited renal tubular dysgenesis: the first patients surviving the neonatal period [J]. Eur J Pediatr, 2008, 167 (3): 311-316.

[19] John U, Benz K, Hubler A, et al. Oligohydramnios associated with sonographically normal kidneys [J]. Urology, 2012, 79 (5): 1155-1157.

[20] Gubler M C. Renal tubular dysgenesis [J]. Pediatr Nephrol, 2014, 29 (1): 51-59.

[21] Plazanet C, Arrondel C, Chavant F, et al. Fetal renin-angiotensin-system blockade syndrome: renal lesions [J]. Pediatr Nephrol, 2014, 29 (7): 1221-1230.

[22] Delaney D, Kennedy S E, Tobias V H, et al. Congenital unilateral renal tubular dysgenesis and severe neonatal hypertension [J]. Pediatr Nephrol, 2009, 24 (4): 863-867.

[23] Al-Hamed M H, Kurdi W, Alsahan N, et al. Renal tubular dysgenesis: antenatal ultrasound scanning and molecular investigations in a Saudi Arabian family [J]. Clin Kidney J, 2016, 9 (6): 807-810.

[24] Swinford A E, Bernstein J, Toriello H V, et al. Renal tubular dysgenesis: delayed onset of oligohydramnios [J]. Am J Med Genet, 1989, 32 (1): 127-132.

[25] Uematsu M, Sakamoto O, Ohura T, et al. A further case of renal tubular dysgenesis surviving the neonatal period [J]. Eur J Pediatr, 2009, 168 (2): 207-209.

[26] Daoud H, Luco S M, Li R, et al. Next-generation sequencing for diagnosis of rare diseases in the neonatal intensive care unit [J]. CMAJ, 2016, 188 (11):

E254-E60.

[27] Colvin. R B, Chang. A. Diagnostic pathology: kidney diseases[M]. 3rd ed. Amsterdam: Elsevier, 2019.

[28] Schreiber R, Gubler M C, Gribouval O, et al. Inherited renal tubular dysgenesis may not be universally fatal[J]. Pediatr Nephrol, 2010, 25 (12): 2531-2534.

[29] Feehally. J, Floege. J, Tonelli. M, et al. Comprehensive clinical nephrology[M]. 6th ed. Amsterdam: Elsevier, 2018.

[30] Crane J P, Rohland B M. Clinical significance of persistent amniotic fluid leakage after genetic amniocentesis[J]. Prenat Diagn, 1986, 6 (1): 25-31.

[31] Uematsu M, Sakamoto O, Nishio T, et al. A case surviving for over a year of renal tubular dysgenesis with compound heterozygous angiotensinogen gene mutations [J]. Am J Med Genet A, 2006, 140 (21): 2355-2360.

第二节　Fanconi 综合征（范科尼综合征）

【概述】

在 20 世纪 30 年代，de Toni Debré 和 Fanconi 分别报道了一些具有肾性佝偻病、糖尿及低磷血症的儿童患者病例。范科尼综合征（Fanconi syndrome），也称为 de Toni Debré，Fanconi 综合征因此得名，指广泛型近端肾小管功能障碍而导致多种中小分子物质重吸收障碍和排出过多的综合征，临床主要表现为近端肾小管酸中毒、肾性糖尿、氨基酸尿、磷酸盐尿、肾小管性蛋白尿、低磷血症、低钾血症和低钙血症等，病情严重时可致全身骨痛、肌肉无力、骨骼畸形、佝偻病、骨软化症、生长发育障碍等[1]。

范科尼综合征的病因包括遗传性和获得性两种。引起范科尼综合征的遗传性疾病包括：Dent 病、胱氨酸病、1 型遗传性酪氨酸血症、半乳糖血症、Wilson 病、Lowe 综合征、遗传性果糖不耐受、糖原贮积病和线粒体肌病。获得性病因包括：药物（氨基糖苷类抗生素、顺铂、异环磷酰胺、丙戊酸、阿德福韦酯、替诺福韦等）、重金属（铅、汞和镉）、干燥综合征、多发性骨髓瘤、淀粉样变性等。儿童范科尼综合征最常见的病因是先天性代谢异常，而成人范科尼综合征最常见的病因是内源性/外源性毒素。

范科尼综合征发病机制复杂，其病理生理机制目前未完全阐明，不同病因的发病机制不尽相同。可能的发病机制包括近端小管转运蛋白的广泛异常、刷状缘或基底膜渗漏、钠-钾-ATP 酶受抑制或异常、线粒体能量代谢障碍或其他细胞器功能障碍。

【临床表现】

范科尼综合征的临床表现多样，与原发病病因、严重程度及患者年龄相关。儿童患者的病因通常是先天性代谢性疾病，如胱氨酸病、半乳糖血症等。临床表现包括多尿、脱水、肌无力、运动迟缓、佝偻病和发育障碍。成年患者常因继发性因素如药物或毒物导致发病，临床表现非特异，可出现血液学和尿液的异常表现，包括肾性糖尿、氨基酸尿、蛋白尿、代谢性酸中毒等。

1. **氨基酸尿**

氨基酸尿是范科尼综合征最常见的临床表现之一，反映肾小管的重吸收异常。患者的尿液中可检测到几乎每一种氨基酸，故常称之为全氨基酸尿。尿氨基酸排泄量常与患者的饮食相关，多在 0.5～1 g/d，一般不引起氨基酸缺乏。

2. **肾性糖尿**

肾性糖尿是范科尼综合征常见的另一临床表现。由于肾糖阈降低，肾小管重吸收糖障碍，尿糖排泄增多，但一般小于 10 g/d，在糖原贮积病（Fanconi-Bickel 病）时可能超过 200 g/d。肾性糖尿常是诊断的第一线索。与氨基酸尿相同，肾性糖尿通常不引起临床症状。

3. **蛋白尿**

通常为非肾病范围蛋白尿，以小分子蛋白为主，尿蛋白分子量一般在 1.9～3.0 kD。

4. **磷酸盐尿**

轻型范科尼综合征患者可不出现磷酸盐尿症和低磷酸盐血症。部分有磷酸盐尿的患者 $1,25-(OH)_2-D_3$ 可降低，甲状旁腺激素水平可升高或降低。如有低磷血症和低 $1,25-(OH)_2-D_3$，可导致儿童佝偻病或成人骨软化症，骨病可非常严重。

5. **高氯性代谢性酸中毒**

近端肾小管重吸收碳酸氢根障碍导致碳酸氢盐

尿，碳酸氢根排泄分数常可达 10%～30%。大量碳酸氢盐尿伴发高氯性代谢性酸中毒，同时也会导致高尿钙症。

6. 电解质紊乱

尿钠和尿钾排泄增多也是范科尼综合征常见的表现。因近端肾小管受损，尿钠可大量丢失，是引起临床症状的主要原因。尿钠的丢失会增加尿钾的大量丢失，导致低钾血症。在极少的病例中，可导致低容量性碱中毒[2]。

7. 生长迟缓

儿童患者中生长迟缓是常见的临床表现，由多种因素共同作用引起，可能是由于低磷血症、持续性酸中毒、慢性低钾血症、佝偻病及血容量不足所致。

8. 其他表现

尿酸尿症和低尿酸血症也可出现，但具体原因不详。血容量下降十分常见，由于糖尿引起的渗透性利尿和继发于低钾血症的浓缩功能缺陷的联合作用导致。

【辅助检查】

1. 实验室检查

血液学检查可发现低血磷，血碱性磷酸酶升高，低血钾，低血尿酸，高氯性代谢性酸中毒。

尿检可发现肾性糖尿（血糖正常，尿糖阳性），尿磷升高，氨基酸尿。

2. 影像学检查

部分患者骨扫描可能出现骨代谢活跃，骨密度检查提示骨量低下。

（一）遗传性范科尼综合征

1. Dent 病

Dent 病是 X 连锁隐性遗传病，以小分子量蛋白尿、高尿钙、肾结石、肾钙质沉着和佝偻病为特点[3-5]。男性患者常出现氨基酸尿、磷酸盐尿和糖尿。患者常在青春期前出现肾功能不全。半合子女性患者通常只有蛋白尿和轻度高钙尿症。大部分患者存在 ClC-5 氯通道异常。

Dent 病的病因是位于染色体 Xp11.22 上的 *CLCN5* 基因突变，导致 ClC-5 氯通道功能丧失。ClC-5 氯通道跨越的前胞吞小囊恰好位于近端小管上皮细胞刷状缘下方。ClC-5 氯通道促使氯离子进入小囊，这是小囊借助质子泵发挥酸化作用的前提。失去氯通道将干扰小管对蛋白质的重吸收和细胞表面受体的再循环，从而引起磷酸盐尿、糖尿和氨基酸尿。

2. 胱氨酸病

胱氨酸病（胱氨酸贮积病），以胱氨酸在细胞内尤其是溶酶体内过度堆积为特点[6]。根据临床病程、发病年龄和细胞内胱氨酸含量，可分为三种不同类型的胱氨酸病。良性或成年型胱氨酸病仅在角膜和骨髓中有胱氨酸晶体，细胞内胱氨酸水平轻度升高，且没有明显的肾脏受累；婴儿型或肾病性胱氨酸病是临床上最常见的胱氨酸病，与细胞内显著升高的胱氨酸水平相关，常早发肾脏损伤。中间型或青少年型胱氨酸病，细胞内胱氨酸水平介于婴儿型和成人型之间，较晚出现肾脏损伤。

肾病性胱氨酸病是常染色体隐性遗传病，致病基因为 cystinosin（CTNS）基因，定位于 17 号染色体短臂（17p13），编码溶酶体膜蛋白 cystinosin，介导溶酶体内胱氨酸的转运[7]。已在肾病性胱氨酸病患儿中发现该基因存在多种突变，57 kb 缺失突变是最常见的。良性和中间型胱氨酸病患者也存在该基因突变。但在这些患者中，突变的基因仍产生一些功能性转运蛋白，使细胞内胱氨酸保持在低水平。中间型患者较晚发生肾损伤，良性患者无肾脏损害。

肾病性胱氨酸病的初发临床症状和体征与范科尼综合征相同，通常在出生后 7～12 个月出现。佝偻病多在 1 岁后发生，常伴有生长迟缓。生长迟缓常早发于 eGFR 下降。虽然通过治疗可纠正电解质紊乱与矿物质不足，但患儿不可避免地出现生长发育迟缓。未治疗的患儿在青春期前将会进展至终末期肾病（end stage renal disease，ESRD）。肾钙质沉着常见，但肾结石较少发生。畏光是患儿的另一常见症状，常在 3 岁左右出现，呈进行性加重。年龄较大的患儿可出现视觉障碍和失明。胱氨酸病晚期常见的并发症包括甲状腺功能减退症、肝脾大、视力减退、吞咽困难和角膜溃疡[8]。少见的并发症有老年患者出现 1 型糖尿病、肌病和神经系统肌病，部分患者可出现脑皮质萎缩。

该疾病的诊断有赖于发现细胞内（白细胞/皮肤成纤维细胞）胱氨酸水平增高。裂隙灯下检查可发现患儿角膜存在胱氨酸晶体。羊水细胞和绒毛膜绒毛监测可作为产前诊断。

本病的肾脏形态学改变特点与病程有关。疾病早期，可以在肾小管上皮细胞、足细胞发现胱氨酸晶体，继而出现肾小管萎缩、间质纤维化和大量晶体沉积于足细胞形成巨大细胞、节段性肾小球硬化，最终导致肾小球废弃。电镜检查发现细胞内有胱氨酸结晶,可见胱氨酸病独有的"暗细胞"。

对婴儿型胱氨酸病的治疗仅限于补充维生素 D、尿中丢失的电解质以及治疗慢性肾脏病。半胱胺能降低组织胱氨酸水平,延缓 eGFR 下降速率,尤其适用于血肌酐正常的 2 岁以下患儿[9]。半胱胺也能促进儿童生长发育,最常见的不良反应包括恶心、呕吐和口腔异味感。半胱胺制剂酒石酸氢盐治疗应从小剂量开始,在 4~6 周内逐渐将剂量加至 60~90 mg/(kg·d),分 4 次服用。缓慢加量可减少药物不良反应。药物治疗 3~4 个月后复查白细胞的胱氨酸水平,评估疗效和患者对治疗的依从性。治疗目标是维持胱氨酸水平 < 1 nmol(半胱氨酸)/mg(蛋白)。半胱胺滴眼液可减少角膜胱氨酸晶体沉积,需常规用药。

儿童终末期肾病的治疗与成人相似,肾移植适用于 ESRD 患儿,但对胱氨酸所致的肾外症状无效。胱氨酸会在免疫细胞内积聚,但不会在移植肾聚集。

3. I 型遗传性酪氨酸血症

I 型遗传性酪氨酸血症又称肝肾酪氨酸血症,是一种酪氨酸代谢缺陷而损害肝、肾和周围神经的常染色体隐性遗传性疾病。其病因是延胡索乙酰乙酸水解酶(fumarylacetoacetate hydrolase,FAH)活性不足。致病基因位于 15 号染色体长臂。FAH 活性降低或缺失导致马来酰乙酰乙酸(maleylacetoacetate,MAA)和延胡索乙酰乙酸(fumarylacetoacetate,FAA)在受累的组织堆积。MAA 和 FAA 在血浆与尿液中检测不出,但能转化成琥珀酰丙酮乙酰乙酸和琥珀酰丙酮,后者在结构上与马来酸相似,而马来酸能引起实验大鼠出现范科尼综合征,也可能是人类酪氨酸血症出现范科尼综合征的原因。

肝脏是该病的主要受累器官,患儿出生 1 个月内即可出现肝损伤。患儿通常病情严重,可在 1 个月内死亡。所有患儿最后将进展至巨结节肝硬化,许多患儿发展为肝细胞癌。患儿还可出现急性疼痛性周围神经病和自主神经功能异常。所有患儿均存在近端肾小管功能异常,尤其是幼儿期患儿。患儿常见巨肾,可见肾钙质沉着。随病程进展,患儿可出现肾小球硬化与 eGFR 下降。

血浆酪氨酸、蛋氨酸和 p-羟基代谢产物水平增高时,需考虑本病。血中或尿中出现琥珀酰丙酮可以确诊 I 型遗传性酪氨酸血症。

给予低苯丙氨酸和酪氨酸饮食,可明显改善患者的肾小管功能异常[10]。Nitrotrifluorobenzoylcyclohexadione(NTBC)可抑制 MAA 和 FAA 形成,可有效纠正肝、肾功能异常。肝移植已成功应用于肝衰竭患者,也能预防肝癌发生和迅速纠正范科尼综合征。

4. 半乳糖血症

半乳糖血症是一种常染色体隐性遗传性半乳糖代谢异常性疾病。该病是由于尿苷-磷酸半乳糖转移酶活力不足所致,发病率为 1/6.2 万[11]。该酶的基因位于 9 号染色体短臂。酶缺乏导致细胞内一磷酸半乳糖积聚,损害肝、近端肾小管、卵巢、脑和眼晶状体。半乳糖血症的常见次要原因是促使半乳糖形成的一磷酸半乳糖激酶缺乏。白内障是此型半乳糖血症的唯一表现。本病发病机制不明,半乳糖摄入后,一磷酸半乳糖堆积抑制许多糖代谢途径,一磷酸半乳糖水平与本病的临床症状之间有一定相关性。推测蛋白质的半乳糖苷化缺陷,也与本病的发病相关。半乳糖在醛糖还原酶的作用下形成半乳糖醇,也被认为是半乳糖血症的发病机制,可能与白内障形成有关。

患儿摄入含乳糖的奶后迅速出现呕吐、腹泻和生长抑制。由于非结合性高胆红素血症而出现黄疸,是患儿的常见表现,患儿还会出现溶血。持续摄入半乳糖将导致患儿肝大和肝硬化。患儿出生后数天在裂隙灯下检查即可发现白内障。数月内患儿出现精神发育迟缓,许多患儿出现大肠埃希菌脓毒症,可能与白细胞的杀菌作用受抑制有关。除以上临床表现外,半乳糖摄入数日即可引起高氨基酸尿症和白蛋白尿。尿糖排泄增加主要是半乳糖尿症而非葡萄糖尿症,肾小管对葡萄糖的代谢几乎没有影响。当尿液氧化酶阴性时,应怀疑半乳糖血症,确诊有赖于发现红细胞、成纤维细胞、白细胞或肝细胞半乳糖转移酶活性不足。

避免接触含半乳糖食物,是半乳糖血症的基本治疗方法。治疗后患儿的急性症状与体征可以在数天内消失,白内障也能部分消退。尽管早期去除半乳糖,但患儿的生长发育迟缓、语言障碍和卵巢发育异常通常无法逆转。智力障碍在患儿中罕见。

5. Wilson 病

Wilson 病,又称肝豆状核变性,是一种遗传性铜代谢异常性疾病。本病可累及许多脏器组织[12-13],发病率约 1/30 000。大约 40% 的患者表现为肝损害,40% 患者出现锥体束外症状,20% 患者伴有精神或行为异常。

Wilson 病的病因是肝脏 P 型铜转运 ATP 酶功能异常，表现为胆道铜排泄障碍，铜与血浆铜蓝蛋白结合，导致铜在肝细胞内大量堆积，继而溢入其他组织如脑、角膜和近端肾小管。该酶的基因定位于染色体 13q14.3。

肾脏的铜含量过高，常导致绝大多数患者出现肾小管功能异常，部分患者表现为范科尼综合征。但随着 Wilson 病进展，患者的肾血浆流量和 eGFR 呈进行性下降，但患者多在进展至终末期肾病前因肾外因素死亡。范科尼综合征通常在肝衰竭前出现，患者也可因高钙尿症而发展为肾结石和肾钙质沉积。除了近端肾小管功能异常外，患者还会出现远端肾小管功能异常，表现为浓缩功能降低和远端肾小管性酸中毒。

未经治疗的 Wilson 病患者组织学检查在光镜下正常或仅有部分近端小管上皮细胞扁平和刷状缘脱落。电镜检查刷状缘脱落，可见顶端小管网断裂，电子致密物可能是小管上皮细胞胞质顶端区域的金属蛋白，线粒体空泡形成，正常嵴结构丧失。可见细胞胞质内铜颗粒，肾组织中铜含量明显增高。

儿童与青年人出现不能解释的神经系统症状、慢性活动性肝炎、急性溶血危象、行为（精神）紊乱或范科尼综合征时，应怀疑 Wilson 病。患者出现的 Kayser-Fleischer 环是重要的诊断线索。96% 患者的血清铜蓝蛋白水平很低，尿铜明显升高，尤其是伴尿 D- 青霉胺明显升高，也是确诊的重要依据。未经治疗的患者肝脏铜水平增高。

以 D- 青霉胺治疗可以逆转肾、肝和神经系统异常，疗效取决于治疗前患者病情的严重程度。但 Wilson 病的康复过程漫长。二盐酸曲恩汀也能螯合铜，用于不能耐受 D- 青霉胺治疗的患者。四硫钼酸盐是从体内清除铜的强效药物，可与 D- 青霉胺合用治疗神经系统症状。锌盐能诱导肠道产生金属硫蛋白而阻断肠道吸收铜，可用于 Wilson 病的维持治疗。肝移植对部分患者有效，但只适用于肝衰竭患者。

6. Lowe 综合征

Lowe 综合征（眼-脑-肾综合征）的特点是先天性白内障、青光眼、严重精神抑郁、反射减退和肾功能减退[14-15]。范科尼综合征继发于进展性肾功能不全，一般在 30～40 岁以后出现终末期肾脏病。

Lowe 综合征是 X 连锁隐性遗传病，基因定位于 Xp24-26，但 Lowe 综合征很少累及女性。编码磷脂酰肌醇二磷酸盐磷酸酶的致病因子位于高尔基复合体内。

Lowe 综合征患者疾病早期光镜检查肾组织结构正常，电镜检查见内皮细胞肿胀伴肾小球基底膜断裂、近端肾小管细胞的刷状缘变短和线粒体增大、嵴消失。

Lowe 综合征目前常采取对症支持治疗。

7. 遗传性果糖不耐受症

遗传性果糖不耐受症是伴发范科尼综合征的另一种糖代谢异常疾病[16]。本病为常染色体隐性遗传，发病率 1/2 万。该病由于一磷酸果糖醛酸酶的 B 型同工酶（简称 B 型醛酸酶）缺乏所致，B 型醛酸酶活性缺乏，导致组织一磷酸果糖堆积和 ATP 水平降低。编码 B 型醛酸酶的基因位于 9 号染色体长臂。

遗传性果糖不耐受症的症状发生在断奶后添加水果、蔬菜和含糖的谷类时。患儿进食果糖、蔗糖或山梨糖醇后不久，出现恶性、呕吐和低血糖症状。随摄入量的增加，这些症状会进展到惊厥、昏迷，甚至死亡。当接触果糖时，会引发婴幼儿灾难性后果，表现为严重脱水、休克、急性肝功能损害、出血和急性肾衰竭。摄入果糖后出现的生化指标异常包括葡萄糖、磷酸盐和碳酸氢盐的降低，尿酸和乳酸升高。慢性接触果糖的患儿会出现生长抑制、肝大、黄疸、肝硬化和肾钙质沉着。遗传性果糖不耐受症患儿若避免接触甜食，很少发生龋齿和本病。

当进食果糖后出现上述症状时，应怀疑本病。确诊有赖于谨慎进行果糖耐量试验或测定肝活检组织一磷酸果糖醛缩酶 B 型同工酶的活性。

严格限制含果糖和蔗糖的摄入是最主要的治疗措施。绝大多数已懂事的患儿对此类食物会产生强烈的厌恶感，容易禁食。婴儿由于不知回避果糖类食物，因此危险较大。

8. 糖原贮积病

绝大多数糖原贮积病属常染色体隐性遗传性疾病。本病的特点是严重葡萄糖尿和糖原在肝、肾组织内沉积，称为 Fanconi-Bickel 综合征或肾脏葡萄糖丢失综合征[17-18]。糖原贮积病的病因是糖转运子葡萄糖转运蛋白 2（GLUT2）缺乏活性。GLUT2 促进糖从近端肾小管和肠上皮细胞基侧膜漏出，以及糖进出肝细胞和胰腺 β 细胞。少数 I 型糖原贮积病患者伴轻度范科尼综合征，但非 Fanconi-Bickel 综合征。本病的治疗包括补充肾脏丢失的溶质、治疗佝偻病和经常喂食避免酮症。生玉米淀粉能减轻患者低血糖症状及促进患儿生长发育。

9. 线粒体细胞病

线粒体细胞病是一组疾病的总称，指线粒体DNA异常导致组织的线粒体功能障碍。绝大多数线粒体细胞病患者出现神经系统异常，如肌病、肌阵挛、共济失调、癫痫发作、眼外肌麻痹、卒中样发作和视神经病变。其他表现包括视网膜炎性色素变性、糖尿病、胰腺外分泌功能不全、铁粒幼细胞贫血、感音性耳聋、假性结肠梗阻、肝脏病、心脏传导异常和心肌病[19]。不同的临床表现构成了线粒体DNA特异性突变所致的临床综合征（表3-2-1）。

表 3-2-1　线粒体肌病常见临床综合征

临床综合征	临床表现
MERRF	肌痉挛性癫痫伴肌纤维断裂
NARP	神经病变、共济失调和视网膜炎性色素变性
MELAS	线粒体脑病、乳酸酸中毒和卒中样发作
LHON	Leber 遗传性视神经病变
Leigh	母性遗传性 Leigh 病（嗜睡、失明、耳聋、周围神经病变和脑干退化）
Pearson 综合征	全血细胞减少症、胰腺外分泌功能不全和肝衰竭
Kearns-Sayre 二式综合征	眼肌麻痹、色素性视网膜病、心脏传导阻滞和共济失调
Alper 病	顽固性癫痫和神经元变性

虽然许多线粒体细胞病患者表现为局灶节段性肾小球硬化和激素抵抗性肾病综合征，但本病最常见的肾脏表现为范科尼综合征。所有肾脏病变患者均有肾外异常，主要是神经系统异常。绝大多数患者在出生1个月内发病，且很快死亡。

诊断线索之一是血清或脑脊液内乳酸水平升高，尤其是伴乳酸/丙酮酸盐比值改变者提示线粒体呼吸异常。在活检的肌肉组织中发现纤维断裂，尤其是电镜检查发现大量异常线粒体，是诊断本病的另一重要线索。

迄今为止尚无特效治疗。可以应用维生素 K3 或维生素 B2 治疗。维生素 C 可以减少活性氧损伤。高脂、低糖类饮食已试用于细胞色素 C 氧化酶缺乏者。

10. 特发性范科尼综合征

许多患者发生完全性范科尼综合征，但找不到原因，称为特发性范科尼综合征。特发性范科尼综合征的遗传模式是常染色体显性遗传、常染色体隐性遗传或 X 连锁遗传。本病预后不一，部分患者在出现症状后 10～30 年才发展为慢性肾功能不全。在接受肾移植的患者中，部分患者范科尼综合征复发，但移植肾无排斥反应证据，提示肾外原因可以引起特发性范科尼综合征。

本病的肾脏病理报道极少。有学者报道本病肾脏病理未见异常，也有作者发现小管萎缩、间质纤维化，伴散在小管扩张，明显扩张的近端小管上皮细胞肿胀、线粒体明显增大和嵴移位。

（二）获得性范科尼综合征

许多物质可损害近端肾小管，这些损害可以导致不完全性范科尼综合征、急性肾小管坏死和终末期肾脏病等轻重不等的后果。小管损害程度取决于毒物类型、摄入剂量和宿主的反应。因此，对于小管功能异常患者应详细了解毒物接触史。

1. 重金属中毒

重金属（主要是铅与镉）中毒是引起近端小管功能异常的主要原因。铅中毒引起的小管功能异常主要表现为氨基酸尿、轻度葡萄糖尿和轻度磷酸盐尿，但肾损害经常由其他器官损害所引起，尤其是被中枢神经系统损害所掩盖[20]。镉中毒引起的范科尼综合征伴有严重骨痛，因此得名"itai-itai"，以此形容发生在日本，因土壤受工业镉污染诱发的剧烈骨痛[21]。

2. 药物中毒

（1）中药（马兜铃酸）：近年来，含马兜铃酸中药导致的范科尼综合征有增多趋势，研究发现马兜铃酸肾病患者中，肾性糖尿发病率为 50%～100%，氨基酸尿发生率为33%～75%[22-23]。

（2）四环素：过期四环素（或在治疗剂量内）可引起可逆性范科尼综合征，停药后患者迅速恢复正常。导致肾小管功能异常的成分是在炎热、潮湿和低pH值时形成的脱水-4-四环素。

（3）抗肿瘤药物：许多抗肿瘤药物（尤其是顺铂和异环磷酰胺）可引起范科尼综合征和小管功能异常[24-25]。这两种药物引起的肾毒性均为剂量依赖性，一般不可逆。除范科尼综合征的共性表现外，顺铂中毒的特点是高镁尿症引起的低镁血症（非常严重、持久且难以纠正）。异环磷酰胺中毒常伴有低磷性佝偻病。动物实验发现，异环磷酰胺的代谢产物氯乙醛，可引起范科尼综合征。顺铂和异环磷酰胺均可导致eGFR不可逆性降低。

（4）其他药物与毒素：许多药物（毒素）也可引起范科尼综合征，常伴eGFR降低，这些药物（毒素）包括甲基色酮、巯嘌呤、甲苯等。研究报道，丙戊酸钠、舒拉明钠、甲酚、庆大霉素、链脲佐菌素和雷尼替丁也能引起范科尼综合征。

3. 单克隆球蛋白血症

多发性骨髓瘤、轻链近端肾小管病、淀粉样变性等单克隆丙种球蛋白血症，可伴发范科尼综合征，可能与特异性轻链或轻链片段在肾小管上皮细胞内形成结晶有关[26]。

4. 肾小球疾病

肾病综合征患者罕见合并范科尼综合征，绝大多数患者肾脏病理表现为局灶节段性肾小球硬化和肾小球硬化，一旦出现上述病理改变，提示患者预后不良。

5. 急性肾小管坏死

肾小管功能异常可出现在任何原因引起的急性肾衰竭恢复期，已知和未知的肾小管毒素，均可致病。

6. 肾移植术后

肾移植术后患者罕见范科尼综合征。其发病机制可能是多方面的，如急性肾小管坏死、移植肾排斥反应、肾毒性药物、肾动脉狭窄引起的肾缺血和甲状旁腺功能亢进后遗症。

【治疗】

范科尼综合征患者最主要的治疗为对因治疗。例如，半乳糖血症、遗传性果糖不耐受和酪氨酸血症，应避免致病食物的摄入；采用青霉胺和其他铜螯合剂治疗Wilson病；应用螯合疗法治疗重金属中毒等。经病因治疗后，范科尼综合征患者常可获得完全缓解。

部分患者尚需针对继发性溶质丢失和骨病进行治疗，主要治疗方案包括：①纠正酸中毒，部分代谢性酸中毒患者需补充碱基治疗；②补钾，在有肾小管酸中毒的患者中，需用枸橼酸钾等进行补钾治疗，以纠正低钾血症；③部分患者需充足的液体治疗。

骨病的治疗主要包括：①口服磷酸盐，每天1～3 g，使血磷恢复正常；②维生素D，目前较常用的是维生素D代谢产物如活性维生素D_3治疗佝偻病和骨软化症。维生素D治疗还有助于改善低钙血症，降低甲状旁腺功能亢进的风险；补充维生素D后若仍有低钙血症，需补充钙剂。

高氨基酸尿症、葡萄糖尿症、蛋白尿和高尿酸尿症通常无临床症状，无须特殊治疗。

【病例摘要】

女，62岁，因"发现尿泡沫增多2月余"就诊。肌酐69 μmol/L，白蛋白45.5 g/L，24 h尿蛋白2.2 g。蛋白尿以小管性蛋白尿为主，肾性糖尿，氨基酸尿，尿钙排泄增多，尿pH偏高等肾小管功能异常，同时伴有低钾血症，血免疫固定电泳IgG-λ阳性等，肾活检病理提示轻链近端肾小管病。无家族遗传病史及类似病史。免疫荧光λ++在小管上皮细胞胞质中沉积，余阴性。电镜近端肾小管上皮细胞胞质可见散在分布、低电子密度、长条状的结晶形成。病理诊断：轻链近端肾小管病。病例详细资料见二维码数字资源3-2。

数字资源3-2

（戚超君　王　琴）

【参考文献】

[1] Foreman JW. Fanconi syndrome. Pediatr Clin North Am, 2019, 66（1）: 159-167.

[2] Huston IB, Boichis H, Edelmann CM Jr. Fanconi syndrome with renal sodium wasting and metabolic alkalosis. Am J Med, 1968, 44: 638-646.

[3] Thakker RV. Pathogenesis of Dent's disease and related syndrome of X-linked nephrolithiasis. Kidney Int, 2000, 57: 787-793.

[4] Schaeffer C, Creatore A, Rampoldi L. Protein trafficking defects in inherited kidney diseases. Nephrol Dial Transplant, 2014, 29: iv33-44.

[5] Emma F, Montini G, Parikh SM, et al. Mitochondrial dysfunction in inherited renal disease and acute kidney injury. Nat Rev Nephrol, 2016, 12: 267-280.

[6] Emma F, Nesterova G, Langman C, et al. Nephropathic cystinosis: an international consensus document. Nephrol Dial Transplant, 2014, (Suppl 4): 87-94.

[7] Town M, Jean G, Cherqui S, et al. A novel gene encoding an integral membrane protein is mutated in nephropathic cystinosis. Nat Genet, 1998, 18: 319-324.

[8] Gahl WA, Balog JZ, Kleta R. Nephropathic cystinosis in adults: natural history and effects of oral cysteamine therapy. Ann Intern Med, 2007, 147: 241-250.

[9] Kleta R, Gahl WA. Pharmacological treatment of nephropathic cystinosis with cysteamine. Expert Opin Pharmacothe, 2004, 5: 2255-2262.

[10] de Laet C, Dionisi-Vici C, Leonard JV, et al. Recommendations for the management of tyrosinaemia type I. Orphanet J Rare Dis, 2013, 8: 8.

[11] Segal S. Galactosemia unsolved. Eur J Pediatr, 1995, 154: S97-S102.

[12] Schilsky ML. Wilson disease: genetic basis of copper toxicity and natural history. Semin Liver Dis, 1996, 16: 83-95.

[13] Weiss KH, Stemmel W. Evolving perspectives in Wilson disease: diagnosis, treatment and monitoring. Curr Gastroenterol Rep, 2012, 14: 1-7.

[14] Charnas LR, Bernadini I, Radar D, et al. Clinical and laboratory finding in the oculocerebrorenal syndrome of Lowe, with special reference to growth and renal function. N Engl J Med, 1991, 324: 1318-1325.

[15] Shurman SJ, Scheinman SJ. Inherited cerebrorenal syndromes. Nat Rev Nephrol, 2009, 5: 529-538.

[16] Cox TM. Aldolase B and fructose intolerance. FASEB J, 1994, 8: 62-71.

[17] Manz F, Bickel H, Brodehl J, et al. Fanconi-Bickel syndrome. Pediatr Nephrol, 1987, 1: 509-518.

[18] Santer S, Steinmenn B, Schaub J. Fanconi-Bickel syndrome: a congenital defect of facilitative glucose transport. Curr Mol Med, 2002, 2: 213-227.

[19] Emma F, Montini G, Parikh SM, et al. Mitochondrial dysfunction in inherited renal disease and acute kidney injury. Nat Rev Nephrol, 2016, 12: 267-280.

[20] Barbier O, Jacquillet G, Tauc M, et al. Effect of heavy metals on and the handling by, the kidney. Nephron Physiol, 2005, 99: 105-110.

[21] Prozialeck WC, Edwards JR. Mechanisms of cadmium-induced proximal tubule injury: new insights with implications for biomonitoring and therapeutic interventions. J Pharmacol Exp Ther, 2012, 343: 2-12.

[22] 胡伟新, 刘志红, 程震, 等. 中药木通损害的临床病和病理特征. 肾脏病与透析肾移植杂志, 2003, 12: 504-511.

[23] Vanherweghem JL, Nortier JL. Aristolochic acid nephropathy: a worldwide problem. Kidney Int, 2008, 74: 158-169.

[24] Skinner R. Nephrotoxicity-what do we know and what don't we know? J Pediatr Hematol Oncol, 2011, 33: 128-134.

[25] Karasawa T, Steyger PS. An integrated view of cisplatin-induced nephrotoxicity and ototoxicity. Toxicol Lett, 2015, 237: 219-227.

[26] Luciani A, Sirac C, Terryn S, et al. Impaired lysosomal function underlies monoclonal light chain-associated renal Fanconi syndrome. J Am Soc Nephrol, 2016, 27: 2049-2061.

第三节 Bartter 综合征（巴特综合征）

【概述】

Bartter 综合征（Bartter syndrome，BS；巴特综合征，OMIM 601678，241200，607364，602522，613090，300971，601198）是一组遗传性失盐性肾病，是由编码位于或作用于肾小管髓袢升支和远曲小管的钠、钾、氯转运蛋白基因突变所致，遗传方式包括常染色体隐性遗传、常染色体隐性遗传、X伴性隐性遗传，可分为六型。主要临床特点为肾性失盐、低钾血症、代谢性碱中毒、肾素-血管紧张素Ⅱ-醛固酮系统活化、高前列腺素 E2 水平，血压正常或偏低，尿钙排泄正常或增加，血镁浓度正常或降低[1-2]。

1962 年 Frederic Bartter 首次报道了 2 例 Bartter

综合征患者，以肾脏球旁器增生、高醛固酮血症、正常血压、低钾性代谢性碱中毒、肾脏浓缩功能受损、对血管紧张素Ⅱ的加压反应减弱为临床表现[3]。此后，随着分子生物学技术的发展，陆续发现这类疾病的致病基因，从而将疾病按照不同致病基因进行分类。Bartter综合征估计患病率为1/1 000 000[4]。人群中Bartter综合征的患病率较低可能至少部分是因为该病尚未确诊即导致宫内或新生儿死亡[4]。

Bartter综合征可分为六型，对应不同的基因突变和转运蛋白功能异常（表3-3-1）。

表3-3-1 Bartter综合征分型和主要临床特点

综合征（遗传类型）	基因（蛋白）	临床特点	受累小管
Bartter综合征Ⅰ型（AR）	SLC12A1（NKCC2）	可出生前发病：羊水过多，早产；低血钾，代谢性碱中毒，高尿钙，肾钙沉着	髓袢升支粗段
Bartter综合征Ⅱ型（AR）	KCNJ1（ROMK）	可出生前发病：羊水过多，早产；新生儿高钾血症，后可低血钾；高尿钙，肾钙沉着	髓袢升支粗段
Bartter综合征Ⅲ型（AR）	CLCNKB（CLC-Kb）	经典类型，低血钾，代谢性碱中毒，高尿钙，部分患者可低血镁	髓袢升支粗段，远曲小管
Bartter综合征Ⅳa型（AR）	BSND（Barttin）	可出生前发病：羊水过多，早产；低血钾，代谢性碱中毒，感音神经性耳聋	髓袢升支粗段，远曲小管
Bartter综合征Ⅳb型（AR）	CLCNKA和CLCNKB（CLC-Ka和CLC-Kb）	可出生前发病：羊水过多，早产；低血钾，代谢性碱中毒，感音神经性耳聋	髓袢升支粗段，远曲小管
Bartter综合征Ⅴ型（XLR）	MAGED2（MAGE-D2）	出生前发病：羊水过多、早产；暂时性低血钾，高尿钙，肾钙沉着	髓袢升支粗段，远曲小管
常染色体显性低钙血症伴肾性失盐（AD）	CASR（CaSR）	低血钙，低血钾，代谢性碱中毒，低血镁	髓袢升支粗段

生理情况下，各转运蛋白功能正常是机体维持水、电解质平衡的一道重要防线。当Bartter综合征相关基因突变导致转运蛋白结构和（或）功能障碍时，钠离子从肾小管重吸收减少，继发肾脏重吸收水减少、RAAS活化、肾性失钾。管腔膜上的NKCC2[5]、管腔钾通道ROMK[6-7]或基底外侧膜氯通道ClC-Kb[8-9]的功能缺陷分别是Ⅰ型、Ⅱ型和Ⅲ型Bartter综合征的原因；可降低ClC-Ka和ClC-Kb活性的缺陷能导致合并感音神经性耳聋的Bartter综合征（Ⅳa和Ⅳb型）；异常的MAGE-D2蛋白可能干扰NKCC2以及Na-Cl协同转运蛋白（即NCC）的功能导致肾性失盐，即MAGED2突变相关Bartter综合征或Ⅴ型Bartter综合征的发生；能增强升支粗段基底外侧膜的钙敏感受体CaSR功能的异常可损害氯化钠转运，并产生一种伴有低钙血症的Bartter综合征表型。

【临床表现】

Ⅰ型、Ⅱ型、Ⅳa型、Ⅳb型、Ⅴ型（MAGED2突变相关）Bartter综合征通常在产前或新生儿期发病，Ⅲ型和常染色体显性低钙血症伴肾性失盐Bartter综合征通常症状较轻，发病年龄较大。然而，基因型/表型相关性并非绝对，临床上可有不一致的情况[9-11]。临床表现主要与低血钾、代谢性碱中毒、高尿钙、尿浓缩功能下降、高前列腺素E2水平相关，此外部分类型会出现感音神经性耳聋、低血钙相关表现。主要包括：

（1）全身症状：疲乏、口渴、多饮、嗜盐、发热。

（2）神经-肌肉系统：肌无力、痛性痉挛、抽搐、惊厥发作、肢体麻木、感觉异常、横纹肌溶解、瘫痪、头晕、谵妄等。

（3）心血管系统：心悸、晕厥、血压正常或偏低、心律失常等。

（4）消化系统：便秘、呕吐、腹泻。

（5）泌尿系统：多尿、夜尿增多、肾钙沉着、肾结石、蛋白尿、肾功能不全甚至终末期肾病。

（6）骨关节系统：骨量减少。

（7）内分泌和生长发育：生长和精神发育迟滞，可出现糖尿病或糖耐量低减。

（8）听力：感音神经性耳聋。

进一步根据Bartter综合征疾病分型来区分：

Ⅰ型通常较严重，可产前发病，导致妊娠期间羊水过多和早产。婴儿期存活下来的患者可发生严重肾性失盐、尿渗透压减低、低钾血症、代谢性碱中毒、高前列腺素E2水平、高钙尿症、肾钙沉着、骨量减少。部分患者可出现肾功能不全，甚至进展至终末期肾病[12]。

Ⅱ型通常较严重，可产前发病，导致妊娠期间羊水过多和早产。Ⅱ型突变可降低ROMK通道活性，存在该突变的新生儿通常最初发生高钾血症[13]，表型类似于假性醛固酮减少症Ⅰ型。但随着患儿成长，与Ⅰ型Bartter综合征类似，可发生低钾血症、代谢性碱中毒、高前列腺素E2水平、高钙尿症、肾钙沉着症、骨量减少、肾功能不全。

Ⅲ型是Bartter综合征的经典类型，是最先被报道的类型，多于3岁前发病[14]，通常不太严重，表现为低钾血症、代谢性碱中毒、高前列腺素E2水平、生长发育迟缓、高钙尿症、肾钙沉着症。Ⅲ型Bartter综合征严重程度降低的原因可能是尽管CLC-Kb活性丧失会导致疾病，但此时如果CLC-Ka有活性则可能缓和病程。此外，因为CLC-Kb参与了沿远曲小管、连接小管和升支粗段的氯重吸收[15-16]，一些存在CLC-Kb基因突变的患者具有至少1种Gitelman综合征表现，包括低镁血症、低钙尿症和对噻嗪类利尿剂无反应[17-18]。一项关于115例有CLCNKB突变患者的研究显示，30%的病例在出生前或新生儿期有Bartter综合征的表现，44%出现了经典型Bartter综合征，26%出现了Gitelman综合征样表现［低钾血症伴低镁血症和（或）低尿钙症］[19]。患者可出现蛋白尿和肾小球滤过率下降[10, 19]。在中位随访8年（1～41年）的77例患者中，25%的GFR下降，1例患者需要透析，4例进行了肾移植[19]。Bartter综合征患者蛋白尿和肾功能损害可能由多个原因导致，长期低血钾可导致肾小管间质损伤；RAAS的长期激活可能直接或间接导致肾小球节段硬化和间质纤维化；RAAS的长期激活、血糖异常等因素可能导致肾内小血管硬化（图3-3-1）；因肾性失盐导致血容量不足，在腹泻、呕吐等诱因下出现肾功能损害；肾钙质沉着；合并其他肾脏疾病。

Ⅳa型和Ⅳb型Bartter综合征存在联合缺陷，会同时累及CLC-Ka和CLC-Kb两种通道，通常有产前表现和感音神经性耳聋。Ⅳa型是编码Barttin的基因突变所致，而Barttin是CLC-Ka和CLC-Kb氯通

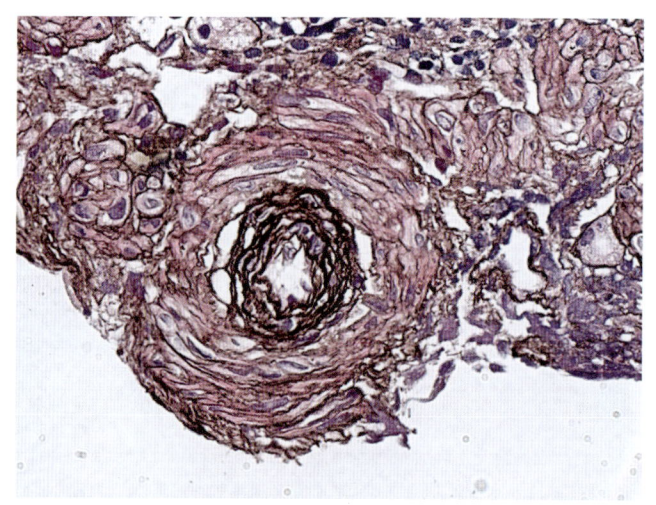

图3-3-1　1例Bartter综合征患者肾内小血管病变（PASM染色，400×）

道的β亚基；Ⅳb型是编码CLC-Ka和CLC-Kb蛋白的两个基因同时突变所致。因此CLC-Ka和CLC-Kb两种通道的同时损伤，可导致严重疾病表型。此外，这两种氯通道也分布于内耳，在耳的离子转运中起到了重要作用，对建立正常的耳蜗内电位差至关重要[20]。但是在部分Ⅳ型患者中，也可以耳聋为主要表现，而肾小管功能损伤轻微[21]。

Ⅴ型Bartter综合征（MAGED2突变相关）：可导致重度出生前Bartter综合征[22]，可导致妊娠期间羊水过多和早产，症状早于其他类型的出生前Bartter综合征数周出现[23]。存活新生儿会出现多尿、肾性失盐，高尿钙，肾钙沉着，低血钾。异常的MAGE-D2蛋白可能干扰NKCC2以及NCC的作用。文献报告该突变占所有出生前Bartter综合征病例的9%[22]。这些肾小管功能缺陷会在许多存活患儿中逐渐改善甚至消退，但部分患者的肾钙质沉着可持续存在[23]。

常染色体显性低钙血症伴肾性失盐：大约50%患者可出现低血钙相关症状，包括感觉异常、手足痉挛、惊厥发作等；大约10%患者出现高尿钙、肾钙沉着症或肾结石；多于35%患者出现异位钙化和基底节钙化，甲状旁腺激素（PTH）水平偏低或正常[24]。除了甲状旁腺，患者CaSR也表达于髓袢升支粗段的基底外侧膜。CaSR的激活使钾离子通过ROMK通道的流出减少，并且还可能降低NKCC2的活性[6, 25-26]，从而导致肾性失盐、低钾血症、代谢性碱中毒的发生[27]。此外，CaSR的激活也会导致髓袢升支粗段对镁的重吸收减少，因此这种类型的Bartter综合征可出现低镁血症[28]。

【辅助检查】

选择合适的辅助检查，对于及时明确诊断非常重要。Bartter综合征重要的辅助检查包括常规临床血清学、尿液检测及心电图检查、肾脏超声、听力检测、氯离子清除试验和基因诊断。

1. 血清（浆）学检测

钾（K）、钠（Na）、氯（Cl）、镁（Mg）、钙（Ca）、磷（P）、尿酸（UA）、肌酐（Cr）、血气、立位肾素-血管紧张素-醛固酮水平、血糖谱或糖耐量检查、甲状旁腺素。

2. 尿液检测

尿常规，24 h尿蛋白定量，24 h尿钾、钠、氯、镁、钙、磷、尿酸和肌酐；其中血钾小于3.5 mmol/L时，24 h尿钾大于25 mmol可符合肾性失钾。

3. 心电图

评估有无心律失常、QT间期延长等表现。

4. 肾脏超声

评估有无肾囊肿、肾脏钙质沉着、肾结石。

5. 呋塞米（速尿）试验

通过静脉注射速尿（20 mg）直接阻断NKCC2，观察使用前后氯离子排泄分数的变化程度（△FECl），与正常对照进行比较，评估NKCC2功能。速尿试验是氯离子清除试验的一种，简便易行，成本低，适于各级医院开展。实际应用时，应首先根据临床高度怀疑的疾病类型来选择试验类型，Bartter综合征患者首选呋塞米（速尿）试验，Gitelman综合征患者首选氢氯噻嗪试验。氯离子清除试验对鉴别Bartter综合征（Ⅲ型）和Gitelman综合征有较好的敏感性和特异性，北京协和医院曾在5例Gitelman综合征、3例临床诊断Bartter综合征的患者中观察速尿试验的结果，使用速尿后，Gitelman综合征患者△FECl均超过20%，其中变化最大的患者相对自身基线水平增加了59倍，其钠离子和钾离子的改变量也高于健康对照；而Bartter综合征患者使用速尿后△FECl的最大值低于11%，反应弱于正常人（图3-3-2）[29]。

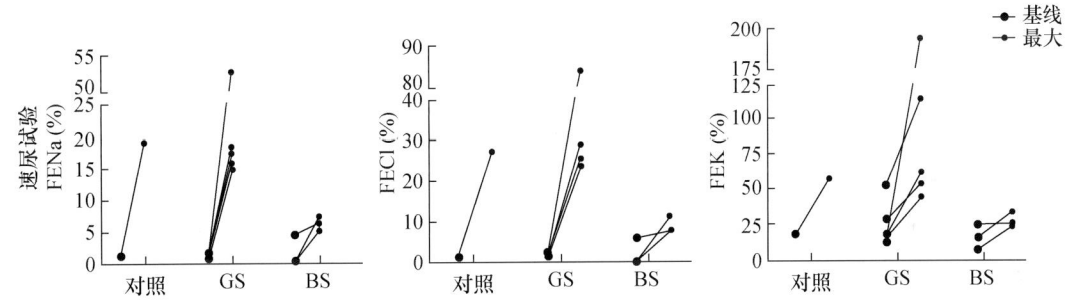

图3-3-2 Bartter综合征（BS）和Gitelman综合征（GS）患者呋塞米（速尿）试验结果
FENa，钠离子排泄分数；FECl，氯离子排泄分数；FEK，钾离子排泄分数

6. 基因检测

是诊断Bartter综合征的金标准，Bartter综合征由编码相关转运蛋白的基因突变导致，结合不同类型Bartter综合征的遗传方式对检测到的相应基因的相应突变进行分析。在检测到突变之后，首先需要明确该突变是否为同义突变，排除同义突变后，可在人类基因突变数据库（http：//www.hgmd.org）查阅或者检索文献明确是否为已报道的突变。如为未报告突变，还需要进一步根据ACMG基因变异致病性解读指南来分析，必要时可通过体内或体外实验为确定突变致病性提供证据。

【诊断】

Bartter综合征的临床诊断主要根据家族史（常染色体隐性遗传、常染色体显性遗传、X连锁隐性遗传）、临床表现、血尿生化检验等，确诊需要基因诊断。

幼年起病的慢性肾性失钾导致的低钾血症，伴有代谢性碱中毒、血浆肾素、血管紧张素醛固酮系统活化，但血压正常或偏低的患者，应考虑失盐性肾病。

结合病史，如除外长期服用利尿剂或缓泻剂，其他药物、免疫病（如干燥综合征）或者单克隆免疫球蛋白沉积等导致的肾小管功能障碍，则应考虑Bartter综合征或Gitelman综合征可能。

如同时合并高尿钙[中国成人的尿钙一般<5.6 mmol/d，儿童<0.1 mmol/（kg·d）][30]、正常血镁，应高度怀疑Bartter综合征可能。进一步的氯

离子清除试验（速尿试验）有助于定位不同原因导致的 NKCC2 功能障碍，并能初步判断损害程度。需要注意的是即使存在低血镁，并不能除外 Bartter 综合征。

确诊需要基因诊断，结合不同类型 Bartter 综合征的遗传方式对检测到的基因突变进行分析。检测到的突变还需要进一步判断是否为致病突变，可根据 ACMG 基因变异致病性解读指南来分析，必要时可通过体内或体外实验为确定突变致病性提供证据。

【鉴别诊断】

Bartter 综合征主要与以下疾病鉴别。

1. 其他原因的低钾血症

首先需要根据病史和 24 h 尿钾与血钾水平比较，确定是否肾性失钾；如合并高血压应警惕原发性醛固酮增多症，库欣（Cushing）病；如合并代谢性酸中毒要警惕肾小管酸中毒。其次除外其他药物（如利尿剂、顺铂、氨基糖苷类抗生素等）、免疫病（如干燥综合征等）和单克隆免疫球蛋白沉积所继发的肾性失钾，可以通过相应的检查帮助鉴别。

2. 其他失盐性肾病

（1）Gitelman 综合征：Gitelman 综合征由编码 NCC 的 *SLC12A3* 基因突变所致，其起病相对较晚，常于青少年或成年早期起病，生长发育迟缓相对少见，多数患者存在低血镁[31]、低尿钙[32]。氯离子清除试验患者对速尿有反应但氢氯噻嗪试验没有反应，有助于临床鉴别。基因检测有助于进一步鉴别。

（2）EAST 综合征：也称 SeSAME 综合征，是一种出现于婴儿期的罕见遗传性疾病，其特征为癫痫、感音神经性耳聋、共济失调、精神发育迟滞，以及肾小管功能损害导致的肾性失盐、低钾血症和代谢性碱中毒，血压正常[33]。这种疾病是常染色体隐性遗传，由 *KCNJ10* 基因纯合突变或复合杂合突变所致，该基因编码一种表达于远端肾小管基底外侧膜、脑胶质细胞，以及耳蜗血管纹中间细胞上的钾通道[33]。

【治疗】

Bartter 综合征目前以对症治疗、电解质替代治疗为主，以期达到缓解症状、提高生活质量、避免严重并发症的目标。总体治疗原则如下。

1. 电解质替代治疗

应鼓励自由摄入氯化钠，进食富含钾、镁的食物，其次通过口服含钾、含镁药物予以补充，紧急或严重情况下可静脉输注。需要注意的是，钾补充应以氯化钾为主，枸橼酸钾会加重代谢性碱中毒。低镁血症较严重时应首先补充镁，因为低镁血症可促进肾性钾消耗[14]。对于新生儿 Bartter 综合征来说，出生后立即开始补充水和钠，根据患儿丢失及需要量静脉补充盐溶液，随后可以使用口服补液盐溶液，同时根据血钾情况酌情补钾。

2. 基于 Bartter 综合征低钾发生机制的治疗

主要基于三点：① Bartter 综合征患者致密斑 NKCC2 功能障碍，持续刺激致密斑细胞环氧合酶 2（COX2）表达增加，刺激邻近的球旁器颗粒细胞分泌肾素，从而增加肾脏前列腺素 E2（PGE2）生成[34]，Ⅰ、Ⅱ、Ⅳ和Ⅳb 型 Bartter 综合征患者常见 PGE2 明显增加。②容量不足继发 RAAS 活化。③远端小管液钠含量增高促进钠钾交换。因此可以采用如下治疗。① NSAIDs 在治疗中必不可少，以吲哚美辛为代表的非甾体抗炎药是环氧合酶（COX）抑制剂，能抑制前列腺素（PGE）的合成[35]，从而进一步抑制肾素的产生[34]。因此，Bartter 综合征的患儿使用非甾体抗炎药后，能显著减少对盐的补充，降低电解质的需求量，减少尿钙的丢失，使甲状旁腺激素水平恢复正常[36]。但 NSAIDs 可产生不良反应，包括胃肠道不适、消化道溃疡出血、肾功能损伤等，因此需要仔细监测。非选择性 NSAIDs（如吲哚美辛）和选择性 NSAIDs（如塞来昔布）均可使用[37]。②抑制 RAAS 活化环节的药物，包括 ACEI、ARB、醛固酮受体拮抗剂如螺内酯、依普利酮等。③阻断钠-钾离子交换机制的药物，如阿米洛利。这些药物的使用有助于减少补钾、补镁药物的剂量，改善低钾相关症状，需要注意的是 RAS 抑制剂导致的低血压、螺内酯导致男性乳腺发育、保钾利尿剂增加尿钠丢失等副作用。此外，一项临床研究评估了联合乙酰唑胺治疗 Bartter 综合征的效果，结果显示可以改善代谢性碱中毒、低血钾和 RAAS 激活状态[38]。

3. 对症支持治疗

包括对症处理惊厥发作，植入人工耳蜗[39]，出现慢性肾功能不全时需要予以延缓肾脏病进展和并发症的治疗，进展至终末期肾病阶段需要进行肾脏替代治疗等。

4. 患者管理和宣教

强调个体化的疾病管理，培养和加强患者自我监测症状体征、正确使用药物、适时就医、规律随诊、重视心理健康的意识。

5. 肾移植

肾移植可纠正 Bartter 综合征中的电解质转运异常，尚无移植后疾病复发的报道。极少数因药物副作用、共存肾病、长期容量不足、电解质异常、肾钙沉着症等不同原因进展至终末期肾病的 Bartter 综合征患者实施了肾移植。其中还在 2 例严重新生儿 Bartter 综合征患者中成功实施了抢先肾切除和肾移植术，2 名患者均纠正了代谢异常，生长发育得到改善[40]。

6. 探索性治疗

文献报道部分致 Bartter 综合征的基因包括 *CLCNKB* 突变[17]、*ROMK* 突变[41] 会产生功能正常的转运蛋白，但突变会导致这些转运蛋白滞留在内质网进而降解，以及不能正确锚定于细胞膜。使用分子伴侣（如丁酸盐类）可以改善这些有全部或部分功能的蛋白质向细胞膜运送和锚定[41]。此外，氨基糖苷类药物也在细胞实验中证实对终止密码子导致的 *ROMK* 突变有挽救作用[41]。

【病例摘要】

女，21 岁，8 年前出现发作性上下肢屈曲抽搐，无意识障碍、牙关紧闭、二便失禁等，就诊于当地医院，查血钾 2.3 mmol/L，伴有代谢性碱中毒，补钾后症状缓解，此后不规律补钾治疗。1 年前发现肌酐升高 120 μmol/L，此后监测逐渐升高至 204 μmol/L。5 个月前发现尿蛋白阳性，24 h 尿蛋白 2.58 g，超声和 CT 发现双肾多发钙质沉着。既往史：诊断糖尿病 1 年余。个人史：1 年前因胃部不适输注泮托拉唑 4～5 次。家族史：无类似发病者。查体：一般状况可，BP 113/64 mmHg，HR 108 次/分，心律齐，双下肢不肿。经完善相关检查后，诊断考虑遗传性失盐性肾病，经基因检查明确 Bartter 综合征 II 型的诊断。病例详细资料见二维码数字资源 3-3。

数字资源 3-3

（张 磊）

【参考文献】

[1] Kleta R，Bockenhauer D. Salt-losing tubulopathies in children：what's new，what's controversial? J Am Soc Nephrol，2018，29：727-739.

[2] Mrad FCC，Soares SBM，de Menezes Silva LAW，et al. Bartter's syndrome：clinical findings，genetic causes and therapeutic approach. World J Pediatr，2021，17：31-39.

[3] Frederic C. Bartter，Pacita Pronove，John R. Gill Jr.，et al. Hyperplasia of the juxtaglomerular complex with hyperaldosteronism and hypokalemic alkalosis. A new syndrome. Am J Med，1962，33：811-828.

[4] Ji W，Foo JN，O'Roak BJ，et al. Rare independent mutations in renal salt handling genes contribute to blood pressure variation. Nat Genet，2008，40：592-599.

[5] Simon DB，Karet FE，Hamdan JM，et al. Bartter's syndrome，hypokalaemic alkalosis with hypercalciuria，is caused by mutations in the Na-K-2Cl cotransporter NKCC2. Nat Genet，1996，13：183-188.

[6] Simon DB，Karet FE，Rodriguez-Soriano J，et al. Genetic heterogeneity of Bartter's syndrome revealed by mutations in the K + channel，ROMK. Nat Genet，1996，14：152-156.

[7] Lorenz JN，Baird NR，Judd LM，et al. Impaired renal NaCl absorption in mice lacking the ROMK potassium channel, a model for type II Bartter's syndrome. J Biol Chem，2002，277：37871-37880.

[8] Simon DB，Bindra RS，Mansfield TA，et al. Mutations in the chloride channel gene，CLCNKB，cause Bartter's syndrome type III. Nat Genet，1997，17：171-178.

[9] Konrad M，Vollmer M，Lemmink HH，et al. Mutations in the chloride channel gene CLCNKB as a cause of classic Bartter syndrome. J Am Soc Nephrol，2000，11：1449-1459.

[10] Bettinelli A，Borsa N，Bellantuono R，et al. Patients with biallelic mutations in the chloride channel gene CLCNKB：long-term management and outcome. Am J Kidney Dis，2007，49：91-98.

[11] Pressler CA，Heinzinger J，Jeck N，et al. Late-onset manifestation of antenatal Bartter syndrome as a result of residual function of the mutated renal Na + -K + -2Cl- cotransporter. J Am Soc Nephrol，2006，17：2136-2142.

[12] Brochard K，Boyer O，Blanchard A，et al. Phenotype-genotype correlation in antenatal and neonatal variants of Bartter syndrome. Nephrol Dial Transplant，2009，24：1455-1464.

[13] Finer G，Shalev H，Birk OS，et al. Transient neonatal hyperkalemia in the antenatal (ROMK defective) Bartter syndrome. J Pediatr，2003，142：318-323.

[14] Blanchard A，Bockenhauer D，Bolignano D，et al.

[14] Blanchard A, Bockenhauer D, Bolignano D, et al. Gitelman syndrome: consensus and guidance from a kidney disease: improving global outcomes (KDIGO) controversies conference. Kidney Int, 2017, 91: 24-33.

[15] Zaika O, Tomilin V, Mamenko M, et al. New perspective of ClC-Kb/2 Cl- channel physiology in the distal renal tubule. Am J Physiol Renal Physiol, 2016, 310: 923-930.

[16] Hennings JC, Andrini O, Picard N, et al. The ClC-K2 chloride channel is critical for salt handling in the distal nephron. J Am Soc Nephrol, 2017, 28: 209-217.

[17] Andrini O, Keck M, Briones R, et al. ClC-K chloride channels: emerging pathophysiology of Bartter syndrome type 3. Am J Physiol Renal Physiol, 2015, 308: 1324-1334.

[18] Nozu K, Iijima K, Kanda K, et al. The pharmacological characteristics of molecular-based inherited salt-losing tubulopathies. J Clin Endocrinol Metab, 2010, 95: 511-518.

[19] Seys E, Andrini O, Keck M, et al. Clinical and genetic spectrum of Bartter syndrome type 3. J Am Soc Nephrol, 2017, 28: 2540-2552.

[20] Izzedine H, Tankere F, Launay-Vacher V, et al. Ear and kidney syndromes: molecular versus clinical approach. Kidney Int, 2004, 65: 369-385.

[21] Riazuddin S, Anwar S, Fischer M, et al. Molecular basis of DFNB73: mutations of BSND can cause nonsyndromic deafness or Bartter syndrome. Am J Hum Genet, 2009, 85: 273-280.

[22] Legrand A, Treard C, Roncelin I, et al. Prevalence of novel MAGED2 mutations in antenatal bartter syndrome. Clin J Am Soc Nephrol, 2018, 13: 242-250.

[23] Laghmani K, Beck BB, Yang SS, et al. Polyhydramnios, transient antenatal Bartter's syndrome, and MAGED2 mutations. N Engl J Med, 2016, 374: 1853-1863.

[24] Nesbit MA, Hannan FM, Howles SA, et al. Mutations affecting G-protein subunit α11 in hypercalcemia and hypocalcemia. N Engl J Med, 2013, 368: 2476-2486.

[25] Hebert SC. Extracellular calcium-sensing receptor: implications for calcium and magnesium handling in the kidney. Kidney Int, 1996, 50: 2129-2139.

[26] Wang WH, Lu M, Hebert SC. Cytochrome P-450 metabolites mediate extracellular Ca (2+)-induced inhibition of apical K+ channels in the TAL. Am J Physiol, 1996, 271: 103-111.

[27] Watanabe S, Fukumoto S, Chang H, et al. Association between activating mutations of calcium-sensing receptor and Bartter's syndrome. Lancet, 2002, 360: 692-694.

[28] Nagase T, Murakami T, Tsukada T, et al. A family of autosomal dominant hypocalcemia with a positive correlation between serum calcium and magnesium: identification of a novel gain of function mutation (Ser(820)Phe) in the calcium-sensing receptor. J Clin Endocrinol Metab, 2002, 87: 2681-2687.

[29] 彭晓艳, 蒋兰萍, 袁涛, 等. 氯离子清除试验在Gitelman综合征鉴别诊断中的应用. 中国医学科学院学报, 2016, 38: 75-82.

[30] 史轶蘩. 协和内分泌和代谢学. 北京: 科学出版社, 1999.

[31] Zhang L, Peng X, Zhao B, et al. Clinical and laboratory features of female Gitelman syndrome and the pregnancy outcomes in a Chinese cohort. Nephrology (Carlton), 2020, 25: 749-757.

[32] 张磊, 赵冰彬, 彭晓艳, 等. 不同尿钙水平的Gitelman综合征患者临床特点比较. 中华肾脏病杂志, 2020, 36: 366-371.

[33] Bockenhauer D, Feather S, Stanescu HC, et al. Epilepsy, ataxia, sensorineural deafness, tubulopathy, and KCNJ10 mutations. N Engl J Med, 2009, 360: 1960-1970.

[34] Kurtz A. Renin release: sites, mechanisms, and control. Annu Rev Physiol, 2011, 73: 377-399.

[35] Norregaard, R., T.H. Kwon, J. Frokiaer. Physiology and pathophysiology of cyclooxygenase-2 and prostaglandin E2 in the kidney. Kidney Res Clin Pract, 2015, 34: 194-200.

[36] Gasongo G, Greenbaum LA, Niel O, et al. Effect of nonsteroidal anti-inflammatory drugs in children with Bartter syndrome. Pediatr Nephrol, 2019, 34: 679-684.

[37] Nascimento CL, Garcia CL, Schvartsman BG, et al. Treatment of Bartter syndrome. Unsolved issue. J Pediatr, 2014, 90: 512-517.

[38] Mazaheri M, Assadi F, Sadeghi-Bojd S. Adjunctive acetazolamide therapy for the treatment of Bartter syndrome. Int Urol Nephrol, 2020, 52: 121-128.

[39] Kontorinis G, Giesemann AM, Iliodromiti Z, et al. Treating hearing loss in patients with infantile Bartter syndrome. Laryngoscope, 2012, 122: 2524-2528.

[40] Chaudhuri A, Salvatierra O Jr, Alexander SR, et al. Option of pre-emptive nephrectomy and renal transplantation for Bartter's syndrome. Pediatr Transplant, 2006, 10: 266-270.

[41] Peters M, Ermert S, Jeck N, et al. Classification and rescue of ROMK mutations underlying hyperprostaglandin E syndrome/antenatal Bartter syndrome. Kidney Int, 2003, 64: 923-932.

第四节 肾性尿崩症

【概述】

1. 定义

肾性尿崩症（nephrogenic diabetes insipidus，NDI）是在血浆抗利尿激素（ADH，又称精氨酸加压素或AVP）水平正常或增高的情况下，肾脏对ADH作用不敏感而导致尿液不能正常浓缩，出现稀释性尿液排泄增加的病症，临床上表现为多尿、多饮和高钠血症的临床三联症。

2. 流行病学

关于先天性NDI患病率的流行病学研究较少。2000年加拿大一项研究表明，精氨酸加压素受体2（AVPR2）[也称为V2受体（V2R）]基因突变相关NDI患病率约为8.8/100万，水通道蛋白2（AQP2）基因突变相关NDI患病率比AVPR2基因突变相关NDI患病率低5～10倍[1]。

3. 病因

NDI主要是由肾脏对ADH不敏感引起的，导致尿液不能正常浓缩，出现稀释性尿液排泄增加继而伴有继发性多饮。NDI的病因可分为遗传性和继发性。遗传性的缺陷发生在V2R比AQP2更常见。遗传性NDI患者，多见于儿童，90%发生于男性，在出生后1年内常表现为发育不良和呕吐。相比之下，成人获得性NDI比遗传性NDI更常见。具体见表3-4-1。

表3-4-1 肾性尿崩症的病因

遗传性	继发性
X-连锁遗传NDI Xq28编码区 *AVPR2* 基因突变	抗菌药物：膦甲酸酯、氨基糖苷类、甲氧西林、利福平
	电解质异常：低钾血症、高钙血症、尿钙增多
	肾实质疾病：梗阻性泌尿疾病
常染色体隐性遗传NDI Ch12q13编码区 *AQP2* 基因突变	其他药物：锂、呋塞米（速尿）、秋水仙碱、顺铂、异环磷酰胺、长春花碱
	系统性疾病：淀粉样变性、结节病、镰状细胞病、干燥综合征

4. 遗传性NDI

1992年编码AVP2受体的 *AVPR2* 基因被成功克隆，并在X连锁NDI患者中发现了该基因的突变[2-3]。1999年成功克隆了 *AQP2* 基因并发现 *AQP2* 突变是常染色体隐性NDI的基础[4]。*AVPR2* 和 *AQP2* 这两个关键基因的发现使得对患者进行基因检测变得可能。

（1）*AVPR2* 突变：大约90%的遗传性NDI患者有 *AVPR2* 突变[5]。由于该基因位于X染色体上，所以 *AVPR2* 突变具有X连锁遗传模式；因此，NDI患者的主要患者是男性。但 *AVPR2* 基因突变导致的女性NDI患者偶尔也会被发现，例如由于奠基者效应而出现的 *AVPR2* 突变[6]。

（2）*AQP2* 突变：大约10%的先天性NDI病例是由于位于常染色体12上的 *AQP2* 基因缺失突变引起的[7-8]。这些突变通常以常染色体隐性方式遗传，也有少量常染色体显性遗传的家系报道。

5. 获得性NDI

影响肾小管功能的原发性疾病常常是获得性NDI的病因，例如肾结核、Bartter综合征或盐皮质激素增多症等。肾小管功能障碍通常导致低钾血症和高钙尿，这两种情况也可能是非营养性疾病的原因，并与 *AQP2* 表达降低有关[9]。高钙尿可影响集合管管腔侧（顶端膜）的钙敏感受体，阻碍AQP2囊泡向顶端膜转运，从而导致尿液浓缩障碍[10]。其他可导致NDI的电解质异常包括高钙血症（Ca^{2+} > 11 mg/dl），尽管其机制尚不完全清楚，但高钙血症也可能与髓袢升支粗段中钙敏感受体的激活有关，从而减少升支粗段中钠的重吸收和钙的重吸收，不能建立尿液浓缩所需的髓质渗透梯度所致。

其他继发性NDI包括梗阻性尿路疾病，常常导致AQP2表达下调。有实验研究表明，在双侧输尿管梗阻的情况下，AQP2表达降低，而在单侧尿路梗阻的动物模型中，AQP2的显著减少仅见于梗阻侧肾脏[11]。梗阻缓解后，AQP2表达下调可持续30天，这可以解释肾脏严重梗阻缓解后患者尿量异常增加的现象[12]。

如表3-4-1所示，许多药物可导致获得性非糖尿病性多尿。锂是获得性NDI的主要药物，进行锂治疗的约85%成年人都伴有多尿[13]。锂盐治疗的适应证包括双相情感障碍、精神分裂症情感障碍、抑郁症、酒精中毒和丛集性头痛。锂通过脂质钠通道（ENaC）进入细胞内，清除有限，导致细胞内锂的积累。锂中毒的具体机制目前还不完全清楚，但研究表明，锂抑制了集合管中的腺苷酸环化酶，导致AQP2活化和转运障碍、不能锚定于顶端膜，从而抑制尿液中水的重吸收[14]，因此，应用ENaC阻断剂，如阿米洛利，可增加锂所致NDI的尿渗透压，改善多尿。

6. 不典型肾性尿崩症

有些先天性NDI患者在机体发育成熟后才出现症状，并且临床表现较轻，常表现为多尿或遗尿。不典型患者可通过D-氨基-D-精氨酸加压素（DDAVP）试验来鉴别，DDAVP给药后尿渗透压升高（大于血浆渗透压，但<800 mmol/L），提示存在不典型的NDI。但是，小于3岁的儿童肾脏浓缩功能尚未发育完善，仍无法最大程度地浓缩尿液，低渗尿（渗透压500～800 mmol/L）可能是生理性的。

不典型NDI患者通常携带AVPR2或AQP2部分功能缺失的突变。最近，Mamenko等发现STIM1（stream interaction molecule）基因突变，通过影响钙信号传导导致不典型NDI[15]。STIM1是内质网（ER）钙的传感器，可触发内质网钙的释放，以维持持续钙内流驱动细胞生理活动的信号机制[16]。STIM1突变与细胞内钙水平降低、加压素不能诱导集合管中持续的细胞内钙动员有关，最终导致集合管顶端膜AQP2丰度降低。STIM1突变的动物出现多尿、多饮，血清渗透压升高，尿液渗透压低和血管加压素水平升高。

7. 发病机制

（1）尿液浓缩的生理学：健康成人肾脏肾小球每天滤过产生约180 L的肾小球原始滤液，又称原尿[17]。原尿中的H_2O在近端小管通过水通道蛋白1（AQP1）被大部分重吸收，AQP1不受血管加压素的调控，对H_2O的通透性高[18]。同时，原尿中溶质（葡萄糖、氨基酸、NaCl）在近端小管中也被大部分重吸收。在近端小管完成初始重吸收的小管液进入Henle袢（逆流浓缩的关键环节）时，仍然是等渗的。

尿液浓缩开始于髓袢降支细段（TDL），其机制为H_2O通过AQP1进入髓质间质，而无钠的转运，TDL内尿液渗透压逐渐升高[19]。小管液随后进入髓袢升支粗段（TAL），该段H_2O不能自由通过，但NaCl可以通过共转运蛋白溶质载体家族12成员1（SLC12A1，也称为NKCC2）主动转运，则升支粗段内尿液向皮质方向流动时，NaCl浓度降低，尿液渗透压下降，同时导致同一平面间质组织液NaCl浓度升高，渗透压升高[20]。远曲小管还可以通过SLC12A3（也称为NCC）进一步去除远曲小管中的氯化钠。髓袢升支粗段重吸收NaCl构成了肾髓质外带的渗透梯度，这种皮质到髓质逐渐增高的溶质梯度，是集合管H_2O重吸收的主要动力。此外，位于肾髓质内带的髓袢升支细段没有对NaCl的主动转运能力，肾髓质内带形成渗透梯度的主要溶质是尿素。

尿液的第一轮浓缩发生在髓袢降支，由AQP1介导，不受ADH的调控。第二轮浓缩发生在集合管，在髓质渗透梯度的驱动下，由水通道蛋白2（AQP2）介导尿液在集合管浓缩，上述发生在集合管的浓缩过程受ADH调控。

（2）血管加压素激素与尿液浓缩和稀释：血管加压素（AVP），又称抗利尿激素（ADH），是由下丘脑室旁核和视上核的特殊神经元分泌合成的九肽激素。ADH在上述部位合成后，运输到垂体后叶，当血清晶体渗透压升高和血压下降时分泌到血液中，以应对血浆渗透压升高或低血容量。渗透压感受器位于下丘脑，下丘脑同时也接受动脉压力感受器和心房容量感受器的信息。ADH释放酶的渗透压阈值为280～290 mmol/L。超过阈值，ADH分泌逐渐增加[21]。

ADH有3种受体，V1a、V1b和V2，尿液浓缩主要与V2受体的作用相关，V2受体表达于远端肾小管主细胞的基底外侧膜和集合管上，参与调节10%～15%原尿在远端肾小管和集合管重吸收。ADH与V2R结合，细胞内产生的环磷酸腺苷（cAMP）增加，从而激活cAMP依赖性蛋白激酶。这种激活会导致AQP2的磷酸化和转运，含有AQP2的囊泡移动到集合管顶膜上，长期缓慢的ADH释放会使AQP2基因转录和翻译增加。顶端膜AQP2蛋白能够促进水的重吸收，尿液浓缩，吸收动力来源于肾髓质的渗透梯度。

【临床表现】

NDI 的幼儿尿量增多，并常表现出明显的口渴感，尤其好饮冷水，不喝牛奶或者配方奶，并且婴幼儿在洗澡时喝洗澡水或吸吮湿毛巾。患有原发性 NDI 的患儿通常会在出生后第一年出现临床症状，多见于男孩，常表现为发育不良和呕吐。相比之下，成人获得性 NDI 比原发性 NDI 更为普遍。

儿童多尿症的定义因年龄而异（表3-4-2）：新生儿大于 150 ml/（kg·d），2 岁以下儿童大于 100～110 ml/（kg·d），2 岁以上儿童大于 40～50 ml/（kg·d）[22]。然而，患有 NDI 的儿童可能处于脱水状态，并且可能没有如此高的尿量。

表 3-4-2 不同年龄人群多尿症定义

年龄（岁）	尿量 [ml/（kg·d）]
新生儿	>150
2 岁以下儿童	100～110
2 岁以上儿童	40～50

成人 NDI 患者通常每天尿量约 12 L，假设正常膀胱容积为 500 ml，患者 24 h 内每小时需排尿一次，所以 NDI 会导致睡眠中断。继发性尿崩症除上述症状外，尚有原发病的症状和体征。

【辅助检查】

临床上考虑到该病后，需要进行尿比重、血/尿渗透压等辅助检查进一步明确尿液生化性质，必要时进行基因检测明确诊断。

1. 尿比重

晨尿可作为一些多尿患者的筛查试验，因为晨尿的尿比重可以用来估计肾的浓缩能力，如果尿比重大于 1.030 可以初步排除 NDI。然而，蛋白尿和糖尿也可使尿比重升高，需鉴别。

2. 血清电解质

由于低钾血症和高钙血症可能是继发性 NDI 的潜在原因，血生化检查也很有必要。

3. 血、尿渗透压

NDI 患者尿液渗透压小于 300 mmol/L，而血清渗透压大于 300 mmol/L。如果血浆渗透压低于 300 mmol/L，则可使用脱水试验来确定 NDI 的诊断。如果多尿症儿童的血清渗透压大于 300 mmol/L，则脱水试验可能有害。在这种情况下，应进行 DDAVP（D-氨基-D-精氨酸加压素）试验以区分中枢性和非中枢性多尿。

4. DDAVP 试验

由于 DDAVP 对 AVPR2 有很高的特异性，可以用来评估肾脏对 ADH 的反应，同时避免 AVPR1 介导的血管收缩。DDAVP 有口服、鼻内、皮下或静脉注射的给药方式，通常静脉或皮下注射（20 min 内皮下或静脉输注 1 μg，最大剂量为 0.4 μg/kg），以实现多肽的有效吸收。注射 DDAVP 前，应测量尿渗透压，并在接下来的 2 h 内每隔 30 min 测量一次。如果尿渗透压和开始检查时相比增加不超过 100 mmol/L，则诊断为 NDI，并应进行基因分析[23]。较大婴儿和儿童的 DDAVP 试验应在医院内进行，并应密切观察。患者脱水不能超过体重的 5% 以上，并且监测生命体征（体温、脉搏和血压）、体重、尿液和血浆渗透压以及血浆钠浓度。

【诊断】

当患者出现稀释性尿液排泄增加，临床上表现为多尿、多饮和高钠血症的临床三联症，可考虑此诊断，如尿液渗透压小于 300 mmol/L，而血浆渗透压大于 300 mmol/L 更支持该病的诊断。儿童患者需进行基因检测发现致病变异可以明确诊断。

【鉴别诊断】

NDI 的多饮、多尿症状需与其他疾病相鉴别。

1. 糖尿病

1 型糖尿病多见于青少年，2 型糖尿病多见于中老年人，早期临床表现伴有口渴、多饮、多尿、体重下降，严重病例伴有高渗性昏迷，晚期患者伴有眼、心脏、外周血管和神经病变等，但 2 型糖尿病患者尿量明显少于 NDI 患者，尿液渗透压正常或者尿糖阳性可出现高渗尿，可通过血糖、糖化血红蛋白监测进行鉴别。

2. 中枢性尿崩症

中枢性尿崩症多见于垂体或临近部位肿瘤，以及脑外伤后损伤垂体下丘脑所致，除 AVP 降低外常伴有其他脑垂体激素的分泌异常，可通过视野检查、蝶鞍 CT 或 MRI 等检查明确有无垂体或附近的病变。

3. 原发性烦渴

常与精神因素有关，部分与药物、下丘脑病变有关。主要由于精神因素引起烦渴、多饮，因而导致多尿、尿比重低，同时 AVP 分泌受抑制，与尿崩症相似。这些症状可随情绪而波动，并伴有其他神经症的症状。

【治疗】

目前治疗遗传性 NDI 的方法主要是改善症状，尚无根治的方法。针对获得性 NDI 主要纠正潜在的继发因素，如缓解尿路梗阻或锂相关 NDI 可采用阿米洛利治疗[24]。

1. 基本治疗

由于婴儿不能自主饮水，只能依赖照料者来提供饮水。因此，此类患儿的治疗较为困难。基本治疗包括每 2 h 提供一次饮水，如自主饮水困难，可以通过鼻胃管来进行。当需要静脉输液时，通常选用低渗液体（1/4 等渗或 0.22%NaCl 溶液），因为患儿持续丢失的基本上为等渗溶液，使用渗透压高于尿液渗透压的液体会加重高钠血症。例如，NDI 的患儿，其最大尿液渗透压为 100 mmol/L，如果使用 0.45% 的生理盐水（渗透压为 154 mmol/L 的 NaCl 溶液 = 77 mmol Na + 77 mmol Cl），每输入 1L 的 0.45% 生理盐水，则需要排出 1.54L 的尿液以维持正常渗透压。因此，针对 NDI 患儿，与尿液渗透压相比，给予高渗液体（但渗透压仍比血浆渗透压低）可导致高钠性脱水。但是，如果盐流失明显（如腹泻），或低渗液以高于尿液流失的速度补充，则可能发生低钠血症。等渗液只能用于低血容量性休克的急性血管容量扩张。

2. 低蛋白饮食

NDI 治疗中的另一个重要组成部分是减少肾脏渗透负荷，这包括限制饮食中蛋白质和钠的含量，目的是减少经肾排泄的蛋白质代谢物和钠。当 NDI 患者的尿渗透压固定后，尿量由渗透负荷或排泄的溶质决定，因此，针对 NDI 患者，低盐、低蛋白饮食可以减少尿量。对于儿童 NDI 患者，为保证正常生长和发育，在基本的热量和蛋白质摄入基础上，同时最大程度地降低渗透压负荷比较困难。正常儿童每天正常饮食的渗透负荷约为 800 mmol。尿液渗透压为 800 mmol/L 的健康儿童只需要 1 L 的水即可排泄该负荷。但是，NDI 患儿最大尿液渗透压约为 100 mmol/L，则需要至少 8 L 水来排泄渗透负荷。此外，1 g 食盐（17 mmol Na）的渗透压为 34 mmol/L（17 mmol Na 和 17 mmol Cl）。针对 NDI 患儿，尿渗透压为 100 mmol/L，每克食盐会增加 340 mL 尿量。对于 NDI 患儿，建议蛋白质摄入量应为 15 mmol/（kg·d），需补充 150 ml/（kg·d）的液体以排泄该溶质负荷。

3. 利尿剂

在多尿性疾病中使用利尿剂似乎违反常理，但早在 1905 年就有利尿剂治疗 NDI 的报道[25]。这一观点在 20 世纪 50 年代进一步得到动物实验证实，氢氯噻嗪可使尿崩症实验动物的尿量减少约 50%[26]。

（1）噻嗪类利尿药：一项对 NDI 患者的早期研究显示，氢氯噻嗪开始治疗后，尿量减少，尿渗透压和钠排泄迅速升高；治疗 24 h 后，尿钠排泄开始下降，治疗 3 天后，尿钠排泄量低于治疗前水平，尿量也下降到治疗前水平的 50%[27]。研究发现，尿液渗透压的最初增加与抑制远曲小管尿液稀释有关，噻嗪类利尿剂通过抑制远端小管中共转运蛋白 SLC12A3 介导的 Na 重吸收，使 Na 排泄增加导致有效血容量降低，从而增加近端小管重吸收，进而减少了进入集合管尿液的水分。此外，用 *SLC12A3* 基因敲除小鼠，在锂诱导的 NDI 模型中，还发现一种噻嗪介导的独立于 SLC12A3 介导的尿量减少机制。在上述模型中，氢氯噻嗪给药后，模型小鼠的尿量显著减少，而尿液渗透压保持不变。推测这种尿量减少可能与噻嗪抑制近端肾小管中的碳酸酐酶有关，减少近端小管钠的重吸收，增加远端小管致密斑钠浓度，通过管球反馈减少肾小球滤过从而减少尿量。研究还发现，在锂处理的 mpkCCD 细胞中，氢氯噻嗪还可以直接增加细胞膜 AQP2 的丰度[28]。

氢氯噻嗪是 NDI 的初始治疗药物，剂量为 2～4 mg/（kg·d），分 2 次服用。噻嗪利尿剂与低溶质饮食联合使用，可使尿量减少 70% 以上[29]。

（2）阿米洛利：低钾血症是噻嗪类药物的常见并发症，但补钾会增加渗透负荷。因此，可使噻嗪类利尿剂与保钾利尿剂联合使用，阿米洛利推荐剂量为 0.1～0.3 mg/（kg·d）。阿米洛利可阻断 ENaC，减少钠的重吸收和增加尿液渗透压。阿米洛利可以阻断锂离子进入细胞的 ENaC 通道，也能缓解锂诱导的 NDI。

（3）乙酰唑胺：锂治疗的适应证包括双相情感障碍、精神分裂症情感障碍、抑郁症、酒精中毒和丛集性头痛。进行锂治疗的成年人约 85% 患有 NDI，虽然停服锂治疗可以缓解 NDI 的症状，但通常锂缓解精神症状的益处大于 NDI 的影响。除了上述治疗方案外，新近研究表明乙酰唑胺也可缓解锂诱导的 NDI。在缺乏 Na-Cl 共转运蛋白的小鼠模型中，用锂诱导 NDI，噻嗪类药物能缓解小鼠的多尿症状，表明噻嗪类药物的额外抗利尿作用可能通过抑制碳酸酐酶实现[30]。在锂诱导的NDI动物模型中，乙酰唑胺与噻嗪/阿米洛利相比，在减少多尿、增加尿渗透压和增加AQP2丰度方面同样有效，但副作用较少。噻嗪/阿米洛利治疗的小鼠可出现低钠血症、高钾血症、高钙血症、代谢性酸中毒和血清锂浓度升高，而在乙酰唑胺治疗的小鼠中未观察到上述现象[31]。乙酰唑胺减少多尿可能与管球反馈机制降低肾小球滤过压有关。成人锂诱导NDI的病案报道显示，乙酰唑胺治疗可减少尿量，增加尿渗透压，无明显副作用[32]，但乙酰唑胺的安全性仍需进一步研究，尤其是GFR降低的患者。

4. 前列腺素合成抑制剂

基础研究发现前列腺素也会影响上皮细胞对H_2O的通透性[33]。前列腺素合成抑制剂吲哚美辛与AVP具有协同作用[34]。早期研究表明，在尿崩症动物模型中，吲哚美辛可独立于AVP起到抗利尿作用[35]。随后，在NDI患者中观察到前列腺素合成抑制剂的类似作用。研究表明，吲哚美辛治疗后尿液渗透压无明显变化，提示吲哚美辛可能通过增强近端小管重吸收Na和水发挥作用[36]。

吲哚美辛与噻嗪类药物联用比单独使用噻嗪类药物尿量减少25%~50%，已成为治疗NDI的主要药物之一。在治疗初期，第一次使用时减少尿量效果非常显著，必须密切观察。吲哚美辛，尤其是与噻嗪类药物联用时，可导致血清钠迅速降低，诱导低钠性癫痫[37]。吲哚美辛的其他副作用包括腹痛或胃出血，可通过使用H2受体阻滞剂来减少副作用。

5. AVPR2拮抗剂

大多数NDI患者携带AVPR2错义突变，导致AVPR2错误折叠并保留在内质网中。NDI的一种新的治疗策略是使用分子伴侣诱导AVPR2正确折叠，突变受体可以从内质网中逃逸，进入细胞膜并提供正常的AVP信号。脂溶性AVPR2拮抗剂是一种分子分裂剂，它与AVPR2的AVP结合囊相结合，诱导受体的正确折叠。在具有AVPR2错义突变的患者中，这种拮抗剂为NDI提供一种新的治疗方法。这种受体配体或药物伴侣已经在小规模人体试验中进行了研究[38]。虽然这种治疗方案减少尿量和增加尿渗透压作用有限，但为遗传性NDI患者带来希望。

6. AVPR2激动剂

刺激独立于AVP的AVPR2激动剂是治疗NDI的另一种潜在方法。由于这些激动剂不阻断AVPR2信号，因此可能是比AVPR2拮抗剂更有效的治疗方法，但这类激动剂尚未在动物模型中进行测试，疗效尚不明确。

7. 基因疗法

对体细胞或胚胎进行基因编辑以纠正突变基因是一个引起人们极大兴趣的话题，但这些技术的伦理学、尤其是胚胎基因编辑尚具有争议，尚无此类治疗策略进入临床应用。预计未来二十年内，基因编辑疗法的伦理要求、安全性和长期疗效进一步确定，包括NDI在内的遗传性疾病患者能从这些治愈性疗法中受益。

【病例摘要】

患儿，1月14天；因"发现血钠升高26天，持续腹泻3天"入院。患儿因新生儿肺炎住院，期间血钠升高，波动于150~165 mmol/L，每日排小便约5~6次，具体量不详。血清电解质：氯118.2（mmol/L），钠156.6（mmol/L）。尿液分析：尿比重1.004↓，酸碱度5.0↓。尿液24 h尿钠43.30（mmol/24 h）；双肾体积偏小，脑及垂体MRI平扫＋增强（－）。完善基因检测提示 AVPR2 基因错义突变 c.262 G＞A，p.V88M，该突变的致病性为不确定，其父亲为野生型，其母亲为杂合，该基因为X染色体隐性遗传，符合表型共分离，诊断为尿崩症（肾型）。病例详细资料见二维码数字资源3-4。

数字资源3-4

（胡宏图 梁 伟）

【参考文献】

[1] Bichet D G, Arthus M F, Lonergan M, et al. X-linked nephrogenic diabetes insipidus mutations in North America and the Hopewell hypothesis. Journal of Clinical Investigation, 1993, 92（3）: 1262-1268.

[2] S, J, Lolait. Cloning and characterization of a vasopressin V2 receptor and possible link to nephrogenic diabetes insipidus. [J]. Nature, 1992, 357（6376）: 336-339.

[3] Rosenthal, Walter, Seibold, et al. Molecular identification

of the gene responsible for congenital nephrogenic diabetes insipidus. [J]. Nature, 1992, 359 (6392): 233-235.
[4] Deen P, Verdijk M, Knoers N, et al. Requirement of human renal water channel aquaporin-2 for vasopressin-dependent concentration of urine [J]. Science, 1994, 264 (5155): 92.
[5] Sands J M, Bichet A. Nephrogenic diabetes insipidus [J]. Annals of Internal Medicine, 2006, 144 (3): 186-194.
[6] Fujiwara, T. M. Molecular biology of hereditary diabetes insipidus [J]. Journal of the American Society of Nephrology, 2005, 16 (10): 2836-2846.
[7] Duygu, Duzenli, Emel, et al. Mutations in the AVPR2, AVP-NPII, and AQP2 genes in Turkish patients with diabetes insipidus [J]. Endocrine, 2012, 42 (3): 664-669.
[8] Sasaki S, Chiga M, Kikuchi E, et al. Hereditary nephrogenic diabetes insipidus in Japanese patients: analysis of 78 families and report of 22 new mutations in AVPR2 and AQP2 [J]. Clinical and Experimental Nephrology, 2013, 17 (3): 338-344.
[9] Hebert S C, Brown E M, Harris H W. Role of the Ca (2+) -sensing receptor in divalent mineral ion homeostasis [J]. Journal of Experimental Biology, 1997, 200 (Pt 2): 295.
[10] Sands J M, Naruse M, Baum M, et al. Apical extracellular calcium/polyvalent cation-sensing receptor regulates vasopressin-elicited water permeability in rat kidney inner medullary collecting duct [J]. Journal of Clinical Investigation, 1997, 99 (6): 1399-1405.
[11] Frkiaer J, Christensen B M, D Marples, et al. Downregulation of aquaporin-2 parallels changes in renal water excretion in unilateral ureteral obstruction [J]. Am J Physiol, 1997, 273 (2 Pt 2): 213-23.
[12] Frokiaer J, D Marples, Knepper M A, et al. Bilateral ureteral obstruction downregulates expression of vasopressin-sensitive AQP-2 water channel in rat kidney [J]. Am J Physiol, 1996, 270 (4 Pt 2): F657.
[13] Timmer R T, Sands J M. Lithium intoxication [J]. Journal of the American Society of Nephrology Jasn, 1999, 10 (3): 666-74.
[14] Marples D, Christensen S, Christensen E I, et al. Lithium-induced downregulation of Aquaporin-2 water channel expression in rat kidney medulla [J]. Journal of Clinical Investigation, 1995, 95 (4): 1838-1845.
[15] Mamenko M, Dhande I, Tomilin V, et al. Defective store-operated calcium entry causes partial nephrogenic diabetes insipidus [J]. Journal of the American Society of Nephrology Jasn, 2015, 27 (7): 2035.
[16] Hoth M, Penner R. Depletion of intracellular calcium stores activates a calcium current inmast cells [J]. Nature, 1992, 355 (6358): 353-356.
[17] Fein I Alan, Mullany Lawrence, Walders William. Measured and estimated glomerular filtration rate. [J]. N Engl J Med, 2006, 355: 1067-1068; author reply 1069-1070.
[18] Nielsen S, Marples D, Frøkiaer J, et al. The aquaporin family of water channels in kidney: an update on physiology and pathophysiology of aquaporin-2 [J]. Kidney International, 1996, 49 (6): 1718-1723.
[19] Nielsen S E, Pallone T, Smith B L, et al. Aquaporin-1 water channels in short and long loop descending thin limbs and in descending vasa recta in rat kidney [J]. Am J Physiol, 1995, 268 (6 Pt 2): F1023.
[20] N Obermüller, Kunchaparty S, Ellison D H, et al. Expression of the Na-K-2Cl cotransporter by macula densa and thick ascending limb cells of rat and rabbit nephron [J]. Journal of Clinical Investigation, 1996, 98 (3): 635-640.
[21] Nielsen S, Frkiaer J, Marples D, et al. Aquaporins in the kidney: from molecules to medicine [J]. Physiological Reviews, 2002, 82 (1): 205-44.
[22] Leung A, Robson L M, Halperin M L. Polyuria in childhood [J]. Atti Accad Fisiocrit Siena Med Fis, 1991, 30 (11): 1089-1100.
[23] Bichet DG. Evaluation of patient with polyuria. In Uptodate. UpToDate, 2020.
[24] Batlle D C, Riotte A V, Gaviria M, et al. Amelioration of polyuria by amiloride in patients receiving long-term lithium therapy [J]. New England Journal of Medicine, 1985, 312 (7): 408-414.
[25] Triantafyllou K, Karamaroudis S, Vorri S H, et al. Ueber die Diätbehandlung des diabetes insipidus und ähnlicher polyurien [J]. Dtsch Med Wochenschr, 1912, 38 (42): 1961-1963.
[26] Crawford J D, Kennedy G C. Chlorothiazid in diabetes insipidus [J]. Nature, 1959, 183 (4665): 891-892.
[27] Havard C W. Thiazide-induced antidiuresis in diabetes insipidus [J]. Proceedings of the Royal Society of Medicine, 1966, 58 (12): 1005-1007.
[28] Sinke Anne P, Kortenoeven Marleen L A, de Groot Theun, et al. Hydrochlorothiazide attenuates lithium-induced nephrogenic diabetes insipidus independently of the sodium-chloride cotransporter [J]. Am J Physiol Renal Physiol, 2014, 306: F525-533.
[29] Bouley R, Hasler U, Lu H, et al. Bypassing vasopressin receptor signaling pathways in nephrogenic diabetes insipidus [J]. Seminars in Nephrology, 2008, 28 (3): 266-278.
[30] Anne, P, Sinke. Hydrochlorothiazide attenuates lithium-

[31] Groot T D, Sinke A P, Kortenoeven M, et al. Acetazolamide attenuates lithium-induced nephrogenic diabetes insipidus.[J]. Journal of the American Society of Nephrology,2015,27(7): 2082-2091.

[32] Macau Ricardo A, da Silva Tiago Nunes, Silva Joana Rego, et al. Use of acetazolamide in lithium-induced nephrogenic diabetes insipidus: a case report.[J]. Endocrinol Diabetes Metab Case Rep, 2018, 2018: 17-0154.

[33] Orloff J, Handler J S, Bergstrom S. Effect of prostaglandin (PGE-1) on the permeability response of toad bladder to vasopressin, theophylline and adenosine 3′,5′-monophosphate. [J]. Nature, 1965, 205 (1306): 397-398.

[34] Anderson R J, Berl T, Mcdonald K D, et al. Evidence Induced nephrogenic diabetes insipidus independently of the sodium-chloride cotransporter[J]. American Journal of Physiology, 2014, 306 (3 Pt.2): F525-F533.

for an in vivo antagonism between vasopressin and prostaglandin in the mammalian kidney[J]. Journal of Clinical Investigation, 1975, 56 (2): 420-6.

[35] Stoff J S, Rosa R M, Silva P, et al. Indomethacin impairs water diuresis in the DI rat: role of prostaglandins independent of ADH.[J]. American Journal of Physiology, 1981, 241 (3): 231-7.

[36] Boussemart T, Nsota J, D Martin-Coignard, et al. Nephrogenic diabetes insipidus: treat with caution[J]. Pediatric Nephrology, 2009, 24 (9): 1761-1763.

[37] Boussemart T, Nsota J, D Martin-Coignard, et al. Nephrogenic diabetes insipidus: treat with caution[J]. Pediatric Nephrology, 2009, 24 (9): 1761-1763.

[38] Morello, Jean-Pierre, Salahpour, et al. Pharmacological chaperones rescue cell-surface expression and function of misfolded V2 vasopressin receptor mutants[J]. Journal of Clinical Investigation, 2000, 105: 887-895.

第五节 肾性糖尿

【概述】

肾性糖尿是指在血糖浓度正常或低于正常肾糖阈的情况下，由于肾小管重吸收葡萄糖功能减低，引起糖尿的疾病（尿糖定量一般大于 0.5 g/d）。

在 18 世纪 60 年代后，人们逐渐发现有一些疾病或药物可以导致尿糖，但具体机制不是很清楚[1-3]。1900 年有研究报道了非糖尿病性尿糖的患者[4]，肾性糖尿有了初步的认识，相关的研究逐渐增多，1922 年形成了肾性糖尿的早期概念[5]。1924 年有医生发现肾性糖尿患者可以正常怀孕、妊娠及生产[6]，此外，在 20 个月大的婴儿中发现肾性糖尿，而该患儿的父亲也存在尿糖，这可能是关于家族性肾性糖尿的最早报道，但是当年尚无基因诊断，不能完全确诊该遗传性疾病[7]。直到 1930 年肾性糖尿的诊断标准才真正建立[8]。随着医学发展，相关知识不断深入，发现肾脏在调节血糖方面具有重要作用，肾脏中存在两类葡萄糖转运蛋白：一类是钠依赖的葡萄糖转运蛋白（Na$^+$-glucose cotransporter, SGLT, 亦称 SLC5），消耗能量以主动方式逆浓度梯度转运葡萄糖[9-10]，另一类是易化扩散的葡萄糖转运蛋白（glucose transporter, GLUT），不消耗能量以易化扩散方式顺浓度梯度转运葡萄糖[9, 11-12]。SGLT 主要分布于肾小管上皮细胞管腔侧，小管液中葡萄糖逆浓度梯度通过 SGLT 转运入细胞后，又能被上皮细胞基底膜侧的 GLUT 转运至周围毛细血管网中从而完成肾小管对葡萄糖的重吸收[9-11]。

【根据病因分为原发性和继发性肾性糖尿】

1. 原发性肾性糖尿

仅有肾小管对糖的重吸收功能障碍，而无肾脏其他功能问题，又称单纯性肾性糖尿，临床上主要是指家族性肾性糖尿。家族性肾性糖尿（familial renal glucosuria, FRG）是由于近端肾小管葡萄糖再吸收功能减低导致的持续性尿糖排泄增多，患者空腹血糖及糖耐量试验正常，且大多不伴有肾小管功能及结构的异常，预后良好。目前人们已经知道，SGLT2 基因突变导致了家族性肾性糖尿。FRG 患者最早的 SGLT2 基因突变（973-7 del ATGTT）发现于 2000 年[13]，其父母有微量肾性糖尿，故呈常染色体显性遗传伴不完全外显的遗传方式，经过随访观察发现长期预后良好[14]。2002 年 Van Den Heuvel 等对土耳其肾性糖尿患者的纯合无义突变进行了个案报道[15]，通过直接测序的方法发现患者 11 号外显子 1320 G > A 的突变，导致翻译提前 232 个氨基酸终止，其父母和弟弟均为杂合突变且无肾性糖尿，但该患者同时具有一些神经系统表现，确切的原因尚不清楚。随后，2003年一个更为广泛的涉及23个家系的研究发现了 SGLT2 基因的21个突变[16]，发现在家族性肾性糖尿患者中无热点突变，为常染色体显性遗传伴不完全外显，有患者尿糖定量高达202 g/（1.73 m^2·d），该研究表明无功能的 SGLT2 蛋白不能被其他的 Na 依赖的葡萄糖转运蛋白所代偿。2004年，Francis 等报道了一个82岁高龄的健康女性，在6岁时就发现有肾性尿糖，尿糖定量大于30 g/（1.73 m^2·d），认为肾性糖尿对患者的长期预后没有影响[17]。在随后的研究中发现，当 FRG 患者出现大量糖尿时，可伴随少量的氨基酸尿[18]，也可出现由于尿钠排出过多引起细胞外容积减少的临床表现[19]，但都认为这些改变不是由于 SGLT2 蛋白功能异常直接引起的，而是由于大量肾性糖尿引起的继发改变。目前在126名患者中发现了88个不同的突变[20-21]，不同患者的尿糖波动很大，从小于1 g/d 到大于150 g/d。

近年，张宏教授研究团队在国际上率先开展了 SGLT2 突变蛋白的功能和表达研究，在国际上首次证实了 SGLT2 基因突变通过6种机制（突变影响蛋白的合成；突变影响蛋白的加工；突变影响蛋白定位到膜上；突变影响蛋白固有的转运活性；突变加速蛋白的清除或降解；突变影响蛋白的机能调节）引起膜转运蛋白功能降低或丧失，在家族性肾性糖尿发病过程中具有重要作用，深化了 FRG 分子遗传学发病机制，为探讨 SGLT2 突变在家族性肾性糖尿发病中的遗传机制提供了重要线索[22-26]。此外，既往研究中，家族性肾性糖尿遗传方式不明，有些研究认为家族性肾性糖尿的遗传方式是常染色体显性遗传伴不完全外显的疾病，但也有不少研究认为家族性肾性糖尿为常染色体隐性遗传。进一步在家族性肾性糖尿患者肾组织中进行了表达研究，发现野生型及突变型 SGLT2 蛋白均表达在肾小管上皮细胞中，其中野生型 SGLT2 可正常表达，而 SGLT2 突变型蛋白在细胞膜上出现了异常的分布和表达，从而重新确定了家族性肾性糖尿应定义为共显性遗传，而既往所认为的不完全外显考虑与 SGLT2 野生型蛋白的代偿有关，这些结果亦为探讨 SGLT2 突变在家族性肾性糖尿发病中的遗传机制提供了重要线索[25-26]。

有意思的是，由于家族性肾性糖尿患者预后良好，特异性的抑制 SGLT2 蛋白功能可以有效降低空腹及餐后血糖，原则上不会像其他降糖药物那样使患者体重增加，也没有增加低血糖的风险，成为糖尿病治疗的新途径，目前 SGLT2 抑制剂已经应用于临床，取得了控制血糖、降低蛋白尿等良好效果。

2. 继发性肾性糖尿

常继发于：

（1）多种肾脏疾病及全身性疾病引起的肾小管功能障碍，如移植肾、急慢性间质性肾炎、肾静脉血栓形成、巴尔干肾病、干燥综合征、异常球蛋白血症（多发性骨髓瘤、轻链病、淀粉样变性等）、恶性肿瘤、甲状旁腺功能亢进等。

（2）药物或毒物引起肾小管损伤，如中毒（重金属、化学毒剂、铅、镉、汞、草酸、氰化物等）、应用药物（木通、顺铂、阿德福韦酯等）。

（3）其他遗传病伴多种肾小管功能障碍，如范科尼（Fanconi）综合征、Fanconi-Bickel 综合征、Fanconi renotubular 综合征1型、Lowe 综合征、胱氨酸贮积症等。涉及基因也有很多，如：GATM 基因、SLC34A1 基因、SLC5A1 基因、CLCN5 基因、SLC2A2 基因等。其中钠依赖葡萄糖转运蛋白家族（Na$^+$-glucose cotransporter family, the SGLT or SLC5 gene family）中共有230多种蛋白，其中在人类中主要有12种，主要功能为糖转运（SGLT1,2,4,6），肌醇转运（SGLT6，SMITI），阴离子转运（NIS，SGLT4），维生素转运（SMVT），胆碱转运（CHT）以及葡萄糖感受器（SGLT3）。表3-5-1列出了12种常见的钠依赖葡萄糖转运蛋白的作用底物以及表达分布情况，其中一部分转运蛋白和肾性糖尿相关。

（4）孕期肾性糖尿：孕妇的肾脏在妊娠期会增大，肾脏负荷加重，肾小管重吸收血糖的能力相对不足，5%～40%孕妇会出现轻度糖尿，而相应血糖和糖耐量检查正常。尿糖排出高峰在妊娠8～11周，分娩后1周尿糖逐渐恢复正常，这是正常的生理现象。只有极个别患者可能出现脱水和酮症的症状，此时应补充葡萄糖、水分和电解质。

【临床表现】

1. 原发性肾性糖尿

患者一般在出生时就会出现尿糖，但往往于体检时发现，尿中仅有葡萄糖，轻者在饭后出现，重者空腹时也会有尿糖出现。患者血糖正常，空腹血糖、糖耐量试验正常，患者的糖代谢和胰岛素分泌水平无异常，不考虑糖尿病或糖尿病倾向。大多数患者症状轻微，极少数患者因尿糖丢失过多，可能出现脱

表 3-5-1　人体中钠依赖葡萄糖转运蛋白主要功能及表达分布

转运蛋白	转运底物	分布
SLC5A1	葡萄糖、半乳糖	十二指肠、小肠、胆囊、心脏、结肠、肾脏、食管
SLC5A2	葡萄糖	主要分布于肾脏、并广泛分布于卵巢及其他25个组织
SLC5A3	肌醇、葡萄糖	广泛分布于肾脏、甲状腺及其他21个组织
SLC5A4	葡萄糖感受器	主要分布于小肠、十二指肠、肺、甲状腺
SLC5A5	碘	主要分布于胃、唾液腺、甲状腺
SLC5A6	维生素	广泛分布于胎盘、睾丸、脂肪等组织
SLC5A7	胆碱	低表达于多个组织
SLC5A8	碘化物、单羧酸、短链脂肪酸、乳酸	甲状腺、肾脏、肾上腺
SLC5A9	甘露糖、1,5-脱水葡萄糖醇和果糖	主要分布于十二指肠、小肠、肝脏、肺、肾脏、胆囊
SLC5A10	甘露糖、果糖、抗坏血酸、胆碱、碘化物、脂酸盐、单羧酸盐和泛酸盐	主要分布于肾脏、皮肤、食管
SLC5A11	营养物质、神经递质、渗透剂和离子、肌醇、葡萄糖	主要分布于小肠、脑、十二指肠、肾脏
SLC5A12	乳酸重吸收	主要分布于肾脏、小肠

水和酮症，虽然尿糖会伴随终身，但预后良好。

2. 继发性肾性糖尿

肾性糖尿继发于其他疾病，常伴有多种肾脏疾病或全身性疾病以及其他遗传性疾病、药物或毒物引起肾小管损伤的病史及相应的临床表现。例如范科尼综合征，是由于肾近曲小管转运功能障碍，造成氨基酸、糖、钙、尿酸、碳酸氢盐、磷酸盐等从肾脏丢失。临床表现以全氨基酸尿、葡萄糖尿、碳酸氢盐尿、磷酸盐尿和尿酸等有机酸尿，电解质丢失过多，肾小管性蛋白尿，以及各种代谢并发症为特征。患者血糖多正常，常伴有高碱性磷酸酶活性、高氯性代谢性酸中毒、低钾血症、低磷血症、低钙血症、佝偻病、骨痛、骨质疏松和发育迟缓等。又如 Fanconi-Bickel 综合征，由于 GLUT2 编码基因突变出现的肾性糖尿，是一种罕见的糖代谢异常的常染色体隐性遗传病，主要表现为运动及体格发育落后、肝脏增大、多饮多尿、膝内翻或膝外翻、低血糖、高脂血症、高乳酸血症、低磷血症、肝功能异常、尿糖和尿蛋白阳性、高尿钙、高尿磷、代谢性酸中毒、骨质疏松等。

【辅助检查】

1. 空腹血糖和 OGTT（糖耐量试验）

空腹血糖 < 6.1 mmol/L，OGTT 2 h 后的血糖 < 7.8 mmol/L。

2. 24 h 尿糖排泄量

判断肾性糖尿的严重程度，正常血糖浓度时，24 h 尿糖排泄量越高，肾小管重吸收葡萄糖能力越差，但患者肾功能受损时，该检查无法反映其严重程度。

3. 尿液检查

即使处于饥饿状态，患者可能依然有持续且稳定的尿糖。其他的特殊化学试验：盐酸二羧基甲苯试验除外戊糖尿，间苯二酚试验除外果糖，尿纸上层析法可区别出乳糖尿、半乳糖尿和甘露庚糖尿。

4. 肾小管功能检测

反映肾小管损伤的指标，主要分为两类。

一类是从肾小球自由滤过的小分子物质，但在近曲小管几乎全部被重吸收，所以在正常情况下，尿液中的含量极低，肾小管受损时尿中含量增高。临床常用的指标有：视黄醇结合蛋白（RBP）、溶菌酶（Lys）、α_1 微球蛋白、尿氨基酸、尿糖和 HCO_3^- 等，它们主要反映近端肾小管的重吸收功能。

另一类是肾小管上皮细胞在缺血、中毒、蛋白尿或代谢异常等原因损害后由细胞质释放或从细胞膜脱落而进入尿液，常用的指标有 N-乙酰-b-D-葡萄糖苷酶（NAG）、肾脏损伤因子1（KIM-1）等反映近端肾小管受损。

5. 基因检测

随着基因技术的发展，*SLC5A2* 基因外显子测序甚至全外显子测序已经在临床中得到了的应用，测定价格也不断减低，对于有混杂因素、临床上不能完全确定时，可考虑基因检测为临床诊治提供一定的帮助，有助于疾病的鉴别诊断，使得基因检测成为肾性糖尿的另一重要诊断方法。

【诊断】

1. 临床诊断[27-28]

首先排除糖尿病特别是隐性糖尿病、糖耐量异常、空腹血糖受损等原因导致的尿糖阳性，血糖正常或偏低，糖耐量曲线正常。

一般情况下，空腹血糖 < 6.1 mmol/L，OGTT 2 h 后血糖 < 7.8 mmol/L。

尿糖阳性，持续出现尿糖而不随饮食波动，即使处于饥饿状态，患者仍然有持续且相对稳定的尿糖。

碳水化合物储存和利用正常，饮食中无明显碳水化合物不足。

有家族史，无糖尿病和既往肾脏病史。

尿糖证实为葡萄糖，排除非葡萄糖糖尿、果糖尿者。

2. 严重程度的判断

通常的做法是测定 24 h 尿糖排泄量，在血糖处于生理浓度时，24 h 尿糖排泄量越多说明肾小管糖重吸收功能越差；但单位时间内尿糖排泄量还受肾小球滤过率的影响，所以在肾功能减退时，24 h 尿糖排泄量不能真实反映肾性糖尿的严重程度。比较合理的判断方法是先分别测定肾小球滤过率及葡萄糖清除率，继而计算葡萄糖清除率与肾小球滤过率之比，比值越高说明肾小管糖重吸收功能越差。

3. 基因诊断

对于临床中存在混杂因素，没有明确的家族史患者，根据病情需要，开展基因诊断，可对临床诊断提供一定的帮助。

【鉴别诊断】

1. 糖尿病

此类患者常空腹血糖升高，葡萄糖耐量降低，但有极少数情况是肾性糖尿和糖尿病同时存在，需谨慎排除。

2. 其他原因糖尿

（1）戊糖尿尿 Bial 反应（盐酸二羧基甲苯）呈阳性，可确定为戊糖尿。

（2）果糖尿尿 Selivanoff 反应（间苯二酚）呈阳性，可确定为果糖尿。

（3）乳糖尿、半乳糖尿甘露庚糖尿可通过尿纸上层析法确定。

3. 继发性肾性糖尿

如慢性肾炎、肾盂肾炎、多发性骨髓炎、范科尼综合征、Lowe 综合征、葡萄糖-半乳糖吸收不良综合征以及妊娠均可有糖尿，但原发病相对明确，基础疾病的特征为临床诊断提供重要依据，一般根据其特有的临床表现加以鉴别。对于遗传相关性疾病，家族史调查尤为重要，必要时可行基因检测，加以鉴别。

【治疗】

大多数情况下，家族性肾性糖尿是一种良性疾病，无须特殊治疗。

继发性的肾性糖尿需根据原发病进行相应的治疗。

【病例摘要】

患者，女，15 岁。主因"蛋白尿、糖尿 1 年"入院。尿蛋白 3＋，尿糖 2＋，血糖水平正常，血白蛋白 41 g/L，血肌酐 58.2 μmol/L，24 h 尿蛋白定量 0.741 g/L。尿浓缩，血、尿渗透压，尿酸化功能正常，尿 NAG 酶、α_1 微球蛋白正常。24 h 尿蛋白定量 0.35 g/24 h，24 h 尿糖定量 27 g/24 h，24 h 尿钙、磷正常，24 h 尿电解质正常。自身抗体、补体、免疫球蛋白检测阴性。常规光镜、荧光、电镜检查，未发现明显肾小球、肾小管及间质病变。将患者的肾组织进行 SGLT2 蛋白免疫荧光检测发现，SGLT2 蛋白的表达与正常肾组织及疾病对照（MCD 及糖尿病肾病）患者的表达明显不同，其表达强度呈明显的弥漫性减弱。经基因检测，确诊为家族性肾性糖尿，定期随访观察，预后良好。病例详细资料见二维码数字资源 3-5。

数字资源 3-5

（于 磊）

【参考文献】

[1] Noyes HD. Retinitis in glycosuria. Trans Am Ophthalmol Soc, 1868, 1(4-5): 71-75.

[2] Hibbard CM, Morrissey MJ. Glycosuria in diphtheria. J Boston Soc Med Sci, 1898, 2(6): 78-81.

[3] Levene PA. Studies in phloridzin glycosuria. J Physiol, 1894, 17(3-4): 259-271.

[4] Saundby R. A Lecture on non-diabetic glycosuria: delivered at the London polyclinic on March 14th, 1900. Br Med J, 1900, 1(2050): 889-893.

[5] Harrison GA. Glycosuria in renal disorders. Proc R Soc Med, 1922, 15(Sect Urol): 39-44.

[6] Graham G. The effect of pregnancy on a patient with renal glycosuria. Proc R Soc Med, 1924, 17(Obstet Gynaecol Sect): 99-102.

[7] Goldbloom A. Renal glycosuria in an infant twenty months of age. Can Med Assoc J, 1924, (10): 950-952.

[8] I M Rabinowitch. The diagnosis of renal glycosuria. Can Med Assoc J, 1930, 3: 329-333.

[9] Wright EM, Hirayama BA, Loo DF. Active sugar transport in health and disease. J Intern Med, 2007, 261: 32-43.

[10] Wright EM. Renal Na(+)-glucose cotransporters. Am J Physiol Renal Physiol, 2001, 280: F10-F18.

[11] Uldry M, Thorens B. The SLC2 family of facilitated hexose and polyol transporters. Pflugers Arch - Eur J Physiol, 2004, 447: 480-489.

[12] Scheepers A, Joost HG, Schürmann A. The glucose transporter families SGLT and GLUT: molecular basis of normal and aberrant function. JPEN J Parenter Enteral Nutr, 2004, 28: 364-371.

[13] Santer R, Kinner M, Schneppenheim R. The molecular basis of renal glucosuria: mutations in the gene for a renal glucose transporter (SGLT2). J Inherit Metab Dis, 2000, 23(Suppl 1): 178.

[14] Scholl-Burgi S, Santer R, Ehrich JH. Long-term outcome of renal glucosuria type 0: the original patient and his natural history. Nephrol Dial Transplant, 2004, 19: 2394-2396.

[15] van den Heuvel LP, Assink K, Willemsen M, et al. Autosomal recessive renal glucosuria attributable to a mutation in the sodium glucose cotransporter (SGLT2). Hum Genet, 2002, 111: 544-547.

[16] Santer R, Kinner M, Lassen CL, et al. Analysis of the SGLT2 gene in patients with renal glucosuria. J Am Soc Nephrol, 2003, 14: 2873-2882.

[17] Francis J, Zhang J, Farhi A, et al. A novel SGLT2 mutation in a patient with autosomal recessive renal glucosuria. Nephrol Dial Transplant, 2004, 19: 2893-2895.

[18] Magen D, Sprecher E, Zelikovic I, et al. A novel missense mutation in SLC5A2 encoding SGLT2 underlies autosomal-recessive renal glucosuria and aminoaciduria. Kidney Int, 2005, 67: 34-41.

[19] Calado J, Loeffler J, Sakallioglu O, et al. Familial renal glucosuria: SLC5A2 mutation analysis and evidence of salt-wasting. Kidney Int, 2006, 69: 852-855.

[20] Li S, Yang Y, Huang L, et al. A novel compound heterozygous mutation in SLC5A2 contributes to familial renal glucosuria in a Chinese family, and a review of the relevant literature. Molecular Medicine Reports, 2019, 19(5): 4364-4376.

[21] Yu L, Wu M, Hou P Zhang H, et al. SLC5A2 mutations, including two novel mutations, responsible for renal glucosuria in Chinese families. BMC Nephrology, 2020, 21(1): 69.

[22] Yu L, Lv JC, Zhou XJ, et al. Abnormal expression and dysfunction of novel SGLT2 mutations identified in familial renal glucosuria patients. Hum Gene, 2011, 129(3): 335-344.

[23] Yu L, Hou P, Lv JC, et al. Novel SLC5A2 variants contribute to renal glucosuria in Chinese families: abnormal expression and dysfunction of variant SLC5A2. Hum Mutat, 2015, 36: 79-86.

[24] Yu Lei, Xu Qiaozhi, Hou Ping, et al. Decreased expression and function of sodium-glucose co-transporter 2 from a novel C-terminal mutation: a case report. BMC Nephrol, 2016, 17(1): 31.

[25] Yu L, Hou P, Lv JC, et al. A novel sodium-glucose co-transporter 2 gene (SGLT2) mutation contributes to the abnormal expression of SGLT2 in renal tissues in familial renal glucosuria. Int Urol Nephrol, 2014, 46: 2237-2238.

[26] Yu Lei, Hou Ping, Liu Guo-Ping, et al. Novel SLC5A2 mutation contributes to familial renal glucosuria: abnormal expression in renal tissues. Experimental And Therapeutic Medicine, 2016, 12: 649-652.

[27] Drucker W D, Fitch R F, Gaston J H. Diabetes mellitus and preexisting renal glucosuria. Archives of Internal Medicine, 1962, 110: 199-204.

[28] Marble A, Joslin E P, Dublin L I, et al. Studies in diabetes mellitus: Vii. Non-diabetic glycosuria. The American Journal of the Medical Sciences, 1939, 197(4): 533-556.

第六节　肾小管间质肾炎和葡萄膜炎综合征

【概述】

肾小管间质肾炎和葡萄膜炎（tubularinterstial nephritis and uveitis，TINU）综合征是指在没有其他全身疾病的情况下发生的肾小管间质肾炎和葡萄膜炎，于 1975 年首次被描述，被认为是导致急性肾小管间质肾炎（acute tubulointerstitial nephritis，ATIN）的一种罕见原因[1-4]。大多数的报道称 TINU 综合征发病率为 0.2%～0.6%。基于明确报告 TINU 综合征病例研究的患病率估计表明，在接受葡萄膜炎专科服务的患者中，有 0.2%～2% 的患者被诊断为 TINU 综合征，所报告发病率的不同反映了许多因素，包括所需的诊断水平。Li C 等[5]报告了经活检证实为 ATIN 并被归类为 TINU 综合征的患者当中有 58% 发生迟发性葡萄膜炎，并在活检时被误诊为药物诱导的 ATIN，在所有经肾活检证实为"肾小管间质疾病"患者队列当中占比 28%。可见，TINU 综合征患者的患病率可能高于目前公认的患病率。系统研究发现 TINU 综合征对儿童和成人都有影响，这两类患者之间存在一些差异。TINU 综合征的患病率在年轻人群中更高，文献报告患者的中位年龄为 17 岁（四分位区间 13～46 岁）；女性占优势（65%）[1]，尽管这种性别效应似乎比早期研究的报告有所弱化。

TINU 综合征自从被认识以来，相关的病例报告和研究不断增多。2001 年发表的一篇重要的综述全面归纳总结了当时在世界范围内文献发表的 133 例 TINU 综合征患者的特点[4]，并提出了对此类疾病诊断的主要标准。来自北京大学第一医院肾脏内科的研究者[5]在 2014 年对此类罕见疾病的中国成人患者诊断、预后和影响因素也进行了报道，提出抗修饰的 C 反应蛋白抗体（modified C reactive protein，mCRP）阳性是发生迟发葡萄膜炎的危险因素；复发率达 36%，且肾功能转归的预后不良。Alessia Regusci 等[1]最新发表在 Nephrology Dialysis Transplantation 杂志的文章称对 2001 年之后 TINU 综合征的文献进行了系统回顾，研究者筛选了 Medline 和 EMBASE 数据库文献，选择报告肾小管间质肾炎和葡萄膜炎病例的全文文章或信件，最终对总共 233 篇报道的 592 例 TINU 综合征病例进行了详细的系统评价，其中纳入了包括中国患者在内的，来自欧洲、北美、中美洲和南美洲地区，非洲和大洋洲的文献报告病例。研究发现，TINU 综合征的成人患者中后葡萄膜炎或全葡萄膜炎都与慢性肾脏病（chronic kidney disease，CKD）发病风险有关。

虽然有学者提出遗传因素对 TINU 综合征发病的重要贡献[6]，但由于研究规模小和报告之间的差异，目前无法鉴定"pro TINU"单倍型。药物和感染被认为是 TINU 综合征发展的主要后天获得性危险因素；而 TINU 综合征队列的小规模和研究设计的问题限制了许多研究的解释。来自肾脏文献的大量数据表明，大多数 TINU 综合征病例是由药物引起的过敏反应所致；然而，在许多眼科病例中没有明显的诱因。

【发病机制】

1. 基因多态性

遗传易感性是 TINU 综合征发病的危险因素[4]。遗传倾向的证据来自家族遗传聚集和人类白细胞抗原（HLA）的易感性研究。临床报告包括单合子双胞胎、兄弟姐妹和一对母子确诊的病例与 TINU 相隔数年；还有一个同卵双生子均发展为间质性肾炎，但葡萄膜炎只发生在其中一例的报道[7-8]。HLA 基因对 TINU 综合征易感性的研究信息有限，一些早期的文献报告了 HLA 的特异性，Mandeville 等[4]认为 HLA-A2 和 HLA-A24 是重要的抗原（血清学定义的 HLA-A9 亚群），因为在 75% 的日本 TINU 综合征患者中都发现了此类抗原，人群研究观察到 HLA-A2 和 HLA-A24 这两种特殊抗原在亚洲人群中很常见。Matsumoto 等[9]收集了 PubMed、Ovid MEDLINE 和日本医学杂志发表的 102 例日本病例并与健康对照进行了比较，发现 HLA-A2、HLA-A24 抗原检出率为 32%、54.5%，与在健康对照中观察到的 48%、64% 并无差异。

Levinson RD 等[10]采用 HLA 基因分型技术，对美国三所医院的18例TINU综合征患者Ⅰ类和Ⅱ类基因进行分型。结果发现HLA单倍型以HLA-DQA1*01/DQB1*05/DRB1*01最常见，占72.2%；其中与HLA-DRB1*0102（HLA-DRB1*01的一个亚型）的相关性是所有疾病中报道最多的。由于这些基因处于连锁不平衡状态，单个等位基因的作用很难评估。因此研究者们根据此研究的结果和先前报道的TINU综合征患者的HLA相关性，推测HLA-DQA1*01/DQB1*05编码的α-β二聚体可能在TINU综合征的发病风险中具有重要作用。后来的研究者Mackensen等[11]对不符合TINU综合征诊断的孤立性双侧前眼葡萄膜炎，或孤立性肾小管间质肾炎（TIN）患者进行了HLA分析。结果发现与正常对照组相比，孤立性葡萄膜炎患者中DRB1*0102的发生率显著增高［分别为10.7%和0.6%，$P < 0.0001$；RR 14.3（6.9～29.8）］，而孤立性TIN患者中没有出现这种HLA亚型。HLA-DRB1*08等位基因在孤立性葡萄膜炎中的发生率为10.7%，也明显高于正常对照组（2.7%），但在TINU综合征队列中的发生率（基于已发表的欧洲TINU综合征患者的等位基因频率）与对照组无差异（2.8%）。这提示某些等位基因是葡萄膜炎的危险因素而与TINU综合征的发病无关。

Jia Y等[12]对154例不同病因的中国成人ATIN患者和200名健康对照者进行了基因分型，发现TINU综合征患者和药物超敏反应相关ATIN患者的HLA等位基因携带频率无差异，和干燥综合征、IgG4相关ATIN患者的HLA等位基因模式不同。携带DQA1*0104/DQB1*0503/DRB1*1405的ATIN患者血清肌酐峰值显著更高，肾小管间质炎症损害更重。肾小管上皮细胞HLA-DR和HLA-DQ的表达水平也明显升高，与肾间质CD4阳性T淋巴细胞的数量、单核细胞/巨噬细胞的数量相关。可见，TINU综合征患者在HLA-DQA1、HLA-DQB1、HLA-DRB1，包括DQA1*0104、DQB1*0503、DRB1*1405和DRB1*1454等位基因上具有遗传易感性，是与TINU综合征发生相关的重要危险单倍型，可能通过增强肾小管细胞的抗原呈递能力促进了肾小管间质炎症，与药物相关ATIN的HLA等位基因分布特点相似，但与其他原因诱导的ATIN无明显相关性。

2. 自身免疫反应与TINU综合征

肾小管间质炎症伴有近端和（或）远端肾小管功能障碍是TINU综合征的显著特征。组织学上可以伴或不伴嗜酸性粒细胞，也可见非干酪性肉芽肿，其中浸润的是单个核细胞，主要是CD4阳性T淋巴细胞。目前的观点认为T淋巴细胞介导的免疫调控具有重要作用。B淋巴细胞是炎症细胞的一部分，在各种疾病环境中被招募到肾小管间质中[13]。此外，B细胞与T细胞和树突状细胞一起形成被新淋巴管包围的有组织的结节状聚集体，又称为第三级淋巴样器官。肾间质内浸润的B细胞参与局部免疫系统反应，通过发挥抗原递呈细胞的功能增强免疫应答，并作为促进T细胞增殖和淋巴管新生血管生成的细胞因子的来源。通过这种方式，它们可以增强对肾小管间质中持续存在的自身抗原的局部免疫反应。

事实上，TINU综合征可能是多系统的自身免疫性疾病。各种研究已经注意到TINU综合征与其他系统疾病的共存，特别是类风湿关节炎、自身免疫性甲状腺疾病导致的甲状腺功能亢进等；由于共同的不适当免疫反应，它们可能在个别病例中有关联，但同样可能是巧合。众所周知，自身免疫性疾病更常发生在女性身上。雌激素可作为体液免疫增强剂、睾酮和孕酮可作为天然免疫抑制剂。女性有免疫反应性增加，免疫球蛋白水平和抗体产量增加。这一特征也可以说明自身抗体（如ANA、ANCA）在女性当中出现频率的增加。研究发现针对肾小管细胞的自身抗体[14]，高球蛋白血症也支持体液免疫的参与作用。实验室检查可见到红细胞沉降率（血沉）增快、C反应蛋白升高及高丙种球蛋白血症。

肾小管间质性肾炎和葡萄膜炎（TINU）综合征的交叉反应抗原来自肾小管间质和眼组织，目前尚不完全清楚。Tan Y[15]等借鉴在系统性红斑狼疮研究中发现血清抗修饰C反应蛋白（modified C-reactive protein，mCRP-Ab）IgG自身抗体的存在与疾病活动、肾小管间质病变密切相关，应用免疫组织化学方法分析9例TINU综合征患者和40例疾病对照者肾活检标本中mCRP的表达。结果发现9例TINU综合征患者均检测到mCRP自身抗体，抗mCRP自身抗体水平与间质纤维化密切相关。针对一名在随访期间出现葡萄膜炎的患者进行连续血清检测，mCRP自身抗体在ATIN发病时呈阳性，缓解时转为阴性，但在葡萄膜炎发病前数周再度呈阳性，在静止期又转为阴性。用激光共聚焦显微镜观察到mCRP和人IgG共定位于肾组织和虹膜组织。可见，mCRP可能是TINU综合征的靶抗原。Li C等[5]研究者发现，mCRP-Ab阳性不仅在多数患者中检测到，而且在迟发葡萄膜炎的TINU综合征患者中检测到更高水平的

mCRP-Ab，患者伴发较高比例的甲状腺疾病，ESR 和 CRP 水平较高；通过多元回归分析发现，活检时 mCRP-Ab 水平升高是随访期间葡萄膜炎发生的独立危险因素。对受试者工作特征曲线的分析得出，预测迟发葡萄膜炎 TINU 综合征的特异性为 88%，敏感性为 64%。在随访期间复发的两名患者中，血肌酐（SCr）升高与 mCRP-Ab 水平升高有关。在其他 3 例肾功能稳定的患者中，mCRP-Ab 在随访期间也保持稳定并处于较低水平。

3. 感染和药物是 TINU 综合征患者发病的常见诱因

药物和感染被认为是 TINU 综合征的两个主要的后天获得性危险因素。已经被提出与 TINU 综合征有关的药物主要是非甾体抗炎药（non-steroidal anti-inflammatory drugs，NSAIDs）和抗生素[14,16]。Mandeville 等[4]在 2001 年的文献回顾中对 TINU 综合征的潜在危险因素进行了评估，其中 51.6% 的病例具有诱发 TINU 综合征的危险因素，抗生素的使用最常见，占 23.8%，非甾体抗炎药其次常见，占 18.0%。来自中国的研究报道称，64.5% 的患者发病前服用了药物，其中包括抗生素、非甾体抗炎药、中药或者为上述几类药物的联合使用[5]。来自芬兰的 Perasaari 等[7]报告在 TINU 综合征诊治前服用的药物为抗生素、NSAIDs 或两者均有，和上述研究报告的结果相似。值得注意的是，质子泵抑制剂（PPI）也是在 TIN 队列常被报道的致病药物，但没有与 TINU 综合征有关的病例报告。这可能提示 TINU 综合征患者眼部、肾脏的损伤机制与不同的药物种类也有关联。

有趣的是，最常被报道为诱发 TINU 综合征的药物并不是那些有确凿证据表明会导致孤立性药物性葡萄膜炎的药物种类。Moorthy 等[17-18]采用公认的 Naranjo 标准来评估药物和不良反应之间的因果关系，并回顾了孤立性（非 TINU 综合征）药物诱发葡萄膜炎的原因，列出的与诱发葡萄膜炎有"明确"联系的因素包括：西多福韦、利福布丁、磺胺类药物、双膦酸盐，以及眼外伤和眼部局部治疗，但不包括那些通常在 TIN 或 TINU 综合征中报道的药物，这可能说明 TINU 综合征的葡萄膜炎可能与其他形式的药物引起的葡萄膜炎不同。因此应谨慎评估报告这些环境风险因素与疾病发生之间的关系，这是由于发表研究存在局限性，例如：①大多数研究都是回顾性的，容易产生回忆偏差，②大多数研究没有设置对照组，研究所提出的风险因素在普通人群中同样常见，③几种风险因素可能共存，难以评估其相对贡献，④TINU 综合征的危险因素可能与无 TIN 的葡萄膜炎，或者孤立的 TIN 的危险因素完全不同。

感染也是 TINU 综合征的危险因素。感染被认为是比药物引起的 TINU 综合征更不常见的急性因素。许多病例报告表明，TINU 与某些细菌、病毒感染有关，包括结核感染、EB 病毒、水痘-带状疱疹等，军团菌和组织胞浆菌病也有报道。在 Mandeville 等[4]的研究中指出，12.3% 的患者报告的呼吸道感染被考虑为 TINU 综合征发病的风险因素，其他部位感染还包括胃肠道、肾脏和其他生殖器泌尿部位感染等。

【临床表现】

1. 全身或非特异症状

患者经常报告的全身症状依次为：疲劳，体重减轻，发热和高血压。

2. 肾、眼部以外的器官受累或并发疾病

Zhao Y 等[19]通过在 PubMed 在 MEDLINE 数据库中搜索有关"葡萄膜炎""间质性肾炎"或"肾小管间质性肾炎"的报告，并通过筛选参考文献确定其他出版物，在 226 例用英语书写的成人病例中，有 36 例报告为 TINU 综合征基础上叠加了其他疾病。这些合并疾病包括桥本甲状腺炎、自身免疫性骨关节病、非干酪性肉芽肿性肾炎、范科尼（Fanconi）综合征等引起的肾小管功能障碍。其他疾病还有骶髂关节炎、血清学阴性的髋关节炎、淋巴细胞性肺泡炎、自身免疫性感音神经性听力损失和前庭功能衰竭（Cogan 综合征）、单侧感音神经性耳聋、血栓性微血管病等[1]。

3. 眼部症状

眼部症状包括眼痛，视觉模糊，视力丧失和畏光症。

病理组织学表现主要为葡萄膜炎，具有迟发性特点（通常肾脏发病在先）[3]。几乎所有的葡萄膜组成部分可能受到影响，脉络膜受累，包括脉络膜视网膜炎和脉络膜视网膜病变新生血管。非葡萄膜眼病变，包括神经性视网膜炎、视盘水肿、视神经性视网膜炎、黄斑水肿和结节性巩膜炎、视网膜色素上皮层脱离。尽管尚不清楚这是否可归因于 TINU 综合征或用于治疗的类固醇（详见表 3-6-1）。

52% 的 TINU 综合征患者葡萄膜炎发生在肾脏疾病发病之后，主要累及前部（65%）和双侧

表 3-6-1　TINU 综合征的临床表现

部位	疾病/表现
全身非特异改变	疲劳，消瘦，发热
眼部表现	
葡萄膜	前眼，后眼，中间葡萄膜炎，全葡萄膜炎，脉络膜病变
葡萄膜之外	神经性视网膜炎，视盘水肿，黄斑水肿，视网膜色素脱离，巩膜炎
肾脏表现	肾小管间质炎，Fanconi 综合征，肾性尿崩症，AKI 或 AKD，CKD
其他	听力受损，前庭功能衰竭，甲状腺炎，淋巴细胞性肺泡炎、关节炎

（88%）[1-2, 20]；文献报告 35% 的 TINU 综合征早期仅有孤立性前葡萄膜炎[13]。儿童往往有更多的眼部复发，而他们比成人略少遭受急性肾损伤和发展为慢性肾脏疾病。成人、后葡萄膜炎（posterior）或全葡萄膜炎（panuveitis），增加发展为慢性肾脏病（chronic kidney disease，CKD）的风险。

TINU 综合征相关葡萄膜炎对局部或全身皮质类固醇或其他免疫抑制剂治疗反应显著，文献报告部分还需要联合免疫调节治疗。TINU 综合征相关葡萄膜炎易于复发，及时识别复发是至关重要的，延误眼内炎症的控制可导致永久性视力下降。一部分患者需要长期全身免疫调节。所有 TINU 综合征患者都需要仔细的眼底检查。

4. 肾脏受累的表现

TINU 综合征的大部分病例报道了血清肌酐浓度的急性升高，符合急性肾损伤（acute kidney injury/disease，AKI/AKD）的诊断，是最常见的肾脏受损表现。Li C 等[5]报告从首发症状到进行肾活检的中位时间为 30 天（范围为 20～150 天），急性肾损伤通常在轻度到中度范围内，需要透析支持者占 16%。尿量 α_1、β_2 微球蛋白排泄增多和尿渗透压降低见于所有 TINU 综合征患者[13, 21]，表现为肾性糖尿者占 94%；大约 50% 的患者有尿 NAG 排泄升高和白细胞尿，伴有红细胞沉降率（血沉）和 CRP 显著升高的全身炎症反应。随着糖皮质激素为代表的免疫抑制治疗，疾病活动性减弱、消退，血肌酐逐步下降。

部分 TINU 综合征患者初次诊断时表现为慢性肾脏病（CKD）。Yanagihara 等[22]进行了对 3 名曾被诊断为 TINU 综合征的年轻患者进行了序列肾活检研究。2 例在 TINU 综合征诊断 9 个月时进行肾活检，肾间质仍然有持续性淋巴细胞间质浸润，这些患者接受了大剂量的泼尼松治疗，病情显示出治疗后肾功能的明显好转。还有学者在间隔 6 个月进行序列肾活检的患者中观察到持续的肾间质炎症的存在，这些结果表明有些患者治疗缓解并不完全。中国患者队列[5]在 2014 年报告了 31 例中国成人 TINU 综合征的转归，尽管患者都接受了积极的免疫调节治疗，肾脏疾病诊治 12 个月后有 88% 的患者维持在 CKD 的 3～4 期。年老、激素治疗反应不良、易于复发、白细胞尿等是肾脏预后不良的预测因素。

肾脏病理组织学改变：病理特征显示弥漫性间质炎症和明显的小管炎，Li C 等报告[5]分别在 87% 和 81% 的患者活检中发现。24% 的患者没有肾间质纤维化间隙区，淋巴细胞浸润可直接与肾小管上皮细胞接触形成肾小管炎，通常伴随着肾小管壁结构的损伤，有助于解释临床上出现的肾小管损伤的表现。在疾病早期的病例，还可以观察到伴随肾小管间质炎的组织水肿。肾间质浸润的细胞由 T 淋巴细胞、B 淋巴细胞（12%±4%）、浆细胞（11%±5%）、单核细胞/巨噬细胞（24%±6%）和中性粒细胞（6%±3%）组成，其中 T 淋巴细胞占全部炎症细胞的 48%±7%，嗜酸性粒细胞为 5.4±7.2/HP（中位数 4.3；四分位范围，0.0～31.8，x200 倍）。观察到肾间质纤维化的存在，提示慢性间质性肾炎。

5. 复发性的特点

TINU 综合征具有极易复发的特点。在中国队列的研究中[5]，报告了在随访过程中 36% 的复发率，复发与肾脏远期不良预后有关。复发时，尿 NAG 和（或）a_1 微球蛋白（MG）升高，常伴有活动性眼部炎症，和血肌酐的再度升高。复发的中位时间为肾活检后 6 个月（2～25 个月），泼尼松停药或减至小剂量时发生，再度调整泼尼松治疗（15～30 mg/d）或添加其他二线免疫抑制药物（如环磷酰胺）可降低 SCr 水平。一项西班牙的多中心研究[23]分析了 205 名肾活检患者（包括 1996 年至 2018 年间经肾活检证实的 AIN 患者），其中 22 名患者在中位诊断治疗后

111天出现TIN的复发，有2例（占9%）为TINU综合征。由多变量logistic回归分析发现，复发性TIN与肾脏存活率低有关[5, 23]。

6. 儿童和成人的异同点

TINU对儿童和成人都有影响，是儿童特发性ATIN的第二位致病疾病。虽然研究报道称在儿童葡萄膜炎患者的随访中，仅有1%诊断为TINU综合征，但有高达40%以上的儿童发现了各种系统性疾病的存在[24]。儿童患者的葡萄膜炎复发更为频繁，而急性肾损伤（acute kidney injury，AKI）和慢性肾脏病（CKD）则在成人中更为常见。Rytkönen等[25]对52例TIN或TINU儿童队列的肾脏和眼部长期转归进行了至少1年的随访观察，确诊时的中位年龄为13.1岁（1.8～16.9岁），87%的患者接受初始糖皮质激素治疗。33例葡萄膜炎儿童患者当中的40%发展为慢性葡萄膜炎。所有患者的血肌酐在中位数为2个月时恢复正常范围，21%的患者在停用糖皮质激素期间或之后有TIN复发，25%的患者eGFR＜90 ml/（min·1.73 m^2），一例患儿进展至尿毒症。可见，对于儿童TINU患者来说，肾功能减退和（或）眼部并发症都可能出现并恶化，同样需要得到关注和加强随访监测。

7. 诊断标准

见表3-6-2。

表3-6-2 TINU综合征的诊断标准[1-5]

背景：诊断的主要先决条件是既有ATIN又有葡萄膜炎，而无其他已知导致TIN的疾病，或与TIN相关的全身性疾病。建议给出TINU综合征的判断时，"确定（definite）""很可能（probable）"或"可能（possible）"的分类取决于ATIN和葡萄膜炎各自诊断的强度。 1. 确定的TINU综合征 ● 组织病理学或临床（符合完整的诊断标准）诊断的TIN，和典型的葡萄膜炎 2. 很可能的TINU综合征 ● 组织病理学诊断为ATIN，和非典型的葡萄膜炎 ● 或者符合ATIN的临床诊断（符合不完整的诊断标准），和典型葡萄膜炎 3. 可能的TINU综合征 ● 临床诊断的ATIN（符合不完整的诊断标准），和非典型葡萄膜炎
ATIN的定义标准 ● 组织病理学诊断：肾活检符合TIN ● 临床诊断：依据下述诊断条件判断 （如果同时满足下列3个诊断条件，则认为病例符合"完整的诊断标准"；"不完整的诊断标准"即：病例符合＜3个诊断条件）： 1. 肾功能异常（血清肌酐升高或肌酐清除率降低），通常还伴有肾小管功能障碍相关的电解质紊乱和酸碱失衡 2. 尿液分析异常（通常提示肾小管功能异常）：α_1、β_2微球蛋白增高，或肾性糖尿，小量、以低分子蛋白为主的蛋白尿[低于肾病综合征患者的尿蛋白水平，即：在半定量试验中≤2+，≤3 g/g或3.0 g/d（成人），或≤3.5 g/（1.73 m^2·d）（儿童）]，嗜酸性粒细胞尿症，非感染性脓尿或血尿，尿白细胞管型，或尿酸化功能异常 3. 持续超过2周的全身性疾病，其特征是以下症状和实验室检查结果的结合： A. 体征和症状：发热、体重减轻、厌食、精神不振、疲劳、皮疹、腹痛或腰痛、关节痛或肌痛 B. 实验室检查结果：贫血、肝功能异常、嗜酸性粒细胞增多或红细胞沉降率≥40 mm/h
确定葡萄膜炎的特征 ● 典型 1. 双侧前葡萄膜炎，伴或不伴中间葡萄膜炎，后葡萄膜炎，或全葡萄膜炎 2. ATIN发病前2个月内，或发病后12个月之内发生的葡萄膜炎 ● 非典型 1. 单侧前葡萄膜炎，或中间葡萄膜炎，或后葡萄膜炎 2. ATIN发病2个月之前或发病12个月之后出现的葡萄膜炎

【治疗方法与预测】

大多数TINU综合征的患者需要肾上腺皮质激素为基础的免疫抑制治疗。Li C等[5]在2014年报告了中国成人TINU综合征患者队列的转归，发现尽管患者都接受了积极的免疫调节治疗（泼尼松

0.6～0.8 mg/kg，6～8周之后每2周减量5 mg，疗程＞6个月，直至患者停用泼尼松）。F. Caravaca-Fonta'n[23]报告在西班牙患者的初始治疗泼尼松剂量为（0.8±0.2）mg/kg，总疗程为9周。但上述2个TINU综合征的队列研究都不约而同地指出了减停免疫抑制治疗后疾病复发的问题，提出TINU综合征的疾病慢性化趋势突出，复发的患者与肾功能恢复的不良预后有关。随访观察过程中ATIN复发时，再次应用泼尼松每日（0.8±0.3）mg/kg或15～30 mg治疗可以获得缓解。新近发表的系统研究汇总分析[1]的522名TINU综合征患者当中85.8%应用全身类固醇激素作为一线治疗方案，其中90例患者还联合了单一或多种免疫抑制剂治疗，包括甲氨蝶呤、霉酚酸酯、环孢素、硫唑嘌呤、环磷酰胺、苯丁酸氮芥和其他药物。在接受联合免疫抑制治疗的患者中，仅有12%进展为CKD，而未接受免疫抑制联合治疗的患者中20%转化为CKD。在中国成人TINU综合征队列报告的随访数据显示高达88%的患者在肾脏疾病诊治12个月时维持在CKD3～4期。年龄，AIN复发，mCRP-Ab阳性，HLA基因多态性特征等被认为与TINU综合征的肾脏预后相关[5]。

既往观点认为肾小管间质肾炎和葡萄膜炎（TINU）综合征即使没有进行任何免疫抑制治疗，也被认为是预后良好的，但随着对此类疾病观察随访和研究的深入，TINU综合征的肾脏慢性化趋势、易于复发的特点都提示恰当的免疫抑制治疗可以促进疾病的恢复，但针对慢性或复发的患者，联合使用免疫抑制剂能够改善预后。

眼科和肾脏科联合共同对TINU综合征患者进行管理可能是最佳的方式。由于葡萄膜炎在肾小管间质肾炎发病后才迟发地表现出来，或者少数患者存在无症状葡萄膜炎的情形，因此在大部分初次诊断的ATIN患者中，可能会遗漏TINU综合征的诊断。mCRP-Ab水平的升高可能有助于预测迟发性TINU综合征，并预测疾病的复发和慢性化倾向，在随访过程中可加以检测，可能需要延长免疫抑制药物的维持时间和保持适当的剂量[5, 23]。对ATIN患者，需要长期随访以避免漏诊TINU综合征。

【总结】

肾小管间质肾炎和葡萄膜炎（TINU）综合征是一种多系统自身免疫性疾病，可能发生在对各种环境诱因（包括药物和微生物病原体）产生的反应。

TINU综合征患者可能有不同的肾功能不良和复杂演变的风险，这取决于他们的年龄、眼部受累的类型。

通常认为TINU综合征影响到以女性为主的青少年和年轻患者。

急性肾损伤（acute kidney injury，AKI）和慢性肾病（CKD）则在成人中更为常见。

肾脏预后不良，大多数患者转归为慢性肾脏病，并且可能出现复发；而眼部受累也有易复发的特点，儿童的眼部复发更为频繁，严重者可能导致视力损害。

后葡萄膜炎或全葡萄膜炎，以及成人年龄与发展为CKD的风险增加有关。

【病例摘要】

女性，49岁，主因"发热1个月，肌酐升高8天"入院。1个月前患者受凉后发热，予多种抗生素治疗。8天前查SCr 432 μmol/L，UTP 0.63～1.38 g/d（小分子蛋白为主），尿潜血阴性，尿糖2+（血糖5.3 mmol/L）。肾穿刺：免疫荧光全阴性，光镜示：急性肾小管间质性肾炎。检测mCRP抗体阳性，眼科会诊未见色素膜炎。予激素治疗9月余，SCr降至82.9 μmol/L，mCRP抗体转阴。停激素1个月后出现畏光、流泪，眼科诊断前葡萄膜炎，伴SCr 134 μmol/L，复查mCRP抗体再度阳性。予激素、CTX（因肝损害停用，累积1.5 g）、AZA，肾功能恢复。之后随访1～2年，葡萄膜炎复发3次，伴SCr波动在104～107 μmol/L，给予局部醋酸泼尼松龙滴眼液治疗，并将AZA改为MMF 500 mg/d维持至今。患者自发病至今已随访9年余，目前SCr波动于90 μmol/L左右。病例详细资料见二维码数字资源3-6。

数字资源3-6

（苏 涛）

【参考文献】

[1] Regusci A，Lava SAG，Milani GP，et al. Tubulointerstitial

nephritis and uveitis syndrome: a systematic review. Nephrol Dial Transplant, 2021, 1-11. doi: 10.1093/ndt/gfab030

[2] Clive DM, Vanguri VK. The syndrome of tubulointerstitial nephritis with uveitis (TINU). Am J Kidney Dis, 2018, 72(1): 118-128. doi: 10.1053/j.ajkd.2017.11.013

[3] Dobrin RS, Vernier RL FA. Acute eosinophilic interstitial nephritis and renal failure with bone marrow lymph node granuloma and anterior uveitis. A new syndrome. Am J Med, 1975, 59: 325-33.

[4] Mandeville JT, Levinson RD HG. The tubulointerstitial nephritis and uveitis syndrome. Surv Ophthalmol, 2001, 46: 195-208.

[5] Li C, Su T, Chu R, et al. Tubulointerstitial nephritis with uveitis in Chinese adults. Clin J Am Soc Nephrol, 2014, 9(1): 21-28. doi: 10.2215/CJN.02540313.

[6] Okafor LO, Hewins P, Murray PI, et al. Tubulointerstitial nephritis and uveitis (TINU) syndrome: a systematic review of its epidemiology, demographics and risk factors. Orphanet J Rare Dis, 2017, 12(1): 1-9. doi: 10.1186/s13023-017-0677-2.

[7] Peräsaari J, Saarela V, Nikkilä J, et al. HLA associations with tubulointerstitial nephritis with or without uveitis in Finnish pediatric population: a nation-wide study. Tissue Antigens, 2013, 81(6): 435-441.

[8] Howarth L, Gilbert RD, Bass P DP. Tubulointerstitial nephritis and uveitis in monozygotic twin boys. Paediatr Nephrol, 2004, 19: 917-919.

[9] Matsumoto K, Fukunari K, Ikeda Y, et al. A report of an adult case of tubulointerstitial nephritis and uveitis (TINU) syndrome, with a review of 102 Japanese cases. Am J Case Rep, 2015, 16: 119-123. doi: 10.12659/AJCR.892788

[10] Levinson RD, Park MS, Rikkers SM, et al. Strong associations between specific HLA-DQ and HLA-DR alleles and the tubulointerstitial nephritis and uveitis syndrome. Invest Ophthalmol Vis Sci, 2003, 44: 653-657.

[11] Mackensen F, David F, Schwenger V, et al. HLA-DRB1*0102 is associated with TINU syndrome and bilateral, sudden-onset anterior uveitis but not with interstitial nephritis alone. Br J Ophthalmol, 2011, 95(7): 971-975.

[12] Jia Y, Su T, Gu Y, et al. HLA-DQA1, -DQB1, and -DRB1 alleles associated with acute tubulointerstitial nephritis in a Chinese population: a single-center cohort study. J Immunol, 2018, 201(2): 423-431. doi: 10.4049/jimmunol.1800237.

[13] Koreishi AF, Zhou M, Goldstein DA. Tubulointerstitial nephritis and uveitis syndrome: characterization of clinical features. Ocul Immunol Inflamm, 2020, 00(00): 1-6. doi: 10.1080/09273948.2020.1736311.

[14] Wakaki H, Sakamoto H AM. Tubulointerstitial nephritis and uveitis syndrome with autoantibody directed to renal tubular cells. Pediatrics, 2001, 107: 1443-1446.

[15] Ying Tan, Feng Yu, Zhen Qu, et al. Modified C-reactive protein might be a target autoantigen of TINU syndrome. Clin J Am Soc Nephrol, 2011, 6(1): 93-100.

[16] Santoro D, Vita G, Rovito S, et al. Drug-induced TINU syndrome and genetic characterization. Clin Nephrol, 2012, 78: 230-236.

[17] Naranjo CA, Busto U, Sellers EM, et al. A method for estimating the probability of adverse drug reactions. Clin Pharmercol Ther, 1981, 30(2): 239-245.

[18] Moorthy RS, Valluri S JL. Drug induced uveitis. Surv Ophthalmol, 1998, 42: 557-570.

[19] Zhao Y, Huang J, Su T, et al. Acute kidney injury relevant to tubulointerstitial nephritis with late-onset uveitis superimposed by thrombotic microangiopathy: a case report and review of the literature. Kidney Dis, 2020, 6(6): 414-421. doi: 10.1159/000507668

[20] Yang M, Chi Y, Guo C, et al. Clinical profile, ultra-wide-field fluorescence angiography findings, and long-term prognosis of uveitis in tubulointerstitial nephritis and uveitis syndrome at one tertiary medical institute in China. Ocul Immunol Inflamm, 2019, 27(3): 371-379. doi: 10.1080/09273948.2017.1394469.

[21] Hettinga YM, Scheerlinck LME, Lilien MR, et al. The value of measuring urinary β2 microglobulin and serum creatinine for detecting tubulointerstitial nephritis and uveitis syndrome in young patients with uveitis. JAMA Ophthalmol, 2015, 133(2): 140-145. doi: 10.1001/jamaophthalmol.2014.4301.

[22] Yanagihara T, Kitamura H, Aki K, et al. Serial renal biopsies in three girls with tubulointerstitial nephritis and uveitis syndrome. Pediatr Nephrol, 2009, 24(6): 1159-1164.

[23] Caravaca-Fontán F, Shabaka A, Sánchez-álamo B, et al. Recurrent acute interstitial nephritis: what lies beneath. Clin Kidney J, 2021, 14(1): 197-204. doi: 10.1093/ckj/sfaa018.

[24] Kump LI, Cervantes-Castañeda RA, Androudi SN, et al. Analysis of pediatric uveitis cases at a tertiary referral center. Ophthalmology, 2005, 112(7): 1287-1292. doi: 10.1016/j.ophtha.2005.01.044.

[25] Rytkönen S, Tainio J, Saarela V, et al. Long-term outcome of biopsy-proven idiopathic tubulointersitial nephritis with or without uveitis in children-a nationwide follow-up study. 2021 May 18. doi: 10.1007/s00467-021-05060-5. Epub ahead of print. PMID: 34008125. Pediatr Nephrol.

第七节 Dent 病

【概述】

Dent 病（Dent disease）是一种罕见的 X 连锁隐性遗传性肾小管疾病，临床主要特征为低分子量蛋白尿（low-molecular weight proteinuria，LMWP）、高钙尿症（hypercalciuria）、肾脏钙化、佝偻病等，部分患者可出现肾功能异常或肾衰竭[1-3]。其中临床最为重要的是高钙尿症，如果长期持续不能控制，钙剂在肾脏沉积引起肾脏钙化，最终导致肾衰竭[1,4]。本病最早于 1964 年由 Dent 报道，1995 年发现 CLCN5 是其致病基因[5]，1997 年统称为 Dent 病，2005 年研究发现 OCRL 也是其致病基因之一[6]。本病罕见，发病率不清。

【病因及发病机制】

目前已经明确本病因 CLCN5 基因（Dent 病 1 型）和 OCRL1 基因（Dent 病 2 型）突变所致[4,7-8]，分别定位于 Xp11.23 和 Xq26.1，编码蛋白分别为电压门控性 Cl^-/H^+ 离子交换蛋白（electrogenic chloride/proton exchanger，CLC-5）和磷脂酰肌醇 -4,5- 二磷酸 -5- 磷酸酶（phosphatidylinositol 4,5-biphosphate 5-phosphatase，OCRL-1）。Dent 病均为 X 连锁隐性遗传，临床以 CLCN5 基因突变最为常见，占 60%～70%。

CLCN5 基因突变可致 ClC-5 蛋白功能异常或缺失，从而导致近端肾小管上皮细胞氯离子电导的损耗及逆向转运蛋白功能缺陷，损伤囊泡的酸化功能，造成近端肾小管细胞胞吞作用障碍，从而引发一系列临床异常：①原尿中白蛋白和小分子量蛋白的重吸收功能障碍导致 LMWP。②通过影响集合管闰细胞（intercalated cells）的尿液酸化功能，改变尿液 pH 值，促进肾结石形成。③通过影响 Megalin/Cubilin 受体依赖形式的胞吞作用，使得原尿中的维生素 D 结合蛋白、25-OH-D_3 和甲状旁腺激素（parathyroid hormone，PTH）在近端肾小管的重吸收障碍，引起近端肾小管腔内尿中 PTH 水平增高，一方面激活顶膜侧的 PTH 受体，使近端肾小管磷的重吸收减少，产生高磷酸盐尿、低磷血症表现；另一方面通过影响 PTH 对细胞膜的极化作用刺激线粒体 1α 羟化酶的转录，促进 1,25（OH）$_2$-D_3 生成增加，引发吸收型高钙尿症。高磷酸盐尿、高尿钙和尿 pH 值改变共同影响肾钙化和肾结石的发生[9]。

OCRL1 基因编码 OCRL-1 蛋白与 ClC-5 蛋白的生理功能有重叠现象，可以水解磷脂酰肌醇 4,5- 二磷酸（phosphatidylinositol 4,5-bisphosphate，PIP2），而 PIP2 属于跨膜蛋白，在肾脏主要分布在肾小球、近端肾小管和集合管，其中在近端肾小管上皮细胞中主要分布于高尔基复合体、溶酶体和早期内涵体内，具有跨膜转运调节作用，参与胞吞作用等；同时，OCRL-1 还与网格蛋白（参与核内体装配）直接相互作用、抑制肠道钙离子通道的瞬时受体电位阳离子通道蛋白 6（transient receptor potential cation channel subfamily V member 6，TRPV6）的活性。OCRL1 基因突变导致 OCRL-1 蛋白功能异常或缺失，上述调节功能异常，最终导致 LMWP、高钙尿症等[9]。

【临床表现】

本病在婴幼儿期即可发病，多在儿童期表现出夜尿、多尿、镜下血尿、无症状性蛋白尿或肾结石。在明确基因诊断的男性患者中，这些临床特征的表现率见表 3-7-1。多个族群和地区都有报道，包括欧洲、北美和亚洲，尚未发现高危人群。但不同地区患儿临床表现似乎有所差异，如我国儿童患者似乎镜下血尿和肾病水平蛋白尿的比例较欧美儿童患者低，但尚需要多中心研究进一步证实[3,10]。

男性患儿临床主要特征为 LMWP，多可达到肾病水平，但血清白蛋白水平正常，临床应注意与肾病综合征鉴别。部分患儿也常见近端小管功能障碍的其他征象，如糖尿、氨基酸尿和磷酸盐尿，但这些表现有个体差异，且可间歇性发生[1-2,11]。

大多数男性患儿存在高钙尿症，直至肾功能开始下降。幼儿的高钙尿症可能很严重，达到 8～10 mg/（kg·d）或 2～2.5 mmol/（kg·d）[正常 < 4.0 mg/（kg·d）或 0.1 mmol/（kg·d）]。但青少年和成人患者通常是存在中度高钙尿症，与特发性高钙尿症患者相当。肾钙沉着症的发生率可高达 75%，通常在儿童期就十分显著。肾结石的发生率 < 50%，通常为草酸钙、磷酸钙结石或两者的混合

表 3-7-1　Dent 病临床和生化特征[22]

临床症状	1 型	2 型
诊断年龄	0.2～66 岁	0.1～30.5 岁
低分子量蛋白尿	719/720（100%）	134/134（100%）
肾病水平蛋白尿	55/149（37%）	20/42（48%）
高钙尿症	556/686（81%）	104/122（85%）
高磷尿症	62/228（27%）	9/46（20%）
血尿	88/145（61%）	16/32（50%）
肾钙化症	366/664（55%）	32/127（25%）
肾石症	95/388（24%）	9/66（14%）
肾衰竭	159/565（28%）	39/89（44%）
骨异常	85/449（19%）	8/67（12%）
氨基酸尿	84/178（47%）	30/72（42%）
糖尿	84/376（22%）	11/113（10%）
低磷血症	78/240（33%）	5/49（10%）
低钾血症	80/257（31）	6/56（11%）
低镁血症	7/36（19%）	1/19（5%）
代谢性酸中毒	25/321（8%）	6/87（7%）
代谢性碱中毒	3/24（13%）	1/10（10%）
不完全性 Fanconi 综合征	62/93（67%）	10/14（71%）
完全性 Fanconi 综合征	8/154（5%）	1/38（3%）
低尿酸血症	25/62（40%）	3/5（60%）
高尿酸尿症	10/26（38%）	—
生长迟缓	33/122（27%）	27/50（54%）
神经系统累及	—	4/16（25%）
智力障碍	7/76（9%）	13/53（25%）
白内障	1/9（11%）	8/87（9%）

物，高钙尿症是肾结石的主要危险因素。一般而言，血清骨化三醇正常或轻度升高，血清钙正常，血清 PTH 正常或偏低[1, 4]。

部分患儿可有低钾血症，但更多见于应用氢氯噻嗪治疗高钙尿症以后。大约 25% 的男性患儿可有佝偻病或骨软化症，这在婴儿中可表现为严重的致畸性骨病。

约 2/3 的男性患者会出现一定程度的慢性肾脏病（chronic kidney disease，CKD），通常是在 30～40 岁时进展至终末期肾病（end-stage renal disease，ESRD），但在儿童期偶也可见到，多合并其他因素[12]。虽然大多数此类患者都有肾钙质沉着症，但肾衰竭的发生或进展不一定与肾钙质沉着症的发生或严重程度有关。

Dent 病的基因型与临床表型无明确相关性，特别是同一家系基因型完全相同者临床表型可明显不同[13]。

肾脏病理无特异性病变。肾小球病变主要病理改变为局灶节段性肾小球硬化（focal segmental glomerulosclerosis，FSGS），也可以是微小病变（minimal change disease，MCD），其他如轻度系膜增生性肾小球肾炎（mesangial proliferative glomerulonephritis，MsPGN）少见；肾小管可见萎缩，伴不同程度的间质炎性细胞浸润和纤维化。

作为一种遗传性肾小管疾病，Dent 病时合并肾小球损伤的机制尚不完全清楚，推测可能有以下原因：首先，肾小管疾病时本身可以合并肾小球病变。研究表明，多种肾小管疾病如 Dent 病、Gitelman 综合征、Bartter 综合征和遗传性远端肾小管酸中毒等肾脏病理均可表现为 FSGS，提示 FSGS 也许并不能被当作一种独立的疾病，而是多种原因造成肾单位损伤的一个最终普遍经过和某一时间点的肾脏病理发现[14]。另外，早期认为肾小球足细胞不表达 CLCN5 基因编码蛋白 ClC-5，但最近有研究证实 ClC-5 表达于足细胞，在蛋白尿状态时肾小球足细胞 ClC-5 过度表达。而 Dent 病时，CLCN5 基因突变导致其编码蛋白 ClC-5 异常，从而引起足细胞功能轻微改变，最终导致肾小球 FSGS，并可能是 Dent 病时肾衰竭的一个原因之一[14-15]。其次，肾小管疾病继发肾小球病变。已知蛋白尿是肾小球疾病的一个独立危险因素，长期蛋白尿本身可造成肾小球损害，Dent 病时长期蛋白尿和（或）高钙尿症可能引起继发性肾小球损害。另外，Dent 病时大量小分子蛋白超过近端肾小管的重吸收能力，可刺激产生多种致纤维化的细胞因子如转化生长因子（transforming growth factor beta，TGF-β）等通过旁分泌机制造成肾小球损害如 FSGS；或者由于大量水、电解质相对肾前性容量不足激活肾内局部肾素-血管紧张素系统（renin-angiotensin system，RAS）造成肾小球损害[16]。重复肾活检提示 Dent 病患儿的肾脏病理类型随病理可呈进展性损伤，其他遗传性肾脏疾病也有类似报道。如 Valina 等报道的 1 例 Dent 病患儿，5 岁时第 1 次肾活检 39 个肾小球未见明显异常，2 年后第 2 次肾活检 23 个肾小球 8 个球性硬化、1 个局灶节段硬化，也支持 Dent 病时随时间进展肾小球继发性损害[16]。临床上，儿童 Dent 病最初容易被误诊为肾病综合征，多因激素治疗耐药而行肾活检，因此临床上也见有病理类型被误诊的情形。如在 Valina 等报道中，该例 Dent 病患儿，5 岁时第 1 次肾活检 39 个肾小球未见明显异常，但因为临床被误诊为激素耐药型肾病综合征，病理仍诊断为 FSGS[16]。国内也有 Dent 病患儿第一次肾活检（4 岁时）病理诊断为轻度 MsPGN，但间隔 8 个月后第二次活检肾脏病理为 MCD[17]，提示肾脏病理标本制作过程或者病理医师水平或者临床诊断误导倾向等因素有可能造成病理诊断误差。

【诊断与鉴别诊断】

目前国内外多遵循如下 Dent 病诊断标准[4, 18-19]：① LMWP，尿中低分子量蛋白至少升高 5 倍以上且以低分子量蛋白尿为主，用于监测的低分子量蛋白主要有视黄醇结合蛋白、α_1 微球蛋白（α1-microglobulin，α_1MG）和 β_2 微球蛋白；或者尿蛋白电泳提示低分子量蛋白占 50% 以上；② 高钙尿症，24 h 尿钙 > 0.1 mmol/kg；③ CLCN5 和 OCRL1 突变分析发现致病突变；④ 有或无下列情况之一，镜下血尿、肾结石、肾钙质沉着症、低磷血症和肾功能异常。尤其强调 LMWP 在 Dent 病诊断中的必要性，以及基因检测的重要性。

因 Dent 病的蛋白尿往往可达肾病综合征水平，临床注意与肾病综合征鉴别，特别是在初次发病肾病综合征水平蛋白尿的男性患儿，必须除外 Dent 病可能，其关键为 LMWP 的判定，有以下几种方法：① 尿蛋白电泳小分子蛋白占 50% 以上或左右；② 肾早期损伤指标中 α_1 微球蛋白与微量白蛋白的比值大于或接近 1 提示 LMWP[20, 21]；③ 非肉眼血尿状态下，同一份尿标本（晨尿或 24 h 尿），尿白蛋白/肌酐、尿总蛋白/肌酐二者比值，或者 24 h 尿白蛋白定量、24 h 尿总蛋白定量二者比值小于或接近 0.5，也提示 LMWP 可能。此外，注意与其他 LMWP 和（或）高钙尿症性疾病如 Fanconi 综合征、Bartter 综合征、肾单位肾痨等鉴别；Dent 病 2 型与 Lowe 综合征致病基因相同，但后者常伴有肾小管性酸中毒，且肾外表现如先天性白内障和精神发育迟滞等更为严重。

【治疗】

主要为控制高钙尿症，在低钙饮食基础上，可试用氢氯噻嗪联合枸橼酸钾，但临床上 Dent 病的肾功能异常与高钙尿症并不完全平行。对于 Dent 病的蛋白尿，无论是 LMWP 还是其中的白蛋白尿，因其发生机制主要为肾小管重吸收功能障碍，因此血管紧张素转化酶抑制剂（angiotensin converting enzyme inhibitors，ACEI）或血管紧张素受体阻滞剂（angiotensin receptor blocker，ARB）类药物均无明确效果。对于已经进展至 CKD 者，给予慢性肾脏病管理和治疗。

【预后】

Dent 病患者随年龄增长，肾脏病理改变呈慢性进展趋势，肾功能水平可逐渐降低，部分在成人阶段最终发展至肾衰竭，30% ~ 80% 的 Dent 病患者在 30 ~ 50 岁发展至肾衰竭/终末期肾病，平均年龄 21 岁，最小年龄肾衰竭报道为 0.5 岁[11]。影响 Dent 病患者肾脏预后的主要因素可能包括病程、肾钙化程度、肾病理改变（局灶节段性硬化症、局灶球性硬化症、间质纤维化）等[12]。终末期肾病患者的透析效果良好且通常很适合肾移植，移植后疾病没有复发报道。

【病例摘要】

男性患儿，6 岁，主因"发现蛋白尿 4 年"入院。4 年前尿蛋白定量 78 mg/（kg·24 h），血白蛋白 45.0 g/L，予足量泼尼松治疗 4 周，无效，肾活检病理诊断为"局灶节段性肾小球硬化"，先后激素联合环孢素 A、霉酚酸酯各治疗 1 年余，尿蛋白仍无变化。家族史阴性。尿蛋白电泳：低分子蛋白 54%，白蛋白 46%；尿钙/肌酐 0.26 g/g；尿钙定量 0.12 mmol/（kg·24 h）；根据低分子蛋白尿、高钙尿症，临床诊断 Dent 病。遗传性肾脏疾病相关基因分析示 CLCN5 基因 c.1633A > C（p.S545R），确诊 Dent 病（1 型）。予减停激素和霉酚酸酯，口服氢氯噻嗪 [0.5 ~ 1 mg/（kg·d）] 和 10% 枸橼酸钾 [2 ~ 3 mmol/（kg·d）]。随访 2 年，患儿高钙尿纠正，尿钙定量 0.08 ~ 0.10 mmol/（kg·24 h）；蛋白尿无明显变化，尿蛋白定量 46 ~ 62 mg/（kg·24 h）；尿蛋白电泳低分子蛋白 52% ~ 60%。病例详细资料见二维码数字资源 3-7。

数字资源 3-7

（张宏文　姚　勇）

【参考文献】

[1] Devuyst O. Dent's disease: chloride-proton exchange controls proximal tubule endocytosis[J]. Nephrol Dial Transplant, 2010, 25(12): 3832-3835.

[2] Annigeri RA, Rajagopalan R. Hypophosphatemic rickets due to Dent's disease: a case report and review of literature[J]. Indian Journal of Nephrology, 2009, 19(4): 163-166.

[3] Ye Q, Shen Q, Rao J, et al. Multicenter study of the clinical features and mutation gene spectrum of Chinese children with Dent disease[J]. Clinical genetics, 2020, 97(3): 407-417.

[4] Grand T, L'Hoste S, Mordasini D, et al. Heterogeneity in the processing of CLCN5 mutants related to Dent disease[J]. Human Mutation, 2011, 32(4): 476-483.

[5] Lloyd SE, Pearce SH, Fisher SE, et al. A common molecular basis for three inherited kidney stone diseases[J]. Nature, 1996, 379(6564): 445-449.

[6] Hoopes RR, Jr., Shrimpton AE, Knohl SJ, et al. Dent disease with mutations in OCRL1[J]. American Journal of Human Genetics, 2005, 76(2): 260-267.

[7] Utsch B, Bokenkamp A, Benz MR, et al. Novel OCRL1 mutations in patients with the phenotype of Dent disease[J]. Am J Kidney Dis, 2006, 48(6): 942 e941-914.

[8] Gianesello L, Del Prete D, Ceol M, et al. From protein uptake to Dent disease: an overview of the CLCN5 gene[J]. Gene, 2020, 747(144662).

[9] Ehlayel AM, Copelovitch L. Update on Dent disease[J]. Pediatric Clinics of North America, 2019, 66(1): 169-178.

[10] Deng H, Zhang Y, Xiao H, et al. Phenotypic spectrum and antialbuminuric response to angiotensin converting enzyme inhibitor and angiotensin receptor blocker therapy in pediatric Dent disease[J]. Molecular Genetics & Genomic Medicine, 2020, 8(8): e1306.

[11] Cho HY, Lee BH, Choi HJ, et al. Renal manifestations of Dent disease and Lowe syndrome[J]. Pediatric Nephrology(Berlin, Germany), 2008, 23(2): 243-249.

[12] 张宏文, 苏白鸽, 王芳, 等. Dent病合并肾衰竭2例报告并文献复习[J]. 临床儿科杂志, 2018, 36(6): 416-419.

[13] Zhang H, Wang F, Xiao H, et al. Dent disease: same CLCN5 mutation but different phenotypes in two brothers in China[J]. Intractable & Rare Diseases Research, 2017, 6(2): 114-118.

[14] Fervenza FC. A patient with nephrotic-range proteinuria and focal global glomerulosclerosis[J]. Clin J Am Soc Nephrol, 2013, 8(11): 1979-1987.

[15] Ceol M, Tiralongo E, Baelde HJ, et al. Involvement of the tubular ClC-type exchanger ClC-5 in glomeruli of human proteinuric nephropathies[J]. PloS one, 2012, 7(9): e45605.

[16] Valina MR, Larsen CP, Kanosky S, et al. A novel CLCN5 mutation in a boy with asymptomatic proteinuria and focal global glomerulosclerosis[J]. Clinical Nephrology, 2013, 80(5): 377-384.

[17] 何国华, 张宏文, 王芳, 等. 儿童Dent病4例的肾脏病理改变分析[J]. 中华实用儿科临床杂志, 2017, 32(5): 387-389.

[18] Hoopes RR, Jr., Raja KM, Koich A, et al. Evidence for genetic heterogeneity in Dent's disease[J]. Kidney International, 2004, 65(5): 1615-1620.

[19] Jin YY, Huang LM, Quan XF, et al. Dent disease: classification, heterogeneity and diagnosis[J]. World J Pediatr, 2021, 17(1): 52-57.

[20] 何国华, 张宏文, 王芳, 等. 尿α1微球蛋白与微量白蛋白比值诊断Dent病临床价值研究[J]. 中国实用儿科杂志, 2017, 32(5): 371-373.

[21] 张宏文, 张琰琴, 刘晓宇, 等. Dent病6例临床诊治分析[J]. 临床儿科杂志, 2016, 34(6): 418-420.

[22] Gianesello L, Del Prete D, Anglani F, et al. Genetics and phenotypic heterogeneity of Dent disease: the dark side of the moon[J]. Human genetics, 2021, 140(3): 401-421.

第八节　Lowe综合征（眼脑肾综合征）

【概述】

眼脑肾综合征（oculocerebrorenal syndrome of Lowe）又称Lowe综合征，是以眼、神经系统、肾脏受累为主要特点的罕见遗传病。Lowe综合征发病率约为1/500 000[1]，于1952年由Charli Lowe团队首先描述[2]。Lowe综合征主要临床表现包括先天性白内障，智力发育落后及肾小管功能异常。出生后常由于眼部异常和肌张力低下就诊，肾脏症状出现稍晚，但预后不良，逐渐进展到终末期肾脏病。

Lowe综合征为X连锁隐性遗传，患者基本为男性。1992年Attree等确定其致病基因为位于X染色体上的 OCRL1，编码蛋白OCRL1，是具有活性的磷脂酰肌醇-5磷酸酶，主要作用为水解磷脂酰肌醇-4,5二磷酸（phosphatidylinositol 4,5-bisphosphate，PIP2）[3]。OCRL1在除造血细胞外的所有人类细胞中都有表达，是一个多结构域蛋白，参与多种细胞过程。OCRL1参与细胞膜和核内体之间的运输，其存在对于在细胞表面形成内吞囊泡必不可少[4-5]。OCRL1缺失使得肾小管上皮细胞内吞作用异常，导致近端肾小管对蛋白和氨基酸重吸收障碍，出现小分子蛋白尿和氨基酸尿[6]。中枢神经系统中特异性表达OCRLb-1亚体，该亚体对于神经元内的囊泡运输非常重要[7]，因此OCRL1失功导致神经元胞内转运异常，从而导致神经发育异常。此外，OCRL1能通过极化囊泡运输调节细胞的极化，在初级纤毛的形成过程中发挥作用[8-9]。来自Lowe综合征患者的成纤维细胞或OCRL1敲低的细胞系不能正常形成有功能的初级纤毛[10]，从而参与多系统表型的发病机制。有研究表明OCRL1缺失可引起肌动蛋白骨架调节障碍，最终导致细胞黏附异常引起相关的临床症状[11]。总体来说，OCRL1变异导致Lowe综合征致病机制比较复杂，其中膜运输和肌动蛋白细胞骨架重塑为OCRL1两个最主要的功能，能解释Lowe综合征大部分临床表型。

除了Lowe综合征，OCRL1突变还可导致2型Dent病。2型Dent病以小分子蛋白尿和高钙尿症为主要表现，CKD进展较缓慢，无眼部和神经系统症状，或者肾外症状较轻，有学者认为是轻型的Lowe综合征[12]，两者基因型和表型关系见下文。

【临床表现】

Lowe综合征临床表现涉及包括眼部、中枢神经和肾脏多系统，每个系统出现症状的时间不一样，大致顺序见图3-8-1。

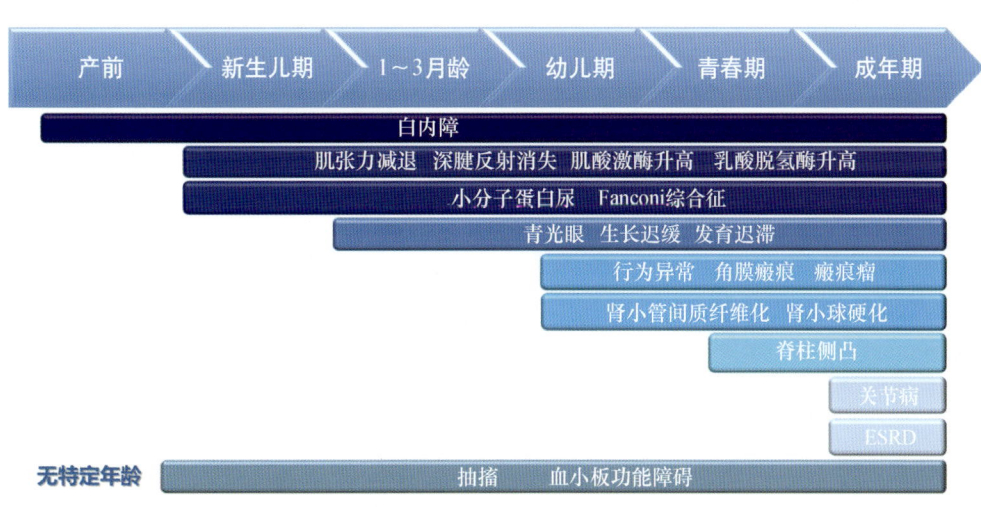

图3-8-1 Lowe综合征不同临床症状出现的时间轴

1. 眼睛

新生儿期即发现先天性白内障是Lowe综合征的特征之一，主要为中央核性白内障，由于位于视轴区，故视力下降严重。白内障往往发生在胎龄20周的时候，由于胚胎晶状体上皮细胞移行发生改变、变性坏死而导致，并与Ca^{2+}调节的上皮细胞代谢异常相关[13]。有报道Lowe综合征女性携带者在青春期后可出现晶状体浑浊，但由于常位于前极和周边部，故视力下降不显著[14]。

50%的Lowe综合征患者在1岁内出现严重的青光眼，表现为视力进行性下降、畏光和流泪等症状，眼压升高导致牛眼的形成和角膜云雾状改变[15]。青光眼主要由于Schlemm管发育不良或缺失，或前房角发育不良或劈裂导致。此外晶状体摘除术后，虹膜插入小梁网中异常附着会引起继发性无晶状体青光眼[13]。

25%患者在5岁后出现角结膜瘢痕瘤，常需要病理检查确诊[16]。还可发生粗大眼球震颤，视网膜发育不良导致的全盲或者仅有光感，矫正视力多低于20/100（相当于国内标准0.2）[13]。

2. 神经系统

Lowe综合征患儿新生儿期即可出现显著肌张力

低下，通常伴有深腱反射消失，肌酸激酶和乳酸脱氢酶水平升高，肌肉活检提示原发性肌病。运动发育延迟也是Lowe综合征常见神经系统症状，仅1/4的患者在6岁之前可以独立行走，而其他大多数患者则在6～13岁独立行走[17]。患者常存在显著认知障碍［平均智力商数（IQ）＜50］，25%为轻到中度智力缺陷，其余大部分为重度智力缺陷[18]。

其他行为异常通常随年龄增长而发展或加重，包括强迫行为、攻击性、易怒和无意识的刻板动作、自虐行为[19]。30%～50%的患者出现癫痫发作，常常表现为难治性癫痫，还可表现为频繁发作的高热惊厥[16]。

3. 肾脏

Lowe综合征的肾脏损害以近端肾小管功能障碍和逐渐进展的肾功能不全为主要特点[20]。

（1）蛋白尿：所有Lowe综合征患者均有小分子蛋白尿。视黄醇结合蛋白为肾小管重吸收功能的高度敏感标志物，Lowe综合征患者尿视黄醇结合蛋白常升高至正常值1000倍以上[21]。尿α_1微球蛋白和尿β_2微球蛋白水平也常有升高，后者在尿液pH＜5.5时不稳定。肾小管上皮细胞内吞作用异常导致重吸收功能受损是主要的发病机制[12]，因此尿白蛋白排泄也会随之增加。超过一半的患者出现肾病水平蛋白尿［＞1 g/（m²·d）］，但血清白蛋白水平通常是正常的[22]。

（2）氨基酸尿：80%的Lowe综合征患者可见多种尿氨基酸排泄增加[23]，但是与其他原因导致的Fanconi综合征的区别是Lowe综合征患者很少见到糖尿[20]。

（3）高钙尿症/肾钙质沉着症：高钙尿症是本病另一个常见表现，约见于80%的Lowe综合征患者，患者的尿钙排泄是正常同龄人的2倍以上[24]。半数以上患者出现肾钙质沉着症或者肾结石。高钙尿症的发生机制目前不是很清楚，有学者认为与尿中维生素D结合蛋白丢失有关，另有学者认为与OCRL1突变后导致肠道上皮钙离子吸收过多有关[25]。此外患者还可见到不同程度的尿磷丢失，其发生率不同文献报道不同，部分患者可出现低磷性佝偻病表现。

（4）代谢性酸中毒：33%～82%的患者可见高氯性代谢性酸中毒，与其他原因导致的Fanconi综合征不同的是，Lowe综合征患者的肾小管酸中毒并不伴有高血氨症[17]。

（5）慢性肾脏病：Lowe综合征患者表现为缓慢进展的肾衰竭，常在青少年期进展为终末期肾病[26-27]。Lowe综合征出现慢性肾衰竭的机制有待进一步明确。需要引起注意的是，Lowe综合征患者常常存在生长发育落后，肌肉含量不足，因此eGFR常常高估了肾功能[27-28]。

4. 其他表现

生长发育落后常见于Lowe综合征患者，与代谢性酸中毒、低磷血症、胰岛素样生长因子从尿中丢失以及诊断治疗延迟有关[29]。此外，由于Lowe综合征患者合并肌张力减低，运动减少，使得关节伸展过度、肌肉挛缩，半数以上患者存在脊柱侧凸，是成年后的常见死亡原因之一[1]。据报道，约有1/3的Lowe综合征患者存在隐睾症，但是大多数患者的进入青春期时间和睾丸激素水平也是正常的[17]。由于肾小管周围纤维化和无精症，生育力可能降低。此外，面部和口腔畸形也可见于Lowe综合征患者，表现为前额凸起、大耳廓、眼睛深陷、内眦赘皮、牙釉质发育不全、牙本质发育不良等[30]。

【辅助检查】

1. 眼科检查

典型的先天性白内障患儿，肉眼可见或者裂隙灯下观察到双眼完全性白内障或位于视轴中央、混浊明显的白内障。伴有青光眼的Lowe综合征可检测到眼压的明显升高，房角镜检查发现这类患者房角是开放的，异常的结构包括虹膜根部向前插在睫状体上，睫状体带狭窄和巩膜突模糊不清。眼底检查，视盘杯盘比和血管走行大致正常，无明显视网膜和黄斑部的病变。伴有角结膜瘢痕瘤患者，在裂隙灯下可观察到呈灰白色外观、质软的角结膜瘢痕瘤，表面可伴有或不伴有血管[15]。角结膜瘢痕瘤的诊断主要依靠病理和电镜检查：①具有活性的成纤维细胞；②肌成纤维细胞；③基质出现大量胶原纤维变性，三者同时出现即可诊断角结膜瘢痕瘤[31]。

2. 神经系统影像学检查

脑部MRI在T2加权像显示轻度脑室扩大和高信号病灶，分布于脑室周围和深部白质。高信号脑白质内可见呈放射状低信号[32]。质子磁共振波谱显示肌醇峰，提示存在胶质细胞增生[33]。总体来说，神经影像学表现是可变的和非特异性的，包括脑室扩大，脑萎缩，小脑发育不全，巨脑回，多小脑回，异常神经元迁移，还可见室管膜下囊肿和位于白质的囊肿[32, 34]。

3. 实验室检查

尿液检查同前述，以小分子蛋白尿和高钙尿症为主，常合并氨基酸尿和尿磷增高，表现为完全性或者不完全性 Fanconi 综合征。血生化可见低钾血症，低磷血症，乳酸脱氢酶升高，代谢性酸中毒。20～40 岁患者可见明显血肌酐升高[35]。

4. 肾脏病理

1～2 岁时肾脏病理无特殊，3～5 岁时出现肾小管扩张及蛋白管型，以后逐渐出现局灶肾小球硬化、间质纤维化表现[36]。需要提醒注意的是，肾脏病理并非是确诊 Lowe 综合征的必要检查。

5. 基因检测

高度怀疑 Lowe 综合征的患者可进行 OCRL1 基因序列分析。二代测序技术广泛应用于临床后，包括 OCRL1 基因和其他有眼部、智力发育落后及肾脏疾病基因的测序组套也是较好的选择，有助于疾病的鉴别诊断[37]。

【基因型与表型】

OCRL1 基因包含 23 个编码外显子，由靠近氨基端的 PH 结构域（外显子 1～7）、中央的 5 磷酸酶结构域（外显子 9～16）、ASH 结构域（外显子 16～18），以及靠近羧基端的 RhoGAP 结构域（外显子 20～23）组成[12]。OCRL1 基因突变既可以引起 Lowe 综合征，也可表现为 2 型 Dent 病，其基因型和表型的关系有一定规律，但还未完全明确。

至今为止，不同文献已经描述了 200 多种不同的 OCRL1 致病性变异，但是仍有 10%～20% 临床诊断为 Lowe 综合征患者未发现 OCRL1 突变[12]。Hichri 等的研究认为 Lowe 综合征患者中 63% 为移码突变、无义突变或剪切突变，这些突变导致 mRNA 降解或产生截短的 OCRL 蛋白；而错义突变和大片段缺失则分别占 33% 和 4%[38]。导致 Lowe 综合征的变异大多集中在 8～23 号外显子，涉及的结构域与 5 磷酸酶的催化活性、蛋白的膜转运相关[12]。

在 2 型 Dent 病中，无义突变和移码突变两种导致截短蛋白的突变类型只存在于 OCRL1 的 1～7 号外显子，即 OCRL1 的保守区 PH 结构域，无催化活性[12,38]。而其他类型的突变如错义突变、非移码缺失等，在几个结构域均有分布[12]。

有报道 p.Ile274Thr、p.Arg318Cys、p.Asp523Asn 这三个错义突变既可以表现为 2 型 Dent 病，也可表现为 Lowe 综合征，即便在一个家系里也可能表型不一样；也有患者婴幼儿期诊断为 2 型 Dent 病，白内障在学龄期才出现[38-39]。这提示我们对于临床考虑 Dent 病的患者也需要定期常规进行眼部和神经系统评估。

【诊断】

根据先天性白内障、智力及生长发育障碍、Fanconi 综合征等典型的表现，确诊 Lowe 综合征并不困难。诊断困难往往在于仅有双眼先天性白内障，而神经系统或者肾脏病变不典型的患者。对此类疑似 Lowe 综合征的患者，应定期随访，观察是否存在智力发育异常，或者尿液的异常，并行 OCRL1 基因突变的筛查，分子诊断常能进一步明确诊断并帮助明确基因型。已有报道，胎儿期行超声检查可见白内障表现[40]；若有相关家族史，可于胎儿期进行羊水穿刺检测染色体核型确定是否存在基因突变。

【鉴别诊断】

1. Alport 综合征

本病是由编码Ⅳ型胶原的基因 COL4A3、COL4A4 或 COL4A5 突变引起的遗传性进行性肾小球疾病，也可引起青少年期终末期肾病，常伴发眼部异常和感音性神经性耳聋[41]。大部分 Alport 综合征为 X 连锁显性遗传，男性患者常症状偏重，但患者不仅仅为男性。Alport 综合征患者无神经系统症状，眼部的损害出现较晚（一般 10 岁以后），主要表现为锥形晶状体[42]，虽然锥形晶状体也可能导致白内障造成视力损害，但是白内障发生率远远低于 Lowe 综合征。Alport 综合征患者肾脏损害以肾小球损害为主，表现为肾小球源性血尿、蛋白尿为主，肾脏超微病理可见基底膜厚薄不均，分层撕裂[43]。

2. Papillorenal 综合征

本病又称为肾-视神经盘缺损综合征（renalcoloboma syndrome），由配对盒基因 PAX2 突变引起，为常染色体显性遗传。眼部表现包括视神经盘缺损、牵牛花综合征、囊性视神经畸形、色素黄斑发育不良、角膜直径小等[44]，与 Lowe 综合征以先天性白内障为主的特征不一样。肾脏的表现主要为先天性肾脏和尿路畸形（congenital abnormal of the kidney and urinary tract，CAKUT），包括肾发育不良、囊性肾发育不良、重复肾、膀胱输尿管反流等。部分患者由于肾单位不足而表现为蛋白尿和高血压，肾脏病理可见肾单位减少，肾小球节段或者球性硬化、间质纤维化[45]。Papillorenal综合征患者较少出现神经系统症状。

3. 纤毛病

纤毛病是由于编码纤毛-中心体复合物的基因发生异常，导致纤毛功能异常从而出现多系统发育障碍的一类罕见遗传病，包括Bardet-Biedl综合征、Senior-loken综合征、Joubert'综合征等[46]。目前已知的纤毛病致病基因达到一百种以上，大部分为常染色体隐性遗传，肾脏表型为肾单位肾痨，由于肾小管发育异常也可表现为肾小管功能异常和早发性肾衰竭[47]。纤毛病在影像学上常见肾脏囊性改变，可与Lowe综合征相鉴别。纤毛病引起的眼部异常以先天性视网膜色素变性为突出表现，与Lowe综合征眼部表现不同。纤毛病常有其他系统发育异常，如脊柱畸形、多趾畸形、先天性肝纤维化等[48]。

【治疗】

1. 眼

患者于1岁内行白内障摘除手术，严重的青光眼也需要手术治疗。术后戴眼镜有助于视力的恢复及缓解眼球震颤症状[49]。不推荐植入人工晶体，因为存在加重继发性青光眼的风险。不建议佩戴隐形眼镜，存在角膜瘢痕形成的风险。需要定期进行眼科检查及监测眼压[31]。

2. 神经系统

康复治疗和训练对促进患儿的心理发育和运动发展有重要意义。由于肌张力低导致的喂养困难可由专业治疗师指导。大多数癫痫患者口服抗癫痫药物可控制[18]。

3. 肾脏

对于表现为肾小管酸中毒的患者可口服枸橼酸钾，纠正酸中毒和低钾血症。有研究表明高枸橼酸盐饮食能提高钙在尿液中的溶解度，延缓肾钙化进展[50]。减少尿钙排泄的方法包括限制饮食钠摄入和口服噻嗪类利尿剂，前者是由于钠排泄可促进钙排泄，后者是由于噻嗪类利尿剂可增加肾小管对钙的重吸收。但是并不推荐限制钙盐摄入，因为可能会加重骨病风险[51-52]。口服磷酸盐和补充维生素D可以改善骨病，需要根据血清碱性磷酸酶水平和尿钙排泄情况谨慎调整维生素D剂量，以免因肠道钙吸收增加而加重高钙尿症。ACEI的治疗可能减少蛋白尿，但是由于Lowe综合征蛋白尿的病理改变主要来自肾小管间质，因此ACEI治疗价值目前并不是很清楚。进入终末期肾病阶段的患者需要肾替代治疗，未见肾移植后原发病再发的报道。

【病例摘要】

患儿，男，4岁，因发现"生长发育落后三年"入院。既往史：3月龄时因先天性白内障于其他院手术治疗。6月龄"左股骨下段骨折"，多次惊厥病史。个人史：8月抬头，1岁独坐，2岁走路，2岁半说简单词语，所有发育"里程碑"均落后。家族史：无特殊。查体：身高96.5 cm，体重13.5 kg（均小于同年龄第3百分位），面容异常，神志清楚，色泽正常，头发黄，心肺未及异常，脐部稍突出，四肢未见异常，活动无受限。实验室检查提示尿蛋白2＋，尿β_2微球蛋白、尿微量白蛋白均明显升高，尿钙/肌酐升高明显，质谱分析提示全氨基酸尿。考虑为遗传性肾小管疾病，Lowe综合征可能性大。经基因检测进一步确定为OCRL1移码突变，明确了Lowe综合征诊断。病例详细资料见二维码数字资源3-8。

数字资源3-8

（王筱雯）

【参考文献】

[1] Loi M. Lowe syndrome. Orphanet J Rare Dis，2006，1：16.

[2] Lowe C U，Terrey M，Mac L E. Organic-aciduria，decreased renal ammonia production，hydrophthalmos，and mental retardation；a clinical entity. AMA Am J Dis Child，1952，83（2）：164-184.

[3] Attree O，Olivos I M，Okabe I，et al. The Lowe's oculocerebrorenal syndrome gene encodes a protein highly homologous to inositol polyphosphate-5-phosphatase. Nature，1992，358（6383）：239-242.

[4] Festa B P，Berquez M，Gassama A，et al. OCRL deficiency impairs endolysosomal function in a humanized mouse model for Lowe syndrome and Dent disease. Hum Mol Genet，2019，28（12）：1931-1946.

[5] Sharma S，Skowronek A，Erdmann K S. The role of the Lowe syndrome protein OCRL in the endocytic pathway.

Biol Chem, 2015, 396(12): 1293-1300.

[6] Inoue K, Balkin D M, Liu L, et al. Kidney tubular ablation of Ocrl/Inpp5b phenocopies Lowe syndrome tubulopathy. J Am Soc Nephrol, 2017, 28(5): 1399-1407.

[7] Pirruccello M, De Camilli P. Inositol 5-phosphatases: insights from the Lowe syndrome protein OCRL. Trends Biochem Sci, 2012, 37(4): 134-143.

[8] Hakim S, Bertucci M C, Conduit S E, et al. Inositol polyphosphate phosphatases in human disease. Curr Top Microbiol Immunol, 2012, 362: 247-314.

[9] Prosseda P P, Alvarado J A, Wang B, et al. Optogenetic stimulation of phosphoinositides reveals a critical role of primary cilia in eye pressure regulation. Sci Adv, 2020, 6(18): eaay8699.

[10] Mukherjee D, Sen A, Aguilar R C. RhoGTPase-binding proteins, the exocyst complex and polarized vesicle trafficking. Small GTPases, 2014, 5: e28453.

[11] Vicinanza M, Di Campli A, Polishchuk E, et al. OCRL controls trafficking through early endosomes via PtdIns4,5P_2-dependent regulation of endosomal actin. Embo j, 2011, 30(24): 4970-4985.

[12] De Matteis M A, Staiano L, Emma F, et al. The 5-phosphatase OCRL in Lowe syndrome and Dent disease 2. Nat Rev Nephrol, 2017, 13(8): 455-470.

[13] Ma X, Ning K, Jabbehdari S, et al. Oculocerebrorenal syndrome of Lowe: survey of ophthalmic presentations and management. Eur J Ophthalmol, 2020, 30(5): 966-973.

[14] Yamamoto K, Hasegawa Y, Ohata Y, et al. Complete oculocerebrorenal phenotype of Lowe syndrome in a female patient with half reduction of inositol polyphosphate 5-phosphatase. CEN Case Rep, 2020, 9(2): 95-100.

[15] Song E, Luo N, Alvarado J A, et al. Ocular pathology of oculocerebrorenal syndrome of Lowe: novel mutations and genotype-phenotype analysis. Sci Rep, 2017, 7(1): 1442.

[16] Liu H, Barnes J, Pedrosa E, et al. Transcriptome analysis of neural progenitor cells derived from Lowe syndrome induced pluripotent stem cells: identification of candidate genes for the neurodevelopmental and eye manifestations. J Neurodev Disord, 2020, 12(1): 14.

[17] Bökenkamp A, Ludwig M. The oculocerebrorenal syndrome of Lowe: an update. Pediatr Nephrol, 2016, 31(12): 2201-2212.

[18] Neri G, Schwartz C E, Lubs H A, et al. X-linked intellectual disability update 2017. Am J Med Genet A, 2018, 176(6): 1375-1388.

[19] Cressey H, Oliver C, Crawford H, et al. Temper outbursts in Lowe syndrome: Characteristics, sequence, environmental context and comparison to Prader-Willi syndrome. J Appl Res Intellect Disabil, 2019, 32(5): 1216-1227.

[20] Bockenhauer D, Bokenkamp A, Van't Hoff W, et al. Renal phenotype in Lowe syndrome: a selective proximal tubular dysfunction. Clin J Am Soc Nephrol, 2008, 3(5): 1430-1436.

[21] Norden A G, Scheinman S J, Deschodt-Lanckman M M, et al. Tubular proteinuria defined by a study of Dent's (CLCN5 mutation) and other tubular diseases. Kidney Int, 2000, 57(1): 240-249.

[22] Preston R, Naylor R W, Stewart G, et al. A role for OCRL in glomerular function and disease. Pediatr Nephrol, 2020, 35(4): 641-648.

[23] Bökenkamp A, Böckenhauer D, Cheong H I, et al. Dent-2 disease: a mild variant of Lowe syndrome. J Pediatr, 2009, 155(1): 94-99.

[24] Sliman G A, Winters W D, Shaw D W, et al. Hypercalciuria and nephrocalcinosis in the oculocerebrorenal syndrome. J Urol, 1995, 153(4): 1244-1246.

[25] Wu G, Zhang W, Na T, et al. Suppression of intestinal calcium entry channel TRPV6 by OCRL, a lipid phosphatase associated with Lowe syndrome and Dent disease. Am J Physiol Cell Physiol, 2012, 302(10): C1479-1491.

[26] Rendu J, Montjean R, Coutton C, et al. Functional characterization and rescue of a deep intronic mutation in OCRL gene responsible for Lowe syndrome. Hum Mutat, 2017, 38(2): 152-159.

[27] Zaniew M, Bokenkamp A, Kolbuc M, et al. Long-term renal outcome in children with OCRL mutations: retrospective analysis of a large international cohort. Nephrol Dial Transplant, 2018, 33(1): 85-94.

[28] Tricot L, Yahiaoui Y, Teixeira L, et al. End-stage renal failure in Lowe syndrome. Nephrol Dial Transplant, 2003, 18(9): 1923-1925.

[29] Hou J W. Amelioration of hypophosphatemic rickets and osteoporosis with pamidronate and growth hormone in Lowe syndrome. J Formos Med Assoc, 2009, 108(9): 730-735.

[30] Ruellas A C, Pithon M M, Dos Santos R L, et al. Orthodontic treatment of a patient with Lowe syndrome. Am J Orthod Dentofacial Orthop, 2011, 140(4): 562-568.

[31] 谭健文, 赖一凡. Lowe综合征的眼部表现及其诊治. 国际眼科纵览, 2014, 5: 330-333.

[32] Onur M R, Senol U, Mihçi E, et al. Tigroid pattern on magnetic resonance imaging in Lowe syndrome. J Clin Neurosci, 2009, 16(1): 112-114.

［33］Sener R N. Lowe syndrome: proton mr spectroscopy, and diffusion mr imaging. J Neuroradiol, 2004, 31（3）: 238-240.

［34］Allmendinger A M, Desai N S, Burke A T, et al. Neuroimaging and renal ultrasound manifestations of Oculocerebrorenal syndrome of Lowe. J Radiol Case Rep, 2014, 8（10）: 1-7.

［35］张晓滢, 孙良忠, 刘婷, 等. 六个Lowe综合征家系七例患儿的临床特征与OCRL1基因突变. 中华肾脏病杂志, 2020, 36（05）: 372-378.

［36］高文超. Lowe综合征八例临床及基因分析及CLCN5突变基因转染细胞实验［D］. 大连: 大连医科大学, 2017.

［37］Bokenkamp A, Levtchenko E, Recker F, et al. Clinical utility gene card for: Lowe syndrome. Eur J Hum Genet, 2015, 23（6）: 889-891.

［38］Hichri H, Rendu J, Monnier N, et al. From Lowe syndrome to Dent disease: correlations between mutations of the OCRL1 gene and clinical and biochemical phenotypes. Hum Mutat, 2011, 32（4）: 379-388.

［39］Recker F, Zaniew M, Böckenhauer D, et al. Characterization of 28 novel patients expands the mutational and phenotypic spectrum of Lowe syndrome. Pediatr Nephrol, 2015, 30（6）: 931-943.

［40］Daskalakis G, Anastasakis E, Lyberopoulos E, et al. Prenatal detection of congenital cataract in a fetus with Lowe syndrome. J Obstet Gynaecol, 2010, 30（4）: 409-410.

［41］Kashtan C E. Alport syndrome: achieving early diagnosis and treatment. Am J Kidney Dis, 2021, 77（2）: 272-279.

［42］Savige J, Sheth S, Leys A, et al. Ocular features in Alport syndrome: pathogenesis and clinical significance. Clin J Am Soc Nephrol, 2015, 10（4）: 703-709.

［43］Kashtan C E, Ding J, Garosi G, et al. Alport syndrome: a unified classification of genetic disorders of collagen IV α345: a position paper of the Alport Syndrome Classification Working Group. Kidney Int, 2018, 93（5）: 1045-1051.

［44］Rahimy E, Rahimy E. Bilateral optic nerve coloboma and macular schisis in papillorenal syndrome. Ophthalmology, 2016, 123（5）: 990.

［45］王筱雯, 邵剑波, 廖盼丽, 等. Papillorenal综合征一个家系报告并文献复习. 中华肾脏病杂志, 2019, 35（2）: 113-118.

［46］Braun D A, Hildebrandt F. Ciliopathies. Cold Spring Harb Perspect Biol, 2017, 9（3）: a028191.

［47］Kagan K O, Dufke A, Gembruch U. Renal cystic disease and associated ciliopathies. Curr Opin Obstet Gynecol, 2017, 29（2）: 85-94.

［48］Oud M M, Lamers I J, Arts H H. Ciliopathies: genetics in pediatric medicine. J Pediatr Genet, 2017, 6（1）: 18-29.

［49］Kruger S J, Wilson M E, Jr., Hutchinson A K, et al. Cataracts and glaucoma in patients with oculocerebrorenal syndrome. Arch Ophthalmol, 2003, 121（9）: 1234-1237.

［50］Siener R. Dietary treatment of metabolic acidosis in chronic kidney disease. Nutrients, 2018, 10（4）: 512.

［51］Escribano J, Balaguer A, Pagone F, et al. Pharmacological interventions for preventing complications in idiopathic hypercalciuria. Cochrane Database Syst Rev, 2009, 2009（1）: Cd004754.

［52］Abou Chakra M, Dellis A E, Papatsoris A G, et al. Established and recent developments in the pharmacological management of urolithiasis: an overview of the current treatment armamentarium. Expert Opin Pharmacother, 2020, 21（1）: 85-96.

第九节　遗传性低镁血症

【概述】

镁离子是人体细胞内含量第二的阳离子，参与体内多种酶促反应、离子通道活性、能量代谢与核酸合成的调节，如肌肉收缩、神经传导、钾及钙等离子的转运均与镁离子有关。成人体内镁离子总含量虽然可达24 g，但其在血清中含量不高，总血清浓度为0.7～1.1 mmol/L，且血清中具有生物活性的游离镁离子（ionized）仅占70%[1]。目前，临床上使用总血清镁评价镁的平衡状态，低于0.7 mmol/L则被定义为低镁血症。

低镁血症在临床上并不少见，据报道11%～12%住院患者存在低镁血症[2]，而在ICU患者中此比例更可高达22%～65%[3-4]，新冠疫情期间的统计数据显示48%的新冠肺炎患者存在不同程度的低镁血症[5]。影响血镁水平的因素众多，如药物、营养及容量状态、肠道疾病与糖尿病等；基因多态性对于血镁同样存在影响，个案报道及GWAS研究（genome-wide association study）提示多个基因位点与血镁的代谢相关[6-8]。

遗传性低镁血症，即为由基因缺陷导致的低镁血症，也被称作家族性低镁血症，可呈散发性或家族性。遗传性低镁血症是一组疾病，目前已知的致病基因近二十余种，根据表现可分为四类[9]：①Gitelman样低镁血症：*SLC12A3*、*CLCNKB*、*BSND*、*FXYD2*、*HNF1B*、*PCBD1*、*KCNJ10*，上述基因影响远曲小管（DCT）镁的跨膜转运过程中膜电位的产生，而该膜电位为远曲小管内Na^+、K^+、Cl^-转运后所产生；②高尿钙性低镁血症：*CLDN16*、*CLDN19*、*CLCNKB*、*CASR*，此类基因均影响髓袢升支粗段（TAL）的二价离子（Ca^{2+}、Mg^{2+}）重吸收；③线粒体性低镁血症：*SARS2*、*MT-T1*、Kearns-Sayre综合征，此类疾病机制尚不清楚，可能与镁离子转运过程的供能有关；④其他：*TRPM6*、*CNNM2*、*KCNA1*、*EGF*、*EGFR*、*FAM111A*，此类基因主要与镁离子在DCT的跨膜通道相关。由于涉及的基因较多、各个研究的目标基因不尽相同，导致目前尚无此组疾病总体发病率或患病率的确切数据，但总体来讲均很低，因此遗传性低镁血症被认为是一组罕见病。常染色体隐性遗传和常染色体显性遗传方式均可见于遗传性低镁血症，与缺陷基因的种类有关。不同致病基因导致低镁血症的致病机制、临床表现及预后略有不同，主要表现均以血镁降低及其引发的组织器官障碍为主，还可伴随其他电解质异常、碱中毒或生长发育障碍。

血镁的代谢过程包括吸收、体内储存及排泄。人体50%～60%镁储存于骨骼细胞内[1]。细胞内镁总含量为8～10 mmol/L，其中绝大部分结合在ATP及胞内核苷酸及酶复合体，而胞质中游离镁的浓度仅为0.6～0.8 mmol/L[10]。血浆镁浓度的变化对细胞内镁含量的影响非常缓慢。因此，影响血镁水平主要的环节为肠道吸收及肾脏排泄。正常人体每日平均镁摄入量为360 mg（15 mmol），其中30%～50%（约140 mg）经由肠道吸收，此外肠液中每日还分泌镁40 mg，因此净进入血液循环约为100 mg，需要通过肾脏调节排泄；肾小管的尿镁重吸收过程是调节尿镁排泄的重要机制。由上可见，肠道吸收镁及肾脏重吸收镁异常是所导致低镁血症的两个机制，其中以肾脏更为重要。

1. 肠道

原发性肠性低镁血症（又称：家族性低镁血症伴继发性低钙），为9号染色体连锁*TRPM6*基因突变所致的常染色体隐性遗传疾病，肠道表现为选择性镁吸收障碍[11-12]。该基因编码的蛋白在肠道上皮（图3-9-1）和肾远曲小管均有表达，是顶侧膜的镁进入肠上皮及肾小管细胞的瞬时感受器电位通道[13-14]，因此患者不仅有肠道镁吸收减少，还存在不恰当的肾脏镁丢失。

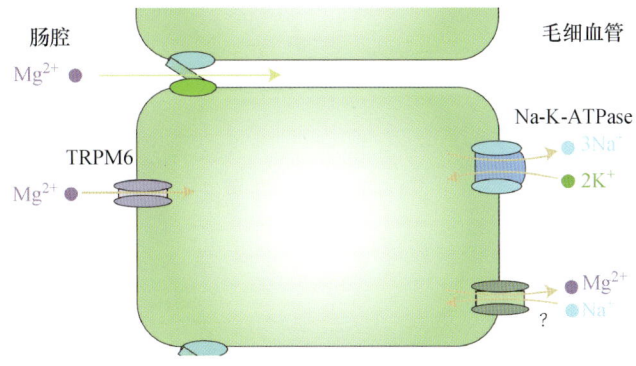

图3-9-1 肠道镁离子吸收过程

2. 肾小管

肾小球滤过后，仅10%～15%镁在近曲小管（PCT）通过细胞旁途径重吸收；50%～70%镁在髓袢升支粗段（TAL）通过密封蛋白（Claudin）通道蛋白从细胞旁途径重吸收，而剩余的5%～10%最终在DCT以跨细胞途径重吸收，上述过程中后二者对于镁的平衡调节尤为关键。

（1）在髓袢，镁的吸收为钠重吸收时造成的电位梯度而继发的被动过程，通过细胞旁弥散实现（图3-9-2）。理论上，影响髓袢升支粗段Na^+重吸收过程，或镁在细胞旁弥散的通道蛋白异常，均可造成镁重吸收障碍，此时，常同时伴随钙重吸收障碍导致的高尿钙、低血钙。如密封蛋白16/19相关基因（*CLDN16/19*）突变导致的常染色体隐性遗传家族性低镁血症合并高钙尿和肾钙质沉着症（familial hypomagnesemia with hypercalciuria and nephrocalcinosis，FHHNC，常染色体隐性遗传）。Bartter综合征（*SLC12A1*编码的管腔NKCC2、*KCNJ1*编码的管腔ROMK钾通道、*CLCNKB*编码的基底外侧膜氯通道ClC-Kb、*CASR*编码的CASR异常）也可见血镁轻度降低，其中以*CLCNKB*异常的常染色体隐性遗传的3型和*CASR*异常的常染色体显性遗传的5型Bartter综合征（autosomal dominant hypocalcemia with hypocalciuria，ADHH）较为常见。近年发现的*FAM111A*基因导致的2型Kenny-Chaffey综合征（KCS2，常染色体显性遗传）[15]，其低镁血症可能与甲状旁腺功能减退

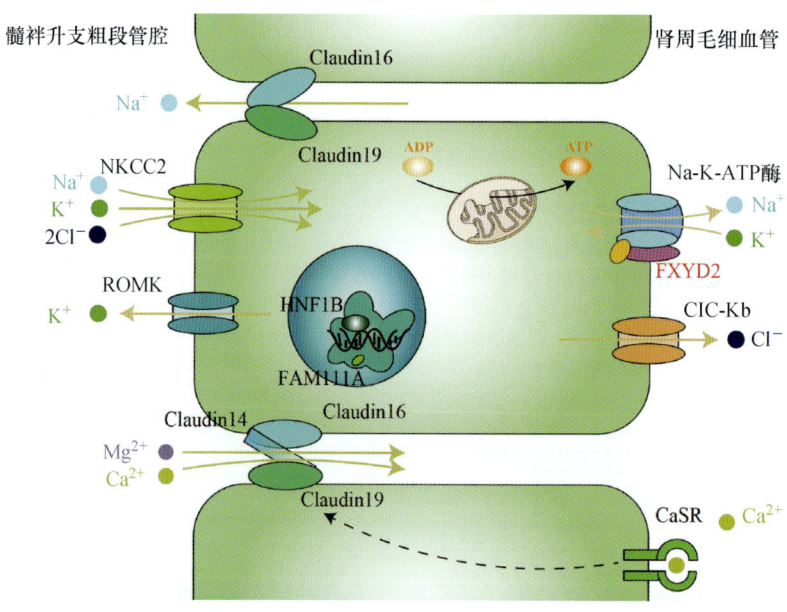

图 3-9-2　肾脏髓袢升支粗段镁离子吸收过程

有关，不影响钙镁重吸收的细胞旁通道，因此不伴随尿镁钙吸收障碍。

（2）镁在 DCT 的重吸收对于血镁的精细调节尤为重要，该过程通过跨 DCT 细胞转运而实现（图3-9-3）。镁离子在 DCT 内钾离子通道 Kv1.1 流出进入管腔时所形成的有利电梯度驱动下，通过 DCT 细胞管腔侧细胞膜表面的 TRPM6/TRPM7 镁离子通道复合体进入 DCT，该过程受 EGF 通路调节；进入 DCT 内的镁离子继而通过基底膜侧的 CNNM2 编码的跨膜蛋白进入血液循环；同时基底膜侧钾通道 Kir4.1 及 Na-K-ATP 酶的 γ 亚基可通过钾跨基底侧膜再循环或膜电位超极化而影响镁的跨细胞转运过程。因此，上述 DCT 上通道蛋白功能异常均可造成低镁血症。如：①Gitelman 综合征（SLC12A3 编码的 NCC 通道）是最为常见的一类疾病（将在相关章节讨论）。类似 Gitelman 综合征表现的疾病还包括：常染色体隐性遗传的 EAST 综合征（SeSAME 综合征）（KCNJ10 编码的钾通道 Kir4.1）[16]、钠-钾-ATP 酶 γ 亚基（FXYD2 编码）突变引起的常染色体显性遗传性单纯肾镁丢失（isolated dominant hypomagnesemia，IDH）[17]，肝细胞核因子-1-β 基因 HNF1B 突变可同时影响钠-钾 ATP 酶和 Kir5.1 而造成低镁血症［常染色体显性遗传的 RCAD（renal cysts and diabetes，肾囊肿和糖尿病）/ADTKD（autosomal dominant tubulointerstitial kidney disease，常染色体显性遗传的肾小管间质肾脏病）[18]，及 PCBD1（pterin-4 alpha-carbinolamine dehydratase，/HNF1A）突变影响 HNF-1-β 而造成类似 RCAD（renal cysts and diabetes）的常染色体隐性遗传性疾病 HPABH4D（hyperphenylalaninemia BH4 deficient）[19]。此类疾病常常伴随肾单位其他部位尿钙重吸收增加，因此临床表现为低尿钙、高血钙。②此外，还有对于钾离子转运影响不明显的一组疾病，如：前述的 TRPM6 基因造成的常染色体隐性低镁血症伴继发性低钙血症（hypomagnesemia with secondary hypocalcemia，HSH）[20]、CNNM2 基因突变常染色体显性/隐性遗传的单纯性肾性镁消耗（低镁血症伴癫痫及精神发育迟滞，hypomagnesemia with seizures and mental retardation，HSMR）[21]、KCNA1 编码的电压门控钾通道（Kv1.1）的基因突变引起的单纯性常染色体显性遗传性低镁血症（ADH）/1 型阵发性共济失调（episodic ataxia type1，EA1）[22]，以及分别由个案（家系）报道的 EGF 及 EGFR 编码的基因引起的常染色体隐性遗传性单纯肾镁丢失（isolated dominant hypomagnesemia，IDH）[23] 和 2 型炎性皮肤及肠病（neonatal inflammatory skin and bowel disease type 2，NISBD2）[9]。除上述遗传因素外，胰岛素、雌激素、细胞外 pH 值、氧化应激、ATP 及血镁浓度自身均可调节 DCT 中的镁转运过程。

【临床表现】

虽然报道的不同基因突变导致的遗传性低镁血症起病年龄略有差异，但总体以婴儿至儿童期多见，仅

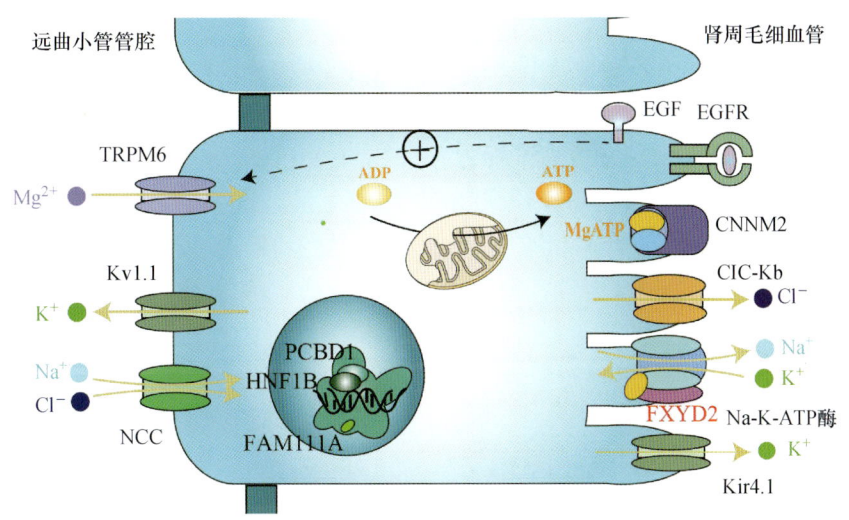

图 3-9-3 肾脏远曲小管镁离子吸收过程

Gitelman 综合征起病年龄略晚，可至成年早期。新生儿期、婴儿期起病的类型常病情较重且预后更差。

遗传性低镁血症这类疾病共同的临床表现均为低镁血症（血镁低于 0.7 mmol/L），不同的基因导致的不同类型对于血镁水平的影响略有不同。其中，HSH 异常基因 *TRPM6* 同时影响肠道与肾脏镁离子重吸收，因此低镁血症最为严重，血镁常可低达 0.2 mmol/L；其次为 FHHNC 与 Gitelman 综合征，血镁水平多在 0.4～0.6 mmol/L。除此以外，患者常同时存在其他电解质异常如低血钾、低血钙以及生长发育异常等，随致病基因不同而病程有所差异。（Gitelman 综合征/Bartter 综合征相关表现将在相关章节详述）。

（1）肾脏：合并高尿钙者，可出现肾钙质沉着/肾结石或慢性肾功能不全。主要见于 TAL 钙、镁重吸收障碍的疾病类型，如 FHHNC 和 ADHH5 型 Bartter 综合征。FHHNC 患者多在 20～30 岁即进展至慢性肾衰竭[24-25]。同时，患者可因继发性尿钠丢失造成肾性尿崩，出现多尿、烦渴；合并长期低血钾者还可出现低钾性肾病。

（2）心脏：镁离子通过调节心脏的离子通道等影响心脏电传导过程，低镁血症时心律失常风险增高，包括室性心律失常及心房颤动，严重者可出现尖端扭转型室性心动过速。但无症状的心电图改变更加常见，如 PR 间期延长、QRS 波增宽、QT 间期延长、T 波改变。合并低钾血症者心律失常及心电图 QT 间期延长均更常见。

（3）神经-肌肉系统：镁缺乏导致神经肌肉兴奋性增加，可出现乏力、腱反射亢进、不自主运动、手足搐搦、强直或惊厥，甚至癫痫发作，严重者可出现呼吸肌无力。

（4）神经系统：患者可出现淡漠、谵妄、昏迷。EAST 综合征患儿[26]可合并中枢神经系统异常，表现为共济失调、癫痫发作、感音性神经性耳聋、智力发育迟滞；脑部磁共振成像检查发现小脑的齿状核改变。

（5）骨关节：合并低钙血症、继发性甲状旁腺功能减低或 PTH 抵抗者，会出现骨量减少（骨质疏松、骨软化）、软骨钙质沉着、儿童骨骼生长缓慢。

（6）内分泌系统：①甲状旁腺功能减退：严重的低镁血症本身可抑制甲状旁腺功能，导致 PTH 减低、继发性低钙血症。*CaSR* 基因获得功能型突变者，虽然存在高尿钙、低血钙，但突变的 *CaSR* 可模拟高血钙刺激而导致甲状旁腺功能减低，此时如给予补充维生素 D 治疗，会进一步加重肾脏钙化。② ADTKD、HPABH4D 患儿均可合并糖尿病。此外，长期低血镁的患者会出现糖耐量减低，此类情况常同时并存低钾血症（Gitelman 综合征）。

（7）消化系统：镁缺乏时可引起肠梗阻表现。

（8）眼部症状：垂直性眼震虽然少见，但对于重度低镁血症较为特征。2 型 FHHNC（*CLDN19*）患儿可合并视野缺损、近视等[25]。KCS2 可出现远视/弱视、假性视乳头水肿。

（9）生长发育异常：若低镁血症及相关电解质紊乱不能得到及早纠正，患儿常发生严重精神发育迟滞，甚至死亡。ADTKD 患者（*HNF1B* 基因异常）[27]

可合并多种器官发育异常，如先天性肾脏和尿路畸形（CAKUT）、胰腺及生殖系统异常和成人发病型糖尿病（MODY）。EAST 综合征及 HSMR（*CNNM2* 基因异常）[28] 患儿均常合并神经结构及智力发育异常、癫痫发作。EGF 基因突变者可存在智力异常[29]。KCS2 患者可合并身材矮小、骨骼发育异常及视力异常[15]。

【辅助检查】

1. 尿镁排泄检测

可通过 24 h 尿镁或随机尿尿镁排泄分数（FEMg），判断镁的丢失部位是胃肠道还是肾脏。

$$FEMg = UMg \times PCr / [(0.7 \times PMg) \times UCr] \times 100\%$$

UMg，尿镁；PMg，血镁；PCr，血肌酐；UCr，尿肌酐

24 h 尿镁大于 24 mg 或 FEMg > 4% 则提示肾性失镁，而 24 h 尿镁小于 10 mg 或 FEMg < 2% 则提示肾脏意外原因造成的低镁血症（如胃肠道失镁）[30]。应当注意，FEMg < 4% 并不能完全除外肾性失镁，在严重低镁血症或 GFR 显著减低时可因肾脏镁负担减少造成重吸收正常的假象。因此，测定 FEMg 时，应将血镁水平纠正至 0.7 mmol/L 以上。

2. 其他尿液检查

测 24 h 尿 K^+、Ca^{2+}、Na^+ 等评价是否同时存在肾脏其他离子消耗。

3. 血电解质检测

目前，临床中评价血镁减低严重程度的指标"血清镁"，为总镁的水平，其包含游离镁离子、与阴离子结合的镁盐及与白蛋白结合的镁。同时还需检测血清钾（K）、钙（Ca）、磷（P）等，明确是否合并低钾血症、钙磷代谢紊乱。

4. 血气分析

合并低钾血症者，常存在代谢性碱中毒。

5. 肾功能评价

部分类型患者可随病程而出现肾病逐渐进展，出现肾钙化、肾功能下降等，需定期检测肾功能变化。

6. 内分泌相关检测

患者可存在 PTH 减低，活性维生素减低、糖尿量异常或血糖升高。

7. 心电图

可出现 QRS 波增宽、T 波高尖，重度镁缺乏还可呈现 PR 间期延长、T 波低平及心律失常（房性及室性均可见）。

8. 影像学检查

（1）肾脏影像学检查：超声可发现肾结石、肾钙质沉着和肾囊肿等。

（2）头部 MRI：可发现脑内结构异常。

9. 眼科检查

包括眼底、视力与视野检查，可能发现相关异常。

10. 基因检测

为遗传性疾病诊断的金标准。需结合家系调查进行综合分析、判断基因检测所发现的基因突变的类型与致病性，明确遗传性低镁血症的疾病分型。如为新发现的突变基因，必要时还需进行功能验证。

【诊断】

在基因诊断广泛使用前，遗传性低镁血症的诊断主要为排除性诊断。

临床上可导致血镁减低的因素较多，需逐一细致排除（见鉴别诊断）。除外其他继发性因素后，则根据临床表现和实验室检查、结合家族史可进行临床诊断。最终确诊，则需要完善基因检测以明确致病基因。

（1）对于婴幼儿期起病、具有神经-肌肉症状和（或）心律失常或幼年出现的双肾钙化/结石表现患者，需进行血液及尿液镁、钾、钙等生化指标的检测，明确是否存在低血镁、肾性失镁，并根据合并电解质紊乱与家族史做初步临床分型。

（2）基因诊断为确诊及疾病分型的最终手段。如果所发现的基因突变为新报告突变，需要结合突变类型、遗传模式、人群频率、体内外功能试验等信息综合评价其致病性。

（3）器官受累评价：已经诊断遗传性低镁血症的患者，还需进行相关器官损害的评估。如：肾脏影像学明确是否合并肾脏钙化或结石，心电图评价是否存在传导异常或心律失常，以及眼科、神经科、骨科相关检查。

【鉴别诊断】

低镁血症的常见临床表现（如神经肌肉兴奋性增加及心电图改变等）并不具有特异性，低钾血症、低钙血症等均可造成类似表现，但通过血清学检查鉴别并无困难。然而，应当注意遗传性低镁血症常合并存在低钾血症、低钙血症，且由于血镁检查并

非常规检查，临床上常首先发现低钾/钙血症。此时，当低钾/钙血症对症补充治疗后效果不佳时，需考虑是否同时并存低镁血症。这种情况下，合并的血镁异常得到纠正后，低钾/钙血症则可获得更好的纠正效果。

通过血液化验诊断低镁血症后，应当进一步确定镁丢失的部位。此时，通过尿镁排泄检测可鉴别胃肠道与肾脏镁丢失。确定镁丢失部位后，下一步应确定相应的原因。不同镁丢失部位，需要与遗传因素鉴别的原因包括：

1. 胃肠道性失镁

（1）摄入不足：镁的主要来源为饮食，因此饮食摄入减少可导致低镁血症，如：厌食、吸收不良、静脉营养镁补充不足等。

（2）胃肠道丢失：胃肠道分泌液含镁，每日分泌量可达 40 mg，尤其是下消化道液含量较多。急性及慢性胃肠炎、胃肠减压、炎性肠病、短肠综合征和小肠旁路手术等均可导致低镁血症。

（3）质子泵抑制剂的使用：病案报道[31]、人群研究[32]均提示 PPI 不当使用与低镁血症可能有关，meta 分析显示 PPI 使用后低镁血症的发生风险显著增加[33]，且若同时使用利尿剂则更加明显。

2. 肾性失镁

（1）利尿剂：袢利尿剂和噻嗪类利尿剂均可影响肾小管镁离子重吸收过程，长期使用时常可出现低镁血症。

（2）肾小管间质疾病：急慢性间质性肾炎或肾病（原发性、或继发于自身免疫病和单克隆免疫球蛋白病等）、ATN、多种可造成肾小管间质损害的药物（如顺铂、两性霉素 B、钙调蛋白抑制剂、喷他脒、抗 EGFR 单克隆抗体等）均可造成肾小管结构、功能受损，导致获得性肾性低镁血症。

（3）其他：高钙血症、未控制的糖尿病、使用钙调蛋白抑制剂（他克莫司较环孢素更为常见）、大量饮酒等也可引起肾小管镁重吸收障碍、尿排镁增多。

3. 体内消耗

在甲状旁腺功能亢进症（甲旁亢）患者术后出现"骨饥饿综合征"时可伴随骨骼摄取镁增加造成血镁减低[34]。

使用枸橼酸体外抗凝[35]或大量输注枸橼酸抗凝血制品时可因枸橼酸的螯合作用导致低镁血症，膦甲酸[36]及游离脂肪酸[37]也有可能通过类似作用导致低镁血症。

【治疗】

目前，遗传性低镁血症无根治方法，总体治疗目的为"对症补充、改善症状、避免严重并发症"。对症补充的原则为"缺什么补什么"，补充镁剂以纠正低镁血症，并根据不同类型的疾病的不同合并症与并发症，进行相应的补充及支持治疗。

1. 补充镁剂

鉴于慢性血镁水平完全纠正至正常水平较为困难，且大剂量口服药物不良反应较明显，参考改善全球肾脏病预后组织（KDIGO）对于 Gitelman 综合征合并的低镁血症治疗建议，血镁水平纠正的目标值定为 0.6 mmol/L 以上[37]。

（1）临床症状不严重的轻中度低镁血症患者，主要通过口服补充。口服镁剂包括门冬氨酸钾镁、氯化镁、左旋乳酸镁、氧化镁和硫酸镁等。口服镁剂的主要副作用为胃肠道不耐受及腹泻，优先选择缓释剂型以减少此类不良反应。

（2）严重低镁血症且伴随心律失常、癫痫发作、口足搐搦等严重症状者，或无法口服药物的患者，可选择静脉镁剂缓慢输注，如每日硫酸镁 4～8 g（元素镁 400～800 mg）、输液时间应大于 12 h。治疗过程中，需密切监测膝腱反射、定时复查血镁，避免发生镁中毒。每日静脉输液结束后 6～12 h 复测镁浓度以决定是否继续补充。对于肾功能减退患者［eGFR15～30 ml/(min·1.73 m^2)］，如需静脉补镁，应剂量减半，密切监测并尽快过渡至口服治疗。

2. 纠正其他电解质代谢紊乱

（1）Gitelman 综合征、Batter 综合征患者等合并低钾血症，补充钾治疗首选氯化钾。

（2）低钙血症患者，根据血钙及尿钙、PTH 情况，补充钙剂及活性维生素 D。

（3）高尿钙的患者，如尿钙排泄增多，可使用噻嗪类利尿剂以减少尿钙；同时补充枸橼酸盐，增加尿中枸橼酸量以减少含钙结石形成的风险。

3. 并发症治疗

心律失常、惊厥发作者给予相应抗心律失常及抗惊厥药物治疗。合并泌尿系结石患者可行体外碎石、补充枸橼酸等治疗。出现慢性肾功能异常者，给予 CKD 非透析治疗以延缓肾脏病进展及并发症发生，如进展至 ESRD 则适时启动肾脏替代治疗。

【病例摘要】

男，24岁，1年前劳累后出现周身麻木、全身无力，伴胸闷憋气、呼吸困难。于急诊就诊，查血钾 2.1 mmol/L，予静脉滴注氯化钾之后症状缓解。此后长期口服氯化钾 6 g/d，仍间断出现乏力、肢体麻木。家族史：外祖母曾检查发现低镁血症。查体：腱反射减弱。辅助检查：血生化：Cr（E）71 μmol/L，K^+ 3.3 mmol/L，Mg^{2+} 0.54 mmol/L；动脉血气：pH 7.48，pCO_2 43 mmHg，HCO_3^- std 30.8 mmol/L，碱剩余［BE（B）］7.5 mmol/L；血管紧张素Ⅱ、醛固酮、促肾上腺皮质激素（ACTH）、总皮质醇均正常，双肾动脉超声、超声心动图无异常发现。心电图：窦性心律、T波低平、可见U波。经氢氯噻嗪试验和基因检测明确诊断常染色体Gitelman综合征、低镁血症。病例详细资料见二维码数字资源3-9。

数字资源3-9

（郑 可）

【参考文献】

[1] de Baaij JH, Hoenderop JG, Bindels RJ. Magnesium in man: implications for health and disease. Physiol Rev, 2015, 95（1）: 1-46.

[2] Wong ET, Rude RK, Singer FR, et al. A high prevalence of hypomagnesemia and hypermagnesemia in hospitalized patients. Am J Clin Pathol, 1983, 79（3）: 348-352.

[3] Ryzen E. Magnesium homeostasis in critically ill patients. Magnesium, 1989, 8（3-4）: 201-212.

[4] Moskowitz A, Lee J, Donnino MW, et al. The association between admission magnesium concentrations and lactic acidosis in critical illness. J Intensive Care Med, 2016, 31（3）: 187-192.

[5] Quilliot D, Bonsack O, Jaussaud R, et al. Dysmagnesemia in Covid-19 cohort patients: prevalence and associated factors. Magnes Res, 2020, 33（4）: 114-122.

[6] Meyer TE, Verwoert GC, Hwang SJ, et al. Genome-wide association studies of serum magnesium, potassium, and sodium concentrations identify six Loci influencing serum magnesium levels. PLoS Genet, 2010, 6（8）: e1001045.

[7] Tin A, Köttgen A, Folsom AR, et al. Genetic loci for serum magnesium among African-Americans and gene-environment interaction at MUC1 and TRPM6 in European-Americans: the Atherosclerosis Risk in Communities（ARIC）study. BMC Genet, 2015, 16: 56.

[8] Chang X, Glessner J, Tin A, et al. Genome-wide association study reveals two loci for serum magnesium concentrations in European-American children. Sci Rep, 2015, 5: 18792.

[9] Viering D, de Baaij JHF, Walsh SB, et al. Genetic causes of hypomagnesemia, a clinical overview. Pediatr Nephrol, 2017, 32（7）: 1123-1135.

[10] Dai LJ, Quamme GA. Intracellular Mg2+ and magnesium depletion in isolated renal thick ascending limb cells. J Clin Invest, 1991, 88（4）: 1255-1264.

[11] Schlingmann KP, Weber S, Peters M, et al. Hypomagnesemia with secondary hypocalcemia is caused by mutations in TRPM6, a new member of the TRPM gene family. Nat Genet, 2002, 31（2）: 166-170.

[12] Walder RY, Landau D, Meyer P, et al. Mutation of TRPM6 causes familial hypomagnesemia with secondary hypocalcemia. Nat Genet, 2002, 31（2）: 171-174.

[13] Voets T, Nilius B, Hoefs S, et al. TRPM6 forms the Mg2+ influx channel involved in intestinal and renal Mg2+ absorption. J Biol Chem, 2004, 279（1）: 19-25.

[14] Schlingmann KP, Waldegger S, Konrad M, et al. TRPM6 and TRPM7-gatekeepers of human magnesium metabolism. Biochim Biophys Acta, 2007, 1772（8）: 813-821.

[15] Isojima T, Doi K, Mitsui J, et al. A recurrent de novo FAM111A mutation causes Kenny-Caffey syndrome type 2. J Bone Miner Res, 2014, 29（4）: 992-998.

[16] Bockenhauer D, Feather S, Stanescu HC, et al. Epilepsy, ataxia, sensorineural deafness, tubulopathy, and KCNJ10 mutations. N Engl J Med, 2009, 360（19）: 1960-1970.

[17] de Baaij JH, Dorresteijn EM, Hennekam EA, et al. Recurrent FXYD2 p.Gly41Arg mutation in patients with isolated dominant hypomagnesaemia. Nephrol Dial Transplant, 2015, 30（6）: 952-957.

[18] van der Made CI, Hoorn EJ, de la Faille R, et al. Hypomagnesemia as first clinical manifestation of ADTKD-HNF1B: a case series and literature review. Am J Nephrol, 2015, 42（1）: 85-90.

[19] Ferrè S, de Baaij JH, Ferreira P, et al. Mutations in PCBD1 cause hypomagnesemia and renal magnesium wasting. J Am Soc Nephrol, 2014, 25（3）: 574-586.

[20] Lainez S, Schlingmann KP, van der Wijst J, et al. New TRPM6 missense mutations linked to hypomagnesemia with secondary hypocalcemia. Eur J Hum Genet, 2014, 22（4）: 497-504.

[21] Franken GAC, Müller D, Mignot C, et al. The phenotypic

[22] Ferrick-Kiddie EA, Rosenthal JJ, Ayers GD, et al. Mutations underlying episodic ataxia type-1 antagonize Kv1.1 RNA editing. Sci Rep, 2017, 7: 41095.

[23] Thebault S, Alexander RT, Tiel Groenestege WM, et al. EGF increases TRPM6 activity and surface expression. J Am Soc Nephrol, 2009, 20 (1): 78-85.

[24] Konrad M, Hou J, Weber S, et al. CLDN16 genotype predicts renal decline in familial hypomagnesemia with hypercalciuria and nephrocalcinosis. J Am Soc Nephrol, 2008, 19 (1): 171-181.

[25] Konrad M, Schaller A, Seelow D, et al. Mutations in the tight-junction gene claudin 19 (CLDN19) are associated with renal magnesium wasting, renal failure, and severe ocular involvement. Am J Hum Genet, 2006, 79 (5): 949-957.

[26] Cross JH, Arora R, Heckemann RA, et al. Neurological features of epilepsy, ataxia, sensorineural deafness, tubulopathy syndrome. Dev Med Child Neurol, 2013, 55 (9): 846-856.

[27] Clissold RL, Hamilton AJ, Hattersley AT, et al. HNF1B-associated renal and extra-renal disease-an expanding clinical spectrum. Nat Rev Nephrol, 2015, 11 (2): 102-112.

[28] Arjona FJ, de Baaij JH, Schlingmann KP, et al. CNNM2 mutations cause impaired brain development and seizures in patients with hypomagnesemia. PLoS Genet, 2014, 10 (4): e1004267.

and genetic spectrum of patients with heterozygous mutations in cyclin M2 (CNNM2). Hum Mutat, 2021, 42 (4): 473-486.

[29] Groenestege WM, Thébault S, van der Wijst J, et al. Impaired basolateral sorting of pro-EGF causes isolated recessive renal hypomagnesemia. J Clin Invest, 2007, 117 (8): 2260-2267.

[30] Elisaf M, Panteli K, Theodorou J, et al. Fractional excretion of magnesium in normal subjects and in patients with hypomagnesemia. Magnes Res, 1997, 10 (4): 315-320.

[31] Epstein M, McGrath S, Law F. Proton-pump inhibitors and hypomagnesemic hypoparathyroidism. N Engl J Med, 2006, 355 (17): 1834-1836.

[32] Zipursky J, Macdonald EM, Hollands S, et al. Proton pump inhibitors and hospitalization with hypomagnesemia: a population-based case-control study. PLoS Med, 2014, 11 (9): e1001736.

[33] Danziger J, William JH, Scott DJ, et al. Proton-pump inhibitor use is associated with low serum magnesium concentrations. Kidney Int, 2013, 83 (4): 692-699.

[34] Frisch LS, Mimouni F. Hypomagnesemia following correction of metabolic acidosis: a case of hungry bones. J Am Coll Nutr, 1993, 12 (6): 710-713.

[35] Fernández SN, Santiago MJ, López-Herce J, et al. Citrate anticoagulation for CRRT in children: comparison with heparin. Biomed Res Int, 2014, 2014: 786301.

[36] Gearhart MO, Sorg TB. Foscarnet-induced severe hypomagnesemia and other electrolyte disorders. Ann Pharmacother, 1993, 27 (3): 285-289.

[37] Aglio LS, Stanford GG, Maddi R, et al. Hypomagnesemia is common following cardiac surgery. J Cardiothorac Vasc Anesth, 1991, 5 (3): 201-208.

第十节 原发性高草酸尿症

【概述】

原发性高草酸尿症（primary hyperoxaluria，PH）是一种罕见常染色体隐性遗传性疾病，其特征是反复发作的肾脏和膀胱结石并可导致慢性肾脏病和终末期肾脏疾病（ESRD）。因其表现主要为临床常见的泌尿系结石，原发性高草酸尿症经常被误诊和漏诊。提高临床医生对该病的认知对于及时诊断和精准治疗极为重要。近年来针对原发性高草酸尿症的研究有突破性进展，已有靶向基因疗法获得批准在临床应用。

原发性高草酸尿症是由过量产生的草酸盐引起的，其经肾脏过滤并作为废物排泄到尿液中，导致高草酸尿症。草酸盐在排泄过程中会与钙结合形成草酸钙，后者是肾脏和膀胱结石的主要成分。由草酸钙的沉积引起的肾脏损害可表现为血尿、尿路感染、急性肾损伤、慢性肾脏病和ESRD。随着病情进展肾功能下降，肾脏不能再排泄体内所吸收的草酸盐，导致血液中的草酸盐水平升高形成全身性草酸血症，并沉积在整个人体的组织中，特别是在骨骼和血管壁中，引起包括骨折在内的并发症。

原发性高草酸尿症发病率约为1∶58 000。类型1是最常见的形式，约占80%，而类型2和类型3分别占10%。三种类型的原发性高草酸尿症的严重程度和遗传原因不同。原发性高草酸尿症 1 型（PH1）是由 *AGXT* 基因异常导致肝脏过氧化物酶体酶丙氨酸：乙醛酸-氨基转移酶（AGT）缺乏引起的。PH1 肾结石通常在儿童期至成年早期的任何时间开始出现，ESRD 可以在任何年龄发展。2 型原发性高草酸尿症（PH2）由 *GRHPR* 基因异常引起乙醛酸还原酶/羟基丙酮酸还原酶（GR/HPR）缺乏引起。与 PH1 相比，PH2 症状较轻，ESRD 往往发生在生命后期。PH3 由 *HOGA1* 基因异常引起的，多数患者在儿童早期常常会发展为肾结石，迄今尚无全身性草酸中毒症的报道[1-3]。基于 PH1 最为常见且症状和预后最为严重，本节将侧重于 PH1 的介绍并简略涵盖 PH2 和 PH3。

【临床表现】

PH1 患者症状发作的年龄范围广，可从婴儿期到 60 岁。PH1 占 ESRD 患儿病因的 1%～2%。漏诊和延迟诊断在 PH1 患者中十分普遍。未经治疗的 PH1 的自然病史主要由两方面因素决定：肾组织中草酸钙沉积引起肾钙化症和肾结石并发症（例如阻塞和感染）导致肾功能逐渐下降直至 ESRD；以及高草酸血症引起草酸钙在全身组织的广泛沉积引起的并发症[1]。与 PH1 相似，PH2 和 PH3 也经常被延迟诊断。三种类型的原发性高草酸尿症临床表现相似但发病年龄、病程和严重度不同。其主要临床表现包括：

1. 反复发作的肾脏和膀胱结石

患者多表现为腰腹部疼痛和血尿。在一项回顾性 PH1 随访研究中，有 65% 的患者主诉疼痛而超过 57% 的患者有肉眼或镜下血尿。肾脏超声检查通常可发现多发性双侧不透射线结石。结石为纯草酸钙（calcium oxalate monohydrate）结石。与特发性草酸钙结石不同，PH1 纯草酸钙结石在表面上呈白色或浅黄色，并形成疏松无组织的部分，而特发性草酸钙结石多为深棕色表面，并具有良好组织的辐射内部结构。

2. 尿路梗阻和感染

作为泌尿系结石的并发症，尿路梗阻和感染十分常见，回顾性研究发现约有超过半数的 PH1 患者曾有尿路感染史。

3. 急性肾脏损伤

约有 20% 的 PH1 患者有急性肾损伤史。多与脱水、尿路感染和梗阻有关。在这些患者中有超过 60% 的患者的肾功能未能完全恢复。

4. 肾钙化症

患者由于小管功能损伤引起浓缩功能下降，可表现为多尿，特别是夜间多尿，逐渐发展为慢性肾损伤。多经肾脏 B 超或 CT 发现。在儿童或成年患者中，最强的 B 超回声来自皮质肾小管区域，而在婴幼儿中，多数表现为弥漫性钙化沉积，几乎没有离散性结石形成表现[1]。

5. 慢性肾损伤和 ESRD

可发生在任何年龄。有 20%～50% 的 PH1 患者直到出现慢性肾损伤甚至 ESRD 才得以诊断。有部分患者是在肾移植失败后活检发现肾脏结晶沉积才被诊断[4]。在诊断之前就已经发展为 ESRD 的 PH1 患者的中位年龄为 25 岁[4]。值得注意的是，有些患者没有肾结石病史也可发生 ESRD，比如在一项对来自荷兰的全国性研究发现没有肾结石病史的 PH1 患者 ESRD 患病率并无下降[5]。

与患者肾脏预后相关的指标包括草酸尿排泄率和基因突变类型。一项针对 297 例包括三种类型 PH 患者的回顾性分析发现较高的草酸尿路排泄与 ESRD 发生有关，是肾预后不良的重要指标[4]。在 PH1 患者中，*AGXT* 突变 p.Gly170Arg 与较轻的表型有关，携带该突变的患者尿草酸排泄量较低，对维生素 B_6 治疗有较好的反应并且 ESRD 发生较晚[6]。

6. 全身性高草酸血症

当 GFR < 30 ml/(min·1.73 m^2) 时，草酸盐的内源性产量超过了肾脏草酸盐的清除率，导致血液中草酸盐浓度升高，而后者进一步导致残余肾功能丧失。全身性高草酸血症导致草酸钙晶体沉积在包括肾脏在内的多种身体组织中：视网膜、心肌、血管、骨骼、骨髓和皮下组织、周围神经和滑膜组织。临床表现包括视觉障碍、心脏传导障碍（例如心脏传导阻滞）和心肌病。血管受累可导致局部缺血，最常表现为皮肤溃疡损伤愈合困难。脑血管中草酸钙会导致脑梗死。晚期高草酸血症患者可出现难治性低血压。骨骼是过量草酸的最大储存库。草酸盐性骨营养不良会引起骨痛和病理性骨折。骨髓受累可导致与促红细胞生成素刺激剂（ESA）有关的贫血。草酸盐沉积和牙根吸收可引起口腔疼痛。周围神经内晶体沉积可导致周围神经病变。大多数接受透析的 PH1 患者承受进展性全身草酸化带来的痛苦而最终死亡[1]。

7. 生长发育不良

PH1 患儿由于肾脏受累以及全身性高草酸血症，

常出现生长发育迟缓，表现为身材矮小和营养不良。多数患儿智力发育正常。约有10%的患者在婴儿期或幼儿期就出现症状并发生肾钙化病，伴或不伴肾结石，常因肾衰竭而出现生长障碍[1]。

【辅助检查】

临床上考虑到该病后，可进行尿液和血液检查测定草酸浓度，如检测结果支持怀疑诊断，可进行基因检测或肝脏活检明确诊断。

1. 尿液和血液草酸检测提示PH可能

（1）尿排泄量持续升高＞0.7 mmol/（1.73 m^2·d）或高于与年龄相关的参考范围[1]。

（2）尿中的乙醇酸浓度升高。

（3）血浆草酸盐浓度升高。PH1患者如果GFR＞30 ml/（min·1.73 m^2）通常只有轻度的血浆草酸盐升高。当GFR＜30 ml/（min·1.73 m^2）时，通常会出现明显升高。草酸血浆浓度＞50 μmol/L高度提示PH1[7]。

2. AGXT基因检测

基因测序（Sequencing）分析可检测大约97%的PH1患者[1]，包括小的基因内缺失/插入和错义、无义和剪接位点变体；但通常不能检测到外显子或全基因缺失/重复。基因靶向的缺失/重复（del/dup）分析可检测大约3%的患者，包括外显子或全基因缺失或重复。所使用的方法可能包括定量PCR、长距离PCR、多重连接探针扩增技术（MLPA）等。目前有超过170个已知的AGXT致病性突变和六个大的基因缺失。

根据基因检测基因数量又可分为单基因检测和多基因（panel）检测。后者可同时检测多个基因比如PH2相关的GRHPR基因和PH3相关的HOGA1基因[2-3]。在临床应用中，应针对鉴别诊断选择合适的基因检测。

3. 肝活检

如果尿酸甘油酯、4-羟基氧戊二酸（HOG）和二羟基戊二酸（DHG）正常，并且未鉴定出AGXT、GRHPR或HOGA1致病性突变，则可以考虑进行肝活检以测定丙氨酸：乙醛酸-氨基转移酶（AGT），乙醛酸还原酶（GR）和4-羟基-2-氧代戊二酸醛缩酶（HOGA）的活性。正常的GR和HOGA活性将排除2型和3型PH作为高草酸尿症的原因。肝活检中AGT缺乏且未发现AGXT致病变异的具有提示PH的临床特征的患者可推测为PH1。随着基因检测技术的普及，只有少数患者需要考虑肝活检明确诊断。

4. 影像学检查

肾脏超声或CT检查对肾脏钙化症和结石有很高的敏感性和特异性，但并不能对PH和其他疾病引起的结石或钙化进行区分。

【诊断】

当患者（特别是少儿患者），出现肾脏钙化症，反复或早发性肾结石，以及不明原因的慢性肾脏损害，应及时进行尿液和血液的草酸检测，如有异常发现，应及时进行基因检测确立诊断。少数患者可能需要考虑肝活检进行酶检测以明确诊断。

【鉴别诊断】

1. 高草酸盐饮食

摄入过多草酸盐的食物，包括巧克力、可可、绿叶蔬菜（尤其是大黄和菠菜）、红茶、坚果、花生酱或杨桃可能导致血浆草酸盐浓度升高，由此导致草酸盐的尿液浓度增加。新近研究表明饮食中的草酸占尿草酸的比例为24%～53%[8]。治疗包括限制饮食中的草酸盐和在用餐时使用碳酸钙或柠檬酸钙来结合饮食中的草酸盐。

2. 肠道高草酸尿症

由肠道吸收障碍导致影响脂肪吸收不良的疾病包括乳糜泻、克罗恩病、胰腺炎和短肠综合征，均可引起高草酸尿症。其机制是未被吸收的游离脂肪酸沉淀的肠钙会导致肠道对草酸盐重吸收的正常抑制作用丧失，并通过增加细胞旁和跨细胞的转运而增加血浆草酸盐的浓度。多余的脂肪酸和胆汁盐向结肠的输送也会损害黏膜并增加草酸盐的吸收。近年来用于肥胖症治疗的胃旁路手术后患者常发生草酸盐吸收增加导致高草酸尿，形成肾结石以及肾脏功能损害[9-10]。仔细询问患者是否有上述疾病病史将有助于正确鉴别诊断。

3. 特发性草酸钙尿路结石

为临床常见结石。有助于将其与PH鉴别的特征包括：特发性草酸钙尿路结石很少导致ESRD；与PH1中的低钙尿症相反，特发性草酸钙尿路结石通常伴有高钙尿症；在PH1中，尿中草酸盐的水平持续升高，特发性草酸钙尿路结石患者常表现为草酸尿排泄水平的波动性变化。

4. Dent病

Dent病的临床特征可能与PH1重叠。两者均与儿童期肾钙化病和尿石症有关，并发展为肾衰竭。Dent病是一种罕见的X连锁隐性遗传病，其特征是肾小管蛋白尿、尿中钙过多、肾结石、肾钙化和慢性肾衰竭。大约60%的Dent病患者由 CLCN5 基因突变引起，而15%的患者由 OCRL1 基因突变引起。尿液小分子蛋白检测和基因检测有助于明确诊断[11]。

5. 半胱氨酸尿症（cystinuria）

半胱氨酸尿症患者也表现为反复泌尿系结石和肾脏损伤。该病是一种常染色体隐性遗传疾病，其特征是尿液中的氨基酸胱氨酸含量高，导致肾脏、输尿管和膀胱中的胱氨酸结石形成。尿液氨基酸检测、尿液结晶镜检和基因检测有助于鉴别诊断[12]。

6. 腺嘌呤磷酸核糖基转移酶（APRT）缺乏症

是一种APRT基因异常引起的常染色体隐性遗传疾病，患者表现为复发性肾结石、慢性肾损伤和ESRD。尿液镜下检查可见特征性2,8-二羟基腺嘌呤（2,8-dihydroxyadenine，2,8-DHA）结晶。尿液镜检和基因检测可区分诊断。多数患者可使用别嘌呤醇治疗并效果良好[13]。

【治疗】

1. 明确诊断后的系统性脏器检查

根据本文作者经验并借鉴欧洲高草酸尿症联盟（OxalEurope）[14]和Gene Review作者[1]的建议：PH患者一旦确诊需进行一系列检查以明确系统受累的情况并及时治疗。确诊后，需完善肾功能检查，肾影像学检查，血浆草酸盐浓度和24 h尿电解质包括草酸盐、钙、柠檬酸盐，以及pH、尿液量等检查。如果患者存在慢性肾脏病（CKD）特别是GFR < 30 ml/（min·1.73 m^2）或功能快速下降，应仔细体检排除网状或皮肤未愈合的溃疡，进行超声心动图检查排除草酸盐型心肌病，进行心电图检查排除传导障碍，进行心脏和内脏超声和（或）CT扫描检查是否有钙化，进行血液筛查明确是否存在促红细胞生成素抵抗性贫血，进行骨骼扫描排除病理性骨折，进行系列检查以评估是否有血管壁沉积的动脉供血不足或局部缺血的风险，进行甲状腺功能检查，以及视网膜检查以排除视网膜草酸沉积[1-3]。

2. 减少尿草酸钙过饱和

肾结石的保守疗法对所有PH患者都有益处。早期诊断和及时采用保守治疗对于尽可能减缓肾功能下降至关重要。

充足液体摄入[2～3 L/（m^2·24 h）]可防止草酸钙过饱和。如果GFR稳定，可使用口服柠檬酸钾以0.3～0.5 mmol/（kg·d）的剂量分3～4次服用以碱化尿液，保持尿pH维持在6.2～6.8，从而抑制草酸钙结晶。如果GFR下降不能使用含钾药物，可以换用柠檬酸钠实现碱化。中等剂量的含焦磷酸盐的溶液也可能抑制晶体形成，可以分剂量以20～30 mg/（kg·d）的磷酸盐剂量给药[1]。

由于PH中过量的草酸盐来自内源性代谢，与饮食中的草酸盐摄入量无关，因此饮食中限制草酸盐的益处不大。可适当避免摄入草酸过多的食物。

3. 减少草酸盐的内源性生物合成

在PH1，丙氨酸：乙醛酸-氨基转移酶（AGT）是磷酸吡哆醛（活性维生素B$_6$）依赖性酶。30%～50%的PH1患者对维生素B$_6$治疗有反应，这些患者多数携带 AGXT p.Gly170Arg 突变。研究表明纯合子患者服用维生素B$_6$后尿草酸盐浓度可正常化或接近正常，杂合子患者可出现尿草酸盐浓度部分降低，而不携带该突变的患者对维生素B$_6$治疗无反应。建议起始剂量为5 mg/（kg·d）。应通过比较治疗前24 h尿液草酸盐的排泄率和治疗3～6个月后草酸盐的排泄率来衡量反应并持续测量以监测疗效。大多数对维生素B$_6$有反应的个体在剂量达到5～8 mg/（kg·d）时有良好反应。可逐步增加至最大剂量10～20 mg/（kg·d），并评估每一步的反应，以确定其有效性[1,6]。

4. 泌尿系结石外科治疗

目前研究多来自PH1，但笔者个人认为这些结论也适用于PH2和PH3。外科治疗选择包括冲击波碎石术（SWL），输尿管镜（Ureteroscopy）和经皮肾镜取石术（percutaneous nephrolitotomy）。因为草酸钙一水化合物结石是最坚硬的结石，可能对SWL具有抗性，因此成功率较低。患者不应接受两次以上的SWL疗程，尤其是如果在治疗中未观察到任何变化的情况下。输尿管镜因其在清除结石方面成功率高、并发症发生率低，在许多中心可能已取代SWL作为一线治疗。对 > 15 mm的结石应考虑经皮肾镜取石术[15-17]。

5. 透析

由于当GFR < 40 ml/（min·1.73 m^2）时血浆草酸盐浓度开始升高，建议尽早开始透析或仅进行肾脏移植。血液透析去除草酸盐比腹膜透析更有效。在任何患有PH的患者中，不应依赖腹膜透析作为主要的透析方式。透析的目的是在两次透析之间尽可能多的时间将血浆草酸水平降低并维持在30～

45 μmol/L 以下。为达到此目的，患者应进行超过每周4次的长时间透析。透析方案需个体化。不少患者在肾移植后依然需要接受一段时间的血液透析以清除体内的草酸盐[1-2, 18]。

6. 移植

由于该病的根源在于肝脏内源性草酸生成过多，研究表明肝肾移植后效果最佳。在具有明显残余肾功能[如 GFR > 60 ml/(min·1.73 m^2)]的患者中进行单独肝移植曾被多次讨论，但目前多数专家意见是进行双器官移植[1-2, 14]。对透析患者，特别是婴幼儿和儿童，可以进行顺序移植，即先是肝移植，然后是肾移植。肝移植后，由于肝脏的正常 AGT 活性已经恢复，可以停止补充维生素 B_6。

7. 基因治疗

Lumasiran，是一种 RNA 干扰（RNAi）治疗剂，可通过靶向针对乙醇酸氧化酶来减少肝草酸的产生。研究表明 Lumasiran 治疗6个月后，多数患者的尿草酸水平正常或接近正常[19]。该药于2020年底获得美国食品药品监督管理局（FDA）批准于临床使用。只需皮下给药，每月1次，3个月后，可间隔更长时间给药。

【病例摘要】

男，27岁，16年前开始出现反复肾结石。5年前出现关节疼痛，骨折两次。1年前出现心慌，视力模糊。接受冲击波碎石术两次，效果差。既往生长发育迟缓。家族中20岁妹妹有肾结石和生长发育迟缓。查体：身材矮小，心脏听诊有早搏。眼科查体见视网膜结晶沉积。尿液镜检可见特征性草酸钙一水化合物结晶。肾脏 CT 显示弥散性肾钙化症和多个结石形成。肾脏功能检查血肌酐 200 μmol/L。24 h 尿液草酸分析 50 mmol/1.73 m^2。经基因检查和皮肤病理检查明确 PH1 的诊断。病例详细资料见二维码数字资源3-10。

数字资源3-10

（王湘玲）

【参考文献】

[1] Milliner DS, Harris PC, Cogal AG, et al. Primary hyperoxaluria type 1. //M. P. Adam, H. H. Ardinger, R. A. Pagon, S. E. Wallace, L. J. H. Bean, G. Mirzaa and A. Amemiya, eds. GeneReviews（R）. Seattle（WA），1993.

[2] Rumsby G, Hulton SA. Primary hyperoxaluria type 2. In: M. P. Adam, H. H. Ardinger, R. A. Pagon, S. E. Wallace, L. J. H. Bean, G. Mirzaa and A. Amemiya, eds. GeneReviews（R）. Seattle（WA），1993.

[3] Milliner DS, Harris PC, Lieske JC. Primary hyperoxaluria type 3. In: M. P. Adam, H. H. Ardinger, R. A. Pagon, S. E. Wallace, L. J. H. Bean, G. Mirzaa and A. Amemiya, eds. GeneReviews（R）. Seattle（WA），1993.

[4] Zhao F, Bergstralh EJ, Mehta RA, et al. Predictors of incident ESRD among patients with primary hyperoxaluria presenting prior to kidney failure. Clin J Am Soc Nephrol, 2016, 11: 119-126.

[5] van Woerden CS, Groothoff JW, Wanders RJ, et al. Primary hyperoxaluria type 1 in The Netherlands: prevalence and outcome. Nephrol Dial Transplant, 2003, 18: 273-279.

[6] Hoyer-Kuhn H, Kohbrok S, Volland R, et al. Vitamin B6 in primary hyperoxaluria I: first prospective trial after 40 years of practice. Clin J Am Soc Nephrol, 2014, 9: 468-477.

[7] Perinpam M, Enders FT, Mara KC, et al. Plasma oxalate in relation to eGFR in patients with primary hyperoxaluria, enteric hyperoxaluria and urinary stone disease. Clin Biochem, 2017, 50: 1014-1019.

[8] Holmes RP and Assimos DG. The impact of dietary oxalate on kidney stone formation. Urol Res, 2004, 32: 311-316.

[9] Tasca A. Metabolic syndrome and bariatric surgery in stone disease etiology. Curr Opin Urol, 2011, 21: 129-133.

[10] Lieske JC, Kumar R, Collazo-Clavell ML. Nephrolithiasis after bariatric surgery for obesity. Semin Nephrol, 2008, 28: 163-173.

[11] Wang X, Anglani F, Beara-Lasic L, et al. Glomerular Pathology in Dent Disease and Its Association with Kidney Function. Clin J Am Soc Nephrol, 2016, 11: 2168-2176.

[12] Sumorok N, Goldfarb DS. Update on cystinuria. Curr Opin Nephrol Hypertens, 2013, 22: 427-431.

[13] Li J, Shingde M, Nankivell BJ, et al. Adenine phosphoribosyltransferase deficiency: a potentially reversible cause of CKD. Kidney Int Rep, 2019, 4: 1161-1170.

[14] Cochat P, Hulton SA, Acquaviva C, et al. Primary hyperoxaluria Type 1: indications for screening and guidance for diagnosis and treatment. Nephrol Dial Transplant, 2012, 27: 1729-1736.

[15] Williams JC, Saw KC, Paterson RF, et al. Variability of renal stone fragility in shock wave lithotripsy. Urology, 2003, 61: 1092-1096; discussion 1097.
[16] Al-Abadi E, Hulton SA. Extracorporal shock wave lithotripsy in the management of stones in children with oxalosis--still the first choice? Pediatr Nephrol, 2013, 28: 1085-1089.
[17] Pace KT, Weir MJ, Tariq N, et al. Low success rate of repeat shock wave lithotripsy for ureteral stones after failed initial treatment. J Urol, 2000, 164: 1905-1907.
[18] Tang X, Voskoboev NV, Wannarka SL, et al. Oxalate quantification in hemodialysate to assess dialysis adequacy for primary hyperoxaluria. Am J Nephrol, 2014, 39: 376-382.
[19] Garrelfs SF, Frishberg Y, Hulton SA, et al. Lumasiran, an RNAi therapeutic for primary hyperoxaluria type 1. N Engl J Med, 2021, 384: 1216-1226.

第十一节 高钙尿症

【概述】

高钙尿症是指尿钙排泄增多，并不是一种疾病，是含钙肾结石的最常见代谢危险因素，也可促进骨量减少和骨质疏松。其临床意义主要与两种疾病有关：肾结石和骨吸收。高钙尿症的发病率在成人中为5%～10%，在有含钙肾结石的人群中，高钙尿症发生概率高达1/3。在高钙尿症患者的近亲中，高钙尿症的发生风险增加，复发肾结石的高钙尿症患者的一级及二级亲属，其高钙尿症发病率高达40%[1]。高钙尿症的病因学复杂，根据病因不同，将其分为原发性及继发性高钙尿症，前者又称为特发性高钙尿症（idiopathic hypercalciuria，IH），遗传性肾小管疾病导致继发性高钙尿症的同时可引起电解质紊乱、酸碱平衡紊乱、生长发育迟缓、骨骼异常等并发症。传统高钙尿症的分类可将其分为肠吸收型（肠道钙吸收增加），肾钙漏型（肾脏本身有缺陷），骨吸收型（甲状腺旁腺功能亢进），肾磷漏型高钙尿症。不是每个患者都可恰好分入某一类，目前有基于临床反应的更简单的分类可用。其他引起高钙尿症的病因包括乳碱综合征（过量口服钙摄入），结节病，糖皮质激素过多，副肿瘤综合征，多发性骨髓瘤，肿瘤骨转移，艾迪生（Addison）病和维生素D过多。没有明确病因的高钙尿症称为IH，这占据大多数高钙尿症病例[2]。动物研究表明，在一些个体中，维生素D的敏感性升高。这可能是因为1,25维生素D受体的数量增加。这些变化还没有在人类中得到可信的确认，仅见于动物研究中[3]。高盐（钠）摄入也可能是高钙尿症的病因。钠负荷增加会导致尿钠排泄增加，减少尿钙重吸收，造成高钙尿症。然而高盐摄入可能仅仅是一个促进因素，罕见作为一个显著高钙尿症的单一病因[4]。高动物蛋白饮食会产生酸负荷，造成骨骼钙释放以及抑制肾脏钙重吸收，导致高钙尿症。但是，高动物蛋白饮食也不是显著高钙尿症的唯一病因[5]。

根据病理生理学机制，高钙尿症可分为以下四种类型。

1. 肠吸收型

最常见的高钙尿症类型，见于大约50%的含钙肾结石患者。在尿钙正常的人中，仅20%饮食中的钙被肠道吸收，而IH患者中，约30%的饮食中的钙被肠道吸收[6]。根据骨化三醇水平，肠吸收型IH又分为骨化三醇依赖性与非依赖性IH。维生素D依赖性肠吸收型高钙尿症可通过升高的血清维生素D水平确认[7]。在骨化三醇依赖性IH患者中，1,25-(OH)$_2$维生素D水平显著高于正常对照者，而升高的血清1,25-(OH)$_2$维生素D可能是因为生成增加，而不是清除减少，但为何这些患者的血清1,25-(OH)$_2$维生素D生成增加，目前尚不清楚[8]。2/3的肠吸收型高钙尿症患者血清1,25-(OH)$_2$维生素D水平正常[9-10]。维生素D受体（vitamin D receptor，VDR）的表达和激活是维生素D起作用的关键。与年龄和性别相匹配的无肾结石人相比，10个高草酸钙尿肾结石的男性患者外周血单核细胞上的VDR数量升高两倍[11]。在另外一个肠吸收型的高钙尿症患者的研究中，正常血清1,25-(OH)$_2$维生素D水平亚组的患者VDR数量增加[12]。因此，在非维生素D依赖性IH患者中，VDR的水平升高是引起高钙尿症的重要原因。

2. 肾钙漏型

在5%～10%具有高钙尿症的肾结石患者中

出现。肾脏本身的缺陷引起尿钙重吸收减少，造成尿钙丢失，跟血清钙水平和饮食钙摄入无关。尿钙丢失随后会导致低钙血症和 PTH 水平升高。在肾钙漏型高钙尿症中，尿钙与尿肌酐比值高（常常高于 0.20），而且肾钙漏型高钙尿症也与髓质海绵肾相关[7]。肾脏钙重吸收减少的机制目前并不完全明确，推测与以下几种机制相关：原发性近端肾小管功能缺陷，高胰岛素血症，钙敏感受体（calcium-sensing receptor，CaSR）基因表达及其与骨化三醇、claudin-14 基因表达的相互作用。与正常对照相比，肾钙漏型高钙尿症患者在餐后的尿钙排泄分数增加，而且其增加与滤过钙负荷、尿钠排泄及 PTH 水平差异无关[13]。

3. 骨吸收型

占 3%～5% 的高钙尿症患者，几乎总是由于甲状旁腺功能亢进所致。持续不适当的和过度的血清 PTH 造成骨骼钙释放，造成骨量减少和高钙血症，最终高钙血症克服了 PTH 对降低尿钙排泄的正常效果，导致了高钙尿症[7]，这与糖尿病中溢出的血糖造成尿糖阳性机制相同。

4. 肾磷漏型

从病理生理角度来说，肾磷漏型也许是最有趣的高钙尿症。肾脏缺陷造成尿磷丢失增加，导致低磷血症，造成肾脏维生素 D 激活增加，肠道磷吸收增加从而纠正低磷血症。但是额外的维生素 D 也会增加肠道钙的吸收。额外吸收的钙最终从尿中排泄从而导致高钙尿症。这种高钙尿症是维生素 D 依赖性的，对噻嗪类利尿剂相对无反应。可通过低或正常低值的血清磷、高钙尿症、高尿磷酸盐、血清维生素 D3 水平升高、血钙及 PTH 水平正常来诊断[7]。

IH 指的是无明确继发因素，血钙正常情况下的高钙尿症，由 Albright 等在 1953 年首次提出这一概念[14]。此病普通人群中发病率为 5%～10%，儿童发病率约 10%，尿石症成人患者中发病率为 40%～50%[15]。IH 为家族性疾病，既往认为是以常染色体显性方式遗传，但目前认为是一种多基因病[16]。

在部分 Bartter 综合征尤其是 Ⅱ 型 Bartter 综合征、家族性低镁血症伴高钙尿症肾钙质沉着症、IH 等引起高钙尿症的患者中可出现继发性甲状旁腺功能亢进（secondary hyperparathrodism，SHPT，甲旁亢）。这可能与长期严重的高钙尿症有关[17-20]。部分原发性甲状旁腺功能亢进患者高钙尿症持续存在，引起甲状旁腺分泌功能自主性增强，导致三发性甲旁亢[21]。

【临床表现】

1. 血尿

血尿是 IH 最常见的症状，因而 IH 也就成为儿童单纯性血尿的常见原因之一。IH 的血尿有其自身特点：不同患儿有程度不等的血尿，表现为肉眼血尿或镜下血尿；间断发作性肉眼血尿的发生间隔时间为 5～270 天，血尿持续时间为 60 天至 10 年[22]。高钙血症中的血尿被认为是尿道的损伤所致。血尿和高钙尿症的相关性在多个研究中呈现。除了高钙尿症，26%～36% 的血尿患者无其他可明确的病因。另一方面，31% 的高钙尿症患者有血尿。在有肉眼血尿和镜下血尿的儿童患者中，高钙尿症的发病率相似。肠吸收型和肾钙漏型高钙尿症在血尿儿童患者中比例相同。IH 的患者的血尿特征包括草酸钙结晶尿，高钙尿症家族史，和无尿红细胞管型。尽管高钙尿症中血尿的机制未明，在绝大多数患者中，抗高钙尿症治疗后血尿可缓解[23]。

2. 结石

高钙尿症是儿童肾结石最常见的病因，见于 28%～79% 的儿童肾结石患者，结石主要由钙组成，其中 45%～65% 为草酸钙，14%～30% 为磷酸钙。儿童肾结石可表现为急性肾绞痛，尿路感染，肉眼或无症状血尿，或者在拍片时意外发现。肾结石具有高钙尿症相关的最主要的病理学意义，因为它可导致剧烈疼痛，反复发作的肾结石还可导致进行性肾衰竭。肉眼血尿、肾结石家族史、更严重的高钙尿症（以剂量-效应关系），增加了从高钙尿症进展至肾结石的可能性。在第一次肾结石发作后的 10 年内，成人肾结石的复发风险为 27%～50%。在高钙尿症相关的儿童肾结石患者中，33% 的患者在第一次肾结石发作后的 3～15 年间复发[23]。随病程增加以及年龄增大，尿路结石的发生率增加，追踪至成年期可有近 1/3 的病例发生尿路结石，有文献报道血尿首次发作到结石形成的时间为 0.5～8 年。结石一旦形成与其他病因所致结石一样，可继发梗阻性肾病变或反复尿路感染，严重者可发生肾钙化[22]。

3. 排尿不适症状

8%～30% 的患者因排尿不适症状而被诊断为高钙尿症。IH 患者描述的白天排尿不适症状包括尿急、尿频、排尿困难、遗尿、耻骨弓上疼痛。这些症状猜测与钙盐微结晶导致的尿道上皮细胞损伤有关。在一项回顾性调查包括288例具有排尿功能紊乱的患者中，在有肉眼血尿及排尿不适症状的患者中，28%具有高钙尿症；在有镜下血尿和排尿不适症状的患者中，30%患者有高钙尿症；在尿频患者中，21%有高钙尿症；在有排尿困难的患者中，22%有高钙尿症；在同时具有尿频和排尿困难患者中，28%有高钙尿症。除了排尿不适症状，IH患者还有复发性胁痛、腹痛（在没有肾结石的情况下），通过增加饮水、降低饮食中钠和草酸摄入、噻嗪类药物治疗，胁痛、腹痛可改善或者缓解。高钙尿症降低血管加压素介导的远端肾小管水重吸收，导致多尿，因而也被推测为夜间遗尿的潜在风险因素，但在各个研究中，研究结果不一致。因此在夜间遗尿患者中的评估和治疗中，高钙尿症的作用尚未确定[23]。

4. 尿路感染

尿路感染是众所周知的肾结石并发症，可能是因为肾结石可充当细菌的孳生地，细菌可在此聚集，避免在排尿时从尿道中冲走，或者因对尿道上皮细胞的物理损坏增加了细菌感染的易感性。在高钙尿症的大鼠模型中，高钙尿症会对尿道上皮细胞产生不利影响，破坏膀胱和输尿管的上皮细胞屏障，使其易于出现尿路感染。21%尿路感染儿童有高钙尿症，而在正常儿童中，仅有7%的儿童有高钙尿症。在第一次尿路感染的儿童中，10%的患者有高钙尿症，而在复发的尿路感染患者中，44%的患者有高钙尿症。另一研究也有类似发现，在复发尿路感染患儿中，43%具有高钙尿症。另一方面，在有症状的IH患者中，40%的患者有尿路感染，其中78%的患者尿路感染复发。通过增加水分摄入、减少饮食钠和草酸摄入，以及采用氢氯噻嗪治疗（36%患者使用）等措施来减少尿钙排泄，61%的尿路感染复发患者未再发作尿路感染。在另一复发尿路感染、尿道正常及IH的患者研究中，随着经治疗后的尿钙排泄恢复正常，95%的患者尿路感染未复发。因此，在反复发作尿路感染的儿童患者评估和管理中，高钙尿症应被考虑为一个尿路感染复发的促进因素[23]。

【辅助检查】

临床上考虑到该病后，需要测定尿钙明确高钙尿症诊断，然后进行钙负荷试验，对高钙尿症进行分型。

1. 确定高钙尿症的诊断

测24h尿钙或随机尿钙与尿肌酐比值以明确高钙尿症诊断。注意尿钙在正常钙摄入、食谱相对固定3天后测定为佳。

诊断标准：

儿童：24h尿钙大于4 mg/kg[24]；或随机尿钙/尿肌酐比值＞0.21（mg/mg）（2.83 mmol/mmol）[25]。

成人：女性24h尿钙＞6.2 mmol（250 mg），成年男性24h尿钙＞7.5 mmol（300 mg）[26]。

2. 钙负荷试验

1975年Pak根据钙负荷试验将IH分为肠吸收型和肾钙漏型。肠吸收型由于肠道钙吸收增加，表现为禁钙时尿Ca/Cr比值正常，服钙后比值显著增加。而肾钙漏型则为肾小管重吸收钙缺陷，无论禁钙后或服钙后尿Ca/Cr比值均高于正常[9]。进一步行钙负荷试验鉴别肠吸收型或肾钙漏型，以指导治疗。

钙负荷试验方法如下：

（1）试验前给予低钙饮食5天，并注意停服影响尿钙的药物，如钙剂、维生素D、利尿药和肾上腺皮质激素。低钙饮食要求停食牛奶及奶制品，停食豆制品/芝麻及其制品、海带和发菜等。试验共2天，第1天下午5时后禁食至次日晨8时，但不禁白开水；于禁食日晚9时、12时及次日晨6时各饮水5～10 ml/kg（或240 ml）；次日晨6时排尿弃去，收集6～8时的尿液测尿Ca/Cr比值，于8时口服10% $CaCl_2$ 1 g/1.73 m^2，或元素钙15～20 mg/kg并同时进早餐；收集8～12时（4 h）的尿测尿Ca/Cr比值。

（2）判断标准：肠吸收型IH空腹时尿Ca/Cr比值正常，钙负荷后增高；肾钙漏型IH空腹和钙负荷后尿Ca/Cr比值均高，并且两时相内无显著性差异。

3. 甲状旁腺激素和25（OH）维生素D检测

4. 影像学检查

泌尿系B超或者泌尿系CT平扫明确有无泌尿系结石或肾钙化。

5. 基因检测

对于考虑遗传性高钙尿症的患者可考虑行基因检测。

【诊断】

符合前述尿钙标准可诊断为高钙尿症，若无明确继发因素，血钙正常，可诊断为IH。

【鉴别诊断】

高钙尿症的临床鉴别分为高钙尿症引起的症状与其他疾病的鉴别，以及各种继发性及遗传性疾病所导致的高钙尿症。

1. 高钙尿症引起的症状

（1）尿路感染：尿路感染尿常规中有白细胞，尿培养阳性，可伴有发热；但高钙尿症一般尿白细胞阴性，尿培养阴性，无发热。

（2）肾绞痛：可行肾脏B超检查，若无肾结石，对于其他原因无法解释的肾绞痛，可查尿钙以明确有无高钙尿症。

（3）血尿：各种原发及继发性肾小球肾炎可引起血尿，但往往伴随蛋白尿，有红细胞管型，而高钙尿症患者一般无蛋白尿，无红细胞管型，往往有肾结石形成。

2. 单基因病造成的继发性高钙尿症

（1）Dent病：Dent病是一种罕见的X连锁隐性遗传性肾小管疾病[27]。约60%患者是由位于Xp11.22的 CLCN5 基因突变导致编码的氯离子通道5功能异常所致，称为1型Dent病。截至目前，文献共报道超过234种 CLCN5 基因突变的Dent病例，其中包括错义突变、移码突变、无义突变、剪接位点突变、大片段缺失突变和插入突变等多种突变，但无热点突变[28]。15%的患者是由位于Xq25-q26.1的 OCRL1 基因突变导致编码的磷脂酰肌醇4,5二磷酸-5-磷酸酶功能异常所致，称为2型Dent病。OCRL1 基因突变也引起Lowe综合征，又称为眼脑肾综合征，除肾脏病变外，还有肾外的眼部和中枢神经系统受累，其眼部受累表现为致密性先天性白内障和婴儿青光眼，中枢神经系统受累表现为智力运动发育落后、全身性肌张力减低，肾脏受累表现为范科尼（Fanconi）综合征。慢性肾衰竭及终末期肾病较2型Dent病进展快[28]。另有20%的患者无上述基因突变，称为无突变型Dent病[29]。Dent病的主要临床特征有低分子量蛋白尿，高钙尿，肾结石及肾钙化，30%~80%男性患者在30~50岁进展至终末期肾病[27]。

（2）遗传性低血磷佝偻病伴高钙尿症（hereditary hypophosphatemic rickets with hypercalciuria, HHRH）：是一种罕见的常染色体隐性遗传病，目前发现此病与编码钠磷共同转运蛋白2c（sodium-phosphate co-transporter 2c, NPT2c）的 SLC34A3 基因失活性突变所致。NPT2c表达于近端小管上皮细胞刷状缘，参与尿磷的重吸收，因此该基因突变可以造成尿磷丢失[30]。患者可有低磷性佝偻病，矮小，磷排泄分数升高，肾结石、肾钙化等表现，1,25(OH)$_2$维生素D3水平受低磷血症的刺激反应性升高以促进胃肠道对钙的吸收，抑制PTH对尿钙的重吸收，从而出现高钙尿症。该病以常染色体隐性方式遗传，但 SLC34A3 的杂合突变也可以引起IH的风险增加[31]。

（3）家族性低镁血症伴高钙尿症、肾钙质沉着症（familial hypomagnesemia with hypercalciuria and nephrocalcinosis, FHHNC）：是一种罕见的常染色体隐性遗传的肾小管疾病，最初被称为Michelis-Castrillo综合征，分为Ⅰ型和Ⅱ型，分别由 CLDN16 和 CLDN19 基因突变所致[32-33]。CLDN16 和 CLDN19 基因分别编码claudin-16和claudin-19蛋白，这两个蛋白均表达于肾小管髓袢升支粗段（thick ascending limb, TAL）肾小管上皮细胞间的紧密连接处，介导尿钙、尿镁的细胞旁途径重吸收。因此这两个基因突变可以造成尿镁、尿钙丢失，引起低镁血症、高钙尿症、肾结石和肾钙化，进行性肾衰竭，在青少年时期进展至终末期肾病。claudin-19蛋白还表达于视网膜上皮细胞和外周有髓神经轴突的施万细胞，因此，CLDN19 基因突变除引起上述电解质紊乱外，还导致严重的眼部病变（黄斑缺损、色素性视网膜炎、眼球震颤、失明等）和周围神经系统缺陷（肌肉抽搐、肌无力、肌电图异常）等[34,35]。Ⅱ型FHHNC的患者更容易出现肾衰竭，其进展至终末期肾病的风险是Ⅰ型的两倍[32]。

（4）Bartter综合征：Bartter综合征（BS）是一组罕见、具有基因多样性的遗传性失盐性肾小管疾病。主要分为5型：Ⅰ型：由位于15q15的 SLC12A1 基因发生突变，导致该基因编码位于TAL管腔膜上的Na-K-2Cl转运子（NKCC2）功能异常；Ⅱ型：位于1q14的 KCNJ1 基因发生突变，导致TAL管腔膜上的钾通道（ROMK）功能异常，Ⅰ型与Ⅱ型BS表现为新生儿型BS；Ⅲ型：位于1q36的 CLCNKB 基因发生突变，导致肾小管基底侧细胞膜上的氯通道（CLC-Kb）功能异常，表现为经典型BS；Ⅳ型：位于1q31的 BSND 基因发生突变，导致barttin蛋白编码异常，barttin是基底侧细胞膜氯通道ClC-Ka、CLC-Kb的β亚单位，表现为新生儿型BS伴感音性耳聋；Ⅴ型：位于3q13的 CaSR 基因发生激活突变，导致位于基底侧细胞膜上的CaSR功能异常，表现为BS合并常染色体显性遗传性低血钙。除Ⅴ型BS以常染色体显性方式遗传,其余BS以常染色体隐性方式遗传。其中高钙尿症、肾钙化、泌尿系结石等多出现在Ⅰ～Ⅲ型BS中[36]。

【治疗】

高钙尿症患者可形成肾钙质沉着或泌尿系结石,导致非肾小球源性血尿、排尿困难、尿频、腹痛、腰痛、泌尿系感染等,严重时可出现肾衰竭。部分患者还可有骨量减少。当怀疑上述罕见的遗传性肾小管疾病时,需注意有无生长发育迟缓、佝偻病、酸碱平衡紊乱、电解质紊乱、蛋白尿等表现。在维持机体酸碱平衡、电解质平衡的基础上,严格控制尿钙排泄是治疗和改善高钙尿症患者预后的重要手段,其中包括饮食控制及药物治疗[37]。

1. 饮食控制

尿钠排泄增加会导致尿钙排泄增加[38]。为减少尿钙排泄,建议患者每日钠摄入量最多不能超过3000 mg(130 mEq/d)[38-40]。因为动物蛋白可以通过多种机制促进肾结石的形成,故适量减少蛋白质[1.0 g/(kg·d)]摄入有益于肾结石患者,同时适当进食水果、蔬菜以增加钾的摄入[40]。摄入的钙可与肠道中的草酸结合,从而减少肠道的草酸吸收及肾脏排泄,最终降低泌尿系结石发生风险[41]。饮食钙摄入限制不仅增加泌尿系结石复发的风险,还导致骨去矿化和骨质疏松的风险显著增加,因此强烈不建议限制饮食钙的摄入[42-43]。故应推荐患者摄入与性别年龄合适的钙,年龄在19～50岁的男女性患者每日摄入1000 mg元素钙,大于50岁患者每日摄入1200 mg元素钙,青少年患者每日摄入1300 mg元素钙;但避免过量的钙摄入[44]。

2. 药物治疗

噻嗪类利尿剂可减少尿钙排泄,是治疗高钙尿症的主要药物,适用于饮食控制不佳或高钙尿症持续存在并导致临床症状及体征出现的患者,常用剂量为:氯噻嗪15～25 mg/(kg·d);氢氯噻嗪:儿童1.25～2.5 mg/(kg·d),成人12.5～50 mg/d。Zerwekh等研究显示,肾钙漏型患者出现SHPT时,给予噻嗪类利尿剂治疗,尿钙可恢复正常,血PTH水平降至正常,提示噻嗪类利尿剂对治疗高钙尿症所致的SHPT亦有效[45]。给予治疗后应至少每4周留取24 h尿钙以评估疗效。需长期使用噻嗪类利尿剂的患者,应注意有无电解质紊乱、高脂血症、高血糖等药物相关副作用。噻嗪类利尿剂可诱发钙正平衡,尿钙减少高达50%。氢氯噻嗪和氯噻酮最常使用,但是吲达帕胺也可以使用。氯噻酮和吲达帕胺的优势在于比氢氯噻嗪半衰期更长,氢氯噻嗪需每天分两次给药。除非饮食盐摄入得到限制,否则噻嗪类利尿剂无效。每日饮食中盐摄入每减少1 g,24 h尿钙会减少5.46 mg[4,46]。氢氯噻嗪也容易减少血钾,升高血尿酸水平,降低尿枸橼酸排泄。因此,对于接受噻嗪类药物治疗的患者,给他们服用枸橼酸钾常常会有好处[7]。吲达帕胺(1.25～2.5 mg)对血脂、血糖的副作用更小,因此它是一个噻嗪类利尿剂的有效替代药物[47]。

当给予足量的噻嗪类利尿剂和合理的盐限制后,治疗仍然失败,可能是因为维生素D依赖性高钙尿症,比如肾磷漏型,这种类型的高钙尿症需要正磷酸盐治疗,它一般会降低维生素D,或者与抑制细胞色素P450 3A4的酮康唑一起,可造成维生素D_3水平下降30%～40%[7]。中性磷结合剂治疗不仅升高血磷水平,这自然会减少维生素D3的激活,而且也会增加尿钙重吸收和尿结石的抑制物,比如焦磷酸盐。它们也可能作为胃肠道钙结合剂来帮助减少钙吸收。正磷酸盐能减少高达50%的尿钙,必要时也可与噻嗪类利尿剂联用。然而,当噻嗪类利尿剂治疗失败或者不能使用,以及在肾漏磷型高钙尿症患者中,磷酸盐最有效[4,48]。

阿米洛利是一种保钾利尿剂,不是噻嗪类利尿剂,它可以与噻嗪类利尿剂联用,会进一步增加尿钙重吸收以及减少尿钾丢失(阿米洛利不推荐与枸橼酸钾联用,因为有潜在引起高钾血症的可能性)。氨苯蝶啶不推荐用于肾结石患者,因为它可以形成氨苯蝶啶结石[46]。

枸橼酸钾溶液可减少泌尿系结石的形成,但剂量过大时可引起尿pH值升高,促进尿磷酸钙过饱和,加重病情,一般适用于远端肾小管酸中毒的患者[49]。双膦酸盐治疗适用于骨骼吸收活跃所致的高钙尿症患者。

【病例摘要】

男,14岁,4年前体检发现蛋白尿。于外院住院,肾功能正常,24 h尿蛋白定量1.24 g,B超示右肾结晶,诊断"蛋白尿",予中成药口服治疗,疗效不佳。3年前肾活检示:局灶性增生性肾炎。予激素免疫抑制剂治疗,蛋白尿缓解不明显。2年前间断出现乏力，泡沫尿大致同前，就诊于某中医院门诊，肾穿刺病理会诊，阅片：肾小球轻度系膜增生伴球性硬化。予中医汤药治疗，效果不佳，24 h 尿蛋白仍为 1.0 g 左右，遂停用激素治疗。患者家属为求进一步诊治来我院就诊，查尿钙偏高，尿蛋白分析提示小分子量蛋白尿较多。经基因检测明确 1 型 Dent 病的诊断。予氢氯噻嗪联合枸橼酸钾治疗，随访 3 年，病情较稳定。病例详细资料见二维码数字资源 3-11。

数字资源 3-11

（牟利军）

【参考文献】

[1] Pozdzik A, Maalouf N, Letavernier E, et al. Meeting report of the "Symposium on kidney stones and mineral metabolism: calcium kidney stones in 2017"[J]. J Nephrol, 2019, 32 (5): 681-98.

[2] Penniston K L, Nakada S Y. Updates in the metabolic management of calcium stones[J]. Curr Urol Rep, 2018, 19 (6): 41.

[3] Hu H, Zhang J, Lu Y, et al. Association between circulating vitamin d level and urolithiasis: a systematic review and meta-analysis[J]. Nutrients, 2017, 9 (3): 301.

[4] Martínez García M, Trincado Aznar P, Pérez Fernández L, et al. A comparison of induced effects on urinary calcium by thiazides and different dietary salt doses: Implications in clinical practice[J]. Nefrologia, 2019, 39 (1): 73-79.

[5] Prezioso D, Strazzullo P, Lotti T, et al. Dietary treatment of urinary risk factors for renal stone formation. A review of CLU Working Group[J]. Arch Ital Urol Androl, 2015, 87 (2): 105-120.

[6] Blaine J, Chonchol M, LEVI M. Renal control of calcium, phosphate, and magnesium homeostasis[J]. Clin J Am Soc Nephrol, 2015, 10 (7): 1257-1272.

[7] Pak C Y, Sakhaee K, Moe O W, et al. Defining hypercalciuria in nephrolithiasis[J]. Kidney Int, 2011, 80 (7): 777-782.

[8] Insogna K L, Broadus A E, Dreyer B E, et al. Elevated production rate of 1,25-dihydroxyvitamin D in patients with absorptive hypercalciuria[J]. J Clin Endocrinol Metab, 1985, 61 (3): 490-495.

[9] Pak C Y, Kaplan R, Bone H, et al. A simple test for the diagnosis of absorptive, resorptive and renal hypercalciurias[J]. N Engl J Med, 1975, 292 (10): 497-500.

[10] Pak C Y, East D A, Sanzenbacher L J, et al. Gastrointestinal calcium absorption in nephrolithiasis[J]. J Clin Endocrinol Metab, 1972, 35 (2): 261-270.

[11] Favus M J, Karnauskas A J, Parks J H, et al. Peripheral blood monocyte vitamin D receptor levels are elevated in patients with idiopathic hypercalciuria[J]. J Clin Endocrinol Metab, 2004, 89 (10): 4937-4943.

[12] Zerwekh J E, Yu X P, Breslau N A, et al. Vitamin D receptor quantitation in human blood mononuclear cells in health and disease[J]. Mol Cell Endocrinol, 1993, 96 (1-2): 1-6.

[13] Worcester E M, Coe F L, Evan A P, et al. Evidence for increased postprandial distal nephron calcium delivery in hypercalciuric stone-forming patients[J]. Am J Physiol Renal Physiol, 2008, 295 (5): F1286-1294.

[14] Albright F, Henneman P, Benedict P H, et al. Idiopathic hypercalciuria: a preliminary report[J]. Proc R Soc Med, 1953, 46 (12): 1077-1081.

[15] Stapleton F B, Roy S, 3RD, Noe H N, et al. Hypercalciuria in children with hematuria[J]. N Engl J Med, 1984, 310 (21): 1345-1348.

[16] Moe O W, Bonny O. Genetic hypercalciuria[J]. J Am Soc Nephrol, 2005, 16 (3): 729-745.

[17] Landau D, Gurevich E, Sinai-Treiman L, et al. Accentuated hyperparathyroidism in type II Bartter syndrome[J]. Pediatric nephrology, 2016, 31 (7): 1085-1090.

[18] Coe F L, Canterbury J M, Firpo J J, et al. Evidence for secondary hyperparathyroidism in idiopathic hypercalciuria[J]. J Clin Invest, 1973, 52 (1): 134-142.

[19] Sann L, David L, Bernheim J, et al. Hypophosphatemia and hyperparathyroidism in a case of Bartter's syndrome[J]. Helv Paediatr Acta, 1978, 33 (3): 299-310.

[20] Sikora P, Zajączkowska M, Raganowicz T, et al. Bilateral slipped capital femoral epiphysis in a male adolescent with familial hypomagnesemia with hypercalciuria and nephrocalcinosis (FHHNC), chronic renal failure, and severe hyperparathyroidism[J]. Eur J Pediatr, 2013, 172 (11): 1551-1555.

[21] Elomaa I, Sivula A, Kahri A, et al. Hyperparathyroidism with hypercalciuria and urolithiasis: long-term effects of parathyroid surgery and postoperative thiazide therapy[J]. World J Surg, 1983, 7 (2): 186-194.

[22] 徐虹. 儿童特发性高钙尿症[J]. 中国医刊, 2005, 40: 23-25.

[23] Schwaderer A, Srivastava T. Complications of hypercalciuria[J]. Front Biosci (Elite Ed), 2009, 1: 306-315.

[24] Ghazali S, Barratt T M. Urinary excretion of calcium and magnesium in children[J]. Arch Dis Child, 1974, 49(2): 97-101.

[25] Butani L, Kalia A. Idiopathic hypercalciuria in children--how valid are the existing diagnostic criteria?[J]. Pediatr Nephrol, 2004, 19(6): 577-582.

[26] Hodgkinson A, Pyrah L N. The urinary excretion of calcium and inorganic phosphate in 344 patients with calcium stone of renal origin[J]. Br J Surg, 1958, 46(195): 10-18.

[27] Devuyst O, Thakker R V. Dent's disease[J]. Orphanet J Rare Dis, 2010, 5: 28.

[28] Mansour-Hendili L, Blanchard A, Le pottier N, et al. Mutation update of the CLCN5 gene responsible for Dent disease 1[J]. Hum Mutat, 2015, 36(8): 743-752.

[29] Sekine T, Komoda F, Miura K, et al. Japanese Dent disease has a wider clinical spectrum than Dent disease in Europe/USA: genetic and clinical studies of 86 unrelated patients with low-molecular-weight proteinuria[J]. Nephrol Dial Transplant, 2014, 29(2): 376-384.

[30] Phulwani P, Bergwitz C, Jaureguiberry G, et al. Hereditary hypophosphatemic rickets with hypercalciuria and nephrolithiasis-identification of a novel SLC34A3/NaPi-Ⅱc mutation[J]. Am J Med Genet A, 2011, 155A(3): 626-633.

[31] Bergwitz C, Miyamoto K I. Hereditary hypophosphatemic rickets with hypercalciuria: pathophysiology, clinical presentation, diagnosis and therapy[J]. Pflugers Arch, 2019, 471(1): 149-163.

[32] Godron A, Harambat J, Boccio V, et al. Familial hypomagnesemia with hypercalciuria and nephrocalcinosis: phenotype-genotype correlation and outcome in 32 patients with CLDN16 or CLDN19 mutations[J]. Clin J Am Soc Nephrol, 2012, 7(5): 801-809.

[33] Weber S, Schneider L, Peters M, et al. Novel paracellin-1 mutations in 25 families with familial hypomagnesemia with hypercalciuria and nephrocalcinosis[J]. J Am Soc Nephrol, 2001, 12(9): 1872-1881.

[34] Claverie-Martín F, García-Nieto V, Loris C, et al. Claudin-19 mutations and clinical phenotype in Spanish patients with familial hypomagnesemia with hypercalciuria and nephrocalcinosis[J]. PLoS One, 2013, 8(1): e53151.

[35] Faguer S, Chauveau D, Cintas P, et al. Renal, ocular, and neuromuscular involvements in patients with CLDN19 mutations[J]. Clin J Am Soc Nephrol, 2011, 6(2): 355-360.

[36] Seyberth H W, Weber S, Kömhoff M. Bartter's and Gitelman's syndrome[J]. Curr Opin Pediatr, 2017, 29(2): 179-186.

[37] Escribano J, Balaguer A, Roqué i figuls M, et al. Dietary interventions for preventing complications in idiopathic hypercalciuria[J]. Cochrane Database Syst Rev, 2014, (2): Cd006022.

[38] Muldowney F P, Freaney R, Moloney M F. Importance of dietary sodium in the hypercalciuria syndrome[J]. Kidney Int, 1982, 22(3): 292-296.

[39] Monk R D. Clinical approach to adults[J]. Semin Nephrol, 1996, 16(5): 375-388.

[40] Borghi L, Schianchi T, Meschi T, et al. Comparison of two diets for the prevention of recurrent stones in idiopathic hypercalciuria[J]. N Engl J Med, 2002, 346(2): 77-84.

[41] Lemann J, Jr., Pleuss J A, Worcester E M, et al. Urinary oxalate excretion increases with body size and decreases with increasing dietary calcium intake among healthy adults[J]. Kidney Int, 1996, 49(1): 200-208.

[42] Coe F L, Favus M J, Crockett T, et al. Effects of low-calcium diet on urine calcium excretion, parathyroid function and serum 1,25(OH)$_2$D$_3$ levels in patients with idiopathic hypercalciuria and in normal subjects[J]. Am J Med, 1982, 72(1): 25-32.

[43] Freundlich M, Alonzo E, Bellorin-Font E, et al. Reduced bone mass in children with idiopathic hypercalciuria and in their asymptomatic mothers[J]. Nephrol Dial Transplant, 2002, 17(8): 1396-1401.

[44] Jackson R D, Lacroix A Z, Gass M, et al. Calcium plus vitamin D supplementation and the risk of fractures[J]. N Engl J Med, 2006, 354(7): 669-683.

[45] Zerwekh J E, Pak C Y. Selective effects of thiazide therapy on serum 1 alpha, 25-dihydroxyvitamin D and intestinal calcium absorption in renal and absorptive hypercalciurias[J]. Metabolism, 1980, 29(1): 13-17.

[46] Alon U S. The effects of diuretics on mineral and bone metabolism[J]. Pediatr Endocrinol Rev, 2018, 15(4): 291-297.

[47] Borghi L, Meschi T, Guerra A, et al. Randomized prospective study of a nonthiazide diuretic, indapamide, in preventing calcium stone recurrences[J]. J Cardiovasc Pharmacol, 1993, 22 Suppl 6: S78-86.

[48] Blair B, Fabrizio M. Pharmacology for renal calculi[J]. Expert Opin Pharmacother, 2000, 1(3): 435-441.

[49] Doizi S, Poindexter J R, Pearle M S, et al. Impact of potassium citrate vs citric acid on urinary stone risk in calcium phosphate stone formers[J]. J Urol, 2018, 200(6): 1278-1284.

第十二节 肾性低尿酸血症

【概述】

尿酸是机体嘌呤代谢的最终产物,主要在肝脏中经过黄嘌呤氧化酶氧化产生。正常血清尿酸水平于不同年代和文献报道中不同,一般为 210～420 μmol/L(3.5～6.0 mg/dl);女性比男性低 30～60 μmol/L(0.5～1 mg/dl)[1]。当血清尿酸低于 120 μmol/L(2 mg/dl)时称为低尿酸血症。肾性低尿酸血症(renal hypouricemia)是指近端肾小管上尿酸转运蛋白基因突变,致肾脏尿酸排泄过多而引起低尿酸血症的常染色体隐性遗传病,该病通常没有症状,以低尿酸血症和尿尿酸排泄分数显著增加为特征,部分患者可出现运动诱发急性肾损伤(EIAKI)和泌尿系结石[2-3]。根据病例报道,这种缺陷在日本人和非德系犹太人中似乎更常见。在日本,肾性低尿酸血症的患病率约 0.3%[4]。

肾性低尿酸血症早在 1950 年就有病例报道,但该病例未明确与遗传的关系[5]。1972 年 Greene 等报道了 1 例 23 岁男性低尿酸血症(0.8～1.8 mg/dl)患者,肾脏尿酸清除率显著增加,使用肾小管尿酸分泌抑制剂吡嗪酰胺后,尿酸清除率仅轻度下降,未发现其他肾小管功能的异常,其姐妹也有低尿酸血症[6]。该文章不仅明确了肾性低尿酸血症和孤立性肾小管重吸收尿酸障碍有关,也发现其为常染色体隐性遗传病,还提出了肾脏处理尿酸的 4 步模型:即①肾小球滤过;②近端肾小管重吸收;③近端肾小管再分泌;④分泌后重吸收;最后约 10% 的尿酸从尿中排出[6]。近年来,也有不同观点认为尿酸从肾小球滤过后,只有重吸收和分泌,而且重吸收分泌是在整段近端肾小管同时进行,不存在时间的先后顺序和解剖位置的不同[7]。

2002 年 Enomoto 等鉴定出参与尿酸转运的蛋白 URAT1,该分子由 SLC22A12 基因编码,在肾脏位于近端肾小管上皮细胞管腔侧,负责肾小管中尿酸的重吸收和阴离子的分泌;同时发现 SLC22A12 基因突变与肾性低尿酸血症有关,此即肾性低尿酸血症 1 型[8],迄今已有 100 多例报道,被检测出的 SLC22A12 基因突变超过 30 种[9],其中 p.W258X 和 p.R90H 突变是最常见的突变类型;纯合子容易出现泌尿系结石和运动诱发急性肾损伤[2]。2008 年,因 GWAS 研究发现 GLUT9 和尿酸转运有关[10],Matsuo 等对非 URAT1 相关基因突变的肾性低尿酸血症患者进行 GLUT9 相关基因检测,发现部分患者存在编码 GLUT9 的 SLC2A9 基因突变,此即肾性低尿酸血症 2 型[3]。SLC2A9 基因编码 GLUT9 的两种异构体——长 GLUT9(GLUT9L)和短 GLUT9(GLUT9S),在肾脏,GLUT9L 位于近端肾小管上皮细胞的基底侧,GLUT9S 位于管腔侧。由于尿酸的重吸收在基底侧主要由 GLUT9L 介导,而在管腔侧不仅通过 URAT1,也通过 GLUT9S 重吸收(或者其他潜在的转运子),因此 GLUT9 缺陷对尿酸排泄的影响远超过 URAT1 缺陷[11]。此外,有部分患者没有这两个蛋白编码基因的功能突变,提示也可能存在其他未知的致病基因(图 3-12-1)。

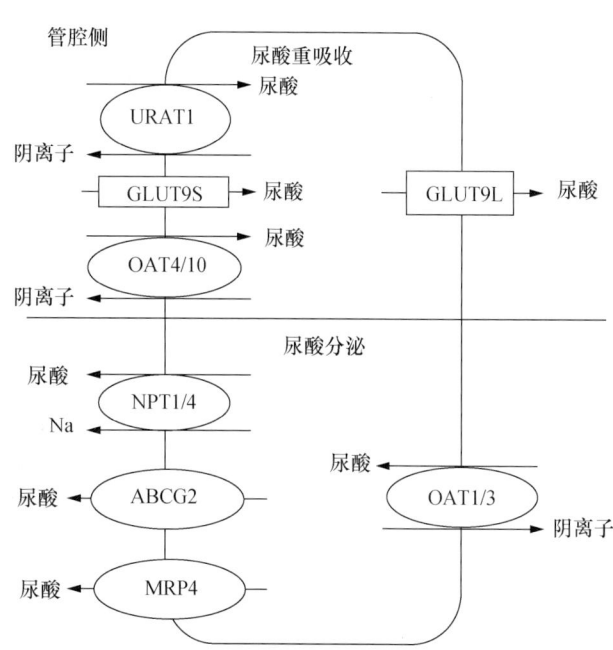

图 3-12-1 近段肾小管上皮细胞尿酸盐重吸收和分泌模式图。URAT1,尿酸盐转运蛋白 1;GLUT9,葡萄糖转运蛋白 9;OAT,有机阴离子转运体;NPT,钠依赖性磷酸转运蛋白;ABCG2,ATP 结合盒亚家族 G 成员 2;MRP,多药耐药蛋白

【临床表现】

肾性低尿酸血症多数无明显症状，以低尿酸血症和高尿酸排泄率为主要特征，部分患者反复发生运动诱发急性肾损伤。尿中尿酸水平升高可能导致尿酸在肾脏和尿路中沉淀，引起尿酸结石或者尿酸肾病。虽然URAT1相关基因突变（1型）和GLUT9相关基因突变（2型）所致的肾性低尿酸血症临床特征相似，但后者肾脏尿酸排泄率更高，纯合突变尿酸排泄分数（FEUA）大于150%，血清尿酸水平接近0；而URAT1相关基因纯合突变时的FEUA在40%～90%，尿酸水平一般在30～60 μmol/L（0.5～1 mg/dl）[2, 11-12]。

1. 运动诱发急性肾损伤

肾性低尿酸血症出现运动诱发急性肾损伤于1989年由Erley等首次报道，此后有过散在病例报道，多数来自日本[13-15]。常见于年轻男性，主要发生在9月、10月和5月，表现为高强度运动后恶心、呕吐和腹股沟疼痛[13]。肌酸磷酸激酶（CPK）正常或者轻度升高，严重急性肾损伤时尿酸水平通常呈"不匹配"的正常；约20%患者需要透析，肾功能通常2～3周后恢复，因腹股沟疼痛使用NSAIDs可能会加重急性肾损伤。如果该病未及时诊断，运动诱发急性肾损伤可能反复发生并造成不可逆的肾脏损害[13]。

目前运动诱导急性肾损伤的机制尚不清楚，推测可能有以下3种：①运动过程中尿酸产生增加，导致尿液中尿酸排泄增加，尿酸在肾脏中沉淀从而引起急性尿酸盐肾病[15-16]；但是肾性低尿酸血症患者发生急性肾损伤时的肾组织并没有急性尿酸盐肾病典型的尿酸盐沉积[17]，因此该假说受到质疑。②运动时产生的氧自由基具有刺激肾血管收缩，引起肾脏缺血的作用[18]；尿酸是人体内最丰富的抗氧化物质，能拮抗氧自由基，保护血管内皮，舒张血管[19]；当血清尿酸水平很低时容易发生缺血相关肾损伤[20]；病理主要表现为急性肾小管坏死也支持该假设[17]；但是，因尿酸生成减少所致的低尿酸血症如遗传性黄嘌呤尿症，虽然尿酸水平也一样很低，但从未有过运动诱发急性肾损伤的报道。③URAT1或者GLUT9缺失导致与其偶联的阴离子清除减少，加重近端肾小管的毒性反应，导致毒性所致急性肾小管坏死。

2. 尿酸盐结石

肾性低尿酸血症患者泌尿系结石的风险显著增加。有研究报道URAT1相关基因突变者肾结石发生率高达8.5%，显著高于一般人群的2%～3%。由于GLUT9相关基因突变者低尿酸血症较1型明显，肾脏尿酸重吸收障碍更加严重，因此发生率可能更高[11]。有2篇报道共19例肾性低尿酸血症患者，5例（26%）有肾结石病史[11, 21]。多数报道的肾结石为尿酸结石，通过碱化尿液可成功治疗[22]。

虽然推测该病泌尿系结石发生率升高与尿酸排泄率增加有关，但是，理论上患者每天产生的尿酸是相对恒定的，而尿酸的排泄又和尿酸的产生相等，因此24 h的尿酸排泄量应该是正常的。由此可见，尿酸结石风险增加似乎不合常理。但是，许多肾性低尿酸血症的患者有中度或者显著的高尿酸尿症，由此推测可能是由于尿酸盐的清除从肠道转移至尿中（机体产生的尿酸70%通过肾脏排泄，30%经肠道分泌由菌群分解），即胃肠道尿酸排泄减少，尿中尿酸排泄增加，其具体机制尚不清楚[23]。但也有报道这类患者容易出现草酸钙结石[24-25]，可能和高钙尿症及高尿酸尿导致草酸钙结石易于形成有关[26]。

3. 可逆性后循环脑病综合征（PRES）

有2例报道肾性低尿酸血症患者在运动诱发急性肾损伤时发生PRES，1例是13岁男孩，*SLC22A12*基因突变，纯合子p.W258X，尿酸0.9 mg/dl，血压153/88 mmHg，通过血液透析和尼卡地平治疗后好转[27]；另1例为女孩，*SLC2A9*复合杂合突变（父：无义突变，7号外显子p.G207X；母：大片段重复突变，c.1-2981_1204＋16502），血清尿酸5.9 μmol/L[28]。PRES表现为头痛、精神异常、癫痫和视觉障碍等，MRI或者CT提示大脑半球后区脑白质病变，常合并高血压。该综合征的原因尚不清楚，推测可能和血管源性水肿、血脑屏障被破坏有关。

【辅助检查】

1. 血清尿酸检测

正常尿酸水平不同实验室和文献报道不完全相同，一般情况下，男性为240～420 μmol/L（4.0～6.0 mg/dl），女性为180～300 μmol/L（3～5 mg/dl）。肾性低尿酸血症患者尿酸水平通常低于120 μmol/L（2 mg/dl）。

2. 尿尿酸排泄分数

尿尿酸排泄分数（FEUA）是指尿排泄尿酸占肾小球滤过尿酸的百分比，具体计算公式：FEUA=尿尿酸×血肌酐×100%/（血尿酸×尿肌酐）。正常人尿尿酸排泄分数为5.5%~11.1%[29]。当尿酸合成不足致低尿酸血症时，FEUA正常或者降低；当肾小管功能障碍，肾小管对尿酸重吸收减少和（或）分泌亢进时，FEUA增高。肾性低尿酸血症1型，FEUA上升到40%~90%；肾性低尿酸血症2型，FEUA上升到100%~150%[11]。

3. 吡嗪酰胺抑制试验[30]

吡嗪酰胺能抑制肾小管对尿酸的分泌作用，健康人在口服吡嗪酰胺后第3~4h FEUA明显降低，接近0；而肾性低尿酸血症患者仅轻度降低。具体方法：晨起空腹排空膀胱，饮水300ml，收集60min全部尿液；口服吡嗪酰胺3g，后每60min采集尿液和血液，共3~4次，分别测定血清和尿的尿酸和肌酐浓度计算FEUA。

4. 苯溴马隆抑制试验[31]

苯溴马隆能抑制肾小管对尿酸的重吸收，试验方法同吡嗪酰胺抑制试验，以苯溴马隆100mg代替吡嗪酰胺。健康人口服苯溴马隆后FEUA明显增加，而肾性低尿酸血症患者变化不大或轻度增加。

5. 基因检测

对于怀疑肾性低尿酸血症的患者可行基因检测。1型为编码URAT1的*SLC22A12*基因突变[8]，目前已报道的突变类型已超过30种[9]，在日本和韩国，报道的突变位点主要为p.W258X[2, 8, 32-33]；2型为编码GLUT9的*SLC2A9*基因突变[3]，目前已报道的突变类型超过10种[34]。

6. 其他

肾性低尿酸血症泌尿系结石的发生率显著增加，B超和CT检查可以辅助诊断。部分患者可发生运动诱发急性肾损伤，如出现运动后的腹痛、恶心呕吐，需要检查肾功能；同时检测血电解质、肌酶、肌红蛋白、尿电解质、尿糖和尿氨基酸可与运动诱发的横纹肌溶解、范科尼（Fanconi）综合征相鉴别。极少部分患者可发生可逆性后循环脑病综合征，如出现头痛、癫痫和精神异常等神经系统症状，需要检查头颅MRI或CT以判断是否存在脑白质病变。

【诊断】

该病本身没有症状，主要特征是血清尿酸水平低和肾脏尿酸排泄增加。正常人偶尔因饮食原因也可能出现血尿酸偏低，因此首次检测到血尿酸低时，建议复查血清尿酸以确认是否低于120μmol/L（正常人罕见低于120μmol/L）。根据2019年日本的诊断标准，肾性低尿酸血症的诊断需同时满足以下3个条件：①血清尿酸水平持续≤120μmol/L（2.0mg/dl）；②尿尿酸排泄分数（FEUA，正常值范围5.5%~11.1%）和（或）尿酸排泄率（CUA，正常值范围7.3~14.7ml/min）增加；③排除其他可以表现为低尿酸血症的疾病，详见表3-12-1[29]。当患者满足以上3点时，可行肾性低尿酸血症相关致病基因的检测，包括编码URAT1的*SLC22A12*和编码GLUT9的*SLC2A9*基因[3, 8]。虽然还可能存在其他尿酸相关转运蛋白的基因突变，但95%以上的肾性低尿酸血症和这两个基因突变相关。由于肾性低尿酸血症诊断相对简单，在表3-12-1所示的疾病中，除药物因素外，只有肾性低尿酸血症和黄嘌呤尿症无症状，而后者罕见且尿酸排泄分数减少，容易鉴别，因此基因检测对于肾性低尿酸血症的诊断并非一定必需[35]。

部分肾性低尿酸血症的患者表现比较轻微，血清尿酸水平在121~180μmol/L（2.1~3.0mg/dl），因此需要对血清尿酸水平和尿酸排泄分数、尿酸排泄率进行重复检测，尤其存在以下3种情况时：①携带肾性低尿酸血症致病基因突变；②运动诱发急性肾

表3-12-1 表现为低尿酸血症的疾病[29]

1. 排泄增加相关低尿酸血症
（1）肾性低尿酸血症
（2）Fanconi综合征
（3）Wilson病
（4）抗利尿激素分泌不当综合征（SIADH）
（5）恶性肿瘤
（6）糖尿病
（7）药物（如苯溴马隆和丙磺舒）
（8）怀孕
（9）难治性腹泻
2. 生成不足相关低尿酸血症
（1）黄嘌呤尿症（Ⅰ型、Ⅱ型）
（2）钼辅因子缺乏症
（3）嘌呤核苷磷酸化酶缺乏症（PNP缺乏症）
（4）5-磷酸核糖-1-焦磷酸（PRPP）合成酶活性减低
（5）特发性尿酸生成不足型低尿酸血症
（6）重度肝脏损伤
（7）药物（别嘌呤醇、非布司他）
（8）消瘦（营养不良）

损伤史；③肾性低尿酸血症的家族史。在运动诱发急性肾损伤时，由于肾功能减退，血清尿酸可能不低，因此应关注发病前的血尿酸或者在好转后复查血尿酸水平[29]。

肾性低尿酸血症诊断明确后，应该对其并发症进行评估。常见的并发症包括泌尿系结石，因此应该定期进行泌尿系B超检查；易出现运动诱发的急性肾损伤，剧烈活动后行血清肌酐或血清胱抑素C检测。

【鉴别诊断】

在对低尿酸血症进行临床鉴别时，首先需要判断尿酸是过度排泄还是生成不足，过度排泄的原因主要定位在肾脏，生成不足则可能是各种原因导致的尿酸合成或代谢异常。在排除了表3-12-1中其他各种疾病所致的低尿酸血症后，才能对肾性低尿酸血症进行诊断。

1. 肾脏尿酸排泄增加的疾病

过度排泄型低尿酸血症可见于孤立性肾小管尿酸排泄异常（即肾性低尿酸血症），也可见于其他肾小管功能异常的疾病，如Fanconi综合征、Wilson病、抗利尿激素分泌失调综合征等，在诊断肾性低尿酸血症前需除外这些疾病。

（1）Fanconi综合征：Fanconi综合征是指近端肾小管非选择性功能障碍致氨基酸、葡萄糖、碳酸氢根、尿酸和磷等物质在肾小管的重吸收减少而从尿中排出的一组临床症候群，其低尿酸血症与近端肾小管尿酸重吸收障碍和（或）分泌异常有关[36]。与肾性低尿酸血症不同的是Fanconi综合征除低尿酸血症外还有氨基酸尿、糖尿、肾小管酸中毒和低磷血症。多数Fanconi综合征为获得性，与自身免疫性疾病、药物相关过敏性间质性肾炎、单克隆免疫球蛋白相关近端肾小管损害有关，因此还可能具有原发病的各种临床表现。

（2）Wilson病：Wilson病又称肝豆状核变性，是先天性铜代谢障碍性疾病，呈常染色体隐性遗传。临床上以肝损害、锥体外系症状与角膜色素环为主要表现。部分Wilson病患者血尿酸水平存在不同程度的降低，其机制可能与铜代谢障碍引起近端肾小管重吸收尿酸功能障碍有关[37]。这类患者有原发病的临床表现，与肾性低尿酸血症不难鉴别。

（3）抗利尿激素分泌失调综合征（SIADH）：SIADH是指体内抗利尿激素异常分泌增多，机体对水钠调节紊乱，以水潴留、稀释性低钠血症为特征的临床综合征，主要原因有药物、重症感染、颅脑疾病、恶性肿瘤（如肺燕麦细胞癌）等。临床表现如乏力、嗜睡，严重者可出现腱反射消失、昏迷，甚至危及生命。SIADH时血尿酸水平降低可能与低钠血症时有效血容量降低、肾小管对尿酸的重吸收减少、尿酸清除率增加有关[38-39]；也有研究表明，除有效血容量外，SIADH的低尿酸血症也和V1受体受到刺激相关[40-41]。与肾性低尿酸血症不同，SIADH存在显著的低钠血症，也合并有引起SIADH的各种原发病表现。

（4）药物：在促进尿酸排泄的药物中，苯溴马龙和丙磺舒是近段小管URAT1的抑制剂，口服可使肾脏尿酸排泄率增加，血尿酸水平降低；氯沙坦[42]、非诺贝特[43]、大剂量水杨酸[44]、复方磺胺甲噁唑[45]也能通过抑制URAT1的功能而导致低尿酸血症。在诊断肾性低尿酸血症前要先除外药物的影响。

（5）其他尿酸排泄增加的疾病：虽然代谢综合征患者通常同时存在高尿酸血症，但有研究发现高血糖者低尿酸血症发生率较正常血糖者高，可能和尿糖水平升高致尿酸排泄率增加有关[46-47]；早年病例报道发现恶性肿瘤如非霍奇金淋巴瘤，可能因肾脏尿酸重吸收障碍而发生明显的低尿酸血症[48]；一项来自韩国的研究发现426例低尿酸血症患者，198例能找到相关原因，其中恶性肿瘤占86例，这可能和患者处于消瘦状态、尿酸合成不足及各种治疗药物引起肾小管损伤、尿酸重吸收减少有关[49]；此外，怀孕[50]、难治性腹泻、毒蕈碱中毒[51]、获得性免疫缺陷[52]等也会因尿酸排泄增加而出现低尿酸血症。

2. 尿酸产生减少的疾病

当患者出现低尿酸血症时，需同时排除尿酸产生减少相关的疾病（图3-12-2）。这类疾病往往肾脏尿酸排泄减少，通过检测FEUA可与肾性低尿酸血症鉴别。尿酸产生减少的疾病包括如下几种。

（1）遗传性黄嘌呤尿症：遗传性黄嘌呤尿症是指嘌呤分解的限速酶黄嘌呤氧化还原酶及其相关酶系缺陷引起的常染色体隐性遗传病。临床上可分为2种类型，Ⅰ型（经典型）是由黄嘌呤氧化还原酶缺陷所致，以低尿酸血症（血清尿酸通常低于59.5μmol/L）、低尿酸尿症、高黄嘌呤尿症为特征，多数无明显症状，约1/3患者发生泌尿系结石，少部

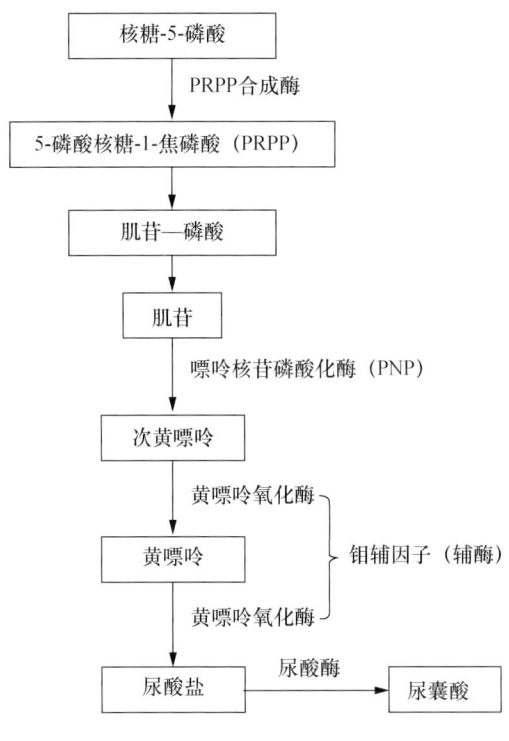

图 3-12-2 尿酸合成模式图

分患者因骨骼肌有黄嘌呤结晶而出现肌病症状[53]；Ⅱ型罕见，是由黄嘌呤氧化还原酶和醛氧化酶均缺乏所致，临床表现与Ⅰ型相似[53]，可用别嘌呤醇负荷试验鉴别[54]。与肾性低尿酸血症相比，该病尿酸排泄率降低，血和尿中黄嘌呤水平增加。

（2）钼辅因子缺乏症：钼辅因子缺乏症是一种罕见的常染色体隐性遗传病。钼辅因子是多种酶的辅因子，包括亚硫酸盐氧化酶、醛氧化酶、黄嘌呤氧化还原酶及线粒体相关酶等，其缺乏会导致代谢产物在体内蓄积，产生毒性。黄嘌呤氧化还原酶、醛氧化酶及亚硫酸盐氧化酶因钼辅因子缺乏而活性下降，尿酸产生减少，尿中黄嘌呤排泄增加，故也有被称为遗传性黄嘌呤尿症Ⅲ型。临床多以新生儿期起病难治性癫痫，喂养困难，发育落后，肌张力异常等为主要表现，肾脏尿酸排泄率降低，故与无症状的肾性低尿酸血症易鉴别[53]。

（3）嘌呤核苷磷酸化酶（PNP）缺乏症：PNP缺乏症是由嘌呤核苷磷酸化酶基因突变所致的常染色体隐性遗传病，因肌苷向次黄嘌呤转化不足而出现低尿酸血症，同时也会因核苷酸代谢产物脱氧鸟苷三磷酸（dGTP）的蓄积而对早期T细胞产生毒性作用而使之发育停滞在 pro-T 阶段，引起严重的T细胞缺乏，B细胞可能正常或者缺陷，临床表现为以T细胞功能障碍为主的重症联合免疫缺陷；神经系统病变也十分常见，包括痉挛、轻偏瘫、发育迟缓、共济失调、震颤以及多动症等，故与肾性低尿酸血症易于鉴别[55]。

（4）其他：5-磷酸核糖-1-焦磷酸（PRPP）是嘌呤核苷酸、嘧啶核苷酸从头合成与补救合成过程中不可缺少的成分，PRPP合成酶活性减低将引起嘌呤合成减少，尿酸产生减少[53]；减少尿酸合成的药物包括黄嘌呤氧化酶抑制剂（如别嘌呤醇、非布司他），可抑制黄嘌呤氧化，减少尿酸合成，使血尿酸浓度降低；尿酸酶使尿酸快速氧化变成尿囊酸，后者不被肾小管重吸收而排出体外。此外，严重肝细胞损伤（肝脏黄嘌呤氧化酶活性降低）、消瘦、营养不良也可使尿酸生成减少而引起低尿酸血症。尿酸产生减少或者降解增加的疾病，可通过尿尿酸排泄减少与肾性低尿酸血症相鉴别。

【治疗】

肾性低尿酸血症常无特殊临床表现，一般不需要特殊治疗。平时生活中应避免剧烈运动，多饮水，勿用各种具有促进尿酸排泄的药物，定期监测血清尿酸水平和评估泌尿系结石。若发生运动诱发急性肾损伤，则按照急性肾损伤处理，必要时行肾脏替代治疗。根据运动诱发急性肾损伤发病的机制假设，使用别嘌呤醇等抑制尿酸生成的药物可能有效，并在一些病例中作为预防治疗[56-58]，但目前仍缺乏可靠的证据。有尿路结石者，应多饮水，使用枸橼酸盐碱化尿液可能具有一定的治疗效果[59]。

【病例摘要】

患者，男，43岁。20年前曾因踢球后出现腰痛、恶心、呕吐，于外院就诊查肌酐 900 μmol/L，未透析，1个月后肌酐降至正常出院。2019年6月体检血清肌酐 65 μmol/L，尿酸 < 30 μmol/L。2019年10月10日因持续高强度体力劳动 5 h 后出现腰痛，致夜不能寐。2019年10月12日查血清肌酐 450 μmol/L，尿酸 32 μmol/L；休息后10月15日复查肌酐 278 μmol/L，10月22日肌酐 103 μmol/L。查体无特殊阳性体征。基因检测显示 SLC2A9 基因 5 号外显子杂合缺失变异，SLC2A9 基因 c.944G > A，p.Trp315Ter（致病）。诊断：肾性低尿酸血症 2 型，运动诱发急性肾损伤。（该病例由复旦大学附属华山医院肾病科 张敏医生提供）病例详细资料见二维码数字资源3-12。

数字资源3-12

（谢琼虹）

【参考文献】

[1] Feig, D.I., D.H. Kang, R.J. Johnson. Uric acid and cardiovascular risk. N Engl J Med, 2008, 359（17）: 1811-1821.

[2] Ichida, K. Clinical and molecular analysis of patients with renal hypouricemia in Japan-influence of URAT1 gene on urinary urate excretion. J Am Soc Nephrol, 2004, 15（1）: 164-173.

[3] Matsuo, H. Mutations in glucose transporter 9 gene SLC2A9 cause renal hypouricemia. Am J Hum Genet, 2008, 83（6）: 744-751.

[4] Wakasugi, M. Association between hypouricemia and reduced kidney function: a cross-sectional population-based study in Japan. Am J Nephrol, 2015, 41（2）: 138-146.

[5] Praetorius, E. and J.E. Kirk. Hypouricemia: with evidence for tubular elimination of uric acid. J Lab Clin Med, 1950, 35（6）: 865-868.

[6] Greene, M.L. Hypouricemia due to isolated renal tubular defect. Dalmatian dog mutation in man. Am J Med, 1972, 53（3）: 361-367.

[7] Mandal, A.K., D.B. Mount. The molecular physiology of uric acid homeostasis. Annu Rev Physiol, 2015, 77: 323-345.

[8] Enomoto, A. Molecular identification of a renal urate anion exchanger that regulates blood urate levels. Nature, 2002, 417（6887）: 447-452.

[9] Zhou, Z. Renal hypouricemia caused by novel compound heterozygous mutations in the SLC22A12 gene: a case report with literature review. BMC Med Genet, 2018, 19（1）: 142.

[10] Vitart, V. SLC2A9 is a newly identified urate transporter influencing serum urate concentration, urate excretion and gout. Nat Genet, 2008, 40（4）: 437-442.

[11] Dinour, D. Homozygous SLC2A9 mutations cause severe renal hypouricemia. J Am Soc Nephrol, 2010, 21（1）: 64-72.

[12] Ichida, K. Age and origin of the G774A mutation in SLC22A12 causing renal hypouricemia in Japanese. Clin Genet, 2008, 74（3）: 243-251.

[13] Ohta, T. Exercise-induced acute renal failure associated with renal hypouricaemia: results of a questionnaire-based survey in Japan. Nephrol Dial Transplant, 2004, 19（6）: 1447-1453.

[14] Ishikawa, I. Exercise-induced acute renal failure in 3 patients with renal hypouricemia. Nihon Jinzo Gakkai Shi, 1990, 32（8）: 923-928.

[15] Erley, C.M. Acute renal failure due to uric acid nephropathy in a patient with renal hypouricemia. Klin Wochenschr, 1989, 67（5）: 308-312.

[16] Hellsten-Westing, Y. Exchange of purines in human liver and skeletal muscle with short-term exhaustive exercise. Am J Physiol, 1994, 266（1 Pt 2）: R81-86.

[17] Ohta, T. Exercise-induced acute renal failure with renal hypouricemia: a case report and a review of the literature. Clin Nephrol, 2002, 58（4）: 313-316.

[18] Vollaard, N.B., J.P. Shearman, C.E. Cooper. Exercise-induced oxidative stress: myths, realities and physiological relevance. Sports Med, 2005, 35（12）: 1045-1062.

[19] Peden, D.B. Uric acid is a major antioxidant in human nasal airway secretions. Proc Natl Acad Sci U S A, 1990, 87（19）: 7638-7642.

[20] Paller, M.S., J.R. Hoidal, T.F. Ferris. Oxygen free radicals in ischemic acute renal failure in the rat. J Clin Invest, 1984, 74（4）: 1156-1164.

[21] Dinour, D. URAT1 mutations cause renal hypouricemia type 1 in Iraqi Jews. Nephrol Dial Transplant, 2011, 26（7）: 2175-2181.

[22] Hisatome, I. Renal hypouricemia due to enhanced tubular secretion of urate associated with urolithiasis: successful treatment of urolithiasis by alkalization of urine K＋, Na（＋）-citrate. Nephron, 1993, 65（4）: 578-582.

[23] Sperling, O. Hereditary renal hypouricemia. Mol Genet Metab, 2006, 89（1-2）: 14-18.

[24] Nishizaki, N. Hereditary renal hypouricemia: a cause of calcium oxalate urolithiasis in a young female. Clin Nephrol, 2012, 77（2）: 161-163.

[25] Kaneko, K. Analysis of urinary calculi obtained from a patient with idiopathic hypouricemia using micro area x-ray diffractometry and LC-MS. Urol Res, 2005, 33（6）: 415-421.

[26] Sorensen, C.M., P.S. Chandhoke. Hyperuricosuric calcium nephrolithiasis. Endocrinol Metab Clin North Am, 2002, 31（4）: 915-925.

[27] Fujinaga, S. Posterior reversible encephalopathy syndrome with exercise-induced acute kidney injury in renal hypouricemia type 1. Eur J Pediatr, 2013, 172（11）: 1557-1560.

[28] Shima, Y. Recurrent EIARF and PRES with severe renal hypouricemia by compound heterozygous SLC2A9 mutation. Pediatrics, 2011, 127(6): e1621-1625.

[29] Nakayama, A. Clinical practice guideline for renal hypouricemia (1st edition). Hum Cell, 2019, 32(2): 83-87.

[30] Steele, T.H., G. Boner. Origins of the uricosuric response. J Clin Invest, 1973, 52(6): 1368-1375.

[31] Nakamura, T. Quantitative estimation of urate transport in nephrons in relation to urinary excretion employing benzbromarone-loading urate clearance tests in cases of hyperuricemia. Nephron Extra, 2011, 1(1): 55-68.

[32] Cheong, H.I. Mutational analysis of idiopathic renal hypouricemia in Korea. Pediatr Nephrol, 2005, 20(7): 886-890.

[33] Tanaka, M. Two male siblings with hereditary renal hypouricemia and exercise-induced ARF. Am J Kidney Dis, 2003, 42(6): 1287-1292.

[34] Shen, H. Recurrent exercise-induced acute kidney injury by idiopathic renal hypouricemia with a novel mutation in the SLC2A9 gene and literature review. BMC Pediatr, 2014, 14: 73.

[35] Ichida, K. Identification of two mutations in human xanthine dehydrogenase gene responsible for classical type I xanthinuria. J Clin Invest, 1997, 99(10): 2391-2397.

[36] Izzedine, H. Drug-induced Fanconi's syndrome. Am J Kidney Dis, 2003, 41(2): 292-309.

[37] Wilson, D.M., N.P. Goldstein. Renal urate excretion in patients with Wilson's disease. Kidney Int, 1973, 4(5): 331-336.

[38] Shichiri, M. Renal handling of urate in the syndrome of inappropriate secretion of antidiuretic hormone. Arch Intern Med, 1985, 145(11): 2045-2047.

[39] Beck, L.H. Hypouricemia in the syndrome of inappropriate secretion of antidiuretic hormone. N Engl J Med, 1979, 301(10): 528-530.

[40] Taniguchi, K. Stimulation of V1a receptor increases renal uric acid clearance via urate transporters: insight into pathogenesis of hypouricemia in SIADH. Clin Exp Nephrol, 2016, 20(6): 845-852.

[41] Decaux, G. Evidence in hyponatremia related to inappropriate secretion of ADH that V1 receptor stimulation contributes to the increase in renal uric acid clearance. J Am Soc Nephrol, 1996, 7(5): 805-810.

[42] Minghelli, G. Uricosuric effect of the angiotensin II receptor antagonist losartan in heart transplant recipients. Transplantation, 1998, 66(2): 268-271.

[43] Uetake, D. Effect of fenofibrate on uric acid metabolism and urate transporter 1. Intern Med, 2010, 49(2): 89-94.

[44] Yu, T.F., A.B. Gutman. Study of the paradoxical effects of salicylate in low, intermediate and high dosage on the renal mechanisms for excretion of urate in man. J Clin Invest, 1959, 38(8): 1298-1315.

[45] Chertow, G.M. Trimethoprim-sulfamethoxazole and hypouricemia. Clin Nephrol, 1996, 46(3): 193-198.

[46] Shichiri, M., H. Iwamoto, T. Shiigai. Diabetic renal hypouricemia. Arch Intern Med, 1987, 147(2): 225-228.

[47] Magoula, I. Insulin-dependent diabetes and renal hypouricemia. Nephron, 1991, 59(1): 21-26.

[48] Bennett, J.S. Hypouricemia in Hodgkin's disease. Ann Intern Med, 1972, 76(5): 751-756.

[49] Son, C.N. Prevalence and possible causes of hypouricemia at a tertiary care hospital. Korean J Intern Med, 2016, 31(5): 971-976.

[50] Lind, T. Changes in serum uric acid concentrations during normal pregnancy. Br J Obstet Gynaecol, 1984, 91(2): 128-132.

[51] Zawadzki, J. Hypouricemia due to increased tubular secretion of urate in children with Amanita phalloides poisoning. Nephron, 1993, 65(3): 375-380.

[52] Maesaka, J.K. Hypouricemia in acquired immunodeficiency syndrome. Am J Kidney Dis, 1990, 15(3): 252-257.

[53] Ichida, K. Mutations associated with functional disorder of xanthine oxidoreductase and hereditary xanthinuria in humans. Int J Mol Sci, 2012, 13(11): 15475-15495.

[54] Sebesta, I., B. Stiburkova, J. Krijt. Hereditary xanthinuria is not so rare disorder of purine metabolism. Nucleosides Nucleotides Nucleic Acids, 2018, 37(6): 324-328.

[55] Markert, M.L. Purine nucleoside phosphorylase deficiency. Immunodefic Rev, 1991, 3(1): 45-81.

[56] Yeun, J.Y., J.A. Hasbargen. Renal hypouricemia: prevention of exercise-induced acute renal failure and a review of the literature. Am J Kidney Dis, 1995, 25(6): 937-946.

[57] Bhasin, B. Hereditary renal hypouricemia: a new role for allopurinol? Am J Med, 2014, 127(1): e3-4.

[58] Sanchis-Gomar, F. Effects of allopurinol on exercise-induced muscle damage: new therapeutic approaches? Cell Stress Chaperones, 2015, 20(1): 3-13.

[59] Hisatome, I. Excess urate excretion correlates with severely acidic urine in patients with renal hypouricemia. Intern Med, 1998, 37(9): 726-731.

第十三节 胱氨酸尿症

【概述】

胱氨酸尿症（cystinuria）是 SLC3A1 和 SLC7A9 基因突变引起近端肾小管或胃肠道重吸收和转运胱氨酸障碍，从而使尿液中胱氨酸排泄增加的常染色体隐性遗传性疾病。主要临床表现为尿路结石形成及与之相关的尿路梗阻、感染、肾功能不全等。

胱氨酸尿症在全球范围内的患病率约为 1∶7000，但其患病率存在显著的地域差异，在 1∶2500（利比亚犹太人）到 1∶100 000（瑞典人）间波动[1]。在美国，约有 1∶15 000 的成年人患有胱氨酸尿症，我国尚未有相关统计数据[2]。因为许多表型不全外显的胱氨酸尿症患者其一生中未能形成结石及出现相应的症状，从而无法被发现，故上述统计数据可能低估了胱氨酸尿症的真实患病率。

1810 年 Wollaston 首次报道胱氨酸尿症，他从一名患者体内取出一块较大的膀胱结石，他当时认为这些来自膀胱壁的晶体具有氧化物的化学性质，故推测其组成成分为囊性氧化物[3]。尽管后来研究证明这种特殊晶体既不是氧化物，也不是膀胱分泌物，但为了认可这一历史性发现，科学家们将分离出来的氨基酸命名为胱氨酸。随着遗传学与分子生物学的进步，研究者们发现胱氨酸尿症是归因于基因突变的遗传性疾病。Calonge 等于 1994 年发现了引起胱氨酸尿症的第一个缺陷基因 SLC3A1[4]。通过连锁分析发现 SLC3A1 位于 2 号染色体的短臂（2p16.3-21），编码与 $b^{0,+}$ 相关的氨基酸转运体（rBAT）。rBAT 与 SLC7A9 基因产物形成一种异源二聚体。该异源二聚体介导胱氨酸和二碱基氨基酸在近端小管顶膜和小肠的钠独立转运。rBAT 是该二聚体的重链亚单位，其作为胱氨酸转运蛋白，能将其靶向转运到刷状缘膜[5]。研究者们迄今已鉴定出 103 个 SLC3A1 特异性突变，包括染色体重排、缺失和插入、错义、无义和移码[6]。其中 SLC3A1 最常见的突变是 M467T，它在 467 位编码苏氨酸而不是蛋氨酸[6]。SLC3A1 基因突变可导致异源二聚体折叠或运输异常，从而在不同程度上使蛋白质功能缺失，导致转运胱氨酸功能缺失。正常情况下，肾小球滤过液中 99% 的胱氨酸在近端肾小管刷状缘细胞被重吸收，当肾小管胱氨酸重吸收和转运胱氨酸障碍时，尿中胱氨酸排泄量增加，当尿中胱氨酸浓度超过肾小球滤过负荷浓度的 50%～200% 或尿 pH 值降低时，胱氨酸可形成特有的六方结晶体，从而引起胱氨酸肾结石形成[2,7]。SLC3A1 基因纯合子突变患者归类为 A 型胱氨酸尿症。大多数病例中，A 型胱氨酸尿症患者也为 I 型表型，即其双亲胱氨酸排泄量正常。

在随后的研究中发现非 A 型胱氨酸尿症患者具有 SLC3A1 基因的野生型序列，这意味着该类患者肯定存在另一种基因产物缺陷。1999 年，国际胱氨酸尿症协会（ICC）再次利用连锁分析，在 19 号染色体（19q12-13）的长臂上发现了第二个胱氨酸尿症基因位 SLC7A9[8]。正常的 SLC7A9 基因编码 $b^{0,+}$AT，即具有 487 个氨基酸轻链亚单位和 12 个跨膜结构域的胱氨酸转运蛋白[6]。迄今为止，研究者们已鉴定出 60 多种 SLC7A9 突变类型，其中最常见的突变是 G105R，即精氨酸在 105 位取代甘氨酸[6]。与 SLC3A1 一样，SLC7A9 突变的群体差异很大。在利比亚犹太人中，最常见的突变是 V170M，即缬氨酸在 170 位取代蛋氨酸[2]。这种基因突变类型纯合子归类为 B 型胱氨酸尿症。大多数病例中，B 型胱氨酸尿症患者的双亲尿中胱氨酸水平升高（但无结石），因此为非 I 型表型（旧分类法中根据双亲尿中胱氨酸水平分为 II 型或 III 型胱氨酸尿症）[8]。非 I 型表型患者的双亲尿中胱氨酸排泄水平升高，但罕有结石形成，因此，非 I 型表型胱氨酸尿症是一种肾结石常染色体显性遗传病（不完全外显）[2,9]。

【临床表现】

胱氨酸尿症在任何年龄均可发病，但以儿童多见。本病多易形成尿路结石，是引起尿路结石的遗传学病因。本病具有显著的基因及表型异质性，其临床表现多样，常表现为与尿路结石形成相关的症状如肾绞痛、血尿、发热、尿频、尿急、尿痛及肾功能不全等。

胱氨酸结石仅占所有尿路结石的 1%，但该类结石具有体积大、生长快、复发率高等特征。在临床中，对于具有大的分支、填充肾脏集合系统的鹿角形结石者，需怀疑胱氨酸结石的可能[10-11]。胱氨酸结石在儿童人群的发病率增高，约占该人群尿路结石的 6%～10%。研究表明，50% A 型胱氨酸尿症患者在出生后的头十年首次形成尿路结石，另外约 25% A 型胱氨酸尿症患者在青少年时期形成结石[12]。故对于儿童期或青春期出现尿路结石的患者，应怀疑其患有胱氨酸尿症的可能。一项纳入 200 多例患者的研究发现，结石发作的中位年龄为 12 岁，但由于个体差异结石也可能形成于婴儿期甚至成年晚期[9, 13]。胱氨酸结石存在着一定的性别差异，它在男性患者中更易复发，且男性患者症状重于女性，目前原因不明。

胱氨酸尿症患者的临床表现多与尿路结石有关。患者肾绞痛、输尿管梗阻出现腰痛、腹痛，结石梗阻可能造成血尿、反复尿路感染。部分患者在病程中可能出现肾功能不全，严重者甚至可能需要透析治疗。既往研究表明约 17% 的胱氨酸尿症患者可能出现肾小球滤过率下降，原因可能与尿路结石反复发作、频繁泌尿外科碎石手术、结石致泌尿系梗阻、结晶堵塞小管及由此造成的炎症、纤维化有关[14-16]。与草酸钙结石患者相比，胱氨酸尿症患者肾切除的概率增加大概 4 倍。不同于其他代谢遗传疾病，胱氨酸尿症患者通常身体及智力发育正常，一般无全身多系统受累。

【辅助检查】

1. 放射影像学

胱氨酸结石在非对比增强计算机断层成像（computed tomography，CT）中可很好地成像。CT检查相较于腹部平片具有更高的灵敏度和特异度。但对于需复查或监测结石的青少年、孕妇等顾虑放射性暴露量的患者而言，肾脏超声是另一种有效的影像学检查方法。肾超声检查虽然不如 CT 敏感，但因其无辐射及成本相对较低而具有其独特的诊断价值。

2. 实验室检查

尿液中胱氨酸定性及定量检测对于胱氨酸结石的诊断具有重要意义。尿液检查可作为初筛方法，尿液中发现六角形胱氨酸结晶是胱氨酸尿症的特征表现。儿童胱氨酸尿症患者大约 25% 可出现病理性六角形胱氨酸结晶[17]。

氰化物-硝普盐试验是筛查尿液胱氨酸的快速而简便的方法。对于无法进行结石成分分析且尿液中未见胱氨酸结晶的患者而言，该方法具有一定的诊断意义。结果阳性提示尿胱氨酸浓度大于 75 mg/L，结果阴性可排除胱氨酸尿症，但需注意，在罕见情况下杂合子患者可呈阴性结果。该试验的原理是氰化物将胱氨酸还原为半胱氨酸，然后半胱氨酸与硝普钠结合，引起红色/紫色的颜色变化。该检测方法的灵敏度为 72%，特异度为 95%[18]。但该试验为比色检测，它可与巯基非特异结合从而干扰比色反应，故对于服用磺胺类药物、氨苄西林或 N-乙酰半胱氨酸的患者可能会出现假阳性结果。除此以外，假阳性结果可见于范科尼综合征、同型半胱氨酸尿症、丙酮尿症患者。

氰化物-硝普盐试验阳性者应进一步行尿胱氨酸排泄检测。由于胱氨酸排泄存在昼夜差异，故需收集患者 24 h 尿液进行定量测定。正常情况下胱氨酸排泄率为 30 mg/d，胱氨酸尿症纯合子患者胱氨酸的排泄量至少 300 mg/d，最高甚至可达 3600 mg/d。杂合子和范科尼综合征患者由于肾小管功能广泛受损，排泄量可正常，通常不超过 250 mg/d，故该类型患者通常不形成结石。儿童胱氨酸尿症患者的排泄量可以较低（＜75 mg/d），但＜6 个月婴儿由于肾小管未发育成熟而致尿胱氨酸排泄量增加。

结石成分分析是胱氨酸结石的决定性诊断方法。纯合子胱氨酸尿症可导致纯胱氨酸结石或混有其他成分的胱氨酸结石；而杂合子胱氨酸尿症可能是非胱氨酸结石的风险因素之一。若可获取手术取出的结石或自排的结石，可仅凭结石成分分析确诊胱氨酸结石。

基因检测也可用于胱氨酸的诊断，对患者及家系进行 *SLC3A1* 和 *SLC7A9* 基因突变遗传分析具有一定的诊断及鉴别诊断价值，还可运用于疾病的分型及产前咨询。但对于诊断胱氨酸尿症而言，基因检测并非必需的检查手段[16]。

胱氨酸尿症通常不需进行肾脏活检，但对于取石手术中获得的肾脏组织进行病理学检查发现：胱氨酸结晶堵塞 Bellini 管，可在内髓集合管和髓袢细段内发现碳酸钙结晶，可发现局灶性区域肾小管扩张伴随不同程度的间质纤维化。

【诊断】

对于 30 岁以下，尤其是儿童期出现尿路结石、复发性或复杂性结石、具有复发性尿路结石家族史的患者应筛查其是否存在胱氨酸尿症。对于肾结石患者合并以下至少一项情况可诊断胱氨酸尿症：①结石成分分析提示胱氨酸为主要组成成分；②有胱氨酸尿症家族史；③尿液分析中出现具有诊断意义的六角形胱氨酸结晶。

【鉴别诊断】

胱氨酸尿症需与下列同样会引起腰痛、血尿等症状的疾病进行鉴别诊断。

（1）急性肾盂肾炎：急性肾盂肾炎患者常常表现为腰痛、血尿、发热。患者血常规、降钙素原等感染指标常常升高，腹部影像学检查常常未见结石，尿培养可找到致病菌生长。根据上述诊断要点不难与胱氨酸结石鉴别。

（2）肾小球肾炎：常常表现为血尿、蛋白尿、水肿、高血压等症状，若仅表现血尿，需注意与胱氨酸尿症相鉴别。通过尿常规检查、泌尿系影像学检查不难鉴别。

除此以外，胱氨酸尿症还需与下述的代谢性遗传病相鉴别。

（1）胱氨酸病：是溶酶体膜对胱氨酸转运缺陷的常染色体隐性遗传病。主要临床表现为胱氨酸结晶在肝、骨髓、淋巴结、网状内皮细胞内以及周围血白细胞、肾脏、角膜、结合膜等多器官组织内沉积。患者尿液分析为全氨基酸尿，无胱氨酸结晶尿及尿路结石，但病程早期可出现肾衰竭。本病与胱氨酸尿症不难鉴别。

（2）高胱氨酸尿症，又称同型胱氨酸尿症：是由于胱硫醚合成障碍导致同型胱氨酸积聚的常染色体遗传性代谢性疾病。患者主要表现为多发性血栓栓塞、智力低下、晶体异位和指趾过长。与胱氨酸尿症相比，该病无胱氨酸结晶尿及结石形成，病程中不出现肾衰竭，尿液成分分析含有同型胱氨酸。与胱氨酸尿症不难鉴别。

【治疗】

胱氨酸尿症治疗重点在于防治结石形成。治疗措施包括生活方式调整、药物干预和外科治疗。

胱氨酸尿症患者均可尝试生活方式干预和内科治疗，包括水化、限制钠和蛋白质、碱化尿液、含巯基胱氨酸结合药物。上述治疗可作为胱氨酸尿症患者的初始治疗方案，治疗目标为降低尿中胱氨酸浓度，提高尿液胱氨酸溶解度，从而减少胱氨酸结石形成。

1. 水化治疗

水化疗法是防治胱氨酸结石最简单而实用的方法。增加液体摄入可以降低尿液中胱氨酸浓度，当尿液胱氨酸浓度低于 250 mg/L 时，尿胱氨酸饱和度低于 1.0，此时胱氨酸晶体处于可溶解的状态，结石形成的风险下降[5,19]。故成人每日需饮用至少 3～4 L 液体，使每日尿量至少达到 3 L，以保持 24 h 高尿排出量，从而预防胱氨酸结石形成。尿中胱氨酸浓度在夜间较高，同时尿 pH 值偏低，易于析出结晶，所以除了白天需摄入大量液体以保证高尿量外，还建议患者夜间摄入大量液体以减少夜间胱氨酸结晶的形成。

2. 限制摄入钠和蛋白质

限制鱼、肉、蛋、奶等动物蛋白摄入量能减少胱氨酸和蛋氨酸（胱氨酸的氨基酸前体）量，从而使尿液中胱氨酸排泄量下降。较高的尿素氮排泄量（动物蛋白质代谢物）与较高的胱氨酸排泄量相关，故限制动物蛋白质的摄入能快速有效减少胱氨酸的排泄。限制动物蛋白摄入（质子的主要食物来源）有助于减少肾脏质子排泄，从而增加尿液 pH 值，以提高尿液胱氨酸溶解度，减少结石形成。此外，动物蛋白质摄入量的减少往往伴随着水果和蔬菜摄取量的增加，而水果和蔬菜中的碱以有机阴离子的形式存在，故可通过减少肾 H^+ 排泄、增加尿中碳酸氢钠来碱化尿液。然而，即使严格限制饮食中胱氨酸的摄入量，正常的代谢活动仍能产生内源性胱氨酸，这部分胱氨酸能被肾小球滤过排泄。同时为了顾及患者，尤其是儿童的营养需求和饮食习惯，建议患者适度限制蛋白质摄入量（0.8～1.0 g/kg）。

既往研究发现尿中胱氨酸排泄量和钠盐摄入量呈线性相关，每日限钠至 50 mmol 可明显减少胱氨酸的生成。但考虑到患者的依从性和饮食习惯，建议患者可适度限钠至 100 mmol/d[20]。

尽管限制动物蛋白与钠的摄入可减少胱氨酸排泄，但尚未有随机对照试验揭示其对于预防结石复发的长期获益。

3. 碱化尿液

除了尿胱氨酸浓度以外，尿液 pH 值亦能影响尿液中胱氨酸的溶解度。碱性尿可增加胱氨酸的溶解度从而防止结石形成[20]。然而，当尿液 pH 值低于 7.0 时，pH 值对溶解度的影响是有限的。Dent 等发现，当 pH 值为 7.0 时，胱氨酸在尿液中的溶解度约为 250 mg/L，但当 pH 值为 7.5 或更高时，胱氨酸的溶解度增加到 500 mg/L 或更高[21-22]。所以治疗上可以通过口服补充碱化剂如枸橼酸钾、柠檬酸钾、碳酸氢钾来增加胱氨酸的溶解度。柠檬酸盐是一种有机阴离子，它在肝脏的代谢消耗质子、产生碳酸氢盐，故肾排泄 H^+ 减少，产生碳酸氢盐尿，从而有效地碱化尿液。然而枸橼酸钠或碳酸氢钠会增加钠的摄入从而增加胱氨酸排泄，故建议首选钾盐来碱化尿液。但对于合并高钾血症而需要限钾的胱氨酸尿症患者来说，可选择钠盐碱化剂。需注意的是碱化尿液可以降低磷酸钙的溶解度从而增加磷酸钙结石的形成风险，故对于合并磷酸钙结石的患者需慎用尿液碱化剂。

4. 含巯基胱氨酸结合药物

如果患者采取上述水化、碱化尿液、限制饮食钠和动物蛋白等干预方式效果不佳或者无法耐受上述干预措施，可以使用青霉胺和 2- 巯基丙酰甘氨酸（硫普罗宁）等含巯基药物。这些药物通过巯基基团还原胱氨酸中的二硫键，产生半胱氨酸二硫化物，后者的溶解度高于同源半胱氨酸，其中半胱氨酸-青霉胺复合物的可溶性比胱氨酸高 50 倍，可使患者胱氨酸结石缩小或者溶解。

治疗上应根据患者入液量和 24 h 尿胱氨酸排泄量来调整含巯基药物的使用剂量。一般而言，青霉胺的用药剂量为 0.5～2 g/d，分 3～4 次给药，结石溶解后可停止给药。若需长期使用青霉胺应补充维生素 B_6 50 mg/d。青霉胺存在如下药物不良反应，包括过敏、恶心、呕吐、发热、皮疹、味觉异常、腹泻、关节痛、白细胞减少、血小板减少、再生障碍性贫血、肝毒性、维生素 B_6 缺乏、蛋白尿（继发于膜性肾病）和系统性红斑狼疮样综合征等，这些副作用在一定程度上限制了这些药物的使用[23]。临床上为了减少这些药物不良反应的发生，通常在治疗开始时采用较低的初始剂量，治疗过程中根据机体反应逐渐增加药物剂量。治疗过程中需密切监测是否存在药物不良反应：在治疗的第一个月每一周应检测两次全血细胞计数和尿蛋白，后续的 5 个月每两周检测一次，此后每月检测一次。除此之外，还应每 6 个月检测一次肝酶以警惕药物肝损害的发生。

2- 巯基丙酰甘氨酸（硫普罗宁）疗效不劣于青霉胺，但其药物不良反应发生率低于青霉胺[24]，故硫普罗宁使用更广，尤其是对于不能耐受青霉胺患者而言。若患者可耐受，硫普罗宁可长期预防性治疗胱氨酸结石。

血管紧张素转化酶抑制剂如卡托普利也可用于治疗胱氨酸尿症。其药物作用机制为血管紧张素转化酶抑制剂含有一个巯基，与胱氨酸结合形成的巯甲脯酸-半胱氨酸二硫化物可以增加尿中胱氨酸的溶解度。然而，卡托普利对胱氨酸尿症患者疗效的研究尚无定论，考虑到其潜在的效果，可作为胱氨酸尿症合并高血压患者的首选药物，也可用于无法耐受上述胱氨酸结合剂的患者。

5. 外科治疗

尽管内科治疗有一定的效果，但仍有部分患者尿胱氨酸浓度无法达到目标值，甚至出现新发结石或原有结石增大。对于出现体积较大的结石、鹿角形结石或引起泌尿系梗阻的患者，需要外科治疗。外科干预很大程度上取决于尿路结石的大小和位置，对于直径大于 5 mm 的结石，能自行排泄的病例不到 50%[2]。除此以外，鹿角形结石若无外科干预亦难以排出体外。

体外冲击波碎石术（ESWL）广泛应用于钙结石的治疗，但其对于胱氨酸结石的治疗具有一定的局限性。不同于脆性结石，胱氨酸结石的分子结构均一、韧性较大，难以被体外冲击波碎石术所击碎。临床研究发现对于直径小于 1.5 cm、表面粗糙的胱氨酸结石，体外冲击波碎石术（ESWL）治疗效果较好。但对于直径大于 1.5 cm、表面光滑的胱氨酸结石，难以被体外冲击波碎石术所击碎，可选用输尿管镜或经皮肾造瘘取石术治疗[16, 25]。胱氨酸结石的开放式手术取石现已极少采用，但对于结石体积极大、复杂性鹿角形结石，肾功能完全丧失者可考虑使用该手术方法。

过去几十年里尽管对于胱氨酸尿症的遗传学病因和病理生理学机制有了较充分的认识，但在治疗上尚无突破性进展。随着相关突变基因的发现及分子生物学领域的进步，未来的靶向基因治疗、侣伴蛋白治疗及胱氨酸晶体合成抑制剂有望用于治疗胱氨酸尿症[26-27]。

【病例摘要】

患者男，16 岁，肾结石病史 6 年。6 年前因腹痛、肉眼血尿入院，腹部 CT 检查提示左侧输尿管膀胱连接处 3 mm 结石，解痉、抗感染治疗后好转出院。3 年前因腰痛入院，CT 检查可见左肾盂输尿管连接处

1.0 cm 大小的结石伴肾积水，右肾可见 1.1 cm 结石，行经皮肾镜取石术后好转出院。2 年前患者随访发现左侧肾盂输尿管连接处结石（2.2×1.4×1.0 cm）梗阻伴肾积水，血清肌酐为 1.91 mg/dl，行经皮肾镜取石术，术后结石成分分析为 100% 胱氨酸结石组成。患者遂开始接受硫普罗宁和枸橼酸钾治疗，后续因高血压接受血管紧张素转化酶抑制剂降压治疗。10 个月后患者血清肌酐水平恢复到 0.76 mg/dl，肾脏超声显示双侧肾实质钙化，无肾积水等情况出现。家族史：患者的 2 位叔叔患有复杂性尿路结石。根据患者的家族史、病史特点、影像学检查、结石成分分析，明确诊断为胱氨酸尿症。病例详细资料见二维码数字资源 3-13。

数字资源 3-13

（廖晓辉）

【参考文献】

[1] Chillaron J, Font-Llitjos M, Fort J, et al. Pathophysiology and treatment of cystinuria. Nat Rev Nephrol, 2010, 6（7）: 424-434. doi: 10.1038/nrneph.2010.69［published Online First: 2010/06/03］

[2] Mattoo A, Goldfarb DS. Cystinuria. Semin Nephrol, 2008, 28（2）: 181-191. doi: 10.1016/j.semnephrol.2008.01.011.

[3] WH W. On cystic oxide: a new species of urinary calculus. Philos Trans R Soc Lond, 1810, 100: 223-230.

[4] Calonge MJ GP, Chillaron J. Cystinuria caused by mutations in rBAT, a gene involved in the transport of cystine. Nat Genet, 1994, 6: 420-425.

[5] Rogers A, Kalakish S, Desai RA, et al. Management of cystinuria. Urol Clin North Am, 2007, 34（3）: 347-362. doi: 10.1016/j.ucl.2007.04.006.

[6] Font-Llitjos M, Jimenez-Vidal M, Bisceglia L, et al. New insights into cystinuria: 40 new mutations, genotype-phenotype correlation, and digenic inheritance causing partial phenotype. J Med Genet, 2005, 42（1）: 58-68. doi: 10.1136/jmg.2004.022244.

[7] Goodyer P. The molecular basis of cystinuria. Nephron Exp Nephrol, 2004, 98（2）: e45-49. doi: 10.1159/000080255.

[8] Consortium IC. Non-type I cystinuria caused by mutations in SLC7A9, encoding a subunit (bo,＋AT) of rBAT. Nature Genetics, 1999, 23: 52-57.

[9] Dello Strologo L, Pras E, Pontesilli C, et al. Comparison between SLC3A1 and SLC7A9 cystinuria patients and carriers: a need for a new classification. J Am Soc Nephrol, 2002, 13（10）: 2547-2553. doi: 10.1097/01.asn.0000029586.

[10] Erica HL, John RA, Stanley DH, et al. Analysis of 24-hour urine parameters as it relates to age of onset of cystine stone formation. Journal of Endourology, 2010, 24: 1179-1182.

[11] Cranidis AI KA, Delakas DS, Livadas CE, et al. Cystine stones: the efficacy of percutaneous and shock wave lithotripsy. Uro Int, 1996, 56: 180-183.

[12] Goodyer P, Saadi I, Ong P, et al. Cystinuria subtype and the risk of nephrolithiasis. Kidney Int, 1998, 54（1）: 56-61. doi: 10.1046/j.1523-1755.1998.00957.x.

[13] Evan AP, Coe FL, Lingeman JE, et al. Renal crystal deposits and histopathology in patients with cystine stones. Kidney Int, 2006, 69（12）: 2227-2235. doi: 10.1038/sj.ki.5000268.

[14] Worcester EM, Parks JH, Evan AP, et al. Renal function in patients with nephrolithiasis. J Urol, 2006, 176（2）: 600-603; discussion 03. doi: 10.1016/j.juro.2006.03.095.

[15] Kum F, Wong K, Game D, et al. Hypertension and renal impairment in patients with cystinuria: findings from a specialist cystinuria centre. Urolithiasis, 2019, 47（4）: 357-363. doi: 10.1007/s00240-019-01110-8.

[16] Servais A, Thomas K, Dello Strologo L, et al. Cystinuria: clinical practice recommendation. Kidney Int, 2021, 99（1）: 48-58. doi: 10.1016/j.kint.2020.06.035.

[17] Thomas JC, DeMarco RT, Donohoe JM, et al. Pediatric ureteroscopic stone management. J Urol, 2005, 174（3）: 1072-1074. doi: 10.1097/01.ju.0000169159.42821.bc.

[18] R Finocchiaro PDE, M Celli, M Zaccagnini, et al. Usefulness of cyanide-nitroprusside test in detecting incomplete recessive heterozygotes for cystinuria: a standardized dilution procedure. Urol Res, 1998, 26（6）: 401-405.

[19] Singer A, Das S. Cystinuria: A review of the pathophysiology and management. Journal of Urology, 1989, 142（3）: 669-673. doi: 10.1016/s0022-5347（17）38849-3.

[20] Goldfarb DS, Coe FL, Asplin JR. Urinary cystine excretion and capacity in patients with cystinuria. Kidney Int, 2006, 69（6）: 1041-1047. doi: 10.1038/sj.ki.5000104.

[21] Fernandez E, Jimenez-Vidal M, Calvo M, et al. The structural and functional units of heteromeric amino acid transporters. The heavy subunit rBAT dictates oligomerization of the heteromeric amino acid transporters.

J Biol Chem, 2006, 281 (36): 26552-26561. doi: 10.1074/jbc.M604049200.

[22] C E Dent MF, H Green, L C Watson. Treatment of cystinuria. British Medical Journal, 1965, 1 (5432): 403-408.

[23] Habib GS, Saliba W, Nashashibi M, et al. Penicillamine and nephrotic syndrome. Eur J Intern Med, 2006, 17 (5): 343-348. doi: 10.1016/j.ejim.2006.03.001.

[24] Purohit RS, Stoller ML. Stone clustering of patients with cystine urinary stone formation. Urology, 2004, 63 (4): 630-634; discussion 34-5. doi: 10.1016/j.urology.2003.11.045.

[25] Kachel TA, Vijan SR, Dretler SP. Endourological experience with cystine calculi and a treatment algorithm. Journal of Urology, 1991, 145 (1): 25-28. doi: 10.1016/s0022-5347 (17) 38237-x.

[26] Rimer JD, An Z, Zhu Z, et al. Crystal growth inhibitors for the prevention of L-cystine kidney stones through molecular design. Science, 2010, 330 (6002): 337-341. doi: 10.1126/science.1191968.

[27] Chaudhuri TK, Paul S. Protein-misfolding diseases and chaperone-based therapeutic approaches. FEBSJ, 2006, 273 (7): 1331-1349. doi: 10.1111/j.1742-4658.2006.05181.

第十四节　黄嘌呤尿症

【概述】

黄嘌呤尿症（xanthinuria）是一种由嘌呤分解的限速酶——黄嘌呤氧化还原酶（xanthine oxidoreductase, XOR）及其相关酶系缺陷引起的常染色体隐性遗传病，主要的临床表现包括黄嘌呤尿结石、肌病等。

1954年，Dent和Philpot首次正式报道了黄嘌呤尿症，是第一个被报道的遗传性嘌呤代谢疾病。其生化基础于1959年确立，XDH酶缺陷于1964年确认，即Ⅰ型黄嘌呤尿症。该酶最初被归类为黄嘌呤氧化酶（XO），但实际上是一种脱氢酶，因为在人体组织中，NAD$^+$是电子受体。1990年，XOR和醛氧化酶（AO）的联合缺陷在人类中被报道[1]。1995年，有人提出Ⅱ型黄嘌呤尿症可能是由于供硫量不足，导致XOR和AO联合不足[2]。但对XOR突变位点的详细分析最早是在1997年[3]报道的。Ⅰ型是由于染色体2p23.1[4-5]的黄嘌呤脱氢酶（XDH）/XO基因突变引起的单纯性XDH/XO缺乏症。Ⅱ型是由位于染色体18q12.2[6-7]上的钼辅酶硫酶基因（*MOCOS*）突变引起的XDH/XO和AO双重缺陷。来自22个国家的150多例病例已被报道，这表明这种疾病并不局限于特定的种族群体。黄嘌呤尿症的发病率和流行情况尚不完全清楚，但似乎在地中海和中东比在北欧更为常见[8]。

生物体内核酸经核酸酶降解生成核苷酸，其中嘌呤核苷酸类在核苷酸酶和核苷磷酸化酶的依次作用下，生成四种嘌呤碱基（鸟嘌呤、腺嘌呤、黄嘌呤和次黄嘌呤）。黄嘌呤氧化酶催化嘌呤碱基生成尿酸是生物体内嘌呤代谢的关键节点，其中包括人类在内的灵长类等动物体内缺乏将尿酸进一步降解生成尿囊酸的尿酸酶，因此只能以尿酸的形式排出。黄嘌呤尿症主要由于黄嘌呤氧化酶（存在于肝及肠黏膜中）缺陷致次黄嘌呤不能氧化为黄嘌呤，黄嘌呤不能进一步氧化为尿酸而引起的嘌呤代谢障碍病。患者通常血液和尿液中含有高浓度黄嘌呤，而无论尿液pH值，黄嘌呤都具有极端不溶性。与尿酸不同，黄嘌呤的溶解度（在pH5.0时为0.5 mmol/L）不会因为尿液碱化（在pH7.0时为0.9 mmol/L）而大大增加，这给治疗带来了问题[2]。黄嘌呤对人体的潜在毒性也与其对肾脏的高清除率有关。黄嘌呤在远端肾小管中的结晶沉积导致广泛的肾小管上皮损伤、间质水肿和炎症，最终导致肾脏萎缩，并造成严重和永久性的肾损害。因此，肾脏或尿路沉淀的风险很高，特别是有呕吐、腹泻或反复感染病史的婴儿，可能会导致最终的肾小管阻塞和急性肾衰竭。在一些患者中，这种肾损伤已经导致肾盏的结石、肾积水、慢性肾衰竭和肾切除术。

黄嘌呤病包括临床症状相似但产生原因根本不同的两种形式：Ⅰ型又称为经典型，黄嘌呤脱氢酶（xanthine dehydrogenase, XDH）/醛氧化酶（aldehyde oxidase, AO）缺陷导致Ⅰ型黄嘌呤尿症。XDH基因突变（如1658insC）或XDH基因R149C突变导致Ⅰ型黄嘌呤尿症。Ⅱ型黄嘌呤尿症罕见，是由于钼辅因子硫酶的遗传缺陷，导致XOR和醛氧化酶

（AO，一种类似于XOR的钼黄素酶）的双重缺失。XOR是生物体内嘌呤代谢关键酶，它利用NAD^+或O_2催化嘌呤降解代谢途径中的两个羟基化步骤，即次黄嘌呤转化为黄嘌呤和黄嘌呤转化为尿酸[9-11]（图3-14-1）。XOR有两种形式：以NAD^+为底物的黄嘌呤脱氢酶（XDH）和以O_2为底物的黄嘌呤氧化酶（XO）[9]。历史上，XDH和XO作为两种不同的酶被研究。XOR仅以XO形式从哺乳动物中分离出来，而它一直是以XDH形式从其他生物中提纯出来的[10]。然而，越来越清楚的是，哺乳动物的XOR在正常情况下在细胞内以XDH形式存在，但在提取或纯化过程中被转化为XO形式，要么通过蛋白水解不可逆转，要么通过半胱氨酸残基氧化成二硫键而可逆。在某些特殊情况下，XDH可以转换为XO形式[10]。在过去的二十年里，通过一系列的技术，包括对各种突变体的X射线晶体结构分析，从XDH到XO的转化机制已经被彻底阐明[12-13]。

黄嘌呤尿症总体预后尚可。由于常染色体隐性遗传，该病有25%的复发风险。由于气候变暖和血缘关系，地中海和中东地区检测到这种疾病的频率更高[10]。

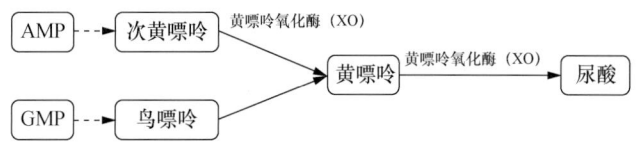

图3-14-1 嘌呤核苷酸的分解代谢
AMP，腺苷一磷酸；GMP，鸟苷一磷酸

【临床表现】

黄嘌呤尿症的发病率估计在1:6000和1:69 000[14]之间。黄嘌呤尿症可在所有年龄段发生，半数病例报道为儿童。主要表现为尿中含有大量黄嘌呤、尿路结石、透亮黄嘌呤结石、复发性尿路感染、血尿、结晶尿、肾绞痛等。若不及时干预，可导致急性肾损伤和不可逆的肾脏损伤。有部分患者可出现关节病变、肌病和十二指肠溃疡等。也有少部分患者无明显症状。黄嘌呤氧化酶缺乏导致尿液中所含嘌呤以次黄嘌呤和黄嘌呤的形式存在，大约67%的黄嘌呤氧化酶缺乏者无临床症状。其余33%则形成黄嘌呤成分构成的肾结石[15]。这种疾病通常表现在儿童时期，还可见尿酸过低，尿酸减少，尿黄嘌呤排泄增加[16]。其主要临床表现如下：

1.黄嘌呤尿石症

黄嘌呤是嘌呤降解的产物，是这一途径最难溶解的副产物。黄嘌呤脱氢酶（XDH）催化次黄嘌呤转化为黄嘌呤，黄嘌呤转化为尿酸（图3-14-1）。次黄嘌呤在尿液中的溶解度较高，而黄嘌呤的溶解度较低。因此，这些患者有发生黄嘌呤结石的风险。黄嘌呤结石通常发生在上尿路，是儿童时期的常见症状。患者可有尿路结石的表现，如疼痛和血尿，疼痛常位于肋脊角、腰部和腹部，多呈阵发性，也可为持续性。当结石移行进入肾盂输尿管连接处或输尿管引起嵌顿时常引起肾绞痛，常突然发作，放射至下腹部，腹股沟后大腿内侧，女性放射至会阴部，常伴其他结石移行和尿路梗阻相关的症状。严重肾绞痛发作时，患者可因疼痛而身体蜷曲、大汗淋漓、脉搏细速，甚至出现血压下降。

2.泌尿系统的其他表现

包括血尿、尿路感染、肾绞痛、晶体尿及急性肾衰竭。常继发于尿石症，因结石移行损伤尿路上皮细胞而出现血尿，可合并感染而出现畏寒、发热、腰痛和尿路刺激症状，未有效治疗会导致肾盂积液、反流性肾病，加速肾功能损害。黄嘌呤尿石症合并尿路梗阻时，特别是双侧尿路梗阻或在此基础上合并严重感染，未及时有效治疗可出现肾功能损害。尿石症有时会因为黄嘌呤沉积而伴有黄嘌呤尿，不过很少会导致急性肾衰竭[8, 17-21]。有严重肾脏并发症的成年患者常有复发性尿石症的病史，且可追溯到儿童时期[2]。

3.黄嘌呤肾外沉积表现

黄嘌呤比尿酸更不易溶解，因此患者可有X线能透过的黄嘌呤尿结石。黄嘌呤结晶在泌尿系统外的沉积可能会导致十二指肠溃疡、肌病或关节病的发生，发病率约为10%。其中最常见的是肌病，肌肉疼痛和抽筋是剧烈运动经常引发的典型症状[22]。患儿有时主诉运动后肌肉痛，但往往会在患者晚年出现。

4.神经系统表现

有研究表明血清尿酸水平与神经系统疾病之间呈U型关系[37]，目前已经发现低尿酸血症患者认知功能恶化风险和痴呆患病率增高，尿酸可能在阿尔茨海默病和帕金森痴呆症中发挥神经保护作用，低尿酸血症是疾病进展较快的危险因素。长期低尿酸血症的患者，神经系统是否会受到影响值得进一步探讨。

5. 心血管系统表现

近来有学者发现血尿酸水平≤4.00 mg/dl，可能增加心血管疾病的风险，如急性心肌梗死、心力衰竭、冠心病等。同时有研究证明血尿酸水平和心血管疾病之间的关联呈U型，表明较低的血清尿酸水平与较高的心血管疾病死亡率有关[38]。

【辅助检查】

1. 实验室检查

通过血尿酸、24 h尿液分析测定尿尿酸，用常规分光光度法、色谱法、毛细管电泳法或快速毛细管电泳法都可以鉴别血浆和尿液中的次黄嘌呤和黄嘌呤，目前已有许多灵敏的方法[23]。黄嘌呤尿症患者血、尿尿酸明显降低而血浆黄嘌呤、次黄嘌呤明显升高。尿常规、沉渣检查可以明确有无血尿及合并尿路感染等，如有均一性红细胞和结晶，应考虑尿路结石的可能。

2. 影像学检查

常规X线检查主要包括腹部平片、静脉肾盂造影、逆行肾盂造影等，黄嘌呤结石在X线下通常是透明放射状，为透光性结石；超声检查不受结石成分的影响，不透光结石也可检查到，适用于结石的普查和随访；在CT下的衰减值与尿酸相似，诊断的敏感性和特异性均远远优于X线。这些影像学特征可形成初步诊断。

3. 别嘌呤醇负荷试验

可区分Ⅰ型和Ⅱ型黄嘌呤尿症[24-25]。在别嘌呤醇负荷试验中，Ⅰ型黄嘌呤尿症患者服用别嘌呤醇后，3 h后血清和尿液中检测到氧嘌呤醇，这是因为在XOR和AO的催化下，别嘌呤醇转化为氧嘌呤醇，而在Ⅱ型黄嘌呤尿症患者中检测不到氧嘌呤醇。这项测试很容易进行，但时间长，不方便。使用别嘌呤醇3 h后需要额外采血，这可能会带来太大的压力，特别是对有针头恐惧症的儿童。极少数患者可能会对别嘌呤醇过敏。

4. 病理学检查

通过小肠活检或肝活检等侵入性检查明确小肠或肝组织中XDH/XO的活性，是传统诊断中的金标准。这种酶缺陷只能在生化、组织学或分子分析的活检中确认。活性通常是用十二指肠或空肠黏膜活检获得的材料在体外测定的。只有在有其他适应证的情况下，才会进行肝活检。但活组织检查是一种需要全身麻醉的侵入性手术，可能并发疼痛、感染、出血、低血压和器官穿孔（肠道）。

5. 尿代谢组学

已知烟酰胺降解途径的AO产物2py和4py的水平在黄嘌呤尿症Ⅰ型患者的尿中是正常的。虽然文献中已经描述了HXⅡ型患者的尿中2py和4py的极低水平（最高可达野生型水平的3%），但临床实践中，由于缺乏AO活性，2py和4py在HXⅡ型患者的尿中检测不到。尿液代谢组学还描述了AO活性的其他新的内源性产物：海因丙酸、N-甲基-8-氧鸟嘌呤和N-(3-乙酰丙基) 吡咯烷-2-酮分别在组氨酸、核酸和亚精胺代谢途径中生成。在HXⅡ型患者（由于AO缺乏）的尿液中，所有这些都是检测不到的，甚至是极低的，它们代表了一组对HX分型有用的有前途的新生物标志物[26]。尿液代谢组学可以解决少数患者对别嘌呤醇的过敏问题。

6. 分子遗传学

1997年对XDH/XO基因进行了分析，2001年对引起HXⅡ型的MoCo硫酶基因进行了分析。但由于技术限制，只有少数HX患者使用这种安全和准确的方法被诊断出来，难以在临床实践中开展。但随着分子遗传学的发展，基因检测也逐步进入大众视野。

7. 遗传咨询和产前检查

遗传性黄嘌呤尿的遗传方式为常染色体隐性遗传，受累者的每个近亲有25%的概率受累，50%的可能性是无症状携带者，25%的可能性为正常。如果家系中致病突变已知，那么可以对高危亲属进行携带者检测和产前检查。

【诊断】

大约2/3的黄嘌呤氧化酶缺乏者无临床症状，只在体检中发现低尿酸血症。首先，当患者出现尿中含有大量黄嘌呤、尿路结石、透亮黄嘌呤结石、复发性尿路感染、血尿、结晶尿、肾绞痛等临床表现时，通过代谢分析，检测到血液、尿液中尿酸水平降低，黄嘌呤水平升高，应考虑黄嘌呤尿症的临床诊断；其次，尿代谢组学检测到烟酰胺分解代谢过程中排泄到尿液中的终产物，更支持该病的诊断；最后通过分子遗传学（即基因检测）发现致病基因突变可明确诊断。小肠或肝脏活检发现组织中酶缺陷也可以明确诊断。

通过在血浆和（或）尿液中发现低水平或无法检测到的尿酸，以及特定代谢物黄嘌呤和次黄嘌呤，可以识别经典缺陷和合并缺陷。尿酸测定是必要的，因为正如几个不同的调查所证明的那样，低尿酸血症可以由各种其他原因引起，既有遗传的，也有后天的[2]。在经典的黄嘌呤尿症中，血浆尿酸很低或不存在，在 10～40 μmol/L 的黄嘌呤浓度和 < 5 μmol/L 的次黄嘌呤浓度下被黄嘌呤取代，黄嘌呤也是主要的嘌呤排泄物，患者很少或没有尿酸。由于黄嘌呤具有很高的肾脏清除率，即使在 pH7.0 的情况下，尿中的黄嘌呤水平通常也远远超过黄嘌呤在人体尿液中的溶解度。在正常饮食的黄嘌呤尿症成年人中，黄嘌呤和次黄嘌呤的平均尿排出比约为 4:1[2]。在 XDH 活性正常的健康受试者中，血液和尿液中黄嘌呤和次黄嘌呤的血浆浓度很低，无论年龄或性别。黄嘌呤在血浆和尿液中的优先积累/排泄是由于次黄嘌呤在人体内的回收途径广泛循环的结果，而黄嘌呤在人体内不是其底物；过量的黄嘌呤是由鸟嘌呤通过鸟嘌呤脱氨酶产生的。诊断可以根据体液中几乎没有尿酸和它主要被黄嘌呤取代来确立，可使用各种技术，但通常是通过反相液相色谱（RPLC）。然而，细菌感染可能导致尿液中存在大量尿酸，而血浆尿酸测定将是必不可少的[2]。可由尿液代谢组学，以及由分子遗传学确诊。

这两种类型的缺陷（Ⅰ和Ⅱ）在临床上是相似的[1]。在单纯性黄嘌呤尿症Ⅰ型缺陷患者中，仅缺乏 XDH 活性，而 AO 等活性正常，实验室可通过尿液筛查加以鉴别。次黄嘌呤和黄嘌呤在这两种缺陷中明显不能氧化成尿酸，但 XDH 和 AO 共有的底物，如别嘌呤醇，在类型Ⅰ中被正常氧化。亚硫酸氧化酶（SO）的正常活性从硫代硫酸盐的正常排泄中可见一斑[22, 27]。缺乏 XDH 和 AO 的Ⅱ型患者也有正常的 SO 活性，硫代硫酸盐排泄正常[22, 27]，但 AO 缺乏明显，表现为不能将 N-甲基烟酰胺氧化为 2- 和 4- 吡啶甲酰胺或将别嘌呤醇氧化为嘌呤醇[1]。在Ⅱ型患者中，涉及普通钼辅酶硫酶基因的突变现已确定，该基因缺失 XDH 和 AOX 的活性，但保持完整[28]。

【鉴别诊断】

黄嘌呤尿症的鉴别诊断包括低尿酸血症的所有病因（表 3-14-1）。

表 3-14-1 低尿酸血症

遗传性嘌呤代谢紊乱
  钼黄素蛋白酶的遗传缺陷：
    黄嘌呤尿症Ⅰ型（黄嘌呤氧化还原酶缺乏症）
    黄嘌呤尿症Ⅱ型（钼辅酶硫酶缺乏症：黄嘌呤氧化还原酶和醛氧化酶缺乏症）
    钼辅酶缺乏症
  嘌呤核苷磷酸化酶缺乏症
  磷酸核糖焦磷酸合成酶缺乏症
尿酸生物合成中的二次还原
  肝功能衰竭
遗传性肾小管低尿酸血症（孤立骨小管重吸收缺陷）
  肾性低尿酸血症 -1［URA T1（SLC22A12）缺乏症］
  肾性低尿酸血症 -2［URA T9（SLC22A9）缺乏症］
范科尼综合征及其变异型多发肾小管重吸收缺陷综合征的遗传原因
  Ⅰ型范科尼综合征
  胱胱病（溶酶体内胱氨酸积聚）
  半乳糖血症（半乳糖 -1- 磷酸尿苷转移酶缺乏症）
  遗传性果糖不耐受（果糖 1- 磷酸醛缩酶 B 缺乏症）
  糖原贮存病 1 型（葡萄糖 -6- 磷酸缺乏症）
  Wilson 病［A-TPase, Cu^{2+} 转运，β 多肽（ATP7B）缺乏症］
  线粒体复合体Ⅳ缺乏症（细胞色素 C 氧化酶缺乏症）
范科尼综合征及其变异体的获得性病因
  金属中毒（如 Cd、Zn、Cu、Pb、Hg）
  多发性骨髓瘤
  肾病综合征
  恶性疾病
  自身免疫性疾病（如干燥综合征）
  热烧伤
  原发性甲状旁腺功能亢进症
  急性肾小管坏死
  肾移植排斥
药物
  金黄色氧化还原酶抑制剂（如别嘌呤醇、非布索坦）
  药物用作利尿剂或阻断肾小管排泄的其他方面（例如，磺吡嗪、丙烯酸、苯并咔啉）
  非甾体抗炎药（如苯基丁酮、氮己酮、高剂量的阿司匹林）
  香豆素抗凝血剂（如华法林）
  过期的四环素（5 alpha-6-anhydro-4-epitetracycline）
营养不良
  维生素 B12、C、D 缺乏
  夸希奥科病

1. 别嘌呤醇治疗患者

在内源性尿酸分泌过多的情况下，黄嘌呤尿症可继发于使用别嘌呤醇治疗。Lesch-Nyhan 综合征或部分 HPRT 缺乏症患者在应用别嘌呤醇后表现出黄嘌呤的迅速升高，并出现黄嘌呤结石，或与黄嘌呤肾病相一致的证据。长期治疗的 Lesch-Nyhan 综合征患者的肾脏超声显示多发性结石的多种多样超声表现，部分患者的髓质回声增强[2]。在不同恶性肿瘤的积极治疗期间，发生急性肾衰竭的患者同时给予别嘌呤醇预防尿酸肾病时，血浆黄嘌呤（600～700 μmol/L）显著升高，尿肌酐浓度接近 1 mmol/L（而不是正常的 < 0.01 mmol/L）[29]。非布司他等药物也是通过抑制黄嘌呤氧化减少尿酸合成；此外，尿酸氧化酶类药物可以让尿酸快速氧化为尿囊酸，尿囊酸不被肾小管吸收而排出体外。此类疾病可通过详问病史鉴别。

2. 原发性肾低尿酸血症

SLC22A12 和 *SLC2A9* 基因突变导致原发性肾低尿酸血症[30-31]。由 *SLC22A12* 基因突变造成转运蛋白 URAT1 功能丧失的为 Ⅰ 型肾性低尿酸血症，由 *SLC2A9* 基因突变引起转运蛋白 GLUT9 功能障碍的是 Ⅱ 型肾性低尿酸血症。其表现为近端小管尿酸重吸收受损，其血尿酸水平 < 120 mmol/L。与黄嘌呤尿症不同的是，尿酸的排泄分数明显增加，因为它减少了肾小管的重吸收。典型的并发症包括尿酸盐尿石症和运动性急性肾损伤[32-33]。

3. 嘌呤核苷磷酸化酶缺乏症

由嘌呤核苷磷酸化酶（PNP）基因突变产生的常染色体隐性疾病，患者表现为肌苷向次黄嘌呤转化不充分而产生的低尿酸血症，同时导致广泛的酶活性丧失，产生严重的 T 细胞缺乏和 B 细胞缺乏，临床上表现为严重的免疫缺陷状态、反复感染以及神经系统受累，约有 30% 的患者有自身免疫性疾病，如特发性血小板减少性紫癜、自身免疫性溶血性贫血或系统性红斑狼疮。

4. 范科尼综合征

是一种以近端肾小管功能缺陷导致糖、蛋白质、磷酸盐、氨基酸、电解质等多种物质重吸收障碍为特征的临床疾病症候群。该病病因复杂，可分为原发性和继发性，由于近端肾小管功能缺陷，容易导致尿酸盐的重吸收受损，表现为低尿酸血症。

5. 抗利尿激素分泌失调综合征

指在没有肾脏或内分泌功能障碍的情况下，由于精氨酸加压素（AVP）不受血浆渗透压的调节而分泌异常增多导致的体内水潴留、稀释性低钠血症的临床综合征。由于尿酸重吸收受损，许多患者伴有低尿酸血症。此病患者在低尿酸血症的同时有尿酸排泄分数升高。

6. 药物

苯溴马隆是促进尿酸排泄增加的常见代表药物，是近曲小管 URAT1 和 GLUT9 的有效抑制剂。高尿酸血症患者口服苯溴马隆后血尿酸浓度迅速下降，肾脏尿酸排泄率增加 300%，长期治疗可使血尿酸浓度降低 25%～60%，丙磺舒与苯溴马隆机制相似，疗效较苯溴马隆弱。除此之外。血管紧张素Ⅱ受体阻滞剂、降脂药非诺贝特、大剂量水杨酸会影响肾小管尿酸转运，通过增强尿酸排泄从而降低尿酸的血清浓度，会导致低尿酸血症的发生。

7. 其他疾病

（1）糖尿病：有研究发现部分长期糖尿病患者患有低尿酸血症，有研究认为是增多的尿糖会导致肾小球滤过率的增加，因此增加了尿酸盐的清除率。

（2）获得性免疫缺陷综合征：此病造成的肾功能不全及抗病毒治疗导致的慢性炎症、代谢紊乱均是低尿酸血症发生的高危因素，因此低尿酸血症较为常见。

（3）恶性肿瘤：此类患者绝大多数处于消瘦状态，应用抗肿瘤药物治疗引起的营养不足、肾小管损伤，均会导致低尿酸血症。

继发性低尿酸血症伴高尿酸排泄率（> 10%）可见于范科尼（Fanconi）综合征、SIADH、全肠外营养、Wilson 病、应用静脉造影剂、各种肿瘤、水杨酸盐和重金属中毒。尿酸排泄减少的低尿酸血症是使用别嘌呤醇或雷伯酸酶、各种肿瘤或肝病的结果[34]。

【治疗】

（1）尚无特效药物治疗黄嘌呤尿症，目前推荐低嘌呤饮食以及充足液体摄入量。治疗黄嘌呤尿症主要为增加液体摄入量，饮食中限制嘌呤摄入。应避免剧烈运动、脱水和极端温暖的气候。

（2）对于较小的结石（直径小于 0.6 cm），可通过大量饮水（每日 2000～3000 ml）促进结石自行排出。肾绞痛发作时可应用解痉止痛药物，如阿托品和山莨菪碱、哌替啶或吗啡、黄体酮、吲哚美辛（消炎痛）等，合并感染时应同时给予抗感染治疗。当出现梗阻性结石时，可行外科手术干预。例如在超声结石定位下使用体外冲击波碎石的治疗。

（3）尿液 pH 值调节：碱化尿液，但其实尿液 pH 值调节只能适度提高黄嘌呤的溶解度，因为黄嘌呤在任何 pH 值下的溶解性都很差，尿液碱化相对无效。且将 pH 值提高到 7.0 以上反而可能会促进磷酸钙结石的形成。这种操作是一种预防措施，不太可能导致现有结石的溶解，这一点得到了之前的体外研究的支持，这些研究表明，暴露在一系列生理 pH 值水平下的黄嘌呤结石的溶解程度最低。此外，碱化还没有被证明能可靠地促进患者的化学溶解[35]。

（4）黄嘌呤抑制剂：目前已有实验证实黄嘌呤结晶的体外抑制剂，可可碱的代谢产物 7-甲基黄嘌呤、3-甲基黄嘌呤可有效抑制黄嘌呤结晶形成，但尚无临床试验证实其在体内是否有效[36]。

【病例摘要】

男，46 岁，体检时化验示血尿酸 0.0 mg/ml，尿尿酸 0.0 mg/d，外周血细胞计数正常，尿蛋白阴性，尿红细胞 < 1/ 高倍视野，肾功能为 112.6 ml/（min·1.73 m²）。腹部 CT 显示肾脏大小和形状正常，无肾结石或尿路结石。家族中无类似发病者。查体未见明显异常。考虑黄嘌呤尿症，行别嘌呤醇负荷试验，血浆氧嘌呤醇（Oxyp）水平上升到 0.614 mg/dl。基因检测示患者 XDH 基因突变，明确诊断为 I 型黄嘌呤尿症。病例详细资料见二维码数字资源 3-14。

数字资源 3-14

（李亚峰）

【参考文献】

[1] Reiter S, Simmonds H.A, Zollner N, et al. Demonstration of a combined deficiency of xanthine oxidase and aldehyde oxidase in xanthinuric patients not forming oxipurinol. Clin Chim Acta, 1990, 187, 221-234.

[2] Simmonds H.A, Reiter S., Nishino T. Hereditary xanthinuria. In The Metabolic and Molecular Bases of Inherited Disease. 7th ed. Scriver, C.R., Ed. New York: McGraw-Hill, Health Professions Division, NY, USA, 1995.

[3] Ichida K, Amaya Y, Kamatani N, et al. Identification of two mutations in human xanthine dehydrogenase gene responsible for classical type I xanthinuria. J. Clin. Invest, 1997, 99, 2391-2397.

[4] Ichida K, Amaya Y, Kamatani N, et al. Identification of two mutations in human xanthine dehydrogenase gene responsible for classical type I xanthinuria. J Clin Invest, 99: 2391-2397.

[5] Minoshima S, Wang Y, Ichida K, et al. Mapping of the gene for human xanthine dehydrogenase (oxidase)(XDH) to band p23 of chromosome 2. Cytogenet Cell Genet, 68: 52-53.

[6] Ichida K, Matsumura T, Sakuma R, et al. Mutation of human molybdenum cofactor sulfurase gene is responsible for classical xanthinuria type II. Biochem Biophys Res Commun, 282: 1194-1200.

[7] Yamamoto T, Moriwaki Y, Takahashi S, et al. Identification of a new point mutation in the human molybdenum cofactor sulferase gene that is responsible for xanthinuria type II. Metabolism, 52: 1501-1504.

[8] Al-Eisa A.A, Al-Hunayyan A, Gupta, R. Pediatric urolithiasis in Kuwait. Int. Urol. Nephrol, 2002, 33: 3-6.

[9] Nishino, T. The conversion of xanthine dehydrogenase to xanthine oxidase and the role of the enzyme in reperfusion injury. J. Biochem, 1994, 116: 1-6.

[10] Hille, R, Nishino, T. Flavoprotein structure and mechanism. 4. Xanthine oxidase and xanthine dehydrogenase. Faseb J, 1995, 9, 995-1003.

[11] Hille, R. The mononuclear molybdenum enzymes. Chem Rev, 1996, 96, 2757-2816.

[12] Nishino T, Okamoto K, Eger B.T, et al. Mammalian xanthine oxidoreductase mechanism of transition from xanthine dehydrogenase to xanthine oxidase. FEBS J, 2008, 275, 3278-3289.

[13] Hille R, Nishino T, Bittner F. Molybdenum enzymes in higher organisms. Coord Chem Rev, 2011, 255, 1179-1205.

[14] Simmons A, Reiter S, Nishino T. Hereditary xan-thinuria. //Scriver CR, Beaudet AL, Sly WS, et al (Eds). The metabolic and molecular basis of inherited diseases. New York: McGraw-Hill, 1995, 2: 1781-1797.

[15] J.Larry Jameson, Joseph Loscalzo. Harrison's nephrology and acid-base disorders. 2nd ed. Beijing: Peking University Medical Press, 2011.

[16] Gok F, Icida K, Topaloglu R. Mutational analysis of the xanthine dehydrogenase gene in a Turkish family with auto-somal recessive classical xanthinuria. Nephrol Dial Transplant, 2003, 18: 2278-2283.

[17] Bradbury M.G, Henderson M, Brocklebank J.T, et al. Acute renal failure due to xanthine stones. Pediatr. Nephrol, 1995, 9: 476-477.

[18] Thomas N, Stephen D.C, Abraham B, et al. Xanthinuria—an unusual cause for renal stone disease. J Assoc Physicians India, 1996, 44, 203-204.

[19] Kiss A, Barenyi M, Csontai, A. Xanthine stone in the urinary bladder of a male child. Urol Int, 1999, 63: 242-244.

[20] Arikyants N, Sarkissian A, Hesse A, et al. Xanthinuria type I: a rare cause of urolithiasis. Pediatr Nephrol, 2007, 22, 310-314.

[21] Gargah T, Essid A, Labassi A, et al. Xanthine urolithiasis. Kidney Dis. Transpl, 2010, 21: 328-331.

[22] Simmonds HA, Hoffmann GF, Pérignon JL, et al. Diagnosis of molybdenum cofactor deficiency. Lancet, 1999, 353: 675.

[23] Bory C, Chantin C, Boulieu R. Comparison of capillary electrophoretic and liquid chromatographic determination of hypoxanthine and xanthine for the diagnosis of xanthinuria. J Chromatogr A, 1996, 730: 329.

[24] Yamamoto T, Higashino K, Kono N, et al. Metabolism of pyrazinamide and allopurinol in hereditary xanthine oxidase deficiency. Clin. Chim. Acta, 1989, 180: 169-175.

[25] Ichida K, Yoshida M, Sakuma R, et al. Two siblings with classical xanthinuria type 1: Significance of allopurinol loading test. Intern Med, 1998, 37: 77-82.

[26] Peretz H, Watson DG, Blackburn G, et al. Urine metabolomics reveals novel physiologic functions of human aldehyde oxidase and provides biomarkers for typing xanthinuria. Metabolomics, 2012, 8: 951-95.

[27] Johnson JL, Duran M. Molybdenum cofactor deficiency and isolated sulphite oxidase deficiency.//Scriver CR, Beaudet AL, Sly WS, et al. The Metabolic and Molecular Basis of Inherited Disease. 8th edition. New York: McGraw-Hill, 2001.

[28] Ischida K, Matsumura T, Sakuma R, et al. Mutation in the human molybden cofactor sulpharase gene is responsble for classical xanthinuria type 11. Biochem Biophys Res Commun, 2001, 282: 1194-2001.

[29] Simmonds HA, Reiter S, Nishino T. Hereditary xanthinuria. Orphanet Encyclopedia, 2003. https://www.researchgate.net/publication/285222077_Hereditary_xanthinuria.

[30] Stiburkova B, Sebesta I, Ichida K, et al. Novel allelic variants and evidence for a prevalent mutation in URA T1 causing renal hypouricemia: biochemical, genetics and functional analysis. Eur J Hum Genet, 2013, 21: 1067-1073.

[31] Stiburkova B, Ichida K, Sebesta I. Novel homozygous insertion in SLC2A9 gene caused renal hypouricemia. Mol Genet Metab, 2011, 102: 430-435.

[32] Ohta T, Sakano T, Igarashi T, et al. Exerciseinduced acute renal failure associated with renal hypouricaemia: results of a questionnaire-based survey in Japan. Nephrol Dial Transplant, 2004, 19: 1447-1453.

[33] Stiburkova B, Taylor J, Marinaki AM, et al. Acute kidney injury in two children caused by renal hypouricaemia type 2. Pediatr Nephrol, 2012, 27: 1411-1415.

[34] Martin NE, Garcia Nieto V. Hypouricemia and tubular transport of uric acid. Nefrologia, 2011, 31: 44-50.

[35] Brock WA, Golden J, Kaplan GW. Xanthine calculi in the Lesch-Nyhan syndrome. J Urol, 1983, 130: 157-159.

[36] Grases F, Costa-Bauza A, Roig J, et al. Xanthine urolithiasis: Inhibitors of xanthine crystallization [J]. PLoS One, 2018, 13 (8): e0198881. DOI: 10.1371/journal.pone.0198881.

[37] Latourte A, Bardin T, Richette P.Uric acid and cognitive decline a double-edge sword [J].Curr Opin Rheumatol, 2018, 30 (2): 183-187.

[38] Cho S K, Chang Y, Kim I, et al.U-shape.Association between serum uric acid level and risk of mortality: a cohort study [J].Arthritis Rheumatol, 2018, 70 (7): 1122-1132.

第十五节 赖氨酸尿性蛋白耐受不良

【概述】

赖氨酸尿性蛋白耐受不良（LPI）是因遗传性赖氨酸转运蛋白-1（yLAT-1）功能异常，引起的一种严重的多系统疾病。yLAT-1是阳离子氨基酸（赖氨酸、精氨酸和鸟氨酸）的转运蛋白。这些氨基酸在肠上皮的吸收受损和肾小管细胞基底外侧膜转运缺陷会导致氨基酸平衡中断和蛋白质合成减少，表现为主要由断奶后出现的反复呕吐和腹泻、高蛋白餐后昏迷、喂养不良、厌恶高蛋白食物、发育不良、肝脾肿大和肌张力降低等。随着时间的推移，还可以出现包括生长不良、骨质疏松、肺部受累（进展性间质改变、肺泡蛋白沉积）、肾脏受累（进展性肾小球疾病和近端肾小管疾病）、血液学异常（正常或低色素性贫血、白细胞减少、血小板减少）等表现。高胆固醇血症、高甘油三酯血症、急性胰腺炎也可看到。LPI 的诊断主要依据患者的临床表现和实验室检查，包括 24 h 尿阳离子氨基酸，特别是赖氨酸排泄量增加。双等位基因 SLC7A7 突变是诊断的金标准。研究认为，细胞内精氨酸滞留可导致一氧化氮（NO）过量产生，进而导致免疫功能障碍，可能是许多 LPI 并发症发生的重要机制。治疗上，在急性高氨血症危象中，需要静脉注射精氨酸和氮清除剂（苯甲酸钠、苯乙酸钠）以阻止氨的产生；减少饮食中过量的氮；增加碳水化合物形式的供能比例以减少分解代谢。长期管理主要通过饮食蛋白质限制，低剂量瓜氨酸和氮清除剂补充。伴发肺泡蛋白沉积的患者通常需要进行支气管肺泡灌洗治疗。在预后遗传干预上，LPI 表现为常染色体隐性遗传，发病与 SLC7A7 的突变有关。受孕时，受影响个体的每个后代有 25% 的概率受影响，50% 的概率为无症状携带者，25% 的概率为未受影响且不是携带者。如果在受影响的家庭成员中发现了两种致病性变体，则可以使用分子遗传技术对高危家庭成员进行携带者检测，并对高危妊娠进行产前诊断。

【临床表现】

目前，全世界已经有 200 多名患者的病例报道。病例主要来源于芬兰，其患病率为 1 : 60 000[1]。另外两个发病率相对较高的区域是意大利南部和日本。据报道，在岩手（日本）北部，LPI 的患病率为 1 : 50 000[2]。

LPI 的临床症状和严重程度在不同的患者中表现各不相同。这些症状通常不会在出生时被发现，只有在断奶后，当蛋白质摄入量增加时才会被发现。早期症状是反复呕吐和腹泻，进食富含蛋白质的食物后出现烦躁、昏睡、昏迷、喂养困难、发育停滞、无力，因此患儿厌恶高蛋白食物。一些患儿还可以出现肝大、脾大。随着疾病进展，患儿发生生长发育不良，骨质疏松症，常合并血液、肾脏疾病，身材矮小，易骨折，肌肉萎缩，乏力，面色苍白，易感染。

1. 一般表现

断奶后，LPI 患者出现身材矮小（肢体/躯干平衡型）和体重偏低逐渐明显。婴儿常因体重增加不理想、肝脾肿大和身材矮小而被送到医院就诊。有时，肝脾肿大也可被发现在新生儿期。一些身材矮小的患者同时可能伴有复杂的生长激素缺乏症。复发性骨折经常发生，从儿童期到成年期，骨质疏松症的发病率很高而且很严重。在某些患者中，也可表现为骨成熟延迟、骨畸形、骨关节炎等症状。此外，也可表现为头发稀疏、皮肤松弛、关节过度伸展等。

2. 高氨血症／神经症状

过量摄入蛋白质后，由于高氨血症，患者会出现不适感，行为改变，甚至意识丧失。在许多情况下，饥饿、感染和压力会引发高氨血症。但部分患者仅在饭后（蛋白质负荷后）出现短暂的高氨血症。这种情况会导致疾病诊断困难，因此，诊断可能会推迟到成年。

3. 胃肠道症状

过量摄入富含蛋白质食物后，患者除了出现上述神经症状外，还会出现恶心、呕吐、腹痛和腹泻，通常出现在断奶后 1 年左右。由于这些症状，患者会对这些食物产生极度的厌恶感。厌恶蛋白质是该病的一个显著特征，大约 80% 的患者都有这种症状。

4. 免疫异常、自身免疫性疾病和噬血细胞综合征

严重的病毒感染常见，如严重水痘感染在 LPI 患者中常同时伴发严重的间质性肺炎、肝炎、血小板计数减少、出血和血清乳酸脱氢酶（LDH）/铁蛋白水平升高[3]。其他病毒感染，如麻疹病毒脑炎，相较正常人，病情也会严重得多。一项免疫学研究中指出，LPI 患者的白细胞吞噬、细胞毒性和自然杀伤（NK）活性处于低水平，同时伴有淋巴细胞自发增殖的增加[4]。因此，在这些情况下，虽然疫苗是有用的，但很难让 LPI 患者产生抗体。除此之外，其他一些并发症，如噬血细胞综合征、自身免疫性疾病（抗核抗体阳性的系统性红斑狼疮）、自身免疫性肝炎、典型噬血细胞性淋巴组织细胞增多症和类风湿关节炎也有文献报道。

5. 肾脏受累

肾脏疾病常见，并具有进展性。患者可观察到轻度蛋白尿和轻度血尿。在某些患者中，初始症状可能只是轻微的蛋白尿。Tanner 等报道了一个来自芬兰的 39 名 LPI 患者（平均年龄 30 岁，1～62 岁）的队列。其中 74% 的患者表现为蛋白尿，38% 的患者表现为血尿，59% 的患者表现为血清胱抑素 C 升高，38% 的患者表现为血清肌酐升高[5]。尿 β_2 微球蛋白升高会出现在 90% 的 LPI 患者，提示是肾脏受累的早期标志物。肾脏组织学表现从肾小管间质病

变到不同的肾小球肾炎不等,通常表现为膜性或系膜增生性肾小球肾炎。在某些病例中,肾脏病变可最终进展至肾衰竭。某些患者还表现为近端肾小管功能损害,包括肾小管酸中毒、磷酸盐重吸收减少和范科尼综合征[6]。

6. 肺部受累

呼吸系统疾病是影响LPI患者预后的严重并发症。肺部并发症包括间质性肺炎和肺泡蛋白沉积症(PAP)。LPI患者肺部受累的发病时间和严重程度因个体而异,但通常在儿童时期不常见。虽然很多患者早期并无明显症状,但在胸部X线片和CT中仍可以看到明确的弥漫性网状结节性间质病变。Mitha等观察了14例LPI患儿,其中10例肺部受累,5例出现急性症状;7例通过CT检查发现,均表现为肺间质病变,其中4例表现为纤维化损害[7]。Mauhin等也报道,法国一个16例患者队列随访11年中,10例出现PAP,一半患者表现为肺纤维化[8]。

LPI肺部受累患者的支气管肺泡灌洗液中,可以观察到明显的细胞数和泡沫巨噬细胞数增加。LPI患者肺活检可表现为胆固醇肉芽肿和(或)肺泡蛋白沉积。肺泡蛋白沉积症可迅速进展,并危及生命,通常被认为是晚期肺部并发症的典型特征。细胞内NO储积可能与PAP发生有关。

7. 肝脏受累

LPI患者在婴儿期出现肝肿大的比例约占70%。血清谷丙转氨酶的升高通常是轻度的,以谷草转氨酶升高为主。黄疸和胆汁淤积很少观察到。肝脏病理示肝细胞脂肪变性多见。

8. 高胆固醇血症、高甘油三酯血症和胰腺炎

胆固醇和甘油三酯的血浆浓度升高比较常见。在一些LPI患者中,急性胰腺炎是一种危及生命的并发症。但胰腺炎发病与严重高甘油三酯血症的关系尚未明确。

9. 其他症状

尽管LPI患者很少有心血管症状的报道,但运动后心肌缺血改变、心肌梗死和需要起搏器的窦性停搏也有报道。

【辅助检查】

1. 常规血液检查

血清乳酸脱氢酶(LDH)升高常见(尤其是LDH 4和LDH 5),可达600~1000 IU/L。血清铁蛋白升高多见。大多数患者有高氨血症发作,成人血氨最高水平通常在180~240 μmol/L(300~400 μg/dl),偶见上升到600 μmol/L(1000 μg/dl);新生儿和婴儿中,一般认为,>120 μmol/L(200 μg/dl)和>60 μmol/L(100 μg/dl)有临床价值。一过性的高氨血症可以通过餐后检测血氨来得到证实,进而得到明确的疾病诊断。大约1/3患者有血液学异常。外周血异常包括正常或低色素性贫血、白细胞减少、血小板减少和潜在的血管内凝血病变。骨髓检查可有巨核细胞减少和红细胞吞噬现象。凝血功能可以表现为原发性止血缺陷、纤维蛋白异常和其他缺陷。高水平的血清总胆固醇/甘油三酯和低水平的高密度脂蛋白也有报道。LPI患者的胰岛素样生长因子-1(IGF-1)值较低(5~13 nmol/L),但只有一些患者表现出生长激素缺乏症,可能与LPI发病的一些特定的营养因素有关,如精氨酸和赖氨酸等氨基酸可以刺激生长激素的分泌。生长激素缺乏的患者对生长激素治疗有反应[9]。

2. 血/尿氨基酸分析

LPI患者的二元氨基酸(赖氨酸、精氨酸和鸟氨酸)的血液浓度通常在正常范围的1/3到正常范围的下限之间。作为一种代偿性的改变,LPI患者血液中谷氨酰胺、丙氨酸、甘氨酸、丝氨酸和脯氨酸水平可升高。LPI患者尿液中二元氨基酸浓度通常升高(赖氨酸升高最高,精氨酸和鸟氨酸升高中等,半胱氨酸升高轻微)。血液和尿液氨基酸分析在诊断过程中很重要。但在营养不良的情况下,血液氨基酸水平较低,相对的尿液氨基酸排泄也可能减少。新生儿和早产儿尿液中氨基酸排泄过多。在服用氨基酸治疗和范科尼综合征时,也会出现尿氨基酸排泄过多。在尿有机酸分析中,尿乳酸升高,伴有高氨血症。

3. 遗传分析

LPI患者中可以在SLC7A7中检测到双等位基因突变(编码yLAT-1的基因)。SLC7A7位于染色体14q11.2上,全长约46.5 kb,由11个外显子组成,编码512个氨基酸。各类文献目前已经报道了60多种类型的遗传病理变异,包括小插入/缺失、大插入/缺失、错义、无义和剪接位点变异。

芬兰患者中,c.895-2A>T的突变频率最高。意大利的几个患病家族中,检测到了c.1381_1384dupATCA和c.726G>A的突变。在日本,已经鉴定出九种突变类型,其中一个突变p.R410*(c.1228C>T),多见于日本北部。值得注意的是,日本的许多突变在其

他国家（东亚地区除外）没有报道。此外，最近在世界范围内也报道了一些新的突变类型：一名韩国患者具有与日本报道的相同变体 IVS4 + 1G > a、土耳其患者中的四种新突变体、突尼斯患者中常见的 c.147delCTTT 突变，以及马来西亚和中国的其他患者的突变。

【诊断】

患者有 LPI 的家族史。在断奶、进食富含蛋白质的食物后出现呕吐、腹泻、喂养困难、昏迷等异常。空腹血氨正常，食用高蛋白食物后血氨升高；血清赖氨酸、精氨酸、鸟氨酸水平降低；尿赖氨酸、精氨酸升高；一些患者尿乳酸升高。口服赖氨酸负荷试验提示赖氨酸于肠道和肾小管吸收障碍。基因检测发现 *SLC7A7* 基因双等位基因突变可确诊。

【鉴别诊断】

（1）尿素循环障碍：所有患者均表现为高氨血症。尿乳酸增多和阳离子氨基酸增多有助于区分 LPI 和其他高氨血症。遗传分析能够明确诊断。在某些情况下，需要测量尿素循环中的肝酶活性。

（2）一些其他的胃肠道疾病，如周期性呕吐、食物过敏、慢性腹痛、吸收不良综合征等需鉴别诊断。这些疾病可以根据蛋白质摄入引起的消化症状来鉴别。

（3）噬血细胞性淋巴组织细胞增多症 / 巨噬细胞激活综合征：生长发育不良、肝脾肿大、发热、高甘油三酯血症、血清铁蛋白浓度升高、贫血和其他血液异常提示获得性或家族性噬血细胞性淋巴组织细胞增多症。

（4）自身免疫性疾病：有报道在 LPI 患者中，出现自身免疫性疾病如系统性红斑狼疮的情况。但在某些情况下，这也是 LPI 的表现特征。

此外，LPI 患者的癫痫和精神运动发育迟缓是由高氨血症引起的继发性表现，但当复发性高氨血症未引起注意时，可被视为不明原因的发育迟缓。

【治疗】

1. 急性期治疗

为区分引起高氨血症的各种尿素循环障碍，应在服用治疗药物前检测血 / 尿氨基酸分析和尿乳酸分析。

急性期治疗原则是在出现恶心、呕吐和意识障碍等临床症状的高氨血症急性期，通过以下方法去除氮负荷，并通过肠外营养补充足够的热量，以防止蛋白质分解代谢。

（1）葡萄糖输注：应通过中心静脉导管开始输注 10% 葡萄糖或高浓度输注 [60 ~ 100 kcal/（kg·d）]。在高血糖的情况下，同时使用胰岛素。

（2）药物治疗：静脉注射精氨酸 [Argi-U 100 ~ 250 mg/（kg·d）]。如果精氨酸无效，可使用苯丁酸钠 [体重 < 20 kg 的患者为 450 ~ 600 mg/（kg·d），较大患者为 9.9 ~ 13.0 g/（m²·d）] 和（或）苯甲酸钠 [100 ~ 250 mg/（kg·d），静脉或口服]。根据不同的情况，这些药物可以单独使用，也可以联合使用。

（3）血液净化：尽管上述药物治疗在大多数情况下可以使血氨水平正常化，但如果无效，建议采用血液净化。

（4）其他治疗：如有必要，给予抗生素（卡那霉素）、乳果糖和（或）乳酸杆菌制剂（益生菌）以减少氨在肠道的产生和吸收。

2. 慢性期治疗

（1）饮食疗法：充足的热量摄入和适当的蛋白质限制是必不可少的。LPI 患者很容易产生必需氨基酸和能量不足。根据 Tanner 等对 28 例患者（1.5 ~ 61 岁）进行的营养调查，成年女性的平均热量摄入为 1499 kcal/d，男性为 1976 kcal/d。而在所纳入的儿童患者（< 10 岁）中，每日总能量的摄入只有 6% ~ 7% 来自蛋白质[10]。从预防高氨血症的角度来看，建议儿童每天摄入蛋白质 0.8（1.0）~ 1.5 g/kg，成人每天摄入蛋白质 0.5 ~ 0.8 g/kg。然而，实际患者每日蛋白质摄入量分布在上述推荐蛋白质摄入量的 39% ~ 244% 之间，有些患者的蛋白质摄入量明显偏低。许多患者可以通过药物干预（如瓜氨酸给药）来增加蛋白质摄入量。另外还应考虑包括特殊医疗食品（如低蛋白食品、无蛋白牛奶）的治疗。对于其他营养素的摄入，尤其是钙和维生素 D 的摄入，LPI 患者往往是不足的。此外，铁和锌的摄入量也可能较低。

（2）药物疗法

1）瓜氨酸 [约 100 mg/（kg·d）]：由于瓜氨酸是一种中性氨基酸，在 LPI 患者中其吸收不会受到干扰。它在肝脏中转化为精氨酸和鸟氨酸，其有效性早就被认为是治疗该病的有效方法。近年来，建议低剂量补充 [约 100 mg/（kg·d）] 以避免过量 NO 产生。通过服用瓜氨酸，可以观察到 LPI 患者的血氨水平降低、饮食摄入增加、日常生活活动增加以及肝脏肿大减少。

2）精氨酸［Argi-U120～380 mg/（kg·d）］：口服精氨酸是有效的，但由于肠道吸收不良容易导致渗透性腹泻，其治疗效果有限。此外，尽管服用精氨酸治疗急性期高氨血症是有效的，但细胞中精氨酸的增加会导致 NO 的过量产生，因此服用精氨酸治疗仍存有争议。

3）左旋肉碱［20～50 mg/（kg·d）］：口服用于继发性低卡尼汀血症，特别是在慢性肾脏疾病患者中，使用氨清除药物往往会导致低卡尼汀血症。

4）赖氨酸［20～50 mg/（kg·d）］：尽管由于肠道吸收不良，口服给药的效果尚不清楚，但有报道称低剂量的赖氨酸有用。Tanner 等给予 27 名患者口服 8～46 mg/（kg·d）［平均 22.7 mg/（kg·d）］赖氨酸 12 个月，并报告赖氨酸血液浓度有所改善，消化系统症状没有恶化[11]。然而，赖氨酸对长期预后的影响还需要进一步评估。

5）苯丁酸钠［体重＜20 kg 的患者为 450～600 mg/（kg·d），较大患者为 9.9～13.0 g/（m²·d）］，在血氨水平不稳定或持续高的情况下，可以考虑口服这种氮清除剂。

6）其他补充剂：服用维生素 D 和双膦酸盐治疗骨质疏松，注射生长激素治疗生长激素分泌不足的矮小，服用他汀类药物治疗高脂血症被证明是有效的补充治疗。

（3）PAP 的治疗：全肺灌洗对 PAP 患者的有效性已有报道。据报道，重组人 GM-CSF 也可有效治疗 PAP[12]。另外，有一种相反的观点认为，不应推荐使用 GM-CSF，因为 GM-CSF 的增加与肉芽肿形成的促进以及表面活性剂蛋白 D 生物活性的降低有关[13]。这使得这种治疗方法备受争议。

（4）肾脏疾病的治疗：血管紧张素转化酶抑制剂、皮质类固醇和霉酚酸酯可以使用。有些病例需要其他更积极的治疗，如自身免疫性疾病肾损伤。

（5）移植干预：关于终末期肾衰竭的肾移植报道很少。据报道，有一例心肺移植治疗重度肺动脉高压的病例，虽然暂时有效，但由于肺部症状，最终是致命的。骨髓移植在 LPI 合并 PAP 中也有报道。

（6）怀孕期间的管理：患有 LPI 的孕妇往往会出现并发症，包括高氨血症、贫血进展、脓毒血症、出血、分娩和（或）产后胎盘梗死以及胎儿宫内生长迟缓。Tanner 等描述了 9 名芬兰 LPI 妇女 18 次妊娠的结果，其中 4 次和 8 次妊娠分别出现了复杂贫血和脓毒血症的表现[14]。在怀孕和分娩期间，需要适当监测生命体征、实验室检查结果（特别是血细胞计数、肾功能、血钙、锌、白蛋白、氨基酸分析和尿液分析）和适当的饮食，包括控制蛋白质摄入量和补充氨基酸，如瓜氨酸。这些干预措施使确保母亲和新生儿的健康成为可能。

（赵凌飞　韩　飞）

【参考文献】

[1] Tringham M, Kurko J, Tanner L, et al. Exploring the transcriptomic variation caused by the Finnish founder mutation of lysinuric protein intolerance (LPI). Mol Genet Metab, 2012, 105 (3): 408-415.

[2] Noguchi A, Nakamura K, Murayama K, et al. Clinical and genetic features of lysinuric protein intolerance in Japan. Pediatr Int, 2016, 58 (10): 979-983.

[3] Lukkarinen M, Näntö-Salonen K, Ruuskanen O, et al. Varicella and varicella immunity in patients with lysinuric protein intolerance. J Inherit Metab Dis, 1998, 21 (2): 103-111.

[4] Yoshida Y, Machigashira K, Suehara M, et al. Immunological abnormality in patients with lysinuric protein intolerance. J Neurol Sci, 1995, 134 (1-2): 178-182.

[5] Nicolas C, Bednarek N, Vuiblet V, et al. Renal involvement in a French paediatric cohort of patients with lysinuric protein intolerance. JIMD Rep, 2016, 29: 11-17.

[6] Benninga MA, Lilien M, de Koning TJ, et al. Renal Fanconi syndrome with ultrastructural defects in lysinuric protein intolerance. J Inherit Metab Dis, 2007, 30 (3): 402-403.

[7] Valimahamed-Mitha S, Berteloot L, Ducoin H, et al. Lung involvement in children with lysinuric protein intolerance. J Inherit Metab Dis, 2015, 38 (2): 257-263.

[8] Mauhin W, Habarou F, Gobin S, et al. Update on lysinuric protein intolerance, a multi-faceted disease retrospective cohort analysis from birth to adulthood. Orphanet J Rare Dis, 2017, 12 (1): 3.

[9] Esposito V, Lettiero T, Fecarotta S, et al. Growth hormone deficiency in a patient with lysinuric protein intolerance. Eur J Pediatr, 2006, 165 (11): 763-766.

[10] Tanner LM, Näntö-Salonen K, Venetoklis J, et al. Nutrient intake in lysinuric protein intolerance. J Inherit Metab Dis, 2007, 30 (5): 716-721.

[11] Tanner LM, Näntö-Salonen K, Niinikoski H, et al. Long-term oral lysine supplementation in lysinuric protein intolerance. Metabolism, 2007, 56 (2): 185-189.

[12] Tanner LM, Kurko J, Tringham M, et al. Inhaled sargramostim induces resolution of pulmonary alveolar

proteinosis in lysinuric protein intolerance. JIMD Rep, 2017, 34: 97-104.
[13] Douda DN, Farmakovski N, Dell S, et al. SP-D counteracts GM-CSF-mediated increase of granuloma formation by alveolar macrophages in lysinuric protein intolerance. Orphanet J Rare Dis, 2009, 4: 29.
[14] Tanner L, Näntö-Salonen K, Niinikoski H, et al. Hazards associated with pregnancies and deliveries in lysinuric protein intolerance. Metabolism, 2006, 55 (2): 224-231.

第十六节 莱施-尼汉综合征（Lesch-Nyhan 综合征）

【概述】

莱施-尼汉综合征又称 Lesch-Nyhan 综合征（Lesch-Nyhan syndrome，LNS，MIM 300322）、自毁容貌综合征，是一组由神经系统发育障碍、尿酸增高与自残行为等核心症状组成的综合征[1]，呈 X 连锁隐性遗传方式，由 HPRT1 突变导致嘌呤补救途径的次黄嘌呤鸟嘌呤磷酸核糖转移酶（HPRT）缺陷引起的一种嘌呤代谢障碍的遗传病，使得大量过度合成嘌呤，导致体液中尿酸含量显著增高[2]，主要的临床表现包括智力运动发育迟缓、高尿酸血症、不自主运动和自残行为等。LNS 于 1964 年由约翰·霍普金斯医院 Michael Lesch 与 William Nyhan 首次描述了两兄弟均表现为严重的运动发育迟缓、舞蹈病、肌张力障碍、尿中结晶（后来确定是由尿酸组成的）以及严重的自残行为[3]。随着他们研究结果的发表，世界各地也相继报道其他病例，估计患病率介于 1/235 000 和 1/380 000。截至目前 LNS 在我国不同地区约有 20 余例报道[4]。大多数患者预期寿命可以存活到 20～30 岁，成年后疾病进展相对缓慢。

基于所有病例均为年轻男性的特征，推测 LNS 为 X 连锁遗传方式[5]。Seegmiller 等[6]研究表明，HPRT 的酶活性在 LNS 患者的红细胞中的活性接近于零，为 LNS 中发现的遗传模式和高尿酸血症提供了明确的解释。目前测量红细胞 HPRT 活性仍然是诊断 LNS 的金标准。1987 年 Gibbs 和 Caskey[7]使用核糖核酸酶 A 裂解程序，结合聚尿苷酸纸亲和层析步骤，鉴定 LNS 患者 HPRT1 mRNA 突变致病。

HPRT1（NM_000194）位于 Xq26.2-q26.3，全长 44 kb，包含 9 个外显子，编码 218 个氨基酸。HPRT 通过嘌呤补救途径分别催化次黄嘌呤和鸟嘌呤转化为肌苷一磷酸（IMP）和 GMP，HPRT 缺乏导致次黄嘌呤和鸟嘌呤的积累，最终转化为尿酸。过量的尿酸会在肾脏和关节中沉淀，导致肾结石和肾结石。LNS 导致神经系统功能障碍的确切病理生理学机制尚不清楚，在 HPRT 缺乏症中相对缺乏激活多巴胺受体所必需的鸟苷三磷酸（GTP），推测可能通过多巴胺受体活化功能降低，从而导致神经系统表现。目前已经报道超过 600 多个 HPRT1 突变，点突变约占 80%，约 20% 为小的缺失或者重复，由于 HPRT1 突变导致疾病具有显著临床异质性，又叫做 HPRT1 相关疾病谱系[8-9]，临床表现取决于 HPRT 缺乏的严重程度，从重到轻包括以下三种表型：HPRT 活性低于 1.5% 的最严重的 LND、酶活性 1.5%～2% 的 HPRT1 相关神经功能障碍（HPRT1-related neurologic dysfunction，HND）与酶活性 8%～60% 最轻的 HPRT1 相关高尿酸血症（HPRT1-related hyperuricemia，HRH），HRH 也称为 Keeley-Seegmiller 综合征（Keeley-Seegmiller syndrome，KSS）。

【临床表现】

LNS 患者的特征以神经系统发育障碍、高尿酸血症和自残行为为特征。其主要临床表现如下。

1. **神经系统发育障碍**

LNS 患者绝大多数产前和围产期基本正常，婴儿期即表现为发育迟缓，以运动发育受累为著，难以获得正常的发育里程碑如抬头、翻身、坐、站与走，常常在 3～6 个月龄出现肌张力异常包括肌张力低下或者增高。接着表现为锥体外系受累所致的异常不自主运动，特征性表现为肌张力障碍、舞蹈症及角弓反张等。有些患者也会表现为抽搐及反射亢进等。语言、认知与理解力均存在轻-极重度不同程度的落后。

2. **高尿酸血症**

LNS 患者在出生时即可以表现为过量尿酸形成[3-4]，血清尿酸浓度通常升高，但也有可能由于过量的嘌呤排入尿液而检测正常，尿酸过量产生可能导致尿酸晶体、尿酸钠或结石沉积在肾脏、输尿管或膀胱中。尿酸晶体为橙色的沙质物质，结石可能为多个小结石（"砾石"）或散在的大结石。结石可能导致血尿，并增加尿路感染的风险。结石可能是 LNS 的特征性表现，往往发病数月或数年才发现。高尿酸血症由于尿酸晶体沉积在关节软骨中引起痛风性关节炎，儿童 LNS 患者发病初期痛风并不常见，通常出现在疾病的中晚期。

3. 自残行为

几乎所有 LNS 患者均表现为不同程度的持续的自残行为，这是 LNS 的显著特征[10]。自残最常涉及部位为手指、嘴唇和脸颊的咬伤，其他包括用头部或四肢撞击硬物。自残行为可以出现在婴儿期，大多数患者出现在 2～3 岁，也有发病后很长时间才出现。其他强迫性行为包括攻击性表现、呕吐、随地吐痰和秽语症等。

4. 其他表现

LNS 患者可以表现为身材矮小和青春期发育延迟，终末期肾脏疾病（ESRD），男性患者可能出现睾丸萎缩，巨幼细胞性贫血。脑电图可能显示非特异性改变。CT 和 MRI 均可能显示中枢神经系统萎缩的非特异性变化，并伴有脑容量减少和尾状核容量减少。

女性 LNS 受累者由于存在 X 染色体非随机失活的机制而导致疾病表型。女性携带者一般不表现症状，但她们可能会有尿酸排泄增加，有些人可能在以后的几年中出现高尿酸血症的症状。

5. *HPRT1* 相关的等位基因病

X- 连锁高尿酸血症：至少 8% 的 HPRT 活性缺陷与 X 连锁性高尿酸血症相关，尿酸结晶沉积在泌尿系统和痛风性关节炎（以前称为 Kelley-Seegmiller 综合征）的风险增加。受累个体通常不表现出神经或行为异常。对于 HPRT 相关性高尿酸血症患者应避免肾脏并发症，特别是由于肾实质中尿酸钠的沉积而导致的肾病和肾衰竭。

高尿酸血症伴神经系统发育障碍：也有尿酸产生过多，伴有神经系统发育障碍，但无行为障碍的报道。

【辅助检查】

临床上考虑到该病后，进行血液尿液检查、HPRT 活性检测及基因明确诊断。

1. 血液尿液检测

高尿酸血症是 LNS 最重要的特点，因此需要进行血液学检查，包括血常规、血生化（血糖、糖化血红蛋白、血脂、血同型半胱氨酸水平、肝功能、肾功能包括肌酐与尿酸等）。根据尿液中尿酸和肌酐的浓度计算出的尿酸与肌酐之比，是评估尿酸过量的可靠方法。尿酸与肌酐之比大于 2.0 是 10 岁以下男性患者的特征。超过 20 mg/kg 的 24 h 尿酸盐排泄是特征性表现，但并不能明确诊断。注意，一般难以获得 24 h 样品的良好结果，细菌污染和尿酸盐在收集过程中的沉淀会影响结果。

2. 影像学检查

由于 LNS 患者表现为神经系统发育障碍，进行头颅 MRI 检查观察神经系统的病变，通常表现不特异。由于尿酸过量产生的晶体或结石可能沉积在肾脏、输尿管或膀胱中，需要进行泌尿系统超声检查以辅助诊断。

3. HPRT 活性检测

HPRT 活性检测对 LNS 的诊断起着重要作用，其采用红细胞溶血产物最容易实现[11]。男性患者的任何组织细胞（如血液、培养的成纤维细胞与淋巴母细胞等）中 HPRT 活性均低于正常细胞的 1.5%，可诊断为 LNS。怀疑女性受累者，对用于检测携带者的 HPRT 活性技术要求较为严格，并未得到广泛使用。

4. 基因检测

对于首诊高度怀疑 LNS 的患者首先进行 *HPRT1* 序列分析点突变以及小的插入或者缺失，对于男性 LNS 可以检出 90%～95% 的致病性变异，女性 LNS 可以检出 80% 左右；其余为缺失 / 重复变异致病。明确的 *HPRT1* 致病性变异，对家族成员的携带者检出、准确的遗传咨询和产前诊断具有重要意义。

【诊断】

当患者出现神经系统发育障碍、包括自残的行为障碍以及尿酸增高等临床表现，应该考虑 NLS 的临床诊断。HPRT 酶的活性低于正常值的 1.5%。*HPRT1* 检测发现致病变异可以明确诊断。

【鉴别诊断】

LNS 的临床鉴别诊断包括神经系统发育障碍相关疾病、尿酸增高相关疾病，在和其他疾病进行鉴别困难时，需要通过 HPRT 活性与 *HPRT1* 检测进行鉴别。

1. 神经系统发育障碍相关疾病

包括非特定性的智障、自闭症、雷特综合征、

Cornelia de Lange综合征、抽动秽语综合征。

2. 自残行为

自残行为会在其他情况下发生：包括家族性自主神经障碍，胆囊吞噬，感觉神经病包括1型遗传性感觉神经病，以及几种精神疾病。

3. 尿酸增高相关疾病

如代谢综合征、使用利尿剂等。

【治疗】

治疗以对症支持治疗为主，同时应注重心理治疗、康复治疗和日常护理。

1. 一级预防

主要目的在于控制尿酸形成的危险因素。多参加体育锻炼，进行有氧运动，平时多饮水维持体内新陈代谢稳态。定期检测全血细胞计数以评估巨幼细胞性贫血、尿酸浓度，进行发育行为评估，进行腹部超声检查来评估肾结石，遗传咨询等。

2. 对症治疗

（1）高尿酸血症：必须控制尿酸过量，以减少肾结石、尿酸性肾病、痛风性关节炎和痛风石的风险。尿嘌呤醇可以控制过量产生尿酸，阻止黄嘌呤氧化酶催化次黄嘌呤和黄嘌呤代谢为尿酸。应注意调整别嘌呤醇的剂量以将尿酸维持在正常范围内。

（2）神经行为症状：包括限制装置的使用、行为治疗与药物干预相结合的方法。

（3）康复训练与特殊教育对神经发育障碍均有促进作用。

3. 预防继发并发症

需要调节别嘌呤醇的剂量以使肾结石的并发症风险最小化。实际上，任何高尿酸血症的减少都将预防尿酸性肾病。

4. 监护

监测血浆尿酸浓度和氧嘌呤醇的尿排泄。查看病史，以了解隐匿性或活动性肾结石的体征或症状。监控受累个体是否有自残的早期迹象。

5. 目前治疗进展[12-13]

包括大脑皮质基底节深部脑刺激后消除了自我伤害和肌张力障碍的部分改善。HPRT缺乏症小鼠模型中骨髓移植仍然处于动物实验阶段。

【病例摘要】

男，4岁，自幼智力运动发育迟缓，双手抓物差，进步缓慢，语言发育落后，理解力差，脾气急躁，近半年出现发作性四肢肌张力增高伴扭转姿势，伴四肢不自主的运动，伴咬伤手指与嘴唇，偶有头部撞击床框或者桌椅架表现，呈进行性加重表现。既往史与个人史无特殊。否认家族遗传病史及类似病史。查体：痛苦容貌，口唇黏膜糜烂，口唇与手指可见咬痕，四肢不自主动作，为非对称性姿势。肌张力高，马蹄内翻足。辅助检查：血肌酐正常，尿酸明显增高。基因检测显示 HPRT1 c.532＋1G＞A杂合剪接变异位点，经ACMG分析评级为致病性变异。明确Lesch-Nyhan综合征的诊断。病例详细资料见二维码数字资源3-16。

数字资源3-16

（王静敏）

【参考文献】

［1］Fu R，Sutcliffe D，Zhao H，et al. Clinical severity in Lesch-Nyhan disease：the role of residual enzyme and compensatory pathways. Mol Genet Metab, 2015, 114（1）：55-61.

［2］Fu R，Chen CJ，Jinnah HA. Genotypic and phenotypic spectrum in attenuated variants of Lesch-Nyhan disease. Mol Genet Metab, 2014, 112（4）：280-285.

［3］Lesch M，Nyhan WL. Disorder of uric acid metabolism and central nervous system function. Am J Med, 1964, 36：561-570.

［4］李小丽，贾天明，张晓莉，等 .2例Lesch-Nyhan综合征患儿及家系临床表型和基因突变分析 . 中华实用诊断与治疗杂志，2020, 34（2）：157-1159.

［5］Migeon BR，Der Kaloustian VM，Nyhan WL，et al. X-linked hypoxanthine-guanine phosphoribosyl transferase deficiency：heterozygote has two clonal populations. Science，1968，160（3826）：425-427.

［6］Seegmiller JE，Rosenbloom FM，Kelley WN. Enzyme defect associated with a sex-linked human neurological disorder and excessive purine synthesis. Science，1967，155（3770）：1682-1684.

［7］Gibbs RA，Caskey CT. Identification and localization of mutations at the Lesch-Nyhan locus by ribonuclease A cleavage.Science，1987，236（4799）：303-305.

[8] Fu R, Ceballos-Picot I, Torres RJ, et al. Lesch-Nyhan Disease International Study Group. Genotype-phenotype correlations in neurogenetics: Lesch-Nyhan disease as a model disorder. Brain, 2014, 137(5): 1282-1303.

[9] Torres RJ, Puig JG. Hypoxanthine-guanine phosophoribosyltransferase (HPRT) deficiency: Lesch-Nyhan syndrome. Orphanet J Rare Dis, 2007, 2: 48.

[10] Anderson LT, Ernst M. Self-injury in Lesch-Nyhan disease. J Autism Dev Disord, 1994, 24(1): 67-81.

[11] Cakmakli HF, Torres RJ, Menendez A, et al. Macrocytic anemia in Lesch-Nyhan disease and its variants. Genet Med, 2019, 21(2): 353-360.

[12] Momosaki K, Kido J, Matsumoto S, et al. The effect of S-adenosylmethionine treatment on neurobehavioral phenotypes in Lesch-Nyhan disease: a case report. Case Rep Neurol, 2019, 11(3): 256-264.

[13] Dabrowski E, Smathers SA, Ralstrom CS, et al. Botulinum toxin as a novel treatment for self-mutilation in Lesch-Nyhan syndrome. Dev Med Child Neurol, 2005, 47(9): 636-639.

第四章 肾脏纤毛病

第一节 纤毛病总论

【概述】

肾囊性疾病病因复杂，包括一组先天性、发育性和获得性疾病，可以是散发的或遗传决定的，这些疾病通常在一个或两个肾脏中存在囊肿。"肾囊肿"是由上皮细胞排列并充满液体或半固体物质的腔。囊肿主要来源于小管。不同病因的肾囊肿在形态学上可能相似，但同一病因却可能导致不同的肾脏异常。

肾囊性疾病的分类尚无统一标准，通常基于形态学、临床和遗传学信息[1-3]（表4-1-1）。近年来研究证实纤毛（cilia）在肾脏发育中发挥重要作用，纤毛结构功能异常直接导致肾囊性疾病的发生，并与多种肾外伴随症状相关。因此有学者提出"肾脏相关纤毛病"的概念[4-5]，包括多囊肾、肾单位肾痨、Joubert综合征、Meckel-Gruber综合征、Bardet-Biedl综合征等。

表4-1-1 肾囊性疾病分类

遗传性	非遗传性
常染色体显性遗传	先天性发育异常
常染色体显性遗传性多囊肾	髓质海绵肾
von Hipple-Lindau综合征（VHL综合征）	囊肿性肾发育不良
结节性硬化症（Bourneville病）	
髓质囊性肾病	
常染色体隐性遗传	获得性
常染色体隐性遗传性多囊肾	单纯性肾囊肿
肾消耗病（肾单位肾痨）	获得性肾囊肿病
Joubert综合征	
Meckel-Gruber综合征	
Bardet-Biedl综合征	
X连锁显性遗传	
口-面-指综合征Ⅰ型	

纤毛（cilia）是细胞表面向外伸出的细长突起，长约5～10μm，是一种细胞表面特化的细胞器。纤毛由纤毛膜、微管、基体、过渡区和（或）Inversin区等构成（图4-1-1）。①纤毛膜：纤毛的外部包裹着一层纤毛膜，为细胞膜的延续。②微管纤毛内部包裹着沿纤毛长轴纵向排列的微管。根据纤毛内部微管结构和纤毛功能的不同，可分为运动纤毛（motile cilia）和不动纤毛（即初级纤毛，primary cilia）。运动纤毛由9束二联体微管均匀排成圆柱形构成外围，中心含有2根由中央鞘包围的中央微管，形成"9＋2"型轴丝。而初级纤毛无中央微管，即"9＋0"型轴丝。相比初级纤毛，运动纤毛在二联体微管之间、二联体微管与中心微管之间，还连接着内动力蛋白、外动力蛋白、径向辐条等结构，以更好地发挥纤毛运动的功能。③基体：纤毛除了伸出细胞的部分，其埋在细胞内的部分为基体，无论纤毛运动与否，基体均由9束三联体微管构成而无中央微管结构[6]。基体为一种经过修饰的中心粒，它是在有丝分裂过程中形成纺锤体极的细胞器。细胞分裂后，一对母-子中心粒从它们在有丝分裂纺锤体中的位置释放并迁移到质膜下，并形成成熟基体。基体特别是其母中心粒，充当纤毛底部的锚定和停靠位点，支撑轴丝向细胞外突出，然后通过膜和膜的囊泡运输维持纤毛发生。④过渡区：在轴丝底部紧靠基体的区域称为过渡区，其内分布有明显的Y形结构，将纤毛膜与微管连接起来。研究发现过渡区通过发挥蛋白屏障作用，控制不同蛋白质进入或离开纤毛，使得纤毛内部具有不同于细胞其余部分的成分，以更好地发挥运动/信号传导功能[7]。⑤Inversin区：对于初级纤毛，在过渡区远端还存在一个独特的Inversin区（the inversin compartment），该区域的Inversin蛋白由NPHP2基因编码，被认为参与调控纤毛发生和纤毛蛋白组成[8]。

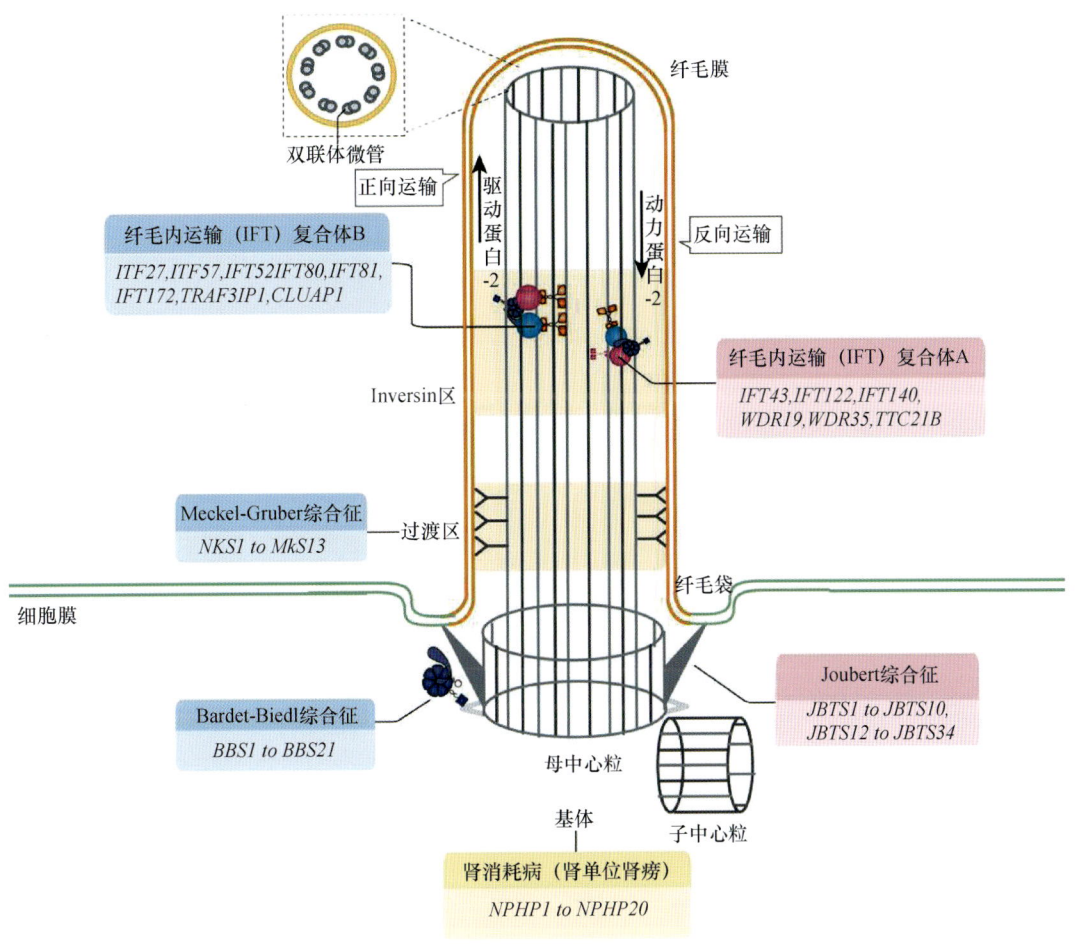

图 4-1-1 初级纤毛结构及相应肾囊性疾病示意图

纤毛-基体复合物在大多数组织的正常功能中发挥重要作用，纤毛和基体相关蛋白的功能障碍可同时或分别影响运动纤毛和初级纤毛，导致多种发育性和退行性单基因疾病。自1984年"纤毛病"的概念首次提出以来，目前已报告至少35种纤毛病，并发现约187个可导致纤毛病的基因及另外241个可能与纤毛结构功能相关的基因[6]。

运动纤毛主要分布于脑室中的室管膜神经胶质细胞、呼吸道（鼻、鼻窦、支气管、肺）、咽鼓管、生殖道（输精管、输卵管）上皮细胞等，通过纤毛运动以推动黏液或液体沿其表面运动，参与黏液分泌物清除、精子运动、卵子运输等功能。胚胎发育时期节点处的纤毛运动对于确定身体左右不对称性具有至关重要的功能作用。运动纤毛结构及功能异常，在临床上可引起原发性纤毛运动障碍（primary ciliary dyskinesia，PCD），可导致脑积水、鼻炎、鼻窦炎、支气管炎、中耳炎、不孕不育、内脏转位等[9]。

初级纤毛分布于包括胚胎细胞在内的几乎所有人类细胞，其内含有丰富的化学信号配体、离子通道等，如多囊蛋白1、多囊蛋白2及Hedgehog、Wnt等信号通路的组成部件，可感受气味、光线、液体流动产生的机械信号及离子变化的化学信号等各种胞外信号，并传入细胞内部，进而调节细胞极性、增殖分化并维持组织稳态，发挥"细胞信号天线"作用[10]。例如，在视网膜传导光信号的视锥和视杆细胞中，纤毛起到了传导和连接的作用；在内耳蜗管中的毛细胞上遍布着初级纤毛，可感受到因声音不同而导致蜗管内液体压强的变化，从而产生听觉；嗅球上皮细胞纤毛参与嗅觉形成。上述部位初级纤毛受损可导致视觉、听觉、嗅觉异常。另外，初级纤毛参与多个细胞之间的信号通路，其中Hedgehog信号通路是与纤毛功能最密切相关的通路之一。Hedgehog是一种脂蛋白成形素（morphogen），参与许多脊椎动物的组织发育，包括神经管和肢芽等。Hedgehog信号转导通路的许多成分，包括Hedgehog受体PTCH1，定位于初级纤毛[11]。Hedgehog与PTCH1的结合允许下游的七次跨膜蛋白SMO在纤毛内积累，并将其转录效应物GLI蛋白激活。GLI蛋白可调节细胞核中的转录，并对纤毛内运输（IFT）及过渡区蛋白成分的定位发挥调节作用。许多与纤毛病相关的发育异常，例如

Bardet-Biedl 综合征（BBS）中的多指畸形和 Meckel-Gruber 综合征（MKS）中的神经管缺陷，可能是由受损的纤毛 Hedgehog 信号传导引起的。初级纤毛功能缺陷可导致比运动纤毛缺陷更多样化的多系统感觉、生理和发育异常（图 4-1-2）。

在肾脏，一方面，初级纤毛对维持肾脏发育过程中的平面细胞极性（planar cell polarity，PCP）起到重要作用。PCP 即组织平面中细胞的协调方向，对输尿管芽的生长和分支形态发生、肾小球足细胞的正常发育、近端和远端肾单位节段的形成等起到至关重要的作用[12]。动物研究确定了一组保守的 PCP 蛋白复合物，包括 Frizzled、Dishevelled、Prickle、van Gogh 和 Diego 蛋白等，其中 Diego 即 Inversin，由 *NPHP2* 基因编码，定位于初级纤毛的过渡区，其功能异常可导致 PCP 蛋白复合物功能障碍，可引起肾小管细胞有丝分裂时期纺锤体方向的随机化，造成肾小管细胞的平面细胞极性异常[13]。另一方面，初级纤毛参与出生后肾脏组织形态及功能的维持。初级纤毛由肾小管上皮细胞伸入管腔，与尿液直接接触并感受尿液流动，通过纤毛上的多囊蛋白复合体产生 Ca^{2+} 内流，将机械刺激传入细胞内，调控肾小管腔直径及分化状态，纤毛结构及功能障碍可造成小管病变扩张并形成囊肿[14]。现已在初级纤毛内鉴定出一大组可引起肾脏相关纤毛病的蛋白质，定位于初级纤毛的不同结构内，包括定位于基体的 Bardet-Biedl 综合征（BBS）蛋白，可形成 BBS 蛋白复合体（BBSome）调节膜蛋白向纤毛的转运，其异常引起 Bardet-Biedl 综合征[15]；定位于过渡区的 MKS1 和 AHI1 蛋白，可分别引起 Meckel-Gruber 综合征（MKS）[16] 和 Joubert 综合征（JBTS）[17]；定位于 Inversin 区的 Inversin 蛋白可引起肾消耗病（nephronophthisis，NHPH）等。这些纤毛蛋白编码基因的突变改变了纤毛的正常组成、感觉功能和信号传导，并与这些疾病的表型差异有关[5-6, 9, 18]（图 4-1-1）。因为初级纤毛分布广泛，这

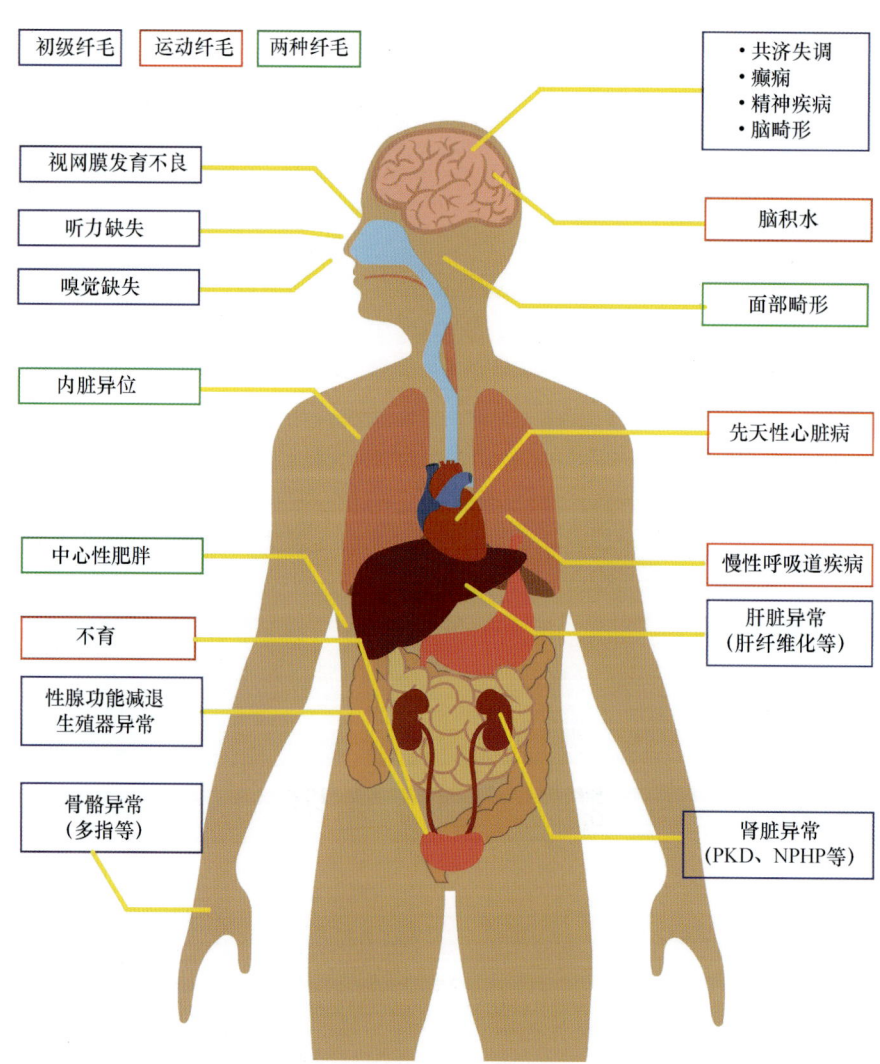

图 4-1-2　纤毛病受累系统示意图

些纤毛病可影响除肾脏外的多个系统，如脑、眼、肝脏、骨骼以及生殖系统等[4]（图4-1-2）。

目前对于这些肾脏相关纤毛病，几乎没有确定的能治愈、改善或预防的治疗方法。唯一的靶向治疗是美国食品和药物监督管理局批准的用于常染色体显性多囊肾病（ADPKD）的托伐普坦，但也并非纤毛导向的治疗。随着细胞生物学、基因测序等技术在肾脏病领域的应用，肾脏相关纤毛病概念的提出有望为理解肾囊性疾病的发生发展、临床分型及靶向治疗提供新的切入点。但需注意的是，因为各种肾囊性疾病存在较大的表型差异，似乎难以单纯用纤毛致病学说来统一解释；开发新型有效的肾脏相关纤毛病治疗方法尚有待进一步探索。本章将对代表性肾脏相关纤毛病作介绍。

（李　阳　周绪杰　张　宏）

【参考文献】

[1] Gardner K D. Pathogenesis of human cystic renal disease [J]. Annu Rev Med, 1988, 39: 185-191.

[2] Wilson P D, Goilav B. Cystic disease of the kidney [J]. Annu Rev Pathol, 2007, 2: 341-368.

[3] Renkema K Y, Stokman M F, Giles R H, et al. Next-generation sequencing for research and diagnostics in kidney disease [J]. Nat Rev Nephrol, 2014, 10 (8): 433-444.

[4] Hildebrandt F, Zhou W. Nephronophthisis-associated ciliopathies [J]. J Am Soc Nephrol, 2007, 18 (6): 1855-1871.

[5] Mcconnachie D J, Stow J L, Mallett A J. Ciliopathies and the kidney: a review [J]. Am J Kidney Dis, 2021, 77 (3): 410-419.

[6] Reiter J F, Leroux M R. Genes and molecular pathways underpinning ciliopathies [J]. Nat Rev Mol Cell Biol, 2017, 18 (9): 533-547.

[7] Chih B, Liu P, Chinn Y, et al. A ciliopathy complex at the transition zone protects the cilia as a privileged membrane domain [J]. Nat Cell Biol, 2011, 14 (1): 61-72.

[8] Garcia-Gonzalo F R, Corbit K C, Sirerol-Piquer M S, et al. A transition zone complex regulates mammalian ciliogenesis and ciliary membrane composition [J]. Nat Genet, 2011, 43 (8): 776-784.

[9] Wallmeier J, Nielsen K G, Kuehni C E, et al. Motile ciliopathies [J]. Nat Rev Dis Primers, 2020, 6 (1): 77.

[10] Singla V, Reiter J F. The primary cilium as the cell's antenna: signaling at a sensory organelle [J]. Science, 2006, 313 (5787): 629-633.

[11] Rohatgi R, Milenkovic L, Scott M P. Patched1 regulates hedgehog signaling at the primary cilium [J]. Science, 2007, 317 (5836): 372-376.

[12] Torban E, Sokol S Y. Planar cell polarity pathway in kidney development, function and disease [J]. Nat Rev Nephrol, 2021, 17 (6): 369-385.

[13] Otto E A, Schermer B, Obara T, et al. Mutations in INVS encoding inversin cause nephronophthisis type 2, linking renal cystic disease to the function of primary cilia and left-right axis determination [J]. Nat Genet, 2003, 34 (4): 413-420.

[14] Douguet D, Patel A, Honore E. Structure and function of polycystins: insights into polycystic kidney disease [J]. Nat Rev Nephrol, 2019, 15 (7): 412-422.

[15] Niederlova V, Modrak M, Tsyklauri O, et al. Meta-analysis of genotype-phenotype associations in Bardet-Biedl syndrome uncovers differences among causative genes [J]. Hum Mutat, 2019, 40 (11): 2068-2087.

[16] Goetz S C, Bangs F, Barrington C L, et al. The Meckel syndrome-associated protein MKS1 functionally interacts with components of the BBSome and IFT complexes to mediate ciliary trafficking and hedgehog signaling [J]. PLoS One, 2017, 12 (3): e0173399.

[17] Parisi M A, Doherty D, Eckert M L, et al. AHI1 mutations cause both retinal dystrophy and renal cystic disease in Joubert syndrome [J]. J Med Genet, 2006, 43 (4): 334-339.

[18] Mochizuki T, Makabe S, Aoyama Y, et al. New insights into cystic kidney diseases [J]. Contrib Nephrol, 2018, 195: 31-41.

第二节　多囊肾

一、常染色体显性遗传多囊肾病

【概述】

常染色体显性遗传多囊肾病（autosomal dominant polycystic kidney disease, ADPKD）是最常见的单基因遗传性肾病，患病率约为 1/2500～1/1000，其中约 15% 为非遗传性自发突变致病，男女发病率相同，子代遗传患病率为 50%[1]。患者多在成年时发病，肾脏出现大小不一的囊肿且进行性长大，压迫正常肾组织，最终进展至终末期肾病（end stage renal disease，ESRD）。其主要临床表现为腹部肿块、腰痛、镜下或肉眼血尿、蛋白尿、肾结石、泌尿系和囊肿感染、高血压、肾功能不全等；ADPKD还累及多个其他器官，可出现肝、胰、精囊、脾及蛛网膜囊肿，心脏瓣膜异常和颅内动脉瘤等[1-2]。

1585年，Zigulitz和Buccella通过对波兰国王Stefan Bathory进行尸检发现肾脏多发囊肿，首次报道了多囊肾病。1754年，Galeazzi描述了3例多囊肾病患者的临床特点。1899年，Steiner等确定多囊肾病通过常染色体显性遗传的方式进行家系遗传[3]。1994年，第一个ADPKD致病基因被克隆，为PKD1基因，定位于16号染色体的短臂上（16p13.3），包含46个外显子以及12912bp的编码序列，其编码蛋白为多囊蛋白1（polycystin 1，PC1），由4303个氨基酸残基组成，主要定位于细胞初级纤毛、细胞膜紧密连接、桥粒及黏着斑处[4]。1996年，第二个ADPKD致病基因被克隆，称为PKD2，定位于4号染色体的长臂上（4q21.1），包含15个外显子及2907bp的编码序列，编码蛋白为多囊蛋白2（polycystin 2，PC2），由968个氨基酸残基组成，主要定位于初级纤毛、中心体及内质网，同时也是一种非选择性钙离子转运通道[5]。2016年，新的ADPKD致病基因GANAB在9个多囊肾病合并多囊肝家系中被发现，定位于11号染色体的长臂上（11q12.3），包含25个外显子及2901bp的编码序列，编码蛋白为葡糖苷酶Ⅱ的α亚基（α subunit of glucosidase Ⅱ，GⅡα），由966个氨基酸残基组成，其在内质网中参与N-连接糖基化，主要控制跨膜和分泌蛋白的折叠、成熟和转运[6]。GANAB突变可影响PC1的成熟和转运，进而引起肾脏及肝脏囊肿的形成和长大。2018年，在7个伴ADPKD非典型表现的家族中发现一个新致病基因DNAJB11，定位于3号染色体的长臂上（3q27.3），包含11个外显子及1077bp的编码序列，编码蛋白为伴侣蛋白结合免疫球蛋白（chaperone binding immunoglobulin protein，BiP），由358个氨基酸残基组成，其在内质网中控制跨膜和分泌蛋白的折叠和合成，可影响PC1的成熟和转运，进而导致肾或肝囊肿发生[7]。约78%的ADPKD患者因PKD1突变致病，约15%的患者因PKD2突变致病，约0.3%的患者因GANAB突变致病，约0.1%的患者因DNAJB11突变致病，仍有约7%～10%的ADPKD家系未检出明确的致病突变，推测可能存在其他致病基因。

ADPKD患者发生基因突变后，可导致下游一系列细胞信号转导通路异常：如细胞内钙紊乱、cAMP通路及Wnt信号通路异常激活，细胞异常增殖和凋亡，细胞周期和细胞能量代谢调控失常，免疫细胞及炎症介质的作用，以及表观遗传学异常调控等[8]。以上学说部分解释了肾囊肿发生及发展机制，但具体分子和细胞生物学机制尚未完全阐明。

【临床表现】

ADPKD是一种多器官全身性疾病，其临床表现包括肾脏表现及肾外表现[2, 9]。多数患者在成年期发病，儿童期发病约占全部病例的2%～5%[10]，还有部分患者可能终身无明显临床症状，通过尸检而诊断。

1. 肾脏表现

（1）肾脏囊肿：囊肿可发生在肾单位的任何部分，皮髓质均可形成，直径从数毫米至数厘米不等，囊肿的大小、数目随病程进展而逐渐增加。囊液黄色澄清，出血或合并感染时可为巧克力色。随着囊肿不断增多增大，肾脏体积也逐渐增大，肾脏体积大小与肾功能及并发症显著相关，每侧肾脏超过500 ml可出现临床症状，超过1000 ml可出现肾功能不全。肾脏长径 > 15 cm，易发生血尿和高血压。

（2）腹部肿块：当肾脏增大到一定程度，即可在腹部扪及。触诊肾脏质地较坚实，表面可呈结节状，随呼吸移动，合并感染时可伴压痛。

（3）疼痛：约60%的成年患者可出现背部或季肋部疼痛，是ADPKD常见的早期症状之一，女性更为常见。性质可为钝痛、胀痛、刀割样或针刺样，可向上腹部、耻骨上放射。急性疼痛或疼痛突然加剧常提示囊肿出血、血块或结石引起的尿路梗阻（伴明显绞痛）或合并感染（常伴发热）。慢性疼痛为肾脏增大或囊肿牵拉肾包膜、肾蒂，压迫邻近脏器而引起的。

（4）出血：约60%的成年患者可出现肉眼或镜下血尿。多为自发性，也可在运动或创伤后发生。引起血尿的原因有囊肿壁血管破裂、结石、感染或癌变等。血尿发生率随高血压程度加重、囊肿增大而增加，且与肾功能恶化速度成正比，一般血尿为自限性，外伤性囊肿破裂引起肾周出血较为少见。

（5）感染：约30%～50%的成年患者可有泌尿系和（或）囊肿感染，是ADPKD患者发热时需排查的重要病因，女性多见，主要表现为膀胱炎、肾盂肾炎、囊肿感染和肾周脓肿。逆行感染为主要感染途径，致病菌多为大肠杆菌，约占75%。

（6）结石：约20%～35%的成年ADPKD患者合并肾结石，大多数结石成分为尿酸和（或）草酸钙。尿pH值、枸橼酸盐浓度降低可诱发结石。

（7）蛋白尿：见于14%～34%非尿毒症患者，在肾衰竭患者中达80%，男性多于女性。一般为持续性，蛋白定量多< 1 g/d。蛋白尿较多的患者较无蛋白尿或较少患者平均动脉压高、肾脏体积大、肌酐清除率低、病程进展快。因此蛋白尿被认为是加速肾功能恶化的一个重要危险因素。

（8）贫血或红细胞增多症：未发展至ESRD的ADPKD患者通常无贫血。持续性肉眼血尿患者可有不同程度的贫血。ADPKD患者较其他病因引起的肾衰竭患者贫血出现晚且程度轻。另有5%患者因缺血缺氧刺激肾间质细胞产生促红细胞生成素增加可引起红细胞增多症。

（9）高血压：是ADPKD常见的早期表现之一，35%的儿童患者、80%的成年患者存在高血压，儿童患者中尤以夜间高血压常见。高血压程度与肾脏体积成正比，随年龄增大而升高。高血压是加速肾功能恶化的危险因素之一。合并高血压ADPKD患者肾功能失代偿平均年龄为47岁，而血压正常患者为66岁。因此，早期监测、治疗高血压，对保护ADPKD患者肾功能、改善预后至关重要。

（10）慢性肾衰竭：为ADPKD的主要死亡原因。早期肾功能损害表现为肾脏浓缩功能下降。有研究发现，60%的儿童患者可有尿液浓缩功能下降。一旦肾小球滤过率（GFR）< 50 ml/min，从肾功能受损发展到ESRD时间约为10年，其中存在较大的个体差异性。50%的ADPKD患者在60岁时进入ESRD。

2. **肾外表现**

ADPKD除影响肾脏外，还累及消化系统、心血管系统、中枢神经系统以及生殖系统等多个器官。ADPKD的肾外病变可分为囊性和非囊性两种。囊肿可累及肝、胰、脾、卵巢、精囊腺、蛛网膜及松果体等，其中以肝囊肿发生率最高（80%），肝囊肿随年龄增大而逐渐增多，少有临床症状，囊肿体积过大可引起疼痛及囊肿感染，肿瘤较少见。肝囊肿极少影响肝功能，部分严重肝囊肿患者可有肿瘤标志物CA199轻中度升高，可在排除肿瘤的前提下密切随访。非囊性病变包括心脏瓣膜异常、结肠憩室、颅内动脉瘤等。二尖瓣脱垂见于25%的ADPKD患者，可出现心悸和胸痛。合并结肠憩室的患者结肠穿孔发生率明显高于其他ADPKD患者。在ADPKD肾外表现中，颅内动脉瘤危害最大，是导致患者早期死亡的主要病因之一。约有9%～12%的ADPKD患者合并颅内动脉瘤，是普通人群的4倍，颅内动脉瘤家族史阳性的ADPKD患者合并颅内动脉瘤可能性更大（21%），应积极筛查。多数患者无症状，少数患者出现血管痉挛性头痛，随着动脉瘤增大，动脉瘤破裂危险增加。

【辅助检查】

临床上考虑到该病后，需要完善相关血液及尿液检查，并通过影像学检查（肾脏超声、CT或MRI）明确肾脏病变，无家族史或临床表现不典型患者可通过基因测序进一步明确诊断。

1. **血液及尿液检查**

血液检查包括血常规、肝肾功能、电解质、血糖、血脂、肿瘤标志物等，评估患者有无贫血或红细胞增多症，肝肾功能及血糖血脂异常，筛查有无合并肿瘤性病变等。尿液检查包括尿常规、尿白蛋白/肌酐、24 h尿蛋白定量、尿液渗透压等，明确患者有无血尿及蛋白尿，及时发现隐匿性泌尿系感染。

2. **影像学检查**

对于有明确ADPKD家族史的患者，主要依靠肾脏影像学方法进行诊断。首选进行肾脏超声检查，肾脏MRI对于发现较小肾脏囊肿更为敏感，肾脏CT有助于排除复杂性囊肿恶性病变。不推荐对15岁以下具有ADPKD家族史的风险个体进行症状前筛查；ADPKD患者的成年直系亲属应进行疾病筛查。

3. **基因检测及诊断**

目前主要采用长片段PCR＋二代测序（next-generation sequencing，NGS）技术对ADPKD患者进行基因突变检测。PKD基因突变检出率大约在90%[11]。基因诊断适用于无家族史散发的ADPKD患者；影像学检查表现不典型；ADPKD家族史阳性的活体肾脏捐献者；儿童ADPKD疑似患者的早期诊断以及生殖遗传咨询等。从关爱儿童心理成长角度考虑，不推荐对15岁以下具有ADPKD家族史的风险个体进行基因检测筛查。

【诊断与鉴别诊断】

ADPKD诊断标准如下：①ADPKD家族遗传病

史，大约80%患者有家族遗传病史[12]；②影像学检查发现双肾体积增大，有多个大小不一的囊肿弥漫分布，超声和MRI诊断和排除标准见表4-2-1及表4-2-2[13-14]。同时具备此两项即可确诊ADPKD。若无家族遗传史或影像学检查不典型，需进行基因

表4-2-1　ADPKD超声诊断标准和排除标准

年龄（岁）	15～39	40～59	≥60
诊断标准	单/双侧肾囊肿≥3个	每侧肾囊肿≥2个	每侧肾囊肿≥4个
排除标准	无	每侧肾囊肿<2个	

表4-2-2　ADPKD MRI诊断标准和排除标准

标准	肾囊肿个数
诊断标准	肾囊肿总数≥10个
排除标准	肾囊肿总数<5个

突变检测，以明确诊断。

ADPKD需要与其他肾脏囊肿性疾病进行鉴别诊断[1, 15]。

1. 常染色体隐性多囊肾病（autosomal recessive polycystic kidney disease，ARPKD）

由 *PKHD1* 及 *DZIP1L* 基因突变引起，患病率约为1/20 000，子代25%发病，胎儿及新生儿期可表现为双侧肾脏增大，远端小管和集合管多个微小囊肿形成，30%的患者于新生儿期死亡。随年龄增长，肾功能进行性恶化，并伴有肝纤维化进行性加重而导致门脉高压，预后差。

2. 结节硬化症（tuberous sclerosis，TSC）

常染色体显性遗传，致病基因有 *TSC1* 及 *TSC2*，存活婴儿中发病率为1/10 000。90%以上患者出现皮损（面部血管纤维瘤、甲周纤维瘤、脱色斑、鲨革斑），90%患者存在头颅病变（皮质结节、室管膜下巨细胞星形细胞瘤），50%～70%患者存在肾脏病变（肾脏多发囊肿、血管平滑肌脂肪瘤），50%患者出现视网膜错构瘤、淋巴管平滑肌瘤。

3. Von Hippel-Lindau病（Von Hippel-Lindau disease，VHL）

发病率1/36 000，致病基因为 *VHL*。双肾多发囊肿，常合并肾脏实体瘤、视神经和中枢神经肿瘤。不伴实体瘤的VHL病与ADPKD相似，需要检测突变基因进行鉴别。

4. 常染色体显性肾小管间质肾病（autosomal dominant tubulointerstitial kidney disease，ADTKD）

由 *HNF1B*、*MUC1*、*UMOD* 及 *SEC61A1* 突变引起的ADTKD可有肾脏囊肿表现，但肾脏体积通常正常或变小，血肌酐进行性升高，大多在中青年时期进入ESRD。早期肾功能正常时通常伴有高尿酸血症表现。*HNF1B* 突变患者可有家族性糖尿病表现。

5. 常染色体显性多囊肾肝病（autosomal dominant polycystic liver disease，ADPLD）

由 *PRKCSH*、*SEC63*、*ALG8*、*SEC61B* 及 *LRP5* 突变引起的ADPLD偶尔可有肾脏囊肿形成，通常肾脏无明显增大，肾功能多可长期保持正常，主要以肝脏多发囊肿为临床表现，必要时可行基因检测加以鉴别。

【疾病进展评估】

肾功能是评估ADPKD进展的重要指标，可通过测定肾小球滤过率进行评估。但大部分ADPKD患者在病程早中期无明显肾小球滤过率下降，不利于疾病进展的早期评估。目前可通过基因型及肾脏总体积（total kidney volume，TKV）对疾病进展进行早期评估。

1. 基因型

ADPKD基因突变与临床表型显著相关，突变基因、基因突变类型以及是否合并多个基因突变，均可影响到ADPKD疾病进展。*PKD1* 突变患者通常比 *PKD2* 突变患者病情进展快，*PKD1* 突变患者进入ESRD的中位年龄要比 *PKD2* 突变者早约20年；一项大型ADPKD基因型-表型研究显示，*PKD1* 截断型突变、*PKD1* 非截断型突变、*PKD2* 突变和未检测到基因突变的患者进展至ESRD的平均年龄分别为52.5岁、70.8岁、80.0岁和77.5岁[16]。部分早发型ADPKD患者，除了携带某一 *PKD* 基因突变外，可能合并其他 *PKD* 基因突变，或合并其他囊肿相关基因（如 *HNF-1B*、*TSC2* 等）突变，导致疾病进展较快。

2. TKV

研究发现TKV年增长率是评估ADPKD疾病进展的重要指标。对于年龄≥25岁的患者，建议使用网页版预估公式（http://www.mayo.edu/research/documents/pkdcenter-adpkd-classification/doc-20094754）对TKV进行估算；对于年龄<25岁的患者，推荐使用立体

测量法（需要安装特定软件系统）精确测量 TKV，以防止低估这部分患者的疾病进展。

2015 年，Mayo 多囊肾病研究中心利用患者年龄及身高校正的 TKV 值（htTKV）对 ADPKD 患者进行进展风险评估[17]。根据 ADPKD 影像学特点，可将 ADPKD 分为两类（详见表 4-2-3），其中 1 类为 ADPKD 典型性影像学表现，约占全部病例的 95%；2 类为非典型性影像学表现，约占全部病例的 5%。利用 htTKV 值可将 1 类患者分为 1A、1B、1C、1D 及 1E 5 个等级，各级所对应的 TKV 预估年增长率分别为 < 1.5%、1.5% ~ 3%、3% ~ 4.5%、4.5% ~ 6% 和 > 6%。2 类非典型性影像学表现包括 2A 和 2B 两个亚类。目前认为，1A 和 2 类患者疾病进展较慢；1B 患者应在 2 ~ 3 年后再测定 htTKV 以重新评估疾病进展；1C、1D 和 1E 患者，疾病进展较快。

表 4-2-3　ADPKD Mayo 分型

分类	亚类	描述	TKV 年增长率
典型 ADPKD	1A	双肾囊肿弥漫分布，囊肿对 TKV 影响较一致	< 1.5%
	1B		1.5% ~ 3.0%
	1C		3.0% ~ 4.5%
	1D		4.5% ~ 6.0%
	1E		> 6.0%
非典型 ADPKD	2A	单侧分布：肾囊肿仅弥漫分布于单侧肾脏，该侧肾脏体积明显增大。对侧肾脏体积正常，无或仅有 1 ~ 2 个囊肿 节段分布：肾囊肿位于单侧或双侧肾脏的一极，其余肾组织正常 非对称分布：肾囊肿弥漫分布于一侧体积明显增大的肾脏，对侧肾脏囊肿数量少（3 ~ 9 个），囊肿体积 < 30%TKV 不匀称分布：双肾囊肿弥漫性分布，不典型囊肿取代少部分肾组织，囊肿数 ≤ 5 个，但囊肿体积 ≥ 50%TKV	
	2B	单肾获得性萎缩：囊肿弥漫分布于单侧肾脏，肾体积中、重度增大，对侧肾脏获得性萎缩 双肾萎缩：肾功能受损（血清肌酐 ≥ 133 μmol/L）而双肾无明显增大。肾脏平均长径 < 14.5 cm，囊肿替代正常肾组织，肾实质萎缩	

【治疗】

1. 基本治疗[9, 18-20]

（1）调整生活方式：保持心情舒畅；戒烟并避免被动吸烟；限制饮酒。保持理想体重指数（BMI）在 20 ~ 25 kg/m²。谨慎参与剧烈的接触性运动或其他存在潜在风险的活动，如足球、篮球、摔跤等运动，尤其是肾脏增大到体检可触及时。尽量避免尿路介入性检查治疗及使用肾毒性药物。

（2）饮食治疗：中度限制钠盐摄入，钠离子摄入 2.3 ~ 3 g/d（6 g 食盐）；中等量蛋白饮食［0.8 ~ 1.0 g/（kg·d）］；中度限制磷摄入（800 mg/d）。

（3）水化治疗：每日保证足够量饮水，保持尿量 2.5 ~ 3L/d，尿液渗透压 ≤ 280 mOsm/kg。

（4）血压控制：eGFR > 60 ml/（min·1.73 m²）的 18 ~ 50 岁患者，降压目标值 ≤ 110/75 mmHg，其他成年患者降压目标值 ≤ 130/80 mmHg。肾素-血管紧张素-醛固酮系统（RAAS）的异常激活是多囊肾病患者发生高血压的重要机制之一，因此在无明显禁忌证的情况下，应优先考虑使用 RAAS 阻滞剂。

（5）血脂控制：高血脂患者应接受降血脂治疗，无明显禁忌证情况下，应优先考虑使用他汀类药物降血脂治疗，血脂控制目标：LDL < 2.59 mmol/L，HDL > 1.29 mmol/L。

（6）纠正酸碱失衡：保持血浆 HCO_3^- ≥ 22 mmol/L，多食水果及蔬菜，必要时予以碳酸氢钠口服治疗。

（7）控制高尿酸血症：伴有高尿酸血症患者除改善饮食外，必要时给予碳酸氢钠或非布司他治疗。

2. 延缓肾囊肿疾病进展治疗

研究表明，精氨酸血管加压素 V2 受体拮抗剂托伐普坦（tolvaptan）能有效抑制 ADPKD 患者肾囊肿生长，延缓肾功能恶化，已在多个国家获批用于治疗快速进展型成年 ADPKD 患者。美国 Mayo 多囊肾病研究中心于 2018 年制定的托伐普坦治疗 ADPKD 临床实践指南推荐 1C 至 1E 且 eGFR > 25 ml/(min·m^2) 的 ADPKD 患者使用托伐普坦抑制肾囊肿生长，延缓肾功能恶化[18]。托伐普坦的禁忌证包括：怀孕、未纠正的高钠血症、血容量不足、非多囊性肝病引起的严重肝损伤史、尿路阻塞、使用强效 CYP3A 抑制剂以及无法感觉口渴。托伐普坦建议分两次服用，间隔 8 h 以上，起始剂量 45 mg/15 mg（早晨 45 mg，下午 15 mg），随后根据耐受情况逐步增加到 60 mg/30 mg 或 90 mg/30 mg，保证每天充足饮水，目标晨尿渗透压 ≤ 280 mOsm/(kg·H$_2$O)。使用托伐普坦治疗需监测肝功能，起始治疗后 2 周和 4 周各一次，以后每月 1 次，治疗 18 个月后，每 3 个月 1 次。

3. 并发症的防治

肉眼血尿和囊肿出血是 ADPKD 患者的常见并发症。多为自限性，轻症患者绝对卧床休息，多饮水，使尿量达到 2～3L/d，大部分出血可在 2～7 天内自行停止。卧床休息不能止血时，给予抗纤溶药物（如氨甲环酸等）治疗。出现发热、腹痛、红细胞沉降率（血沉）升高、C 反应蛋白升高应考虑囊肿感染。18 氟标记的荧光脱氧葡萄糖 PET 检查有助于囊肿感染的诊断。致病菌以大肠埃希菌最为常见。囊肿感染的标准治疗是根据血、尿培养结果选用脂溶性抗生素（喹诺酮类、复方新诺明及甲硝唑等）。培养阴性时可抽血或囊液进行病原微生物基因诊断。抗生素治疗效果不佳，感染囊肿直径较大时（> 5 cm），可予以囊肿穿刺引流治疗[21]。伴肾结石患者应使用 CT 平扫进行诊断，鼓励患者多饮水，根据结石大小和部位可口服枸橼酸氢钾钠溶石或选用输尿管镜钬激光碎石术。腰痛评估应包括病史、心理和体检；非阿片类镇痛剂（如对乙酰氨基酚）可作为一线止痛药，手术治疗包括囊肿穿刺硬化治疗、腹腔镜去顶减压术或肾脏切除术，需根据囊肿大小、数量、位置选用。

4. ESRD 治疗

ADPKD 进入 ESRD 患者需要肾脏替代治疗，其方式包括血液透析、腹膜透析和肾移植。优先考虑肾移植，血液透析使用最为普及，腹膜透析与血液透析生存率无显著差异。

5. 遗传阻断

近年来，基因检测技术和辅助生殖技术飞速发展，目前可先检出 ADPKD 患者家系致病基因突变位点及类型，明确突变致病性，再利用辅助生殖体外受精技术筛选出不携带致病基因突变的胚胎，并将其植入母体内，生育非 ADPKD 的健康下一代[22]。这一方法称为胚胎植入前遗传学检测（preimplantation genetic test，PGT）技术。应用 PGT 技术阻断 ADPKD 遗传可降低患儿出生率，值得推荐。但利用该技术来阻断 ADPKD 遗传也受到诸多因素限制。首先，必须先在 ADPKD 家系中检测出具有明确致病性的 PKD 基因突变，仍有约 10% ADPKD 患者及家系无法检出 PKD 基因突变，不能实施 PGT 技术阻断疾病遗传。其次，有部分患者可检测出 PKD 基因突变，但因突变类型（非移码突变）及亲代数据缺失造成无法明确 PKD 基因突变的真实致病性，该部分患者是否可以利用 PGT 技术阻断疾病遗传仍有争议。再次，该方法只能阻断家系中已明确的 PKD 基因突变遗传，无法避免 PKD 基因自发突变致病，相当于将疾病发生率从 50% 降至万分之一。最后，患者实施辅助生殖技术的成功率也受很多其他因素影响。因此，应充分告知 ADPKD 夫妇，是否选择利用 PGT 技术阻断 ADPKD 遗传，由其自行决定。

【病例摘要】

男，45 岁，1996 年体检腹部 B 超发现双肾多发囊肿伴肝囊肿形成。2008 年发现血压升高，予以氯沙坦钾降压治疗。2011 年劳累后出现肉眼血尿，卧床休息后缓解。2013 年劳累后再次出现肉眼血尿，并伴有左侧腰背部疼痛及发热，诊断为肾脏囊肿感染，予以左氧氟沙星抗感染治疗 2 周后症状缓解。2018 年发现血肌酐轻度升高（135 μmol/L），此后血肌酐进行性升高，目前血肌酐 256 μmol/L。家族中父亲、哥哥患有多囊肾病，其中父亲 58 岁因尿毒症去世，目前哥哥 48 岁，血肌酐 350 μmol/L。查体：腹部膨隆，肋下可触及肝脏及肾脏，质较硬，有结节感；腹部无压痛、反跳痛，无肌卫。肾脏 MRI：肾脏多发囊肿。肾脏总体积：2156.456 cm^3。基因检测提示 PKD1 基因无义突变，明确 ADPKD 诊断。病例详细资料见二维码数字资源 4-2-1。

数字资源 4-2-1

（徐德超　梅长林）

【参考文献】

[1] Cornec-Le Gall E, Alam A, Perrone RD. Autosomal dominant polycystic kidney disease. Lancet, 2019, 393 (10174): 919-935.

[2] Bergmann C, Guay-Woodford LM, Harris PC, et al. Polycystic kidney disease. Nat Rev Dis Primers, 2018, 4 (1): 50.

[3] Ong AC, Devuyst O, Knebelmann B, et al. Autosomal dominant polycystic kidney disease: the changing face of clinical management. Lancet, 2015, 385 (9981): 1993-2002.

[4] Consortium TEPKD, and the The European Polycystic Kidney Disease Consortium. The polycystic kidney disease 1 gene encodes a 14 kb transcript and lies within a duplicated region on chromosome 16. Cell, 1994, 77: 881-894.

[5] Mochizuki T, Wu G, Hayashi T, et al. PKD2, a gene for polycystic kidney disease that encodes an integral membrane protein. Science, 1996, 272: 1339-1342.

[6] Porath B, Gainullin VG, Cornec-Le Gall E, et al. Mutations in GANAB, encoding the glucosidase IIalpha subunit, cause autosomal-dominant polycystic kidney and liver disease. Am J Hum Genet, 2016, 98: 1193-1207.

[7] Cornec-Le Gall E, Olson RJ, Besse W, et al. Monoallelic mutations to DNAJB11 cause atypical autosomal-dominant polycystic kidney disease. American journal of human genetics, 2018, 102: 832-844.

[8] Ong AC, Harris PC. A polycystin-centric view of cyst formation and disease: the polycystins revisited. Kidney Int, 2015, 88 (4): 699-710.

[9] Chapman AB, Devuyst O, Eckardt KU, et al. Autosomal-dominant polycystic kidney disease (ADPKD): executive summary from a Kidney Disease: Improving Global Outcomes (KDIGO) Controversies Conference. Kidney Int, 2015, 88 (1): 17-27.

[10] Benz EG, Hartung EA. Predictors of progression in autosomal dominant and autosomal recessive polycystic kidney disease. Pediatr Nephrol, 2021, doi: 10.1007/s00467-020-04869-w.

[11] Audrezet MP, Cornec-Le Gall E, Chen JM, et al. Autosomal dominant polycystic kidney disease: comprehensive mutation analysis of PKD1 and PKD2 in 700 unrelated patients. Hum Mutat, 2012, 33 (8): 1239-1250.

[12] Harris PC, Torres VE. Genetic mechanisms and signaling pathways in autosomal dominant polycystic kidney disease. J Clin Invest, 2014, 124: 2315-2324.

[13] Pei Y, Obaji J, Dupuis A, et al. Unified criteria for ultrasonographic diagnosis of ADPKD. J Am Soc Nephrol, 2009, 20 (1): 205-212.

[14] Pei Y, Hwang YH, Conklin J, et al. Imaging-based diagnosis of autosomal dominant polycystic kidney disease. J Am Soc Nephrol, 2015, 26 (3): 746-753.

[15] Cramer MT, Guay-Woodford LM. Cystic kidney disease: a primer. Adv Chronic Kidney Dis, 2015, 22 (4): 297-305.

[16] Hwang YH, Conklin J, Chan W, et al. Refining genotype-phenotype correlation in autosomal dominant polycystic kidney disease. J Am Soc Nephrol, 2016, 27 (6): 1861-1868.

[17] Irazabal MV, Rangel LJ, Bergstralh EJ, et al. Imaging classification of autosomal dominant polycystic kidney disease: a simple model for selecting patients for clinical trials. J Am Soc Nephrol, 2015, 26 (1): 160-172.

[18] Chebib FT, Perrone RD, Chapman AB, et al. A practical guide for treatment of rapidly progressive ADPKD with tolvaptan. J Am Soc Nephrol, 2018, 29 (10): 2458-2470.

[19] Chebib FT, Torres VE. Recent advances in the management of autosomal dominant polycystic kidney disease. Clin J Am Soc Nephrol, 2018, 13 (11): 1765-1776.

[20] Gansevoort RT, Arici M, Benzing T, et al. Recommendations for the use of tolvaptan in autosomal dominant polycystic kidney disease: a position statement on behalf of the ERA-EDTA Working Groups on Inherited Kidney Disorders and European Renal Best Practice. Nephrol Dial Transplant, 2016, 31 (3): 337-348.

[21] Jouret F, Hogan MC, Chebib FT. A practical guide for the management of acute abdominal pain with fever in patients with autosomal dominant polycystic kidney disease. Nephrol Dial Transplant, 2021, doi: 10.1093/ndt/gfab040.

[22] Murphy EL, Droher ML, DiMaio MS, et al. Preimplantation genetic diagnosis counseling in autosomal dominant polycystic kidney disease. Am J Kidney Dis, 2018, 72 (6): 866-872.

二、常染色体隐性遗传多囊肾病

【概述】

常染色体隐性遗传多囊肾病（autosomal recessive polycystic kidney disease，ARPKD）较为罕见，在新生儿中发病率约为1/26 500，基因突变携带者频率约为1/70，病理改变主要为肾集合管囊肿形成和肝纤维化，患儿多在新生儿期死亡，肺功能发育不全导致30%～40%的ARPKD新生儿死亡。新生儿期可存活的患儿，1年及10年生存率分别为85%和82%。随年龄增长，肾功能进行性恶化，并伴有肝纤维化进行性加重而导致门脉高压，预后差[1-2]。ARPKD为常染色体隐性遗传，男女发病率相同，子代再发风险为25%。

1934年，Marquand等在儿童患者中发现了以常染色体隐性遗传方式遗传的多囊肾病[3]。1994年，ARPKD的主要致病基因*PKHD1*被确定位于6号染色体的短臂上（6p12.3-12.2），后续研究显示，*PKHD1*基因包含67个外显子，其中最长的转录本包含12 225 bp的编码序列，编码含有4074个氨基酸的蛋白，称为Fibrocystin（FPC），主要定位于细胞顶端膜和初级纤毛上[4-6]。2017年，新致病基因*DZIP1L*在4个ARPKD家系中被发现，*DZIP1L*位于3号染色体的长臂上（3q22.1-q23），包含16个外显子以及2304 bp的编码序列，编码含有767个氨基酸的蛋白，称为DZIP1L，主要定位于细胞中心体和纤毛的基体上[7]。*PKHD1*突变约占所有ARPKD病例的80%～90%[8-10]。

目前，ARPKD囊肿形成的具体机制尚不清楚。鉴于FPC及DZIP1L蛋白是纤毛的重要组成部分，纤毛结构及功能的异常在ARPKD发生发展中扮演了重要作用[11]。此外，研究发现cAMP、MYC和mTOR等信号通路在ARPKD中也存在异常激活，鉴于以上信号通路在常染色体显性多囊肾病（autosomal dominant polycystic kidney disease，ADPKD）囊肿形成中的作用，提示其也可能参与了ARPKD疾病的发生发展过程。

【临床表现】

ARPKD患者临床表现变异很大，胎儿期、新生儿期、儿童期、青春期甚至成年期均可发病[1, 12-15]。典型的ARPKD在胎儿期可表现为双侧肾脏增大，回声增强，皮髓质分化差，以及集合管多个微小囊肿形成，常伴有羊水过少及肺发育不良。新生儿期肺功能发育不全可导致30%～40%的ARPKD患儿死亡。新生儿期存活的患儿可出现高血压、低钠血症、尿路感染等症状。随着患者年龄增加，其肾功能不全会进行性恶化。生存期较长的患者因肝纤维化加重而逐渐并发门脉高压。

1. 肾脏表现

（1）肾脏囊肿：囊肿主要发生在集合管，皮髓质区均可形成，也可仅在髓质区形成。一般情况下，发病年龄越早，囊肿同时分布于皮髓质区概率越大，病情相对越重。胎儿期囊肿直径多为5～7 mm，囊肿直径>10 mm需排除囊性肾发育不良。儿童期肾脏体积相对稳定，后期可表现为肾脏缩小，肾脏总体积与肾功能进展无明显的相关性。

（2）低钠血症：见于6%～26%的患者，主要原因是尿液稀释功能障碍引起自由水负荷过重导致稀释性低钠血症。故ARPKD患儿喂养时需注意液体与营养的搭配，避免摄入过多低电解质溶液而加重低钠血症的发生。

（3）高血压：见于80%的儿童患者，多在出生后1个月内出现，1岁前血压控制较难，1岁后血压相对可控。约1/3的儿童患者需要多种药物联合治疗。高血压可随年龄增长及肾功能恶化而逐渐加重，需积极控制。

（4）泌尿系感染：见于20%～50%的儿童患者，女童发病率高于男童。

（5）慢性肾衰竭：诊断年龄与ESRD发生时间密切相关。诊断年龄<30天的患儿约50%在20岁时进展至ESRD，而诊断年龄>30天的患儿仅15%在20岁时进展至ESRD。羊水过少、产前肾脏增大、Apgar评分低、产后需呼吸支持的患儿在1岁内进展至ESRD的风险较高[16]。

2. 肝胆系统表现

（1）肝脏纤维化：见于31%的患者，早期可无表现，随年龄增长而逐步加重出现门脉高压症状（约占15%～44%），如食管静脉曲张破裂出血、脾肿大、脾功能亢进等，也可有胆管炎（约占6%）、胆管结石等症状。肝功能多正常，偶有肝酶轻度升高。

（2）Caroli病：见于16%～26%的患者，为先天性非梗阻性肝内胆管扩张，可表现为反复发作性胆管炎（约占65%），可导致发生败血症，严重时可危及生命。

（3）胆管癌：发生率<1%～6%，多见于40岁以后ARPKD患者，必要时注意排查。

（4）肝脏囊肿：儿童ARPKD患者少见，多见于成人ARPKD患者。

3. 其他脏器表现

肺发育不良是导致ARPKD患儿早期死亡的重要原因。ARPKD患儿肾脏体积增大可导致膈肌移位、肺发育不全和胸廓压迫，进而引起出生后呼吸抑制，导致患儿于新生儿期死亡。儿童患者中，约有12%的患者合并慢性肺部病变。颅内动脉瘤、胆总管囊肿及胰腺囊肿在ARPKD患者中较为罕见。有研究提示，ARPKD患儿的神经认知功能较其他慢性肾脏病患儿差。

【辅助检查】

临床上大多数患者为儿童患者，考虑到该病后，需要完善相关血液及尿液生化检查，并通过影像学检查（超声为主）明确肾脏肝脏病变，怀疑为ARPKD患者需通过基因测序明确诊断。

1. 血液及尿液检查

血液检查包括血常规、肝肾功能、电解质、肿瘤标志物等，评估患者有无肝肾功能及电解质异常，对于成年患者（尤其年龄＞40岁）注意筛查有无合并肿瘤性病变等。尿液检查包括尿常规、尿蛋白、尿液渗透压等，明确有无隐匿性的泌尿系感染可能。

2. 影像学检查

ARPKD患儿肾脏B超图像变异性很大，胎儿或新生儿时可有肾脏增大、回声增强及合并有微小囊肿形成等表现；幼儿时期可表现为肾脏体积增大、肾集合管囊肿形成、肾间质纤维化等；随疾病进展，肾纤维化增多可导致肾脏体积缩小。腹部其他脏器超声有助于发现有无肝硬化、胆道扩张、胰腺囊肿及脾肿大等表现。能够配合的患儿可行CT及MRI检查进一步明确脏器病变。

3. 基因检测及诊断

基因检测是诊断该病的金标准[17]，对所有影像学表现怀疑为ARPKD的患儿进行基因检测以明确诊断。PKHD1基因编码区域较长，易发生突变位点较多，检出难度相对较大。PKHD1基因存在热点突变c.107C＞T（p.Thr36Met），约占检测突变的10%[18]。典型ARPKD患儿PKHD1两个等位基因的突变位点可能不同，导致利用突变位点信息评估ARPKD基因型-表型相关性较为困难。可根据PKHD1基因突变类型的不同（截断型突变和非截断型突变），大致评估ARPKD基因型-表型相关性。PKHD1两个等位基因同时发生截断型突变时，通常导致患儿死亡。若患儿可以存活，则至少有一个等位基因携带非截断型突变[19]。近期研究发现[20]，ARPKD患儿发生PKHD1等位基因双错义突变时，错义突变导致氨基酸序列改变在709～1837之间的患儿较少发生ESRD；错义突变导致氨基酸序列改变在1838～2624之间的患儿肝脏病变较轻，而氨基酸序列改变在2625～4074之间的患儿肝脏病变较重。DZIP1L基因突变检出难度相对较小。DZIP1L突变导致的ARPKD表型要弱于PKHD1突变，且其临床表型的严重程度与DZIP1L的突变位点及突变类型无明显的相关性。

当影像学表现不特异和（或）合并其他纤毛病综合征表现时，推荐进行囊肿病变相关基因模块化筛查。

【诊断与鉴别诊断】

ARPKD诊断标准如下：①ARPKD家族遗传病史；②影像学检查发现胎儿及新生儿期双侧肾脏增大、回声增强、皮髓质分化不清，以及远端小管和集合管多个微小囊肿形成；③基因突变检测，所有影像学检查怀疑为ARPKD的患儿需要基因突变检测以明确诊断。

ARPKD需要与合并肾功能快速恶化的其他肾脏囊肿性疾病进行鉴别[21-23]：

1. 早发型ADPKD

约2%～5%的ADPKD患者可在儿童期发病，表现为肾脏进行性增大，肾功能恶化较为迅速，此类患者通常有显性遗传家族史，可完善亲代肾脏B超或MRI检查以明确是否符合ADPKD诊断进行初步鉴别，必要时可行基因检测进行鉴别诊断。

2. *PKD1-TSC2* 基因大片段缺失突变的多囊肾病

结节硬化症（tuberous sclerosis，TSC）为常染色体显性遗传，致病基因有 *TSC1*、*TSC2*，存活婴儿中发病率为1/10 000。90%以上的患者出现皮损（面部血管纤维瘤、甲周纤维瘤、脱色斑、鲨革斑），90%的患者存在头颅病变（皮质结节、室管膜下巨细胞星形细胞瘤），50%～70%的患者存在肾脏病变（肾脏多发囊肿、血管平滑肌脂肪瘤），50%的患者出现视网膜错构瘤、淋巴管平滑肌瘤。因 *PKD1* 基因与 *TSC2* 基因在染色体位置上较接近，当患者发生 *PKD1-TSC2* 大片段缺失突变时，可导致疾病表型与ARPKD相近，表现为肾囊肿形成伴肾功能早期恶化，可行基因检测以明确。

3. *HNF1B* 基因突变导致的多囊肾病

HNF1B 基因突变可导致肾脏囊肿形成，部分患者肾功能恶化较为迅速。该基因突变为常染色体显性遗传，但自发突变率较高（50%），故家系内新发患者需与ARPKD进行鉴别。*HNF1B* 突变多有糖尿病表现，可与ARPKD进行鉴别，表现不典型者可进行基因诊断进行鉴别。

4. 肾消耗病（nephronophthisis，NPHP）

由 *NPHP1-19* 基因突变导致，为常染色体隐性遗传，可有肾脏微小髓质囊肿形成伴肾功能快速恶化，需与ARPKD鉴别，但其肾脏表现主要为肾小管功能损伤导致盐分排出过多、尿液浓缩功能和酸化功能受损。患者会出现多尿、多饮、容量不足或者全身性酸中毒。由于盐分耗竭，患者通常不会有高血压表现。可行基因检测进一步鉴别。

5. 其他肾囊肿性疾病

如 Bardet-Biedl 综合征、Joubert 综合征、Meckel 综合征、先天性肾脏和尿路异常综合征（congenital anomalies of the kidneys and urinary tracts，CAKUT）均可导致肾脏囊肿形成伴肾功能快速恶化，可依赖基因检测和（或）肾脏 B 超进行鉴别。

【治疗】

1. 对症支持治疗

目前针对 ARPKD 的治疗主要以对症支持治疗为主，缺乏特异性的治疗手段[1, 13, 24]。新生儿期肺发育不全以呼吸支持治疗为主。高血压患者应限制钠盐摄入，并予以降压药治疗，首选 ACEI/ARB 类，部分患者需要多药联合治疗。应定期监测血电解质水平，及时纠正电解质紊乱，不建议通过补充钠盐来纠正低钠血症，因补充钠盐可能导致高血压加重；也不建议使用托伐普坦来纠正低钠血症。积极补充营养并纠正酸中毒有利于患儿的生长发育，必要时，可考虑予以生长激素治疗[25]。

2. 肝胆疾病并发症治疗

肝纤维化加重可逐渐出现门脉高压（食管静脉曲张破裂出血、脾大、脾功能亢进等表现）。ARPKD 患儿应常规进行腹部超声筛查，明确有无肝脏、胆道、脾脏及门脉高压等病变，若初次筛查为阴性，后续应每 2～3 年筛查一次。ARPKD 患儿可施行门体静脉分流术，以预防食管静脉曲张破裂出血。儿童患者伴有发热时需排除胆管炎可能，伴随 Caroli 病的患者可有胆管炎反复发作，不建议常规使用抗生素预防感染。抗生素预防用药指征为：胆管炎发作后、移植后、免疫抑制剂增量后，预防用药时间为 6～12 周。40 岁以上成年 ARPKD 患者肝脏肿瘤（尤其是胆管癌）发生风险增加[26]。

3. ESRD 治疗

终末期 ARPKD 患儿可选择血液透析或腹膜透析进行肾脏替代治疗，ESRD 患儿年龄较小时首选腹膜透析，可切除患儿增大的肾脏为腹膜透析提供足够的腹腔空间，但过早的双侧肾脏切除（出生后 3 个月内）可能导致严重的神经系统并发症[27]。肾移植多因患儿体型因素而受限，可选择手术经验丰富的医院进行肾移植。对于有胆管扩张和胆管炎发作的 ESRD 患者，提倡肝肾联合移植。

4. 遗传阻断

有 ARPKD 家族史的 *PKHD1* 基因突变携带者，与无 ARPKD 家族史的无关个体结婚，后代发生 ARPKD 的概率 < 1%[1]，因此，不推荐对其子代进行基因筛查。对已生育 ARPKD 患儿的父母，若有再生育意愿，应接受遗传咨询，讨论疾病的遗传方式、子女的患病风险、产前基因诊断的作用等。同时，PGT 技术可以帮助患儿父母再生育出健康子女，应充分告知，是否采用，最终由其自行决定。

【病例摘要】

女，30 岁，2006 年体检发现双肾多发囊肿伴肝硬化、脾肿大，血肌酐水平正常。同年行"脾脏切除＋贲门周围血管离断＋肝脏组织活检术"，术后病理提示"肝脏结节性纤维化"。2017 年发现血肌酐升高（130 μmol/L），3 个月前出现腰背部胀痛不适，查血肌酐升至 185 μmol/L。否认高血压、糖尿病病史。家族中父母无此表现，同卵双生妹妹有双肾多发囊肿及轻度肝硬化表现，目前血肌酐 147 μmol/L。查体：腹部可见约 15 cm 手术切口，平软，右肋下一指可触及肝脏下缘，质硬，腹部无压痛、反跳痛，无肌卫，移动性浊音阴性。腹部 MRI：肝硬化、肾脏多发囊肿。基因检测提示 *PKHD1* 基因复杂联合突变（移码突变联合错义突变），明确 ARPKD 诊断。病例详细资料见二维码数字资源 4-2-2。

数字资源 4-2-2

（徐德超　梅长林）

【参考文献】

[1] Bergmann C, Guay-Woodford LM, Harris PC, et al. Polycystic kidney disease. Nat Rev Dis Primers, 2018, 4 (1): 50.

[2] Benz EG, Hartung EA. Predictors of progression in autosomal dominant and autosomal recessive polycystic kidney disease. Pediatr Nephrol, 2021, doi: 10.1007/

s00467-020-04869-w.

[3] Torres VE, Watson ML. Polycystic kidney disease: antiquity to the 20th century. Nephrol Dial Transplant, 1998, 13: 2690-2696.

[4] Zerres K, Mücher G, Bachner L, et al. Mapping of the gene for autosomal recessive polycystic kidney disease (ARPKD) to chromosome 6p21-cen. Nat Genet, 1994, 7(3): 429-432.

[5] Ward CJ, Hogan MC, Rossetti S, et al. The gene mutated in autosomal recessive polycystic kidney disease encodes a large, receptor-like protein. Nat Genet, 2002, 30: 259-269.

[6] Onuchic LF, Furu L, Nagasawa Y, et al. PKHD1, the polycystic kidney and hepatic disease 1 gene, encodes a novel large protein containing multiple immunoglobulin-like plexin-transcription-factor domains and parallel beta-helix 1 repeats. Am J Hum Genet, 2002, 70: 1305-1317.

[7] Lu H, Galeano MCR, Ott E, et al. Mutations in DZIP1L, which encodes a ciliary-transition-zone protein, cause autosomal recessive polycystic kidney disease. Nat Genet, 2017, 49(7): 1025-1034.

[8] Bergmann C, Senderek J, Windelen E, et al. Clinical consequences of PKHD1 mutations in 164 patients with autosomal-recessive polycystic kidney disease (ARPKD). Kidney Int, 2005, 67: 829-848.

[9] Gunay-Aygun M, Font-Montgomery E, Lukose L, et al. Correlation of kidney function, volume and imaging findings, and PKHD1 muta-tions in 73 patients with autosomal recessive polycystic kidney disease. Clin J Am Soc Nephrol, 2010, 5: 972-984.

[10] Szabó T, Orosz P, Balogh E, et al. Comprehensive genetic testing in children with a clinical diagnosis of ARPKD identifies phenocopies. Pediatr Nephrol, 2018, 33(10): 1713-1721.

[11] McConnachie DJ, Stow JL, Mallett AJ. Ciliopathies and the kidney: a review. Am J Kidney Dis, 2021, 77(3): 410-419.

[12] Hoyer PF. Clinical manifestations of autosomal recessive polycystic kidney disease. Curr Opin Pediatr, 2015, 27(2): 186-192.

[13] Guay-Woodford LM, Bissler JJ, Braun MC, et al. Consensus expert recommendations for the diagnosis and management of autosomal recessive polycystic kidney disease: report of an international conference. J Pediatr, 2014, 165(3): 611-617.

[14] Büscher R, Büscher AK, Weber S, et al. Clinical manifestations of autosomal recessive polycystic kidney disease (ARPKD): kidney-related and non-kidney-related phenotypes. Pediatr Nephrol, 2014, 29(10): 1915-1925.

[15] Raina R, Chakraborty R, Sethi SK, et al. Diagnosis and management of renal cystic disease of the newborn: core curriculum 2021. Am J Kidney Dis, 2021, doi: 10.1053/j.ajkd.2020.10.021.

[16] Burgmaier K, Kunzmann K, Ariceta G, et al. Risk factors for early dialysis dependency in autosomal recessive polycystic kidney disease. J Pediatr, 2018, 199: 22-28.

[17] Bergmann C. ARPKD and early manifestations of ADPKD: the original polycystic kidney disease and phenocopies. Pediatr Nephrol, 2015, 30(1): 15-30.

[18] Bergmann C, Senderek J, Küpper F, et al. PKHD1 mutations in autosomal recessive polycystic kidney disease (ARPKD). Hum Mutat, 2004, 23: 453-463.

[19] Bergmann C, Senderek J, Sedlacek B, et al. Spectrum of mutations in the gene for autosomal recessive polycystic kidney disease (ARPKD/PKHD1). J Am Soc Nephrol, 2003, 14(1): 76-89.

[20] Burgmaier K, Brinker L, Erger F, et al. Refining genotype-phenotype correlations in 304 patients with autosomal recessive polycystic kidney disease and PKHD1 gene variants. Kidney Int, 2021, doi: 10.1016/j.kint.2021.04.019.

[21] Cramer MT, Guay-Woodford LM. Cystic kidney disease: a primer. Adv Chronic Kidney Dis, 2015, 22(4): 297-305.

[22] Bergmann C. Genetics of autosomal recessive polycystic kidney disease and its differential diagnoses. Front Pediatr, 2018, 5: 221.

[23] Murugapoopathy V, Gupta IR. A primer on congenital anomalies of the kidneys and urinary tracts (CAKUT). Clin J Am Soc Nephrol, 2020, 15(5): 723-731.

[24] Liebau MC. Early clinical management of autosomal recessive polycystic kidney disease. Pediatr Nephrol, 2021, doi: 10.1007/s00467-021-04970-8.

[25] Lilova M, Kaplan BS, Meyers KE. Recombinant human growth hormone therapy in autosomal recessive polycystic kidney disease. Pediatr Nephrol, 2003, 18(1): 57-61.

[26] Srinath A, Shneider BL. Congenital hepatic fibrosis and autosomal recessive polycystic kidney disease. J Pediatr Gastroenterol Nutr, 2012, 54(5): 580-587.

[27] Burgmaier K, Ariceta G, Bald M, et al. Severe neurological outcomes after very early bilateral nephrectomies in patients with autosomal recessive polycystic kidney disease (ARPKD). Sci Rep, 2020, 10: 16025.

第三节 髓质囊性病

一、常染色体显性遗传小管间质性肾病

【概述】

常染色体显性遗传小管间质性肾病（autosomal dominant tubulointerstitial kidney disease，ADTKD）常表现为以肾小管间质损伤为主要特点的进展性肾脏病。该病发病年龄较轻，多呈现家族聚集发病。这类疾病在过去的几十年间陆续有研究报导。最初归类于不明原因的慢性肾脏病，后根据病理表现该类疾病被称为肾髓质囊肿病（medullary cystic kidney disease，MCKD），随着对 MCKD 患者进行连锁分析和基因测序后，陆续发现致病基因 UMOD、REN、HNF1B 和 MUC1。随着研究的进展，发现囊肿并不是 MCKD 患者的特征性表现，且囊肿并不仅仅发生在肾髓质。同样的致病基因突变还存在于家族性青少年型高尿酸血症肾病（familial juvenile hyperuricemic nephropathy，FJHN），成年发病型青少年糖尿病 5 型（maturity-onset diabetes mellitus of the young type 5，MODY5）等表型。随着对该疾病认识的深入，2015 年改善肾脏病全球预后组织（kidney disease improving global outcomes，KDIGO）[1] 指南对该病进行了系统的定义和命名，以便研究者更好地识别疾病和共享信息（表 4-3-1）。

表 4-3-1　不同类型 ADTKD 的命名和致病基因

致病基因	现用名	曾用名
UMOD	ADTKD-UMOD	尿调蛋白相关肾病（UKD/UAKD） 家族性青少年型高尿酸血症肾病（FJHN） 肾髓质囊肿病 2 型（MCKD2）
REN	ADTKD-REN	家族性青少年型高尿酸血症肾病 2 型（FJHN2）
HNF1B	ADTKD-HNF1B	成年发病型青少年糖尿病 5 型（MODY5） 肾囊肿和糖尿病综合征（RCAD）
MUC1	ADTKD-MUC1	MUC1 肾脏病（MKD）
原因不明或非特异	ADTKD-NOS1	肾髓质囊肿病 1 型（MCKD1）

ADTKD 的致病基因有多个。呈现常染色体显性遗传的特点，但是有不完全外显的病例。2015 年 KDIGO 指南中明确的 ADTKD 致病基因有四种，分别为 UMOD、REN、HNF1B、MUC1。SEC61A1 基因为近期报道的相关基因，目前还未列入 KIDIGO 指南的命名系统。

1. ADTKD-UMOD（OMIM 191845）

UMOD 基因染色体位置为 16p12.3，是最早被发现和报道最多的致病基因。该基因编码尿调蛋白，也称 Tomm-Horsfall 蛋白。该蛋白特异表达于肾小管髓袢升支粗段和远曲小管起始段，是正常人尿中含量最多的蛋白质。确定的由 UMOD 基因异常引起的 ADTKD，又可被称为 ADTKD-UMOD。

2. ADTKD-REN（OMIM 179820）

REN 基因染色体位置为 1q32.1，编码的蛋白质是肾素（renin）。肾素主要表达在肾小球球旁器细胞，也可表达在远端肾单位的肾小管上皮细胞。肾素是肾素-血管紧张素-醛固酮系统（renin-angiotensin-aldosterone system，RAAS）的组成部分，可催化血管紧张素原变为血管紧张素 Ⅰ。由于 ADTKD-REN 报道较为罕见，ADTKD-REN 患者肾脏纤维化的发病机制仍不明确。研究者推断 ADTKD-REN 患者的其他临床症状可能与肾素水平降低引起 RAAS 激活不足有关。

3. ADTKD-HNF1B（OMIM 189907）

HNF1B 基因位置为 17q12，编码表达肝细胞核

因子 1β（hepatocyte nuclear factor 1β，HNF1β），HNF1β 可在肾脏、肝脏、胰腺和生殖道表达。HNF1β 作为一种转录因子，对其他可引起囊肿性肾脏病的基因 UMOD、PKD1、PKHD1 有调节作用，在胰腺形成、糖尿病、痛风等疾病中也发挥着重要作用。HNF1B 突变导致成年发病型青少年糖尿病 5 型（MODY5）。HNF1B 可以通过点突变或基因大片段缺失拷贝数变异（copy number variation，CNV）两种变异导致 ADTKD-HNF1B。尽管研究者们对 HNF1B 突变引起的各种临床表现的发病机制进行了很多探讨，但是 HNF1B 突变导致的泌尿生殖系统异常、肾脏纤维化等机制仍不明确[2]。

4. ADTKD-MUC1（OMIM 158340）

MUC1 基因位置为 1q22，编码表达黏蛋白 -1（mucin-1），是一种高度糖基化的膜相关蛋白。它在全身各种器官，如消化道、肝脏、胰腺、乳腺、肺脏的上皮细胞均有表达。mucin-1 在肾小管和集合管中表达丰富。目前已知的 MUC1 致病突变发生在细胞外可变数目串联重复序列（variable number of tandem repeat，VNTR）区，为胞嘧啶插入引起的移码突变，产生错误蛋白 MUC1-fs，该蛋白在表达 mucin-1 的肾小管上皮细胞中异常沉积。

上述四种基因在染色体的位置上各异，但均可表达在肾小管或集合管上。这可能是它们具有相似临床表现的原因。

5. ADTKD-NOS

符合 ADTKD 临床表现的患者，约有一半的人未发现上述四个基因的突变，被归类为 ADTKD-NOS，提示该病有其他致病基因。有研究者在排除了 ADTKD 已知的四个致病基因后，对两个家系的 ADTKD 患者进行连锁分析和全外显子测序，发现了 SEC61A1 基因，随后又通过体外和体内功能实验，验证了突变位点的致病性。SEC61A1（OMIM：609213）基因位于 3q21.3，编码表达 SEC61α 亚基，该亚基与 SEC61β 亚基、SEC61γ 亚基共同构成 SEC61 复合体。SEC61 复合体是哺乳动物内质网的跨膜通道，负责转运蛋白。

【临床表现】

ADTKD 的遗传方式为常染色体显性遗传。患者通常伴有慢性肾脏病的阳性家族史，或者痛风/高尿酸血症家族史。一些病例没有阳性家族史，可发现家族中有携带致病基因而无临床表现的成员。另有一些病例，是新出现的变异，这部分患者在 ADTKD-HNF1B 比较常见。

几个不同的致病基因导致的 ADTKD 有共同的临床表现。通常表现为进行性的肾功能下降，尿沉渣镜检无细胞成分，无蛋白尿或轻度蛋白尿。患者可有肾囊肿的表现，但是肾囊肿的检出率与其他非囊肿性肾脏病的囊肿检出率并无明显差异。患者早期无明显的高血压，随着疾病进展，可出现血压升高，但是这种血压升高一般不会达到重度。患者进入终末期肾脏病的时间差异很大，从 25 岁到 70 岁均有，ADTKD-UMOD、ADTKD-HNF1B、ADTKD-MUC1 患者的 eGFR 下降速率差异较大，并且不同患病家系进入肾脏替代治疗的时间差异也很大。

不同类型的 ADTKD 也各自有其特殊的表现。ADTKD-UMOD 突出表现为尿酸排泄分数下降，高尿酸血症或痛风常为首发症状；ADTKD-MUC1 临床表现与 ADTKD-UMOD 相似；ADTKD-REN 患者可有轻度低血压，发生急性肾损伤的风险增加，且在儿童时期常有贫血表现，贫血症状在青少年期可缓解，但随着肾功能下降再度出现，同时患者可伴有高尿酸血症和高钾血症；ADTKD-HNF1B 患者常有多器官受累、多发囊肿、糖尿病伴有电解质异常（表 4-3-2）。

表 4-3-2　ADTKD 常见的临床表现

常染色体显性遗传
肾功能进行性下降
尿常规检查无细胞
尿蛋白阴性或者微量蛋白尿
早期无明显高血压
未使用过可引起肾小管间质肾病的药物
超声检查肾脏大小正常或偏小
儿童时期夜尿增多

肾间质纤维化和肾小管萎缩是该类疾病最常见的病理表现，可伴有肾小管的囊性扩张，但是这些病理表现并不是该病所特有。疾病早期肾小球无明显病变，后期可见部分小球呈球性硬化或节段性硬化，部分表现为球周纤维化，肾小球的硬化病变多继发于肾小管间质的损伤。肾间质弥漫性纤维化，伴多灶状淋巴、单核细胞浸润。肾小管多灶状或弥漫性萎缩，基底膜增厚，伴有皱缩及分层，部分小管囊状扩张，形成多发性小囊肿，以皮髓质交界处为著。肾组织病理免疫荧光检查为阴性。电镜检查可见肾小管上皮细胞萎缩呈扁平状，基底膜增厚伴

分层状改变，部分基底膜明显变薄，与增厚的基底膜相延续。皮髓质交界处肾小管扩张形成多发小囊肿，是特征性病理改变。但是由于肾活检取材限制，很难取到皮髓质交界处。有些病例肾穿刺时常常没有囊肿形成，而形成囊肿的时候已经无法肾活检。肾活检的结果有时也可以是误导，肾小球疾病也可以有继发性小管的扩张及萎缩；因此此病继发的小球病变易被诊断为局灶性肾小球硬化或者高血压肾小球硬化（表4-3-3）[3]。

【诊断】

表 4-3-3　ADTKD 常见的肾脏病理表现

肾间质纤维化
肾小管萎缩
肾小管基底膜分层
有时可发现肾小管扩张（微囊肿）
免疫荧光补体和免疫球蛋白染色阴性

致病基因的基因突变的筛查是重要的诊断依据。根据 KIDIGO 建议（表4-3-4），临床诊断标准包括确诊和疑似诊断。诊断的要素包括基因检测结果、典型临床表现、典型肾脏病理表现和家族史。

表 4-3-4　ADTKD　诊断标准

ADTKD 疑似诊断标准
（1）常染色体显性遗传特点的慢性肾脏病家族史，同时符合临床表现
（2）缺乏阳性家族史，符合临床表现　同时
　　有肾脏病理表现
　　或肾外表现符合 *HNF1B* 的突变
　　或早发的高尿酸血症/痛风
ADTKD 确诊标准
慢性肾脏病家族史：呈常染色体显性遗传特点；符合临床表现，至少家系患者中有一人有肾脏组织病理符合本病
或者
至少有一个家族成员的基因检测发现：四个基因中其中一个基因有突变

【鉴别诊断】

由于患者肾功能下降的同时，临床表现为肾小管间质损伤，需要和其他一些引起肾小管间质损伤的疾病相鉴别，如与药物、毒物、重金属等引起的肾小管间质损伤进行鉴别，可通过询问病史进行排查，必要时可做重金属和毒物的检测。另外一些自身免疫原因引起的肾小管间质肾病，如干燥综合征等，通常患者发病年龄比 ADTKD 晚，可合并其他系统的损伤，可通过一些免疫学的检查进行评估。

当患者临床表现典型，但是没有阳性家族史时，注意和常染色体隐性遗传的肾小管间质疾病相鉴别，如肾单位肾痨等，需要进行基因变异的检测。

【治疗】

目前仍无具有明确临床证据的方法可以针对病因进行治疗。主要的治疗是针对慢性肾脏病进展的危险因素进行治疗，如控制高血压、纠正酸中毒、纠正贫血等。如果患者有痛风发作，则应按照痛风的治疗原则，降低尿酸，可以使用降尿酸药物，但使用降尿酸药物是否能延缓肾脏病的进展仍不清楚。

【病例摘要】

男性，50岁，发现肾功能异常多年，尿常规检查阴性。血肌酐 317 μmol/L，血尿酸 414 μmol/L。超声检查发现双侧肾脏萎缩，多发小囊肿。父亲尿毒症，兄弟姐妹均有肾脏囊肿和高尿酸血症，第三代均有高尿酸血症和痛风表现。基因检测示 UMOD 突变 272delC（p.Ser91）。最终诊断为 ADTKD-UMOD。病例详细资料见二维码数字资源4-3-1。

数字资源 4-3-1

（陈育青）

【参考文献】

[1] Eckardt K U, Alper S L, Antignac C, et al. Autosomal dominant tubulointerstitial kidney disease: diagnosis, classification, and management—A KDIGO consensus report[J]. Kidney Int, 2015, 88(4): 676-683.
[2] 宫坤婧, 王雅琴, 夏敏, 等. 常染色体显性遗传肾小管间质病中 UMOD、REN、HNF1B 基因筛查及功能研究. 中国血液净化, 2017, 16(6): 413-418.
[3] 梁彧, 陈育青, 王素霞, 等. 肾髓质囊肿病的临床病理分析. 中国血液净化, 2011, 10(5): 270-273.

二、常染色体隐性遗传小管间质性肾病（肾单位肾痨）

【概述】

肾单位肾痨英文名为 nephronophthisis（NPHP），nephronophthisis 字面意思是"肾单位消失"是常染色体隐性遗传性肾病[1]。临床表现为进行性肾衰竭，无血尿和蛋白尿，类似肾小管间质肾病的表现。超声示肾脏正常或缩小，可见到肾囊肿，但是囊肿不是特异性表现。肾脏病理主要表现为肾小管萎缩，间质纤维化和肾小管基底膜缺陷。NPHP 在世界范围内均有报道，但发病率有所不同。NPHP 多合并其他系统疾病，由于尿液检查阴性，肾脏的问题发现较晚，发现时通常已经出现肾衰竭。随着分子遗传学研究的深入，NPHP 中涉及的基因越来越多。NPHP 为常染色体隐性遗传疾病，多为单基因纯合突变/缺失或复合杂合突变。

NPHP 致病基因较多，是遗传异质性疾病，涉及基因不断增加，主要的致病基因有 25 种。包括 *NPHP1*、*NPHP2* 到 *NPHP20*；*AH1*、*CC2D2A*、*XPNPEP3*、*ATXN10*、*SLC41A1*[2]。

【临床表现】

由于病理基础是肾小管间质损伤，且通常为隐性遗传，临床通常发现较晚，很多患者是体检时发现肾功能异常，或因其他疾病就诊时发现。NPHP 无论在遗传基因和临床表现上都具有较大的异质性。NPHP 临床分型根据肾脏发病和肾衰竭年龄，分为婴儿型、青少年型和青春期型。亦可使用较为传统的婴儿 NPHP 和非婴儿型 NPHP，这种分类方式对于准确的分子诊断和遗传咨询帮助较大[3]。

婴儿型 NPHP 的终末期肾脏病通常发生于 5 岁以前，胎儿期可能因为少尿导致羊水过少。肾脏超声可呈正常大小或增大。肾脏病理表现为间质纤维化，肾小管萎缩，没有肾小管基底膜不规则，肾皮质微囊肿。肾外表现为高血压，内脏逆转，室间隔缺损。

非婴儿型 NPHP 终末期肾脏病发生年龄中位数为 12 岁，少数病例可能超过 25 岁。4~6 岁童年期可表现为多尿和多饮，尿液浓缩功能缺陷（早期），但是对抗利尿激素无反应。由于脱水和盐消耗而生长迟缓。尿蛋白阴性，无血尿。肾脏超声可见肾皮质高回声，可见肾囊肿。肾脏病理通常显示间质肾炎、肾小管萎缩和肾小管扩张，同时存在肾小管基底膜增厚和变薄。NPHP 可合并多系统的损伤（表 4-3-5）。

表 4-3-5 NPHP 肾外表现

眼/视网膜疾病
孤立性眼动性失用症
色素性视网膜炎
虹膜缺损
眼球震颤
眼睑下垂
神经系统疾病
学习困难
小脑共济失调伴蚓部发育不良
垂体功能减退
肝病
肝酶升高，肝纤维化，胆管增生
骨骼
指骨锥状骨骺
短肋，轴后多指畸形
骨骼发育不良
其他
内脏转位，心脏畸形，支气管扩张

【诊断】

诊断更依赖于医生是否从临床症状上怀疑到该疾病。临床医生对于一些发生于青少年及儿童的肾间质小管损伤为特点的肾脏问题，应该仔细了解家族史和肾外表现。在家族史的调查时要关注有无近亲家庭模式，对家族成员患病情况的了解应该注意实际的实验室检查结果。通过临床症状、家族史特点及肾外表现，考虑进一步的实验室检查，肾脏检查可能看到尿浓缩功能障碍、肾功能异常，进行腹部和肾脏超声评估肾脏大小，除外一些梗阻性肾病和多囊肾。如果有神经系统症状可行 MRI 扫描和全面的神经系统评估。如果进行分子遗传学检查可以做出诊断。进行肾脏活检通常可以帮助除外其他原因的肾脏病，帮助进行该病的诊断，但是不能代替基因诊断。

【鉴别诊断】

1. 常染色体隐性遗传多囊肾病（ARPKD）

ARPKD 通常的特征是双侧多发性肾囊肿导致肾脏随着时间的推移而扩大，并有肾外表现，其中包括单纯性肝囊肿。多囊肾病发生肾功能异常时，肾脏明显增大，并且囊肿明显，正常肾组织消失。NPHP 虽然有囊肿，但其肾衰竭的原因是肾间质纤维化，肾脏增大不明显，超声肾皮质回声增强。进一步通过基因检测可以明确区分。

2. 常染色体显性遗传小管间质性肾病

ADTKD 以常染色体显性模式遗传，ESRD 的年龄通常要晚一些。唯一的肾外 MCKD 的表现是高尿酸血症和痛风。有一些 ADTKD 可能表现为不完全外显，临床上没有家族史，要予以关注。

3. Bardet-Biedl 综合征（BBS）

是另一个影响多器官系统的纤毛病。临床特征可能包括肥胖、学习困难、泌尿生殖道畸形和肢体畸形。肾脏病变可能包括肾囊肿、发育异常、集中缺陷和进行性肾衰竭。在组织学上，肾集合管的囊性扩张。容易考虑为婴儿型 NPHP，需要分子遗传学检查加以鉴别。

【治疗】

目前无特异的基因治疗方法。

慢性肾脏病的治疗和终末期肾脏病替代治疗：NPHP 在移植的肾脏中不会复发。

遗传咨询：可能涉及产前诊断、症前诊断及未受影响家庭成员的肾脏捐赠问题。

【病例摘要】

女性，16 岁，因多尿和血清肌酐升高（132.8 μmol/L）而接受了肾脏活检。血清尿酸 576 μmol/L，24 h 蛋白尿 0.03 g，血清钾 2.83 mmol/L。无肾外表现。家族史阴性。肾脏病理：慢性肾小管间质性肾病和肾小管囊样扩张。基因检测示 NPHP4 的复合杂合突变。最终诊断 ARTKD。治疗主要是对症治疗和随访。病例详细资料见二维码数字资源 4-3-2。

数字资源 4-3-2

（陈育青）

【参考文献】

［1］Hildebrandt F，Zhou W. Nephronophthisis-associated ciliopathies. J Am Soc Nephrol，2007，18：1855-1871.

［2］Srivastava S，Molinari E，Raman S，et al. Many genes-one disease? Genetics of nephronophthisis（NPHP）and NPHP-associated disorders. Front Pediatr，2018，5：287.

［3］Simms RJ，Eley L，Sayer JA. Nephronophthisis. European Journal of Human Genetics，2009，17：406-416.

第四节　肾脏其他纤毛病

一、Joubert 综合征（JBTS）

Joubert 综合征是一种常染色体隐性遗传神经系统疾病，会出现小脑蚓部发育不全导致共济失调、多指（趾）畸形、肌张力降低、发育迟缓、新生儿呼吸调节异常和眼球运动异常[1-3]。脑部轴向 MRI 中具有诊断意义的表现为小脑上脚突出，称为中脑-后脑结合部臼齿征（molar tooth sign）。除了这些核心特征之外，患者还可能表现出视网膜缺损（严重程度从先天性黑矇到视力部分保留的缓慢进行性视网膜病变——Leber 遗传性视神经病）、肾缺损（NPHP 或囊性肾发育不良）和充血性心力衰竭。大约 1/4 的病例会发生 NPHP 或囊性肾发育不良。较罕见的特征包括脉络膜视网膜或视神经缺损、先天性心脏畸形、内脏转位、严重脊柱侧凸、骨骼发育不良、先天性巨结肠（Hirschsprung disease）、中线口腔和面部缺损（如唇裂、腭裂或两者兼有）、上唇凹陷、带多个系带的分叶舌以及舌或口腔软组织肿瘤。JBTS 伴多指、中线口面缺损即所谓的口-面-指/趾综合征第 6 型。JBTS 病的一个独特亚组，以小脑蚓部发育不全/发育不全（cerebellar vermis hypoplasia/aplasia）、寡毛症（oligophrenia）、先天性共济失调（congenital ataxia）、结肠瘤（coloboma）和肝纤维化（hepatic fibrosis）为表现，被简称为 COACH，通常与 *TMEM67*、*CC2D2A* 或 *RPGRIP1L* 突变有关。Gentile 综合征是在没有其他临床特征的情况下出现 JBTS 伴充血性心力衰竭。

到目前为止,已经鉴定出30余个致病基因[4-9],具有常染色体或X连锁隐性遗传表明存在遗传异质性[10]。尽管NGS技术极大地加速了基因发现的进程,但目前也仅发现部分致病基因[11]。

表 4-4-1 肾脏纤毛病相关基因

基因	疾病							
	NPHP	LCA	SLS	JBTS	MKS	BBS	ALMS	OFDS
NPHP1	NPHP1		SLS1	JBTS4				
INVS	NPHP2							
NPHP3	NPHP3				MKS7			
NPHP4	NPHP4		SLS4					
IQCB1	NPHP5		SLS5					
CEP290	NPHP6	LCA10	SLS6	JBTS5	MKS4	BBS14		
GLIS2	NPHP7							
RPGRIP1L	NPHP8			JBTS7	MKS5			
NEK8	NPHP9							
SDCCAG8	NPHP10		SLS7			BBS16		
TMEM67	NPHP11			JBTS6	MKS3			
TTC21B	NPHP12							
WDR19	NPHP13		SLS8					
ZNF423	NPHP14			JBTS19				
CEP164	NEPH15							
ANKS6	NPHP16							
IFT172	NPHP17							
CEP83	NPHP18							
DCDC2	NPHP19							
MAPKBP1	NPHP20							
INPP5E				JBTS1				
TMEM216				JBTS2	MKS2			
AHI1				JBTS3				
ARL13B				JBTS8				
CC2D2A				JBTS9	MKS6			
OFD1				JBTS10				OFDSI
KIF7				JBTS12				
TCTN1				JBTS13				
TMEM237				JBTS14				
CEP41				JBTS15				
TMEM138				JBTS16				
CPLANE1				JBTS17				OFDSVI
TCTN3				JBTS18				OFDSIV
TMEM231				JBTS20	MKS11			

续表

基因	疾病							
	NPHP	LCA	SLS	JBTS	MKS	BBS	ALMS	OFDS
CSPP1				JBTS21				
PDE6D				JBTS22				
KIAA0586				JBTS23				
TCTN2				JBTS24	MKS8			
CEP104				JBTS25				
KIAA0556				JBTS26				
B9D1				JBTS27	MKS9			
MKS1				JBTS28	MKS1	BBS13		
TMEM107				JBTS29	MKS13			OFDSXVI
ARMC9				JBTS30				
CEP120				JBTS31				
SUFU				JBTS32				
PIBF1				JBTS33				
B9D2				JBTS34	MKS10			
KIF14					MKS12			
BBS1						BBS1		
BBS2						BBS2		
ARL6						BBS3		
BBS4						BBS4		
BBS5						BBS5		
MKKS						BBS6		
BBS7						BBS7		
TTC8						BBS8		
PTHB1						BBS9		
BBS10						BBS10		
TRIM32						BBS11		
BBS12						BBS12		
WDPCP						BBS15		
LZTFL1						BBS17		
BBIP1						BBS18		
IFT27						BBS19		
IFT74						BBS20		
C8ORF37						BBS21		
ALMS1							ALMS1	

ALMS，Alström 综合征；BBS，Bardet-Biedl 综合征；JBTS，Joubert 综合征；LCA，Leber 先天性黑矇；MKS，Meckel-Gruber 综合征；NPHP，肾单位肾痨；OFDS，口-面-指/趾综合征；SLS，Senior-Løken 综合征

二、Meckel-Gruber 综合征（MKS）

Meckel-Gruber 综合征是一种致死性常染色体隐性遗传病，其特点为中枢神经系统畸形（如枕部脑膨出、Dandy-Walker 畸形、脑积水）、双肾囊肿性发育不良/多囊肾、腭裂、多指（趾）畸形、肝门部导管增生、肺发育不良和内脏反位，可见于 NPHP6、NPHP8 和 MKS 基因突变[12-20]。Meckel-Gruber 综合征患儿往往发生死产或在出生后几小时或几天内死亡。

MKS 也是一种遗传异质性疾病，到目前为止，已发现至少 13 个致病基因。MKS 蛋白已经定位于中心体、中心粒周围区域或纤毛本身，它们的功能可能涉及在过渡区形成细胞和纤毛之间的屏障。

三、Bardet-Biedl 综合征（BBS）

Bardet-Biedl 综合征是一种常染色体隐性遗传病，尽管罕见（大约每 120 000 例活产中有 1 例），在某些地理上孤立的地区，如加拿大人纽芬兰省和科威特省相对常见（1/13 500 ~ 1/17 500）。特征为色素性视网膜炎、肥胖、轴后多指畸形、学习障碍、性腺功能减退和肾脏异常。诊断需要 6 个表现中至少出现 4 条。其他表现为糖尿病、高血压、先天性心脏病、共济失调、痉挛、耳聋、肝纤维化和先天性巨结肠；临床表现可能随时间逐渐出现。多尿和多饮是最早出现且最常见症状中的两种。在肾功能接近正常且没有大的囊肿形成时可发现尿浓缩功能障碍。

BBS 存在遗传异质性，21 个已知的 BBS 基因约占临床诊断为该综合征患者的 80%[21-31]。大多数致病突变出现在 BBS1 和 BBS10 中，分别占 23.2% 和 20%[32]。这种疾病主要以常染色体隐性方式遗传，也存在复杂的遗传方式（三等位基因和双基因）。大多数患者为某一基因致病变异的纯合子或复合杂合子，符合常染色体隐性遗传。在该综合征一些家族中也报道了 2 个基因中的 3 个变异与疾病表型共分离的情况，即三等位基因遗传。三等位基因遗传是一种相对少见的遗传模式，需存在 3 个基因变异才能致病，即与同一疾病相关的 2 个基因上，其中一个存在 2 种致病变异，另一个存在第 3 种致病变异。三等位基因遗传体现了基因剂量的影响，是介于单基因性状和多因素性状之间的过渡状态[33]。

原纤毛功能异常可能为这种综合征的基本缺陷。BBS 蛋白在亚细胞水平的定位表明了纤毛-中心体轴功能的作用。BBS4、BBS6 和 BBS8 与中心粒周物质蛋白 1 相互作用，这是一种对中心粒复制很重要的蛋白。BBS6、BBS10 和 BBS12 是伴侣样蛋白。BBS 蛋白 1、2、4、5、7、8 和 9 构成 BBSome，涉及囊泡向纤毛的转运。BBS7 和 BBS8 在纤毛内运输（IFT）中起作用，BBS11 是一种泛素连接酶。BBS 患者的肾脏上皮细胞无纤毛，而加压素 V2 受体（在正常个体中被 ADH 激活）位于初级纤毛中。体外实验显示，这些细胞对腔膜加压素没有反应，也不能激活腔膜水通道蛋白-2。

BBS 往往在童年易漏诊，到了晚年才能得以诊断。有人建议在妊娠中期进行胎儿靶向超声检查，以检测指/趾和肾脏异常，用于该疾病的产前诊断。产前出现肾增大、回声增强、无皮髓质分界应考虑 BBS 诊断，特别是当存在多指时。

肾脏异常在 BBS 中非常常见[34]。高达 96% 的病例可发现肾盏闭锁、憩室或囊肿。最常见和最早的功能异常是尿液浓缩能力降低，导致多尿和多饮。大约 50% 的患者会出现高血压，25% ~ 50% 的患者会出现慢性肾功能不全。尽管有智力迟钝、肥胖和严重的视力问题，患者多能很好地耐受血液透析。可以进行肾移植，但必须特别注意控制过度进食和肥胖。

四、骨骼纤毛病

伴或不伴多指的短肋骨胸椎发育不良（Short-rib thoracic dysplasia，SRTD）是一组常染色体隐性遗传的骨骼纤毛病，其特征是胸廓狭窄、肋骨短、管状骨缩短和髋臼顶部呈"三叉戟"状[35-37]。SRTD 包括 Ellis-van Creveld 综合征（EVC）、Jeune 窒息性胸廓营养不良、短肋多指（趾）综合征（short-rib polydactyly syndrome，SRPS）和 Mainzer-Saldino 综合征等。也是一种遗传异质性疾病，已鉴定出 20 种致病基因。一些患者患有 NPHP 样肾病，SRTD、JBTS 和 NPHP 之间存在基因重叠（如 WDR19、CEP120 和 KIAA0586）[38]。颅外胚层发育不良（cranioectodermal dysplasia），也称为 Sensenbrenner 综合征[39]，其特征是骨骼异常（如颅缝早闭、肋骨狭窄、四肢短小、指短）、外胚层缺损、NPHP 及进行性肾衰竭、肝纤维化、心脏缺损和色素性视网膜炎。已经确定了 4 个 SRTD 和 NPHP 重叠基因。

患有骨骼疾病的 NPHP 的其他综合征形式包括 EVC（身材矮小、肋骨短、轴后多指、指甲营养不良、口腔和心脏缺陷），*EVC* 和 *EVC2* 为致病基因，以及 RHYNS 综合征（色素性视网膜炎、垂体功能减退、肾病和骨骼发育不良）。

与 NPHP、JBTS 和 MKS 相关的蛋白质主要在纤毛过渡区起作用，大多数与骨骼纤毛病相关的蛋白质已被证明参与 IFT。在骨骼疾病中发现有缺陷的纤毛蛋白目前认为包括以下四个类：① IFT-A 亚单位及其运动蛋白 DYNC2H1，其缺陷破坏逆行运输并导致 IFT 蛋白在纤毛顶端积聚；② IFT80 和 IFT172，是 IFT-B 的 14 个亚单位中的 2 个；③ NEK1，一种参与细胞周期控制和纤毛形成的丝氨酸-苏氨酸激酶；④ EVC- 和 EVC2- 阳性调节因子，位于基体调控 sonic hedgehog 信号。

五、口-面-指/趾综合征（OFD）

口-面-指/趾（oral-facial-digital，OFD）综合征，特征是口腔、面部和指/趾畸形。1 型口-面-指/趾综合征（OFD1）最为常见，病因为 *OFD1* 基因（位于 Xp22 区）突变，该基因编码位于原纤毛基体内的中心体蛋白，是一种罕见的 X 连锁显性疾病，对男孩具有产前致死性[40]。

受累女性的肾脏可能与 ADPKD 难以区分。诊断可参考肾外表现，包括口腔畸形（颚裂和舌-齿龈系带裂、牙列异常）、颅面部畸形（面部不对称、眶距增宽、小颌畸形、上唇假唇裂）、毛发异常以及指/趾畸形（短指/趾畸形、并指/趾畸形、先天性指/趾侧弯和多指/趾畸形）。40% 的患者存在神经系统异常（脑内囊肿、胼胝体发育不全、小脑畸形），半数患者存在不同程度的精神发育迟滞、震颤。18 岁以后，60% 的病例出现肾囊性疾病；为双侧肾囊肿，多数是肾小球囊肿；存在囊性肾病的患者可能会进展为肾衰竭[41-42]。这些人也可能有肝脏和胰腺囊肿。

尽管目前主要利用 NGS 纤毛病基因包的检测手段，Sanger 测序法和基因剂量法相结合来检测缺失也可达到 85% 的突变检测率。大多数突变都是每个家系特有的[43-52]。120-kDa OFD1 蛋白含有一个 N 端 LisH 基序，这在微管动力学中很重要。该蛋白质是人类中心体中在细胞周期发挥作用的关键成分。大多数报道的 *OFD1* 突变会导致蛋白质截短，丢失中心体定位所必需的卷曲螺旋结构域。新近也报道一种新型的 X 连锁精神发育迟滞综合征，与反复呼吸道感染和纤毛运动障碍引起的大头症有关，但没有肾表型，与 *OFD1* 突变有关。

（周绪杰　张　宏）

【参考文献】

[1] Hildebrandt F, Zhou W. Nephronophthisis-associated ciliopathies. J Am Soc Nephrol, 2007, 18: 1855-1871; PMID: 17513324; 10.1681/ASN.2006121344.

[2] Romani M, Micalizzi A, Valente EM, Joubert syndrome: congenital cerebellar ataxia with the molar tooth, Lancet Neurol, 2013, 12: 894-905; PMID: 23870701; 10.1016/S1474-4422（13）70136-4.

[3] Hildebrandt F, Benzing T, Katsanis N, et al. Ciliopathies. N Engl J Med, 2011, 364: 1533-1543; PMID: 21506742; 10.1056/NEJMra1010172.

[4] Lindstrand A, Davis EE, Carvalho CM, et al. Recurrent CNVs and SNVs at the NPHP1 locus contribute pathogenic alleles to Bardet-Biedl syndrome, Am J Hum Genet, 2014, 94: 745-754; PMID: 24746959; 10.1016/j.ajhg.2014.03.017.

[5] Parisi MA, Bennett CL, Eckert ML, et al. The NPHP1 gene deletion associated with juvenile nephronophthisis is present in a subset of individuals with Joubert syndrome, Am J Hum Genet, 2004, 75: 82-91; PMID: 15138899; 10.1086/421846.

[6] Delous M, Baala L, Salomon R, et al. The ciliary gene RPGRIP1L is mutated in cerebello-oculo-renal syndrome (Joubert syndrome type B) and Meckel syndrome, Nat Genet, 2007, 39: 875-881; PMID: 17558409; 10.1038/ng2039.

[7] Arts HH, Doherty D, van Beersum SE, et al. Mutations in the gene encoding the basal body protein RPGRIP1L, a nephrocystin-4 interactor, cause Joubert syndrome, Nat Genet, 2007, 39: 882-8; PMID: 17558407; 10.1038/ng2069.

[8] Lancaster MA, Gopal DJ, Kim J, et al. Defective Wnt-dependent cerebellar midline fusion in a mouse model of Joubert syndrome, Nat Med, 2011, 17: 726-731; PMID: 21623382; 10.1038/nm.2380.

[9] Schurman SJ, Scheinman SJ. Inherited cerebrorenal syndromes, Nat Rev Nephrol, 2009, 5: 529-538. PMID: 19701229; 10.1038/nrneph.2009.124.

[10] Yuan S, Sun Z, Expanding horizons: ciliary proteins reach beyond cilia. Annu Rev Genet, 2013, 47: 353-376; PMID: 24016188; 10.1146/annurev-genet-111212-133243.

[11] Latour BL, Van De Weghe JC, Rusterholz TD, et al. Dysfunction of the ciliary ARMC9/TOGARAM1 protein module causes Joubert syndrome, J Clin Invest, 2020,

130: 4423-4439; PMID: 32453716; 10.1172/JCI131656.

[12] Tallila J, Jakkula E, Peltonen L, et al. Identification of CC2D2A as a Meckel syndrome gene adds an important piece to the ciliopathy puzzle, Am J Hum Genet, 2008, 82: 1361-1367; PMID: 18513680; 10.1016/j.ajhg.2008.05.004.

[13] Roume J, Genin E, Cormier-Daire V, et al. A gene for Meckel syndrome maps to chromosome 11q13, Am J Hum Genet, 1998, 63: 1095-101; PMID: 9758620; 10.1086/302062.

[14] Sang L, Miller JJ, Corbit KC, et al., Mapping the NPHP-JBTS-MKS protein network reveals ciliopathy disease genes and pathways, Cell, 2011, 145: 513-528; PMID: 21565611; 10.1016/j.cell.2011.04.019.

[15] Zhu P, Qiu Q, Harris PC, et al. mtor Haploinsufficiency ameliorates renal cysts and cilia abnormality in adult zebrafish tmem67 mutants, J Am Soc Nephrol, 2021, 32: 822-36. PMID: 33574160; 10.1681/ASN.2020070991.

[16] Cook SA, Collin GB, Bronson RT, et al., A mouse model for Meckel syndrome type 3, J Am Soc Nephrol, 2009, 20: 753-764; PMID: 19211713; 10.1681/ASN.2008040412.

[17] Delous M, Baala L, Salomon R, et al., The ciliary gene RPGRIP1L is mutated in cerebello-oculo-renal syndrome (Joubert syndrome type B) and Meckel syndrome, Nat Genet, 2007, 39: 875-881; PMID: 17558409; 10.1038/ng2039.

[18] Kyttälä M, Tallila J, Salonen R, et al., MKS1, encoding a component of the flagellar apparatus basal body proteome, is mutated in Meckel syndrome, Nat Genet, 2006, 38: 155-157; PMID: 16415886; 10.1038/ng1714.

[19] Paavola P, Salonen R, Weissenbach J, et al. The locus for Meckel syndrome with multiple congenital anomalies maps to chromosome 17q21-q24, Nat Genet, 1995, 11: 213-5; PMID: 7550354; 10.1038/ng1095-213.

[20] Dean S, Moreira-Leite F, Varga V, et al. Cilium transition zone proteome reveals compartmentalization and differential dynamics of ciliopathy complexes. Proc Natl Acad Sci U S A, 2016, 113: E5135-5143; PMID: 27519801; 10.1073/pnas.1604258113.

[21] Jin H, White SR, Shida T, et al. The conserved Bardet-Biedl syndrome proteins assemble a coat that traffics membrane proteins to cilia. Cell, 2010, 141: 1208-1219; PMID: 20603001; 10.1016/j.cell.2010.05.015.

[22] Leroux MR. Taking vesicular transport to the cilium. Cell, 2007, 129: 1041-3; PMID: 17574016; 10.1016/j.cell.2007.05.049.

[23] Hoefele J, Wolf MT, O'Toole JF, et al. Evidence of oligogenic inheritance in nephronophthisis, J Am Soc Nephrol, 2007, 18: 2789-2795; PMID: 17855640; 10.1681/ASN.2007020243.

[24] Blaess S, Wachten D. The BBSome: a nexus controlling energy metabolism in the brain, J Clin Invest, 2021, 131PMID: 33855975; 10.1172/JCI148903.

[25] Zaghloul NA, Katsanis N. Mechanistic insights into Bardet-Biedl syndrome, a model ciliopathy, J Clin Invest, 2009, 119: 428-437; PMID: 19252258; 10.1172/JCI37041.

[26] Wei Q, Zhang Y, Li Y, et al. The BBSome controls IFT assembly and turnaround in cilia. Nat Cell Biol, 2012, 14: 950-7; PMID: 22922713; 10.1038/ncb2560.

[27] Swaminathan S. Human disease: the centrosome connection. Nat Cell Biol, 2004, 6: 383; PMID: 15122262; 10.1038/ncb0504-383.

[28] Kousi M, Söylemez O, Ozanturk A, et al. Evidence for secondary-variant genetic burden and non-random distribution across biological modules in a recessive ciliopathy. Nat Genet, 2020, 52: 1145-1150; PMID: 33046855; 10.1038/s41588-020-0707-1.

[29] Badano JL, Leitch CC, Ansley SJ, et al. Dissection of epistasis in oligogenic Bardet-Biedl syndrome, Nature, 2006, 439: 326-330; PMID: 16327777; 10.1038/nature04370.

[30] Ou G, Blacque OE, Snow JJ, et al. Functional coordination of intraflagellar transport motors. Nature, 2005, 436: 583-587; PMID: 16049494; 10.1038/nature03818.

[31] Mykytyn K, Sheffield VC. Establishing a connection between cilia and Bardet-Biedl Syndrome. Trends Mol Med, 2004, 10: 106-109; PMID: 15106604; 10.1016/j.molmed.2004.01.003.

[32] Putoux A, Attie-Bitach T, Martinovic J, et al. Phenotypic variability of Bardet-Biedl syndrome: focusing on the kidney, Pediatr Nephrol, 2012, 27: 7-15; PMID: 21246219; 10.1007/s00467-010-1751-3.

[33] Abu-Safieh L, Al-Anazi S, Al-Abdi L, et al. In search of triallelism in Bardet-Biedl syndrome, Eur J Hum Genet, 2012, 20: 420-427; PMID: 22353939; 10.1038/ejhg.2011.205.

[34] Forsythe E, Beales PL. Bardet-Biedl syndrome. Eur J Hum Genet, 2013, 21: 8-13; PMID: 22713813; 10.1038/ejhg.2012.115.

[35] Beales PL, Bland E, Tobin JL, et al. IFT80, which encodes a conserved intraflagellar transport protein, is mutated in Jeune asphyxiating thoracic dystrophy, Nat Genet, 2007, 39: 727-729; PMID: 17468754; 10.1038/ng2038.

[36] Huber C, Wu S, Kim AS, et al. WDR34 mutations that cause short-rib polydactyly syndrome type II I/severe asphyxiating thoracic dysplasia reveal a role for the NF-κB pathway in cilia, Am J Hum Genet, 2013, 93: 926-931; PMID: 24183449; 10.1016/j.ajhg.2013.10.007.

[37] Bredrup C, Saunier S, Oud MM, et al. Ciliopathies with skeletal anomalies and renal insufficiency due to mutations in the IFT-A gene WDR19. Am J Hum Genet, 2011, 89: 634-643; PMID: 22019273; 10.1016/j.ajhg.2011.10.001.

[38] Zhang W, Taylor SP, Ennis HA, et al. Expanding the genetic architecture and phenotypic spectrum in the skeletal ciliopathies. Hum Mutat, 2018, 39: 152-166; PMID: 29068549; 10.1002/humu.23362.

[39] Walczak-Sztulpa J, Eggenschwiler J, Osborn D, et al. Cranioectodermal Dysplasia, Sensenbrenner syndrome, is a ciliopathy caused by mutations in the IFT122 gene. Am J Hum Genet, 2010, 86: 949-956; PMID: 20493458; 10.1016/j.ajhg.2010.04.012.

[40] Thauvin-Robinet C, Cossée M, Cormier-Daire V, et al. Clinical, molecular, and genotype-phenotype correlation studies from 25 cases of oral-facial-digital syndrome type 1: a French and Belgian collaborative study. J Med Genet, 2006, 43: 54-61; PMID: 16397067; 10.1136/jmg.2004.027672.

[41] Romio L, Fry AM, Winyard PJ, et al. OFD1 is a centrosomal/basal body protein expressed during mesenchymal-epithelial transition in human nephrogenesis. J Am Soc Nephrol, 2004, 15: 2556-2568; PMID: 15466260; 10.1097/01.ASN.0000140220.46477.5C.

[42] Romio L, Wright V, Price K, et al. OFD1, the gene mutated in oral-facial-digital syndrome type 1, is expressed in the metanephros and in human embryonic renal mesenchymal cells. J Am Soc Nephrol, 2003, 14: 680-689; PMID: 12595504; 10.1097/01.asn.0000054497.48394.d2.

[43] Sakakibara N, Morisada N, Nozu K, et al. Clinical spectrum of male patients with OFD1 mutations. J Hum Genet, 2019, 64: 3-9; PMID: 30401917; 10.1038/s10038-018-0532-x.

[44] Bouman A, Alders M, Oostra RJ, et al. Oral-facial-digital syndrome type 1 in males: Congenital heart defects are included in its phenotypic spectrum. Am J Med Genet A, 2017, 173: 1383-1389; PMID: 28371265; 10.1002/ajmg.a.38179.

[45] Wentzensen IM, Johnston JJ, Patton JH, et al. Exome sequencing identifies a mutation in OFD1 in a male with Joubert syndrome, orofaciodigital spectrum anomalies and complex polydactyly. Hum Genome Var, 2016, 3: 15069; PMID: 27081566; 10.1038/hgv.2015.69.

[46] Tsurusaki Y, Kosho T, Hatasaki K, et al. Exome sequencing in a family with an X-linked lethal malformation syndrome: clinical consequences of hemizygous truncating OFD1 mutations in male patients. Clin Genet, 2013, 83: 135-144; PMID: 22548404; 10.1111/j.1399-0004.2012.01885.x.

[47] Macca M, Franco B. The molecular basis of oral-facial-digital syndrome, type 1. Am J Med Genet C Semin Med Genet, 2009, 151C: 318-325; PMID: 19876934; 10.1002/ajmg.c.30224.

[48] Dickinson S, Carr S, de Zoysa J, et al. Cystic renal disease presenting in pregnancy: a novel presentation of oral-facial-digital syndrome type 1. NDT Plus, 2008, 1: 23-25; PMID: 30792778; 10.1093/ndtplus/sfm012.

[49] Romio L, Fry AM, Winyard PJ, et al. OFD1 is a centrosomal/basal body protein expressed during mesenchymal-epithelial transition in human nephrogenesis. J Am Soc Nephrol, 2004, 15: 2556-2568; PMID: 15466260; 10.1097/01.ASN.0000140220.46477.5C.

[50] Shotelersuk V, Tifft CJ, Vacha S, et al. Discordance of oral-facial-digital syndrome type 1 in monozygotic twin girls. Am J Med Genet, 1999, 86: 269-273; PMID: 10482878; 10.1002/(sici)1096-8628(19990917)86:3<269::aid-ajmg14>3.0.co;2-g.

[51] Feather SA, Winyard PJ, Dodd S, et al. Oral-facial-digital syndrome type 1 is another dominant polycystic kidney disease: clinical, radiological and histopathological features of a new kindred. Nephrol Dial Transplant, 1997, 12: 1354-1361; PMID: 9249769; 10.1093/ndt/12.7.1354.

[52] Feather SA, Woolf AS, Donnai D, et al. The oral-facial-digital syndrome type 1 (OFD1), a cause of polycystic kidney disease and associated malformations, maps to Xp22.2-Xp22.3. Hum Mol Genet, 1997, 6: 1163-1167; PMID: 9215688; 10.1093/hmg/6.7.1163.

第五章 系统疾病肾受累

第一节 肾淀粉样变性

【概述】

淀粉样变性（amyloidosis）是由天然或突变蛋白质的错误折叠而引起的一组疾病。错误折叠的蛋白质以不溶性纤维的形式聚集并沉积在各种组织的细胞外间隙中，最终导致器官损伤。尽管淀粉样变性可以是局部的，但它主要是一种全身性疾病，几乎可以累及身体的各个器官，包括心脏、肾脏、胃肠道等[1]。其中，超过2/3的患者在就诊时有肾脏受累，19%～42%在病程中需接受肾脏替代治疗[2]。

1838年，Schleiden首次使用淀粉样物质来描述植物淀粉。1854年，Rudolph Virchow首次使用淀粉样物质来描述沉积在组织间的经碘-硫酸试验后被染成蓝紫色的物质。19世纪20年代，Bennhold发现刚果红染色可以使淀粉样物质在偏振光显微镜下呈现苹果绿双折射。1959年，首次使用电子显微镜观察淀粉样物质，发现其为宽度8～10 nm的直而无分支的纤维[3]。

肾淀粉样变性的发生率在世界范围内均较罕见。然而，不同的种族及国家差别很大。日本一项横断面研究表明，自2007年至2014年，日本肾活检登记处共收集20997例肾活检病例，其中，肾淀粉样变性发生率为1.3%（281/20 997）[4]。Elissa等在巴西一项回顾性研究中发现，从2000年至2011年的1609例肾活检病例中，肾淀粉样变性共37例，发生率约为2.3%，其中，AL型淀粉样变性为16例，21例为非AL型淀粉样变性[5]。在中国，北京大学第一医院在2000年至2018年间通过肾活检共诊断肾淀粉样变性442例，其中，AL型淀粉样变性占91.7%，AA型淀粉样变性占2.4%，LECT2淀粉样变性占1.9%[6]。

肾淀粉样变性通常表现为蛋白尿、低白蛋白血症和水肿，导致肾病综合征。淀粉样纤维沉积在肾小球（系膜和毛细血管）以及肾实质的血管和间质中，导致进行性器官功能障碍[7]。目前已知30余种蛋白可以引起淀粉样变性，主要包括免疫球蛋白轻链、淀粉样蛋白A、转甲状腺素蛋白、纤维蛋白原Aα、溶菌酶、脂质蛋白AⅠ，脂质蛋白AⅡ、β2-微球蛋白等（表5-1-1）。AL型淀粉样变性占所有淀粉样变性的80%以上。其中，与肾淀粉样变性相关的主要为免疫球蛋白轻链和淀粉样蛋白A[8-9]。肾淀粉样变性的诊断依赖于肾组织活检，通过光镜刚果红染色、免疫荧光、电镜观察淀粉纤维原及激光显微切割和质谱技术进行诊断和分型[10]。

【发病机制】

1. AL型

轻链淀粉样变性是最常见的多系统性淀粉样变性，能够产生异常的浆细胞，是一种具有肾脏意义的单克隆免疫球蛋白病。它来源于免疫球蛋白的κ链、λ链或其片段。在循环血液中，轻链错误折叠，在靶器官中聚集成淀粉样原纤维，导致器官功能障碍、衰竭和死亡。AL型淀粉样原纤维包含恒定区和可变区，或只有轻链的可变区，Vλ Ⅵ亚群以及N端的突变可能导致淀粉样变性的产生。

2. AA型

AA型淀粉样变性是一种罕见的全身性、致命性疾病，主要原因是家族性地中海热、慢性炎症性疾病（幼年类风湿关节炎）、慢性炎症性肠道疾病（支气管扩张、骨髓炎）以及结核病。AA型淀粉样变性由急性时相反应蛋白血清淀粉样蛋白A（serum amyloid A protein，SAA）的沉积引起，SAA是由肝细胞合成的高度保守的前体蛋白，由 *SAA-1* 基因编码，是一种细胞外可溶性的高密度载脂蛋白。SAA的N-末端片段可以形成不溶性纤维，此纤维聚积引起"继发性"淀粉样蛋白相关疾病。

表 5-1-1　常见累及肾脏及与肾脏病相关的系统性淀粉样变性

疾病类型	前体蛋白	淀粉样蛋白	受累组织	获得性/遗传性疾病
AL 型淀粉样变性	单克隆免疫球蛋白轻链	AL	胃肠道、肾、软组织、心、肝、脾、神经系统、甲状腺、肾上腺	获得性、遗传性
AA 型淀粉样变性	血清淀粉样 A 蛋白	AA	自主神经系统、肾、肝、胃肠道、脾、甲状腺、心	获得性
LECT2 淀粉样变性	白细胞趋化因子 2	ALECT	肾、肝、肺、肾上腺、脾	获得性
转甲状腺素蛋白淀粉样变性	转甲状腺素蛋白	ATTR	肾脏（受累不典型）、周围神经系统、心、玻璃体混浊	遗传性
纤维蛋白原 Aα 淀粉样变性	纤维蛋白原 Aα 链	Afib	肾、肝、脾，常伴有高血压	遗传性
溶菌酶淀粉样变性	溶菌酶	Alys	淋巴结、肾、肝、胃肠道、脾、肺、甲状腺、唾液腺	遗传性
载脂蛋白 A I 淀粉样变性	载脂蛋白 A I	ApoA I	肾、肝、心、皮肤、喉	遗传性
载脂蛋白 A II 淀粉样变性	载脂蛋白 A II	ApoA II	肾	遗传性
载脂蛋白 A IV 淀粉样变性	载脂蛋白 A IV	ApoA IV	肾髓质、心	获得性
载脂蛋白 C II 淀粉样变性	载脂蛋白 C II	Apo C II	肾	遗传性
载脂蛋白 C III 淀粉样变性	载脂蛋白 C III	Apo C III	肾、心、脾、肝	遗传性
透析相关性淀粉样变性	β2-微球蛋白	β2-M	骨关节、胃肠道	获得性

3. LECT2 型

细胞趋化因子 2（leukocyte chemotactic factor 2，LECT2）是基因编码的 16 kDa 的分泌型蛋白，是一种中性粒细胞趋化因子，能够刺激软骨细胞和成骨细胞的生长。LECT2 可以于大脑神经元、汗腺及皮脂腺上皮细胞、甲状旁腺、单核细胞、肝脏、脂肪细胞和血管组织表达。LECT2 基因定位于染色体 5q31.1-32，包含 4 个外显子和 3 个内含子。4 个外显子编码的蛋白质由 151 个氨基酸组成，它的分泌型有 133 个氨基酸。LECT2 淀粉样变性其具体的病因和发病机制尚不清楚。

4. 遗传性肾淀粉样变性

遗传性肾淀粉样变性约占 2%，能够影响多种器官，根据其突变蛋白的不同，表现出多种临床症状。罕见的遗传性肾淀粉样变性包括纤维蛋白原 Aα 链、载脂蛋白 A I、载脂蛋白 A II、载脂蛋白 A IV、载脂蛋白 C II、载脂蛋白 C III、转甲状腺素蛋白和溶菌酶[11]。

5. β2-M 型

β2-M 型淀粉样变性与长期透析相关，β2-M 是由 99 个氨基酸组成的独特多肽链，其与有核细胞表面的人类白细胞抗原的表达有关，β2-M 的产生速率是恒定的，但在炎症、感染和淋巴增生性疾病中产生增多。大多数 β2-M 可以通过肾小球滤过并通过近端小管重吸收和分解代谢。在透析患者中，血清 β2-M 水平会升至 60 倍[12]。

【临床表现】

1. 肾脏表现

肾淀粉样变性临床表现可分为四个阶段：临床前期、蛋白尿阶段、肾病综合征阶段、肾功能不全阶段。

（1）临床前期：患者无任何自觉症状及体征，临床检验指标无异常，仅肾活检可做出诊断，此期可长达 5～7 年。

（2）蛋白尿阶段：蛋白尿为本病最早、最常见的临床表现。大多数患者表现为肾病范围的蛋白尿（＞3 g/24 h）。蛋白尿以白蛋白尿为主，一般不伴有血尿，并导致低蛋白血症和肾功能不全。许多非 AL 型淀粉样变性病则可能表现为肾功能逐渐恶化，而没有显著的蛋白尿。若淀粉样蛋白局限于肾小管间质，则可能有少量蛋白尿，并引起肾小球滤过率降低[13]。

（3）肾病综合征阶段：表现为大量蛋白尿、低蛋白血症及水肿。部分患者并发肾静脉血栓，表现为难治性肾病综合征。少数病例起病急，伴随血尿加重、蛋白尿增多及肾功能恶化等表现，腹部 B 超示肾脏明显增大。一旦发生肾病综合征，患者肾功能迅速恶化，疾病发展较迅速。

（4）肾功能不全阶段：患者出现肾衰竭的症状。淀粉样物质沉积的部位与患者的临床症状有关。20%～45%的患者会出现肾小球滤过率降低，18%的患者的肌酐水平高于2 mg/dl[14]。单独的管状沉积并不常见，可发生在小管的任何部分，并导致患者出现电解质紊乱，也可出现范科尼（Fanconi）综合征，表现为肾小管转运障碍，可导致尿磷、尿糖、近端肾小管酸中毒和低钾血症[15]。

2. 肾外表现

（1）AL型：病变可累及多个脏器。心脏是最易受到侵犯的部位，可出现舒张性心力衰竭、心律失常、低血压、双心室肥厚、低电压心电图等表现。50%的AL型淀粉样变性患者死于充血性心力衰竭及心律失常，这是该疾病最常见的死因。胃肠及肝脏受累率达到20%，主要表现为胃肠动力学异常，如吸收不良、腹泻、肝脏肿大。除此之外，还可能出现凝血功能障碍以及周围和自主神经病变，如剧烈疼痛、感觉和运动神经病及直立性低血压等[16]。

（2）AA型：胃肠道功能障碍是仅次于肾脏最常见的临床表现，包括便秘、腹泻、消化不良等。与AL型淀粉样变性相比，心功能异常及周围神经病变并不常见。

（3）LECT2型：LECT2型淀粉样变性的肾外表现主要是肝脏损伤，通常在肝脏活检中发现，常见的临床表现是碱性磷酸酶升高以及肝肿大[17]。肝淀粉样变性患者可能出现肝肿大、腹水、胆汁淤积、黄疸或门静脉高压[18-20]。Chandan等分析了24例LECT2型肝淀粉样变性，100%的病例显示肝窦和门静脉束中有球状肝淀粉样蛋白沉积[21]。

（4）遗传性淀粉样变性：FGA基因突变引起的遗传性纤维蛋白原Aα链淀粉样变性在遗传性肾淀粉样变性中最为常见[22]。曾彩虹团队于2007年首次报道了中国的1例遗传性纤维蛋白原Aα链淀粉样变性，主要表现为蛋白尿和高血压，病变仅累及肾小球，未见小管间质及血管受累[23]。纤维蛋白原Aα链淀粉样变性的主要临床表现为蛋白尿甚至肾病综合征，部分患者可出现高血压、肾功能不全，很少出现肾外受累表现[24]。

（5）β2-M型：主要见于血液透析相关性淀粉样变性，常发生于长期维持血液透析的患者。腕管综合征是早期常见的临床表现，症状主要是β2-M沉积于腕部横韧带或屈肌滑膜所致。常表现为手部疼痛、麻木和正中神经分布的感觉障碍。当腕管综合征发展严重时，可出现鱼际隆起，肌肉萎缩。淀粉样骨关节病是另一个常见的临床表现，其中肩关节受累最常见，可表现为肩部肌肉群肥大，这是由于肩袖肌肉和肌腱之间淀粉样物质的沉积，肩袖的厚度可以通过超声波检查来确定[25]。β2-M型病变可在肱骨头、腕骨、手指骨、股骨颈、髋臼、胫骨平台和桡骨远端等部位形成骨囊肿。胃肠道受累很少见，通常伴随胃或结肠扩张引起的假性梗阻综合征[26]。内脏受累的症状不常见且具有非特异性，如吞咽困难、吞咽疼痛以及巨舌症。心脏受累在β2-M型中并不常见[27]。

【辅助检查】

1. 肾脏活检

（1）光镜：病变早期，肾小球系膜基质轻度增生，基底膜节段性增厚伴"睫毛状"结构形成，刚果红染色显示仅有少量淀粉样蛋白沉积，有时仅沉积于小动脉管壁或肾间质；随着病变进展，均质、粉染沉积物增多，肾小球系膜呈结节分叶状，甚至可见节段性或球性硬化，小动脉管壁增厚，也会出现肾小管萎缩、肾间质炎细胞浸润及纤维化等继发性改变。淀粉样蛋白在苏木素-伊红（hematoxylin-eosin，HE）染色显示为均质红染团块状结构，过碘酸雪夫氏（periodic acid-Schiff，PAS）染色呈弱阳性，MASSON染色呈蓝绿色或红色，过碘酸六胺银（periodic acid-silver methenamine，PASM）染色呈浅黑色，刚果红染色在光镜下呈特征性砖红色，偏振光下表现为双折光苹果绿色（图5-1-1）。

（2）免疫荧光：肾活检病理常规的IgG、IgA、IgM等免疫球蛋白及补体C3、C4染色一般为阴性或非特异性阳性。用κ、λ或SAA抗体进行免疫荧光染色可以进行分类精确诊断。不同病理分型表现为相应抗体染色的阳性，如AL型κ或λ轻链呈限制性阳性，AA型血清淀粉样蛋白A呈阳性。

（3）电镜：是诊断肾淀粉样变性的重要方法，在肾小球系膜区、基底膜及肾血管壁、肾间质可观察到直径约8～10 nm无分支的纤维丝无序排列；β2-微球蛋白相关性淀粉样变性纤维丝呈轻微弯曲。在淀粉样纤维重度聚集的区域，很难找到单一的纤维丝，该区域常同时合并免疫球蛋白沉积，在边缘化区域比较容易找到免疫球蛋白纤维。

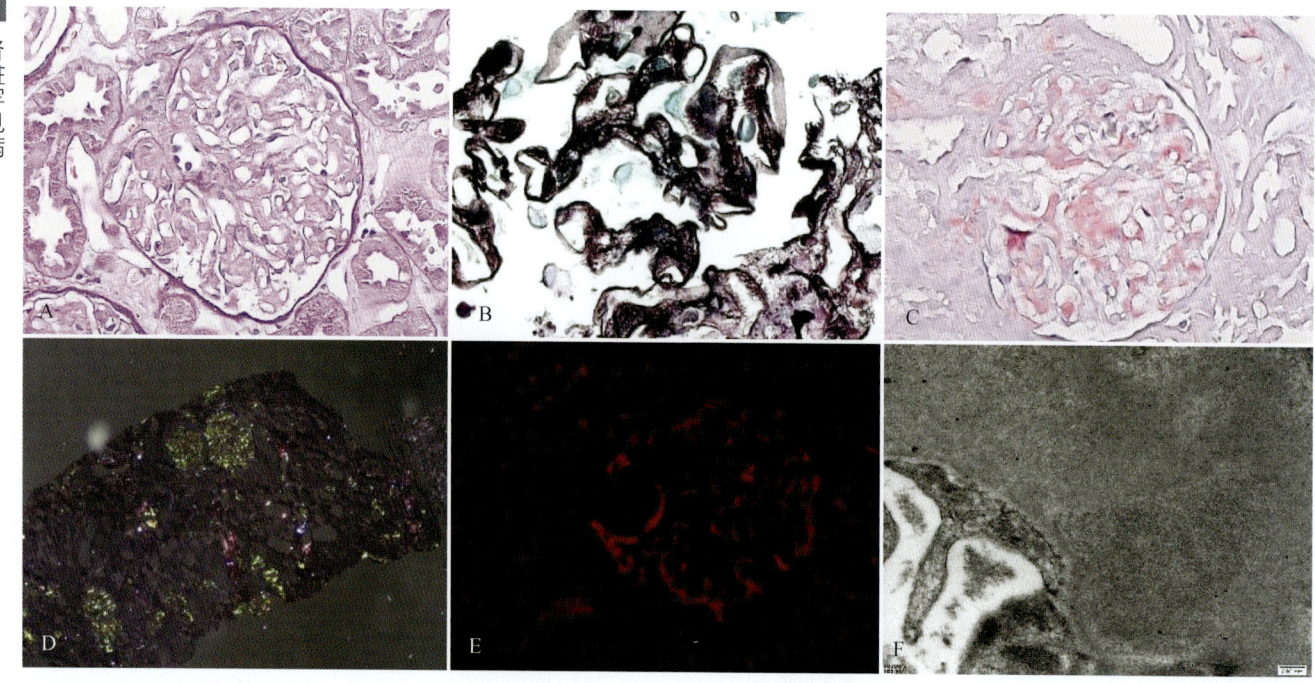

图 5-1-1 肾淀粉样变性的肾病理改变

A. 肾小球系膜区扩张,见无定形物质沉积,可形成结节样病变,PAS 染色弱阳性,血管壁及肾小管基底膜上也可见(PAS,400 倍)。B. 肾小球基底膜 PASM 染色可见睫毛及羽毛样改变(PASM,1000 倍)。C. 普通光镜下刚果红染色为橘红色(刚果红染色,400 倍)。D. 偏振光观察为苹果绿(刚果红染色,100 倍)。E. 荧光观察为红色(刚果红染色,400 倍)。F. 电镜显示直径 8～10 nm 僵硬无分支、杂乱排列的纤维丝(负染色电镜下观察,100 000 倍)

2. 影像学检查

自 20 世纪 80 年代以来,^{123}I 血清淀粉样 P 物质(^{123}I-SAP)扫描显像已被用于检测体内淀粉样蛋白沉积[28]。它不仅对诊断有用,而且还可以用来评估对治疗的反应。^{123}I-SAP 对检测肾脏及其他器官中淀粉样蛋白的敏感度和特异度均很高,但缺陷之一是无法检测到心脏中的淀粉样蛋白[29,30]。近年来,一种名为 P5＋14 的 ^{125}I 标记肽通过双能量单光子发射 CT 扫描成像显示出对所有器官中淀粉样蛋白沉积的高灵敏度。以 P5＋14 作为显像剂的临床试验正在进行中[31]。

3. 基因测序

二代测序技术广泛应用于临床后,对于首诊怀疑淀粉样变性的患者,特别是怀疑为遗传性淀粉样变性患者可进行基因序列分析,可检测到导致遗传性淀粉样变性突变的基因前体,从而有助于疾病的鉴别诊断[32]。

4. 显微解剖和质谱分析

激光捕获显微解剖与液相色谱耦合串联质谱分析是诊断淀粉样蛋白的一种新的诊断工具。质谱能够以非常高的灵敏度和特异度确认生物样本中淀粉样原纤维的蛋白前体,这对确定淀粉样蛋白分型至关重要[33]。

5. 其他检查

疑似 AL 淀粉样变性的患者也可建议用血清和尿液免疫固定电泳来筛查[34,35]。

【诊断】

本病好发于中老年人,以肾病综合征为主要临床表现,晚期可发生肾衰竭。诊断步骤:首先通过患者临床表现,发现可疑肾淀粉样变性患者;然后通过肾活检证实存在淀粉样变性;最后确定前体蛋白,明确分型(图 5-1-2)。

临床表现:40 岁以上肾病综合征患者,血尿不突出,容易出现多系统受累,若再有以下任一条表现即应高度怀疑本病:①体重下降或严重肾病综合征时体重不变;②低血压或收缩压/舒张压较发病前下降≥20 mmHg;③肝、脾肿大、舌体肥大或心肌肥厚;④血、尿免疫固定电泳发现单克隆轻链;⑤有慢性炎症病史或肾病家族史。

确诊需依靠肾活检病理检查,但有大出血危险[36]。部分患者存在肾活检的禁忌证,直肠、牙龈、皮肤活检较为安全,但诊断敏感性差异较大。联合外周组织活检能够提高诊断的灵敏度,腹部脂肪活检可

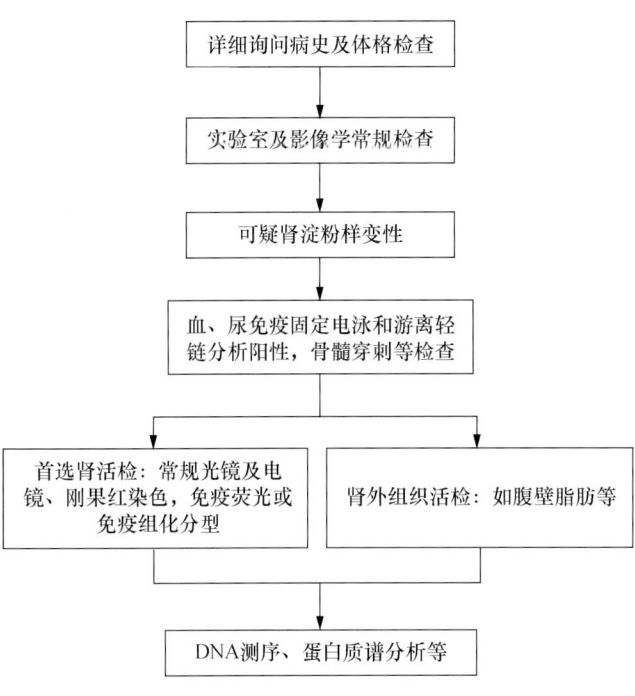

图 5-1-2 肾淀粉样变性诊断流程

协助明确诊断[37]。

肾活检光镜及电镜不能确切分型时，可通过光谱测定法确定淀粉样蛋白的种类或对于从淀粉样沉积物中提取的蛋白进行质谱分析[7]。

骨髓活检可用于评估浆细胞的克隆能力，以及用于评价浆细胞负荷。在 AL 型淀粉样变性中，浆细胞百分比正常或仅轻度升高，应考虑同时合并多发性骨髓瘤[38]。

如果家族其他成员有类似病史，则要怀疑遗传性淀粉样变性。但是由于该病家族性淀粉样变性外显率的差异，家族史常有缺如。转甲状腺素蛋白（Transthyroxine protein，TTR）变异可通过血清中等电子聚焦明确，蛋白的野生型及变异体之间在迁移方式上有区别。DNA 的突变可以通过 DNA 测序明确[39]。对于其他类型的遗传性淀粉样变性，可对淀粉样致病原的蛋白质进行质谱分析或对感兴趣的外显子进行 DNA 测序[40]。

【鉴别诊断】

1. 轻链沉积病（light chain deposition disease，LCDD）

同样表现为血尿不突出的肾病综合征，但高血压较常见，肾组织刚果红染色阴性物质较均一地在肾小球及肾小管基底膜呈颗粒状沉积，抗 κ 及抗 λ 轻链在 LCDD 阳性率更高。在 LCDD 中，沉积的轻链刺激细胞外基质及胶原物质的产生，PAS 染色较淀粉样变性更明显。电镜下可见颗粒样物质在肾小管、肾小球基底膜沉积，有助于明确区别[41]。

2. 糖尿病肾病

两者均会出现均质的无细胞结节，系膜区增宽。糖尿病肾病免疫荧光表现为 IgG 沿肾小球毛细血管基底膜细线状沉积，肾淀粉样变性常显示免疫球蛋白轻链阳性，以 λ 为主，刚果红染色阳性，电镜具有确诊价值。

3. 管型肾病如骨髓瘤

管型肾病时肾小球滤过的大量单克隆轻链超过肾近端小管的最大重吸收能力，到达肾远端小管，在酸性小管液中与塔姆-霍斯福尔糖蛋白结合形成轻链管型，其成分还包括白蛋白纤维蛋白、周围围绕的炎性细胞及多核细胞，阻塞肾远端小管，此即管型肾病的特征。轻链管型的组化染色特征呈多样性，伊红染色阳性，PAS 染色弱阳性或阴性，管型周围有单核细胞和多核细胞包绕。管型肾病的病变早期，仅在肾小管皮质内见到散在分布的轻链管型，体积较小，随着病变的进展，轻链管型扩展至邻近的肾小管，并且形成巨大轻链管型进入肾髓质。大量巨大轻链管型导致肾远端小管及肾集合管完全阻塞，肾小管管腔压力增大。肾小管管腔长期的高压状态会导致肾小球滤过率和肾间质血流量降低，最终引起肾小球损害。同时，肾小管上皮细胞脱落使肾小管基膜裸露，从而引起进一步的肾小管损害[42]。而肾淀粉样变性刚果红染色在光镜下呈特征性砖红色，偏振光下表现为双折光苹果绿色，刚果红染色阳性及电镜具有确诊价值。

4. 原纤维性肾小球肾炎、免疫触须样肾小球病

肾淀粉样变性、原纤维性肾小球肾炎、免疫触须样肾小球病在超微结构方面各具特点，肾淀粉样变性纤维直径较细，为 8～10 nm，僵硬无分支，杂乱无序地排列，可分布在肾小球系膜、基底膜、肾间质及血管。原纤维性肾小球肾炎原纤维平均直径为 20～22 nm，排列无规则。免疫触须样肾小球病的原纤维是有规律的平行排列的微管状结构，直径通常大于 30 nm 或大于 50 nm。刚果红及甲基紫染色显示后两者阴性，但早期淀粉样变性光镜改变不典型，刚果红染色可呈弱阳性甚至是假阴性，此时必须依赖电镜及免疫组化联合检查。

5. 膜增生性肾小球肾炎

肾淀粉样变性时肾小球淀粉样物质沉积可出现

分叶以及毛细血管壁增厚，易与膜增生性肾小球肾炎混淆。膜增生性肾小球肾炎表现为系膜细胞弥漫增生，沿内皮下向毛细血管壁广泛插入，导致毛细血管壁弥漫增厚、管腔狭窄；PASM 染色时，基底膜呈双轨或多轨状；刚果红及甲基紫染色阴性；免疫荧光显示 IgG 和 C3 呈颗粒状、花瓣样沉积于毛细血管壁和系膜区；电镜示系膜区可见电子致密物，未发现片状分布的纤维丝结构。

6. 膜性肾病早期

肾淀粉样变性时，淀粉样蛋白沿肾小球基底膜上皮侧沉积，易被误诊为膜性肾病，但膜性肾病免疫荧光表现为 IgG 和补体 C3 沿肾小球毛细血管壁呈细颗粒状、高强度沉积，电镜示淀粉样蛋白沉积在系膜区、基底膜和致密板，再根据淀粉样蛋白在电镜下的特点，不难诊断。

7. 微小病变

早期肾淀粉样变性临床上亦出现大量蛋白尿，镜下仅表现为肾小球系膜区轻度增生或基底膜空泡变性，未见明确的均质团块状物质沉积，免疫荧光全阴性，极易被误诊为微小病变，电镜检查微小病变表现为足突广泛融合，而肾淀粉样变性可观察到淀粉样纤维。

【治疗】

1. AL 型淀粉样变

治疗目标是清除产生淀粉样蛋白的浆细胞，减少淀粉样变性轻链，达到完全缓解或非常好的部分缓解（very good partial remission，VGPR），最小化治疗产生的不良反应，保护重要器官的功能。目前常用的方法如下：

（1）大剂量美法仑联合自体干细胞移植（high dose melphalan/stem cell transplantation，HDM/SCT）：此方案是目前治疗 AL 型淀粉样变性的最有效方法之一，能够迅速清除单克隆浆细胞产生的淀粉样变轻链[43]，延长患者的生存时间，改善受累器官的功能。在一项含有 114 例接受 HDM/SCT 方案治疗的患者中，达到血液学缓解的患者蛋白尿下降持续 12 个月，部分患者蛋白尿甚至完全消失。但相关的不良反应较重，死亡率为 12%～14%。大剂量生长因子，特别是粒细胞集落刺激因子，会引起肾病综合征、心力衰竭及自主神经功能失常患者顽固性的水钠潴留。此方案会提高胃肠道淀粉样变性或淀粉样变性相关 X 因子缺乏患者的出血风险。在粒细胞减少时期，患者更容易发生感染，并且耐受性很差。同样，HDM/SCT 方案也可能导致急性肾衰竭，发生率约为 20%。因此，该方案应仅适用于严格挑选的低风险患者，并且必须在高度专业化的治疗中心进行，才能将与治疗相关的死亡率控制在 10% 以下[44]。对于终末期肾脏病患者来说，终末期肾脏病使得 HDM/SCT 复杂化，特别是在有低蛋白血症和肾小球滤过率 < 40 ml/（min·1.73 m²）的患者中，死亡率显著增加[45]。如果因为存在相关风险而不能使用 HDM/SCT 方案，可以使用以下几种备选方案。

（2）美法仑及泼尼松：即序贯口服中等剂量的美法仑及泼尼松，在两项随机的三期临床研究中已证明马法兰联合泼尼松优于秋水仙碱[46-48]。但这种方法很少能够完全清除免疫球蛋白轻链，提高患者生存的作用十分有限。

口服美法仑联合大剂量地塞米松方案（Mel/Dex 方案）：这种方案不需要进行干细胞动员，不会延长血细胞减少时期。因此，对于风险太大而不能使用 HDM/SCT 方案的患者来说，可以考虑 Mel/Dex 方案。一项研究表明，Mel/Dex 方案可以使得 45% 的患者达到 VGPR 或更好，器官反应率为 36%，总生存期 > 7 年[49]。在 46 名不符合 SCT 条件的患者中，48% 的患者在使用马法兰和地塞米松治疗后出现了器官反应，与治疗相关的死亡率为 4%，6 年存活率约为 50%，无进展存活率为 40%[50,51]。长期使用美法仑有诱发白血病和骨髓增生异常综合征的风险，且大剂量的地塞米松能够引起水钠潴留、血流动力学异常以及肌病，达到血液学缓解的时间也不能确定，这些都是 Mel/Dex 方案无法广泛应用的原因。

（3）硼替佐米：作为一种蛋白酶体抑制剂，硼替佐米能够快速引起血液学反应[52]。最近的研究表明，硼替佐米（Vel）联合地塞米松（Dex）可以作为治疗 AL 型淀粉样变性的一线治疗，接受 SCT 后使用 Vel、Dex 继续巩固治疗均取得了较好的临床缓解，且安全性更好。联合应用 Vel 和 Dex 可提高 SCT 后的反应程度[53]。硼替佐米、环磷酰胺和地塞米松（cyclophosphamide-bortezomib-dexamethasone，CYBOR-d）联合使用，是不符合干细胞移植条件患者的首选，其显示出前所未有的血液学反应率[54-55]。但硼替佐米具有神经毒性，周围神经病患者应避免使用。

（4）沙利度胺、来那度胺、泊马度胺：它们具有免疫调节和抗血管生成的特性，能够抑制促炎细胞因子的分泌，通过刺激 T 细胞增殖增加外周血单个核细胞分泌抗炎细胞因子。它们可以诱导烷化剂和硼替佐米耐药患者的血液学反应，但主要用于二线方案[51,56]。在一项研究中，沙利度胺与马法兰和地塞米松联合治疗的22例患者中，8例出现了血液学反应，4例出现了器官反应[57]。沙利度胺也可以与环磷酰胺和地塞米松联合使用，血液学应答率为74%，21%的患者完全缓解[58]。来那度胺联合地塞米松也可以作为治疗AL型淀粉样变性的一种方案。在两项已发表的研究中，其血液学应答率为41%，中位应答期和总生存期分别为19.2个月和31个月[14]。在第二项研究中，应答率为67%。41%肾脏受累患者尿蛋白排泄量下降超过50%，且肾功能没有下降[59]。但是，使用来那度胺治疗的患者脑钠肽前体升高的风险更高，这通常与疾病恶化相关。因此，来那度胺不应作为淀粉样变性心脏受累患者的一线治疗。

（5）达雷木单抗：达雷木单抗是一种高效的抗浆细胞疗法，是治疗AL型淀粉样变性的理想药物，目前正在进行相关有效性的临床研究[60]。斯坦福大学对所有使用达雷木单抗治疗的AL型淀粉样变性患者进行了为期12个月的回顾性分析[61]。其血液学有效率为76%，其中36%的患者达到完全缓解，24%的患者达到VGPR。虽然还需要更多、更大的研究来证实其有效性及安全性，但是达雷木单抗能够使得蛋白尿和本周（Bence-Jones）蛋白显著减少，这两点都颇为鼓舞人心。

2. AA型淀粉样变性

治疗的主要方法是控制炎症反应，减少血清淀粉样蛋白A（Serum amyloid A，SAA）的产生。改善炎症情况可改善淀粉样变性的临床表现，延长患者生存期。SAA水平的正常化与淀粉样蛋白消退、蛋白尿和肾功能的改善以及生存期延长相关[62]，常用药物如下：

（1）秋水仙碱：用于治疗家族性地中海热。

（2）细胞毒性药物：用于治疗自身免疫性疾病，如类风湿关节炎等。

（3）生物制剂：抗肿瘤坏死因子治疗和白细胞介素1受体拮抗剂用于其他自身免疫性疾病[63-64]。

（4）类固醇、抗风湿药物：用于治疗慢性炎症性关节炎。

（5）其他：在许多AA型淀粉样变性患者中，仅抑制SAA产生仍然不够。乙丙酸酯是一种低分子量、带负电荷的磺化分子，在结构上类似于硫酸乙酰肝素。它与SAA竞争性地结合糖胺多糖结合位点，从而抑制AA小鼠模型中纤维聚合和淀粉样蛋白沉积[65]。另外，在小鼠中通过应用反义寡核苷酸成功抑制SAA，可使AA淀粉样变性严重程度降低[66]。但是这种治疗方法还没有应用到人类身上。对于那些药物治疗无效的AA淀粉样变性病例来说，这可能是一种可行的选择。

3. LECT2型淀粉样变性

因为ALECT2型淀粉样变性其前体蛋白是非突变的，目前缺乏特异性治疗方法，主要依靠肾移植等对症支持治疗。对于这种淀粉样变性，最重要的是鉴别ALECT2型淀粉样变性和AL型淀粉样变性，采取正确的治疗方案。

4. 遗传性淀粉样变性

肝移植是治疗突变型转甲状腺素蛋白淀粉样变性（mutant transthyretin amyloidosis，ATTRm）的主要方法。通过肝移植，血中异常的TTR变异体逐渐减少，患者临床症状得到改善，显著延缓疾病进展。ATTRm淀粉样变性淀粉样蛋白形成过程的限速步骤是TTR四聚体的解离，因此，结合和稳定TTR四聚体是治疗遗传性淀粉样变性的一个靶点。目前与之对应的药物分别是他法米迪和非甾体抗炎药二氟尼柳。他法米迪是唯一被批准用于治疗转甲状腺素蛋白淀粉样变性的药物。研究表明他法米迪总体上是安全的，可以稳定大多数患者淀粉样多发性神经病和心肌病[67,68]。

对于纤维蛋白原Aa淀粉样变性患者来说，进行肝肾移植也是一种可行方法。但肝移植对溶菌酶淀粉样变性无效。

5. 血透相关性淀粉样变性

常规血液透析及腹膜透析清除中分子毒素能力有限，无法有效过滤β微球蛋白，导致β微球蛋白聚积造成淀粉样变性。通过选用生物相容性较好的高通量膜有助于清除β微球蛋白。前瞻性研究证实，采用聚硝酸酯膜AN-69长期维持性血透患者，血透相关性肾淀粉样变性的发生率较采用低生物相容性和低通量铜仿膜透析患者明显降低。β微球蛋白吸附柱同样可以缓解患者症状，改善预后。但是目前血透相关性淀粉样变性本身缺乏特效的药物治疗[69]。

6. 淀粉样变性相关终末期肾脏病

血液透析和腹膜透析是肾淀粉样变性终末期肾衰竭患者维持生命和提高生活质量的有效措施。淀粉样变性患者透析生存中位数为8.5个月，死因多为肾脏外器官疾病的进展，以心脏淀粉样变性及营养不良为主。

虽然因为医疗技术和水平的提高，患者预后明显好于之前，但与肾小球肾炎引起慢性肾衰竭相比较，肾淀粉样变性患者生存率及肾移植后生存率仍较低，移植肾复发淀粉样变性概率仍较高。肾移植患者如果再次出现蛋白尿或肾功能下降，怀疑复发时，可行移植肾活检确定。在HDM/SCT方案治疗前行肾移植是透析依赖性患者另一种治疗选择。正常肾功能可减少HDM/SCT治疗相关不良反应，增加美法仑的剂量可获得更大血液学缓解率。获得完全血液学缓解且没有明显肾外疾病的AL型淀粉样变性患者，也可以选择行肾移植。此外，疾病局限于肾脏，病程为慢性的患者也应考虑肾移植。

【病例摘要】

男，63岁，因"泡沫尿2个月，伴双下肢水肿2周"就诊。24 h尿蛋白定量5054 mg，血清白蛋白17.5 g/L，肌酐126.9 μmol/L。血清游离轻链：游离Kappa 9.46 mg/L，游离Lambda 115 mg/L，Kappa/Lambda 0.08。血清、尿免疫固定电泳均阴性。骨髓穿刺未见异常。NT-proBNP 618.3 pg/ml。TnT 0.0446 μg/L。心脏磁共振成像：左心室心肌T1及T2值均升高，提示水肿伴多发纤维化，心肌损害。肾活检病理：光镜：肾小球系膜区、内皮下、血管壁可见大量无定形物沉积，基底膜增厚，可见"睫毛"及"羽毛"样变。免疫荧光：λ链：系膜区节段性块状（+），小血管（+）。特殊染色：刚果红染色：肾小球、小血管（+）。电镜：系膜区略增宽，多处系膜区低倍镜下见密度略减低的物质，高倍镜下观察到较多排列紊乱、无分支的细纤维丝，直径为8～12 nm。病理诊断：肾脏淀粉样变性。诊断：①肾病综合征，②肾脏淀粉样变性，③系统性轻链型淀粉样变性（累及心脏、肾脏）。病例详细资料见二维码数字资源5-1。

数字资源5-1

（袁杨刚）

【参考文献】

[1] Angel-Korman A, Havasi A. Kidney transplantation in systemic amyloidosis. Transplantation, 2020, 104（10）：2035-2047.

[2] Angel-Korman A, Stern L, Sarosiek S, et al. Long-term outcome of kidney transplantation in AL amyloidosis. Kidney Int, 2019, 95（2）：405-411.

[3] Małyszko J, Kozłowska K, Małyszko JS. Amyloidosis: a cancer-derived paraproteinemia and kidney involvement. Adv Med Sci, 2017, 62（1）：31-38.

[4] Nishi S, Muso E, Shimizu A, et al. A clinical evaluation of renal amyloidosis in the Japan renal biopsy registry: a cross-sectional study. Clin Exp Nephrol, 2017, 21（4）：624-632.

[5] da Fonseca EO, Filho PJ, da Silva LE, et al. Epidemiological, clinical and laboratory profile of renal amyloidosis: a 12-year retrospective study of 37 cases. J Nephropathol, 2015, 4（1）：7-12.

[6] Li DY, Liu D, Wang SX, et al. Renal leukocyte chemotactic factor 2（ALECT2）-associated amyloidosis in Chinese patients. Amyloid, 2020, 27（2）：134-141.

[7] Gonzalez Suarez ML, Zhang P, Nasr SH, et al. The sensitivity and specificity of the routine kidney biopsy immunofluorescence panel are inferior to diagnosing renal immunoglobulin-derived amyloidosis by mass spectrometry. Kidney Int, 2019, 96（4）：1005-1009.

[8] Dember LM. Amyloidosis-associated kidney disease. J Am Soc Nephrol, 2006, 17（12）：3458-3471.

[9] Sayed RH, Hawkins PN, Lachmann HJ. Emerging treatments for amyloidosis. Kidney Int, 2015, 87（3）：516-526.

[10] Sethi S, Theis JD. Pathology and diagnosis of renal non-AL amyloidosis. J Nephrol, 2018, 31（3）：343-350.

[11] Gupta N, Kaur H, Wajid S. Renal amyloidosis: an update on diagnosis and pathogenesis. Protoplasma, 2020, 257（5）：1259-1276.

[12] Kaneko S, Yamagata K. Hemodialysis-related amyloidosis: Is it still relevant? Semin Dial, 2018, 31（6）：612-618.

[13] Kuroda T, Ito Y, Imai N, et al. Significant association between renal function and area of amyloid deposition evident in kidney biopsy specimens in both AA and AL amyloidosis. Amyloid, 2017, 24（sup1）：151-152.

[14] Herrera GA, Teng J, Turbat-Herrera EA, et al. Understanding mesangial pathobiology in AL-amyloidosis and monoclonal ig light chain deposition disease. Kidney Int Rep, 2020, 5（11）：1870-1893.

[15] Rikitake O, Sakemi T, Yoshikawa Y, et al. Adult Fanconi syndrome in primary amyloidosis with lambda light-chain proteinuria. Jpn J Med, 1989, 28（4）：523-

526.

[16] Muchtar E, Dispenzieri A, Leung N, et al. Depth of organ response in AL amyloidosis is associated with improved survival: grading the organ response criteria. Leukemia, 2018, 32 (10): 2240-2249.

[17] Mereuta OM, Theis JD, Vrana JA, et al. Leukocyte cell-derived chemotaxin 2 (LECT2)-associated amyloidosis is a frequent cause of hepatic amyloidosis in the United States. Blood, 2014, 123 (10): 1479-1482.

[18] Mohr A, Miehlke S, Klauck S, et al. Hepatomegaly and cholestasis as primary clinical manifestations of an AL-kappa amyloidosis. Eur J Gastroenterol Hepatol, 1999, 11 (8): 921-925.

[19] Damlaj M, Amre R, Wong P, et al. Hepatic ALECT-2 amyloidosis causing portal hypertension and recurrent variceal bleeding: a case report and review of the literature. Am J Clin Pathol, 2014, 141 (2): 288-291.

[20] Ford M, Disney B, Shinde V, et al. Hepatic amyloidosis: a cause of rapidly progressive jaundice. BMJ Case Rep, 2018: bcr2017222942.

[21] Chandan VS, Shah SS, Lam-Himlin DM, et al. Globular hepatic amyloid is highly sensitive and specific for LECT2 amyloidosis. Am J Surg Pathol, 2015, 39 (4): 558-564.

[22] Said SM, Sethi S, Valeri AM, et al. Renal amyloidosis: origin and clinicopathologic correlations of 474 recent cases. Clin J Am Soc Nephrol, 2013, 8 (9): 1515-1523.

[23] 曾彩虹, 刘志红, 李世军, 等. 遗传性纤维蛋白原A-α链淀粉样变性. 肾脏病与透析肾移植杂志, 2007, 1: 37-42.

[24] Gillmore JD, Lachmann HJ, Rowczenio D, et al. Diagnosis, pathogenesis, treatment, and prognosis of hereditary fibrinogen A alpha-chain amyloidosis. J Am Soc Nephrol, 2009, 20 (2): 444-451.

[25] Slavotinek JP, Coates PT, McDonald SP, et al. Shoulder appearances at MR imaging in long-term dialysis recipients. Radiology, 2000, 217 (2): 539-543.

[26] Ikegaya N, Kobayashi S, Hishida A, et al. Colonic dilatation due to dialysis-related amyloidosis. Am J Kidney Dis, 1995, 25 (5): 807-809.

[27] Sethi D, Hutchison AJ, Cary NR, et al. Macroglossia and amyloidoma of the buttock: evidence of systemic involvement in dialysis amyloid. Nephron, 1990, 55 (3): 312-315.

[28] Hawkins PN, Lavender JP, Pepys MB. Evaluation of systemic amyloidosis by scintigraphy with 123I-labeled serum amyloid P component. N Engl J Med, 1990, 323 (8): 508-513.

[29] Karam S, Leung N. Renal involvement in systemic amyloidosis caused by monoclonal immunoglobulins. Hematol Oncol Clin North Am, 2020, 34 (6): 1069-1079.

[30] Minamimoto R, Kubota K, Ishii K, et al. Re-evaluating the potentials and limitations of (99m) Tc-aprotinin scintigraphy for amyloid imaging. Am J Nucl Med Mol Imaging, 2013, 3 (3): 261-271.

[31] Martin EB, Williams A, Richey T, et al. Comparative evaluation of p5 + 14 with SAP and peptide p5 by dual-energy SPECT imaging of mice with AA amyloidosis. Sci Rep, 2016, 6: 22695.

[32] Chyra Kufova Z, Sevcikova T, Januska J, et al. Newly designed 11-gene panel reveals first case of hereditary amyloidosis captured by massive parallel sequencing. J Clin Pathol, 2018, 71 (8): 687-694.

[33] Spodzieja M, Rodziewicz-Motowidło S, Szymanska A. Hyphenated Mass Spectrometry Techniques in the Diagnosis of Amyloidosis. Curr Med Chem, 2019, 26 (1): 104-120.

[34] Merlini G, Dispenzieri A, Sanchorawala V, et al. Systemic immunoglobulin light chain amyloidosis. Nat Rev Dis Primers, 2018, 4 (1): 38.

[35] Ryšavá R AL. amyloidosis: advances in diagnostics and treatment. Nephrol Dial Transplant, 2019, 34 (9): 1460-1466.

[36] von Hutten H, Mihatsch M, Lobeck H, et al. Prevalence and origin of amyloid in kidney biopsies. Am J Surg Pathol, 2009, 33 (8): 1198-1205.

[37] van G, Ⅱ, Hazenberg BP, Bijzet J, et al. Amyloid load in fat tissue reflects disease severity and predicts survival in amyloidosis. Arthritis Care Res (Hoboken), 2010, 62 (3): 296-301.

[38] Kimmich C, Schonland S, Kraker S, et al. Amyloid in bone marrow smears in systemic light-chain amyloidosis. Amyloid, 2017, 24 (1): 52-59.

[39] Cottini F, Bott C, Nadasdy T, et al. A novel APOA1 mutation in a patient with renal amyloidosis: unveiling amyloid by next-generation sequencing. Amyloid, 2019, 26 (4): 253-254.

[40] Yazaki M, Yoshinaga T, Sekijima Y, et al. Hereditary fibrinogen aalpha-chain amyloidosis in Asia: clinical and molecular characteristics. Int J Mol Sci, 2018, 19 (1): 320.

[41] Joh K. Pathology of glomerular deposition diseases. Pathol Int, 2007, 57 (9): 551-565.

[42] Finkel KW, Cohen EP, Shirali A, et al. Paraprotein-related kidney disease: evaluation and treatment of myeloma cast nephropathy. Clin J Am Soc Nephrol, 2016, 11 (12): 2273-2279.

[43] Comenzo RL, Vosburgh E, Simms RW, et al. Dose-intensive melphalan with blood stem cell support for the treatment of AL amyloidosis: one-year follow-up in five patients. Blood, 1996, 88 (7): 2801-2806.

[44] D'Souza A, Dispenzieri A, Wirk B, et al. Improved outcomes after autologous hematopoietic cell transplantation for light chain amyloidosis: a center for international blood and marrow transplant research study. Journal of Clinical Oncology, 2015, 33(32): 3741-3749.

[45] Leung N, Kumar SK, Glavey SV, et al. The impact of dialysis on the survival of patients with immunoglobulin light chain (AL) amyloidosis undergoing autologous stem cell transplantation. Nephrology, dialysis, transplantation, 2016, 31(8): 1284-1289.

[46] Kyle RA, Gertz MA, Greipp PR, et al. A trial of three regimens for primary amyloidosis: colchicine alone, melphalan and prednisone, and melphalan, prednisone, and colchicine. The New England journal of medicine, 1997, 336(17): 1202-1207.

[47] Skinner M, Anderson J, Simms R, et al. Treatment of 100 patients with primary amyloidosis: a randomized trial of melphalan, prednisone, and colchicine versus colchicine only. The American Journal of Medicine, 1996, 100(3): 290-298.

[48] Sanchorawala V, Wright DG, Seldin DC, et al. Low-dose continuous oral melphalan for the treatment of primary systemic (AL) amyloidosis. British Journal of Haematology, 2002, 117(4): 886-889.

[49] Palladini G, Russo P, Nuvolone M, et al. Treatment with oral melphalan plus dexamethasone produces long-term remissions in AL amyloidosis. Blood, 2007, 110(2): 787-788.

[50] Palladini G, Perfetti V, Obici L, et al. Association of melphalan and high-dose dexamethasone is effective and well tolerated in patients with AL (primary) amyloidosis who are ineligible for stem cell transplantation. Blood, 2004, 103(8): 2936-2938.

[51] Palladini G, Russo P, Lavatelli F, et al. Treatment of patients with advanced cardiac AL amyloidosis with oral melphalan, dexamethasone, and thalidomide. Annals of Hematology, 2009, 88(4): 347-350.

[52] Reece DE, Hegenbart U, Sanchorawala V, et al. Long-term follow-up from a phase 1/2 study of single-agent bortezomib in relapsed systemic AL amyloidosis. Blood, 2014, 124(16): 2498-2506.

[53] Landau H, Hassoun H, Rosenzweig MA, et al. Bortezomib and dexamethasone consolidation following risk-adapted melphalan and stem cell transplantation for patients with newly diagnosed light-chain amyloidosis. Leukemia, 2013, 27(4): 823-828.

[54] Venner CP, Lane T, Foard D, et al. Cyclophosphamide, bortezomib, and dexamethasone therapy in AL amyloidosis is associated with high clonal response rates and prolonged progression-free survival. Blood, 2012, 119(19): 4387-4390.

[55] Mikhael JR, Schuster SR, Jimenez-Zepeda VH, et al. Cyclophosphamide-bortezomib-dexamethasone (CyBorD) produces rapid and complete hematologic response in patients with AL amyloidosis. Blood, 2012, 119(19): 4391-4394.

[56] Dispenzieri A, Lacy MQ, Zeldenrust SR, et al. The activity of lenalidomide with or without dexamethasone in patients with primary systemic amyloidosis. Blood, 2007, 109(2): 465-470.

[57] Dispenzieri A, Buadi F, Laumann K, et al. Activity of pomalidomide in patients with immunoglobulin light-chain amyloidosis. Blood, 2012, 119(23): 5397-5404.

[58] Wechalekar AD, Goodman HJB, Lachmann HJ, et al. Safety and efficacy of risk-adapted cyclophosphamide, thalidomide, and dexamethasone in systemic AL amyloidosis. Blood, 2007, 109(2): 457-464.

[59] Sanchorawala V, Wright DG, Rosenzweig M, et al. Lenalidomide and dexamethasone in the treatment of AL amyloidosis: results of a phase 2 trial. Blood, 2007, 109(2): 492-496.

[60] Schwotzer R, Manz MG, Pederiva S, et al. Daratumumab for relapsed or refractory AL amyloidosis with high plasma cell burden. Hematological oncology, 2019, 37(5): 595-600.

[61] Kaufman GP, Schrier SL, Lafayette RA, et al. Daratumumab yields rapid and deep hematologic responses in patients with heavily pretreated AL amyloidosis. Blood, 2017, 130(7): 900-902.

[62] Lachmann HJ, Goodman HJB, Gilbertson JA, et al. Natural history and outcome in systemic AA amyloidosis. The New England Journal of Medicine, 2007, 356(23): 2361-2371.

[63] Obici L, Merlini G. AA amyloidosis: basic knowledge, unmet needs and future treatments. Swiss Medical Weekly, 2012, 142, w13580.

[64] Westermark GT, Fändrich M, Westermark P. AA amyloidosis: pathogenesis and targeted therapy. Annual Review of Pathology, 2015, 10, 321-344.

[65] Kisilevsky R, Lemieux LJ, Fraser PE, et al. Arresting amyloidosis in vivo using small-molecule anionic sulphonates or sulphates: implications for Alzheimer's disease. Nature Medicine, 1995, 1(2): 143-148.

[66] Kluve-Beckerman B, Hardwick J, Du L, et al. Antisense oligonucleotide suppression of serum amyloid A reduces amyloid deposition in mice with AA amyloidosis. Amyloid, 2011, 18(3): 136-146.

[67] Coelho T, Maia LF, Martins da Silva A, et al. Tafamidis for transthyretin familial amyloid polyneuropathy: a randomized, controlled trial. Neurology, 2012, 79(8):

[68] Coelho T, Maia LF, da Silva AM, et al. Long-term effects of tafamidis for the treatment of transthyretin familial amyloid polyneuropathy. Journal of Neurology, 2013, 260 (11): 2802-2814.

[69] Delibaş A, Oner A, Balci B, et al. Genetic risk factors of amyloidogenesis in familial Mediterranean fever. American Journal of Nephrology, 2005, 25 (5): 434-440.

第二节 IgG4 相关疾病

一、概述

IgG4 相关疾病（immunoglobulin-G4 related disease, IgG4-RD）是近年来新被定义的一种独特的、由免疫介导的炎症性多器官疾病[1]，主要组织病理表现为受累组织器官的纤维炎症性病灶（fibro-inflammatory lesions）、瘤块样病灶（mass-forming lesions），有以 IgG4 阳性浆细胞为主的淋巴细胞、浆细胞浸润，常常伴有席纹状纤维化、闭塞性静脉炎和嗜酸性粒细胞浸润。IgG4-RD 在 2003 年首次被描述[2]，人们发现一些曾经被视为不相关的疾病，如自身免疫性胰腺炎、硬化性胆管炎、腹膜后纤维化、肥厚性硬脑膜炎、米库利兹（Mikulicz）综合征和 Riedel 甲状腺炎，同时发生在一定比例的患者中，并具有共同的组织病理学特点。从那时起，IgG4-RD 开始被全世界范围的全科及专科医生所认识。迄今为止尚缺乏 IgG4-RD 的流行病学研究数据。根据日本的研究表明，自身免疫性胰腺炎（AIP）的发病率从 2007 年到 2016 年，每 10 万人中由 0.8 个病例提升到 3.1 个病例[3]，说明在不到 10 年的时间里人们对 IgG4-RD 的认识正在迅速提高。但是这些数据可能低估了 IgG4-RD 的发病率，尤其是当胰腺以外的其他器官受累时。IgG4-RD 通常影响中老年人，高峰年龄在 60 岁左右，男女比例从头颈部表现的 1.6∶1 到其他器官受累部位的 4∶1 不等。没有发现明显的环境和遗传危险因素与 IgG4-RD 相关。然而，最近一项针对 850 名日本患者的全基因组关联研究确定了 HLA-DRB1 和 FC-γ 受体Ⅱb 区作为 IgG4-RD 发生的易感位点，提示可能的遗传易感性[4]。

【IgG4-RD 的发病机制】[3]

IgG4-RD 的发病机制尚不清楚：根据普遍接受的观点，可能为一种持续的免疫反应抗原性刺激，可能来自慢性感染，诱导 B 细胞在 M2 巨噬细胞、CD4＋（主要是细胞毒性）T 细胞和 Tfh 的影响下，分泌 IL-4、IL-10、IL-1β 和 TGF-β 细胞因子。这些信号促进了 IgG4 类的转化，体细胞突变，浆细胞扩张，以及局部纤维化反应。IgG4-RD 的疾病表现和进展呈现双相性（biphasic），其特征是"炎症"阶段，后导致"纤维化"的结果。患者血液和组织中具有可能致病的 B 淋巴细胞和 T 淋巴细胞亚群的克隆性扩增，表明 IgG4-RD 可能是由一种抗原驱动的免疫反应，但抗原的性质和疾病针对特定器官的原因尚不清楚。许多自身抗原已被鉴定，包括半乳糖凝集素-3、膜联蛋白-A11[5]、层粘连蛋白-511 和抑制素，这表明破坏机体免疫系统耐受可能引发疾病。

IgG4-RD 的第一个炎症阶段的特征是出现经历过抗原刺激的 B 和 T 淋巴细胞，这些淋巴细胞聚集在疾病部位，参与相互激活的抗原驱动的相互作用，并分泌促纤维化分子，比如白细胞介素 1β（IL-1β）、IL-6、干扰素 γ、转化生长因子 β、血小板衍生生长因子 B 和赖氨酰氧化酶同系物 2[6-7]。这些活化的淋巴细胞群包括循环浆细胞、效应记忆性 T 细胞（T_{EM}）、细胞毒性 T 淋巴细胞（CTLs）和 CD45RA＋ TEM（T_{EMRA}）CTLs。浆细胞和 T_{EM} 都表达信号淋巴细胞活化分子 F7（SLAMF7），这是一种细胞表面蛋白，参与细胞间相互作用，与慢性淋巴细胞活化有关。尽管尚未明确证明 T_{EM} 和 T_{EMRA}CTL 参与组织纤维化，IgG4-RD 患者的浆母细胞/浆细胞（plasmablasts/plasma）在体外可促进成纤维细胞活化和胶原生成，从而部分解释了 B 淋巴细胞耗竭对纤维化病变的改善作用[8-9]。其他可能参与 IgG4-RD 炎症期的 T 淋巴细胞亚群包括 CD4 滤泡辅助性 T 淋巴细胞（Tfh）、调节性 T 细胞和 Th2 细胞。在 IgG4-RD 患者中，循环 Tfh1 和 Tfh2 表达程序性细胞死亡蛋白 1（PD1）并持续扩增，与疾病活动性、浆母细胞数量、血清 IgG4 和 IL-4 的浓度相关[10]。在体外实验中可以观察到 PD1 阳性的 Tfh2 细胞驱动 IgG4

的类别转换，促进 IgG4 诱导的 B 淋巴细胞增殖，促进原始 B 淋巴细胞向浆母细胞 / 浆细胞分化，导致 IgG4 分泌增加。表达 IL-4 和 IL-21 的活化 Tfh 细胞也存在于 IgG4-RD 受累组织的三级淋巴结构中，可能参与生发中心的形成[11]。另一方面，调节性 T 细胞和 Th2 细胞在疾病发病机制中的作用存在争议。基于 IL-5、IL-10 和 IL-13 在 IgG4-RD 病变中表达的间接证据，提示 Th2 和调节性免疫反应作用的激活参与了 IgG4-RD 的发病。尽管天然免疫细胞似乎参与了 IgG4-RD 从炎症期到纤维化期的转变，但相关的研究很少。但特别被提及的是，M2 巨噬细胞已被证明浸润在 IgG4-RD 受累组织，并表达促纤维化细胞因子（如 IL-10、IL-13、IL-33 和 CCL18）[11]。

在 IgG4-RD 第二阶段的纤维化期，淋巴细胞和天然免疫细胞被致密的间质反应（stromal reaction）所替代，并逐渐导致受累组织形态异常和器官功能损伤。这一阶段的病变特征性不突出，涉及活化成纤维细胞导致的细胞外基质沉积增多，但和 IgG4 抗体作用的关联性仍然未知。与其他免疫球蛋白亚类相比，IgG4 抗体因为其固有的抗炎特性，参与组织炎症的消除。然而，以表达卵清蛋白的胰腺细胞为靶点的单克隆 IgG4 抗体仅在同时给予卵清蛋白特异性 CTL 时诱导小鼠胰腺发生炎症，提示 IgG4 抗体和 CTL 在引起组织损伤方面可能具有协同作用[12]。

【IgG4-RD 的临床表现和诊断】

IgG4-RD 可同时或先后累及机体的多个部位，仅少数患者表现为单个器官受累。IgG4-RD 可以发生在几乎所有的器官组织，但对某些器官有偏好，其中最主要被累及的器官包括唾液腺（下颌下腺、腮腺、舌下腺），眼眶泪腺，胰腺和胆道，肺、肾、腹膜后 / 主动脉，脑膜和甲状腺（Riedel's thyroiditis，里德尔甲状腺炎），导致器官功能下降、衰竭或者患者死亡。美国风湿病学会（ACR）/ 欧洲抗风湿病联盟（EULAR）分类标准将相关临床表现归纳为 4 种常见的临床表型[13]，包括胰腺肝胆疾病，腹膜后纤维化 / 大动脉炎，头颈部受累疾病，和典型的 Mikulicz 综合征全身受累（表 5-2-1）。聚集到每种表型的患者具有独特的临床、流行病学和血清学特征。头颈部局限性疾病患者比其他表型的患者明显年轻，女性和亚洲人居多，比其他表型更需要借助组织学证实才能获得最终诊断。胰肝胆疾病患者因 IgG4-RD 急诊就诊频率高，腹膜后纤维化 / 大动脉炎表型患者炎症标志物较高，Mikulicz 综合征和全身受累的患者的血清 IgG4 浓度中位数最高[14]。

IgG4-RD 存在持续的免疫炎症反应，血清学变化基本是非特异性的，大多数患者表现为显著升高的血清 IgG4 水平，红细胞沉降率（血沉）可呈中等程度的增快、C 反应蛋白正常或在腹膜后 / 主动脉受累时轻度升高、近 1/4 活动性 IgG4-RD 患者出现补体下降等。急性期时相蛋白明显升高，应注意是否合并表现类似 IgG4-RD 的感染性或系统性炎症疾病，如抗中性粒细胞胞质抗体（ANCA）相关血管炎和多中心型 Castleman 病[15]。外周血嗜酸性粒细胞增多和血清 IgE 浓度升高发生在大约 30% 的患者中[16]。有些患者还同时伴有低滴度的抗核抗体阳性。炎症导致病灶呈"肿块样"或器官弥漫肿大。炎症反应还引起严重的纤维化病变，经典的病理改变呈席纹样（storiform fibrosis）。IgG4-RD 虽是一类有共同特定特征的疾病，但在真实世界中临床表现极具多样性，与其他类型自身免疫性疾病相混淆、重叠存在的报道不在少数。此外，IgG4-RD 因受累病灶肿块样病变易被误诊为肿瘤，导致部分患者接受不必要的手术治疗或放化疗。

明确诊断 IgG4-RD 需要严格的诊断，临床病理相关性评估、实验室评估和影像学检查往往不足以将 IgG4-RD 与肿瘤、炎症和感染等表现类似的疾病相区分。但在许多情况下，IgG4-RD 的诊断常被延误，早期诊断依赖于手术切除标本的病理学评估，而这些发现通常是在切除疑似恶性肿瘤的病灶后偶然发现的。采用组织穿刺活检的小型样本进行病理检查时，要考虑到组织取材量可能对病理结果产生的影响，应谨慎判断。血清 IgG4 升高发生在 55%～97% 的病例中，尤其是在亚洲患者中，并与疾病相关[16]。一部分 IgG4-RD 病例的早期发现是由于血清 IgG4 浓度显著升高而被确定，然而现在已经认识到在临床病理诊断为 IgG4-RD 的患者中，相当一部分患者的血清 IgG4 水平是正常的。尽管血清 IgG4 浓度可以为诊断提供重要线索，能够对疾病活动性的纵向评估提供指导，但 IgG4 分子在 IgG4-RD 的病理生理学中的中心地位受到了质疑，血清 IgG4 水平升高不再被认为是诊断 IgG4-RD 的必要条件[17]。事实上，某些器官系统和解剖部位（如腹膜后）受累不会出现 IgG4 浓度升高。在一项荟萃分析中[18]，9 个病例对照研究包括 1235 例 IgG4-RD 患者和 5696 例对照组，血

表 5-2-1　IgG4-RD 的临床常见表型[3, 13]

临床表型	胰腺、肝、胆疾病	腹膜后纤维化/大动脉炎	头颈部受累疾病	Mikulicz 综合征/全身受累
诊断依据	男性 白人 年老 IgG4 ↑↑ IgE ↑ —	男性 白人 年老 IgG4 ↑/= — ESR/CRP ↑	女性 亚洲人 年轻 IgG4 ↑↑ — —	男性 / 年老 IgG4 ↑↑↑ IgE ↑ —
治疗情况	— — 治疗反应好 —	— 纤维性疾病 难治 糖皮质激素累积量较大	— 纤维性病变 难治 糖皮质激素累积量较大	IgG4-RD RI — 治疗反应好 —
预后并发症	胰腺： 糖尿病，外分泌功能下降导致营养不良 胆道和肝脏： 胆道狭窄，感染性胆管炎，肝衰竭	心包膜： 缩窄性心包炎 心脏： 冠状动脉性疾病	眼眶： 眼球突出，复视，视力丧失 脑膜炎： 脑神经麻痹 耳： 听力丧失，骨破坏 头颅骨和鼻窦： 慢性鼻窦炎，中线结构破坏，嗅觉丧失 甲状腺和垂体： 甲状腺功能减退，垂体功能减退	泪腺： 干眼症 唾液腺：干燥症 胰腺： 糖尿病，外分泌功能下降 肺： 肺纤维化，间质性肺病 胸膜： 浆膜腔积液，胸膜增厚 肾脏：间质性肾炎/肾小球肾炎
诱导缓解（初发/复发时）	口服激素（0.6 mg/kg），3 周开始减量，疗程 3～6 周以上 利妥昔单抗，每 15 天注射 1 g			
维持缓解	低剂量激素（泼尼松 5～7.5 mg/d） DMARDs：硫唑嘌呤（AZA）- 甲氨蝶呤（MTX）- 环磷酰胺（CTX）- 霉酚酸酯（MMF）- 来氟米特（LFN）- 环孢素（CsA） 利妥昔单抗，1 g 间隔 15 天给药 / 或每 6 个月给予 1 次 1 g			

DMARDs，改善病情抗风湿药物；ESR，红细胞沉降率；CRP，C 反应蛋白；IgG4-RD RI，IgG4 相关疾病应答指数

清 IgG4 的临界值为 1.35～1.44 g/L 时，综合灵敏度为 87.2%（95% 置信区间 85.2%～89.0%），特异度为 82.6%（81.6%～83.6%）。以正常值上限的两倍作为标准截值（范围 2.70～2.80 g/L），汇总后的灵敏度为 63%（60.0%～66.0%），特异度为 94.8%（94.1%～95.4%）。然而，采用血清 IgG4 对于初始筛选是有帮助的，但是诊断价值很低，IgG4 升高还可发生在各种类型的肿瘤、感染性疾病和自身免疫性疾病中。另外，不同实验室检测的血清 IgG4 结果并不统一，全球大多数实验室用比浊法定量 IgG4 浓度或散射比浊法，比浊法测定在抗体滴度过高的情况下会出现"假正常"的现象（prozone phenomenon，"前区现象"）。其他 IgG 亚类，即 IgG1、IgG2 和 IgG3 通常升高，但升高程度一般与 IgG4 的升高程度不相同，可能与补体消耗量有关；并且应该对这些患者进行尿液分析，因为血清 C3 和 C4 浓度下降可能表明有亚临床或显性肾脏受累。如果出现疾病特异性自身抗体，如 ANCA、SSA/Ro 或 SSB/La、双链 DNA、RNP 和 Sm 等，倾向定位诊断为表现类似于 IgG4-RD 的自身免疫状态。

IgG4-RD 具有一些特征性的影像学特点[17, 19]，但在大多数受影响的器官中基本也是非特异性的。"特征性病变"一般是指受累器官肿大或器官内的肿瘤样肿块，IgG4 相关 AIP 的影像表现是最具有特征性的，计算机断层成像和磁共振成像典型的影像学表现为弥漫性肿大周围有光环的"香肠状"胰腺组织（a sausage-shaped pancreas）。其他器官特异性影像特征还涉及①胆管：容易形成狭窄病变，②主动脉：管壁增厚或动脉瘤样扩张都属于典型征象，③肺：常见到支气管血管束增厚，④肾门水平以下的腹主动脉的

主动脉周围炎等，这些被认为是强烈提示 IgG4-RD 的影像学证据。全身计算机断层成像或氟 18 脱氧葡萄糖正电子发射断层成像（18FDG-PET）也是一种可以获得疾病累及机体全貌的影像检查方法，既可用于疾病分期，也可用于确定更容易取样的部位。例如在唾液腺受累时，^{18}FDG 摄取强度也可用于诊断。然而，不参考临床、血清学或病理学特点的单一影像学检查结果还不足以进行临床诊断或指导疾病的分类。

IgG4-RD 是一种临床表现多样的多器官疾病，因此目前的诊断是依照 2011 年日本风湿病协会的诊断标准，以及 2019 年 ACR/EULAR 的标准进行分类[17, 20]。有学者提出了对于某些 IgG4 相关器官特异性表现的例外情况，例如 Mikulicz 综合征或自身免疫性胰腺炎，可以按照疾病既往已有的诊断标准进行判断，即：如果胰腺表现出与 IgG4 水平升高相关的影像学特征，则 AIP 无须组织学标本即可做出明确诊断[21]。2019 年 ACR/EULAR IgG4-RD 标准代表了一个重要的 IgG4-RD 诊断里程碑，既不需要活检，也不需要血清 IgG4 水平升高，这反映了该疾病分类方法（以及临床诊断）的重要变化，在分类为 IgG4-RD 的病例中，近 20% 的患者血清 IgG4 浓度正常或没有可用的血清 IgG4 值；9% 的 IgG4-RD 病例未做活检，37% 缺乏经典活检组织病理学检查结果和 > 40% 不符合先前定义的 IgG4 阳性浆细胞浸润的临界值。由此可见，在临床实践中必须将来自临床、血清学、影像学和病理学的表现结合起来进行综合评估，以决定是否将患者分类为 IgG4-RD。2019 年 ACR/EULAR IgG4-RD 标准的良好敏感度和特异度将有助于促进确定更同质的 IgG4-RD 受试者群体纳入临床试验和其他研究。在评分 ≥ 20 的条件下，诊断的特异度达 97.8%，敏感度达 82.0%。可见，制定 ACR/EULAR IgG4-RD（2019）分类标准的目的并不是为了将此作为确定 IgG4-RD 诊断的临床实践基础。如果患者符合 IgG4-RD 的临床诊断，而不符合 ACR/EULAR 分类标准时，不影响按照 IgG4-RD 对该患者的病情进行管理。在研究中发现，双侧唾液腺肿大、具有 IgG4 相关肾小管间质炎症的临床特征、胰腺异常的典型影像学特征，明显增加了 IgG4-RD 诊断的可能性；ACR/EULAR IgG4-RD（2019）的排除标准（例如合并原发性肉芽肿性炎症，ANCA 阳性与发热等）不应理解为排除 IgG4-RD 诊断的条件。

鉴于中国学者在 IgG4-RD 领域所积累的宝贵经验和做出的学术贡献，中国罕见病联盟和中华医学会风湿病学分会共同组织国内该领域有经验的专家，结合最新文献相关证据，制定了中国专家共识[22]。

【用于诊断、评估治疗反应的常用指标及新型标志物】

1. IgG4 相关疾病应答指数（IgG4-RD RI）

是评估 IgG4-RD 对治疗的反应以及监测复发的常用指标。临床研究对 IgG4-RD 活动度标准化评估的需求促使 IgG4-RD RI 的出现[23]。这一指数是基于伯明翰血管炎活动评分的肉芽肿伴多血管炎版本进行的评分参数制定。IgG4-RD RI 包含超过 25 个项目，并记录每个项目的以下信息：①疾病活动性的变化趋势（以每个器官/部位 0 ~ 3 得分给出），②是否有疾病相关症状，③是否需要紧急启动治疗，④是否存在器官功能损伤；以及⑤是否出现由于器官功能受损相关的症状。最终得到的 IgG4-RD RI，将通过将所有器官/部位得分相加（①）而生成，需要紧急启动治疗时的得分加倍（③）。IgG4-RD RI 目前在临床实践中越来越多地用于定义疾病状态和受损严重程度。

然而，当患者具有较少的器官受累个数，但器官受损严重时，IgG4-RD RI 分数较低，则会低估 IgG4-RD 的严重性。因此，尽管 IgG4-RD RI 代表了临床试验中评估疾病对治疗反应的最佳可用工具，但在临床实践中使用它评估疾病活动时需要谨慎。

2. 新型标志物的出现[3]

随着对 IgG4-RD 发病当中免疫调节紊乱机制的更好理解，一些新的血清学和细胞生物标志物已经被提出，并且正在等待大规模前瞻性多中心研究的验证。例如，增加血清 IgG4 与总 IgG 的比率（> 10%）或 IgG1（> 24%）可提高诊断特异性，尤其是当 IgG4 浓度仅略微升高时[24]。定量聚合酶链反应检测外周血 IgG4：IgG-RNA 比值可准确区分 IgG4 相关性胆管炎和肝胆恶性肿瘤及炎症性胆管炎，该方法的灵敏度为 94%，特异度为 99%[25]。血清 IgG2 浓度增加到 5.3 g/L 以上，对眼眶 IgG4-RD 的灵敏度为 80%，特异度为 91.7%[26]。多色流式细胞术、下一代测序和基因表达分析可以帮助在 IgG4-RD 患者的外周血和受累组织中扩增出疾病特异性 B 和 T 淋巴细胞亚群，如 CD19^{low}CD20^{neg}D27$^+$CD38^{hi} 浆细胞在血清 IgG4 浓度升高和正常的患者中都会增加，对 IgG4-RD 诊断的敏感度和特异度均高于血清 IgG4 浓度。循环浆细胞的下一代测序也表明，与其他疾病的胆道疾病相比，类别转换 IgG4 阳性克隆扩增更多见于 IgG4 相关胆管炎，是一种很有前途的诊断胰胆管 IgG4-RD 的生物标志物[27]。最后，IgG4-RD 中描述了几种自身抗原，包括抑制素、膜联蛋白 A11、层粘连蛋白 511 和半乳糖凝集素 -3，但发现针对这些蛋白的自身抗体的出现频率较低[5]。在患者血清中，也可以在一些健康供体和模拟条件下进行测量，诊断的特异度和敏感度较低（表 5-2-2）。

表 5-2-2 用于 IgG4-RD 诊断、疾病活动度评估、预后判断的传统及新型标志物[3]

类型	示例	说明
传统生物标志物		
诊断	血清 IgG4	55%～97% 的患者血清 IgG4 升高，与疾病负担相关
	血清 IgG4∶IgG 比值	在血清 IgG4 正常的情况下，当 > 10% 时诊断特异性增加
	血清 IgE 和嗜酸性粒细胞	30% 的患者升高，无论是否有特异性组织背景
	CSF IgG4 指数	在 IgG4 相关的肥厚性脑膜炎中升高
	浆母细胞和浆细胞	不论血清 IgG4 浓度如何，均可在外周血中增多
	血清 C3、C4	降低可能提示亚临床或明显的肾脏受累，应及时进行尿液分析
	^{18}FDG-PET	用于分期目的和确定活检取样的替代部位。在解释淋巴结摄取时需要谨慎，因为 IgG4-RD 淋巴结病与反应性和肿瘤性淋巴结难以区分
疾病活动度	血清 IgG4、IgE 和嗜酸性粒细胞	对于诊断时出现明显升高的患者，在疾病缓解时可能不会恢复正常。轻微的波动可不进行额外检查。缓解后明显升高（ > 2 倍）时应警惕疾病复发的可能性
	血清 IgG4∶IgG 比值	随疾病对治疗的反应而降低
	CSF IgG4 指数	随疾病对治疗的反应而降低
	浆母细胞和浆细胞	随疾病对治疗的反应而减少，在发作时增加
	血清 ESR、CRP	在累及腹膜后和主动脉的情况下，更常与疾病活动相关
	血清 C3、C4	缓解时可能恢复正常，复发时可能减少，特别是在肾脏受累的情况下
	^{18}FDG-PET	治疗后 ^{18}FDG 摄取减少。在解释淋巴结摄取时需要谨慎，因为 IgG4-RD 淋巴结病与反应性和肿瘤性淋巴结难以区分
复发的预测因素	血清 IgG4、IgE 和嗜酸性粒细胞	基线值越高，复发风险越大，复发时间越短
纤维化	—	—
新型生物标志物*		
诊断	抗半乳糖凝集素 -3、层粘连蛋白 511、膜联蛋白 A11、抑制素抗体	< 30% 的 IgG4-RD 患者存在
	血清 IgG2	在眼眶 IgG4-RD 患者队列中升高。仅评估眼眶受累情况
	血清 IgG4∶IgG RNA 比值	对肝胆 IgG4-RD 的诊断优于血清 IgG4，仅评估胆道受累情况
	CD4 和（或）CD8 SLAMF7 + CTLs	疾病活动期间在外周血中升高
疾病活动度	血清可溶性白介素 2 受体	缓解后恢复正常，即使患者血清 IgG4 持续升高
	血清 IgG4∶IgG RNA 比值	随疾病对治疗的反应而降低，仅评估胆道受累情况
	CD4 和（或）CD8 SLAMF7 + CTLs	随疾病对治疗的反应而减少，随病情发作而增加
	血清 C5，C5a	疾病活动期间升高，随疾病对治疗的反应而降低
	活化的 Tfh2 细胞	随着疾病对治疗的反应而减少
复发的预测因素	记忆 B 淋巴细胞	发病时外周血中减少。在糖皮质激素诱导缓解后 2 年内复发的患者中增加
纤维化	血清 ELF 评分；CCL-18	疾病活动性的间接生物标志物，反映组织部位的胶原沉积

CRP，C 反应蛋白；CSF，脑脊液；CTL，细胞毒性 T 淋巴细胞；ELF，增强肝纤维化；ESR，红细胞沉降率；Tfh2，2 型滤泡辅助性 T 淋巴细胞。
* 潜在的新型生物标志物已在单中心队列中进行了验证，尚未进行外部验证

【治疗方案】

基于 IgG4-RD 的诊断（确诊/可能诊断/可疑诊断），临床医生需要同时考虑器官受累的模式和严重程度，以确定最合适的治疗方案和随访策略。IgG4-RD 病变组织活检病理学表现和临床的相关性有助于建立合理的免疫抑制策略，在出现显著的淋巴浆细胞浸润（炎症期）的早期进行治疗，比在晚期（纤维化期）缺乏炎症细胞和肌成纤维细胞时更容易获得治疗缓解[6]。此外，治疗时还应该考虑到疾病复发缓解的特点（relapsing-remitting）和糖皮质激素长期使用的潜在副作用。IgG4-RD 对糖皮质激素治疗反应好，但当逐渐减少到低剂量时，可能会出现复发现象。在此，将参考关于 IgG4-RD 的管理和治疗的国际共识指导声明和中国专家共识，针对 IgG4-RD 诱导和维持病情缓解的治疗给予建议[22, 28]。

1. 糖皮质激素

糖皮质激素是诱导所有活动性 IgG4-RD 患者缓解的一线药物。诱导缓解的目的是快速改善症状、生化及影像学异常，根据所累及器官的不同，能观察到的治疗改善通常发生在数天到数周之内。皮质类固醇的起始剂量通常包括 30～40 mg/d[0.6～1 mg/（kg·d）]的泼尼松或等效类固醇激素。一项回顾性研究和一项随机对照试验报告，高剂量[0.8～1 mg/（kg·d）]和中等剂量的糖皮质激素（0.5～0.6 mg/kg）治疗 IgG4-RD 的缓解率没有差异，尽管后者的复发率较高[29]。当需要紧急治疗以避免器官损伤，如脑神经或脊神经受累时，也可以静脉注射高剂量的糖皮质激素（如甲泼尼龙 1 g，连续 3 天）。

尽管对于治疗的持续时间和逐渐减少的治疗方案没有普遍的共识，但专家们建议类固醇激素的起始剂量应至少维持 2～4 周，然后在 3～6 个月的时间内，每两周逐渐减少 5 mg。在一项多中心的糖皮质激素治疗 IgG4-RD 的前瞻性临床试验中，采用 0.6 mg/（kg·d）的初始剂量、每两周减少 10% 的方案，可以使 93% 的患者出现有效临床治疗反应[30]。更快的减量和早期停止治疗与较高的发作风险相关。约一半以上的患者在确诊后 3 年内于同一受累器官或不同解剖部位复发，发生于逐渐减少激素治疗剂量期间（26%～40% 的患者）和停止糖皮质激素治疗后（46%～54% 的患者）[31-32]。针对疾病复发再次进行治疗时，通常对用于诱导缓解的相同剂量糖皮质激素反应良好。联合免疫抑制剂或利妥昔单抗的治疗、缓慢减少激素治疗剂量的措施有助于减少疾病复发。

2. 激素与传统免疫抑制剂的联合治疗

激素与传统免疫抑制剂的联合治疗具有较高的缓解率和较低的复发率，且具有可比的安全性。当出现多器官受累、急性器官功能受损、血清 IgG4 和 IgE 升高以及外周血嗜酸性粒细胞增多等复发预测因素时，可以在激素治疗的基础上联合改善病情抗风湿药物（DMARD）治疗，以提高获得疾病缓解的可能性。硫唑嘌呤、霉酚酸酯、甲氨蝶呤、来氟米特、他克莫司、环孢素 A、伊格拉莫德和环磷酰胺都与糖皮质激素联合使用，但大多数数据来自回顾性研究，几乎没有证据表明这些药物具有额外的疗效。2020 年 Omar D 等在 *Rheumatology* 杂志发表了对 15 项观察性、非随机对照临床试验、共涉及 1169 名患者的网络荟萃分析[33]，评价糖皮质激素（GC）、免疫抑制剂（IM）和利妥昔单抗（RTX）单独或联合应用治疗 IgG4-RD 的安全性和有效性。分析表明，GC + IM 治疗组的缓解率高于 GC 组 [OR=3.36，95%CI（1.44，7.83）] 或 DMARD（IM：OR=55.31，RTX：OR=7.38）单药治疗的患者。GC + IM 与 GC 单独治疗相比，复发率较低 [OR=0.39, 95%CI（0.20, 0.80）]。此外，不同治疗组的不良事件发生率具有可比性。

免疫抑制剂的添加也应旨在减少长期使用糖皮质激素治疗的累积毒性，特别是对于可能需要反复使用糖皮质激素的易复发患者。IgG4-RD 患者通常为老年人，其共病通常为皮质类固醇激素使用的相对禁忌证，如糖尿病、骨质疏松症、青光眼和高血压。文献报告有对糖尿病控制不佳的患者单独使用甲氨蝶呤（20 mg/w）治疗获得症状缓解、血清 IgG4 降低和浆细胞减少的案例[34]。然而，将 DMARD 单独作为诱导缓解治疗的措施，需要进一步临床试验确认其有效性和安全性。

3. 生物制剂

利妥昔单抗（RTX）是第一个针对 IgG4 RD 患者的靶向治疗药物，也是这种情况下使用最广泛的生物制剂。来自非随机对照前瞻性和回顾性研究的数据表明，利妥昔单抗带来 67%～83% 的病例病情缓解，使得糖皮质激素治疗得以早期减量。利妥昔单抗降低循环扩张的浆细胞和 CD4 CTL，这表明它可能通过破坏 B 淋巴细胞-T 淋巴细胞相互作用和抗原呈递来干扰 CD4 CTL 的慢性活化[7]。B 淋巴细胞缺失还通过直接靶向与成纤维细胞有关的具有促纤维化特性的B淋巴细胞亚群来改善IgG4 RD中的组织纤维化炎症细胞的激活和募集。利妥昔单抗在两次间隔15天的1 g输注（风湿病学方案）或四周375 mg/m² 输注（血液学方案）以及少量低剂量（单次1 g输注）时有效。在Omar D等[31]的荟萃分析中得到的结论代表目前的观点，即采用利妥昔单抗维持缓解治疗的复发率最低［OR=0.10，95%CI（0.01，1.63）］，较GC和IM更能降低复发率。然而尽管利妥昔单抗已在全球数百名IgG4-RD患者中使用，但最佳剂量和使用时间仍有待确定。

限于目前研究对维持IgG4-RD的病理生理机制的了解，其他靶向治疗的应用仍然局限于病例报道。Abatacept，一种干扰T淋巴细胞共刺激的抗CTLA4抗体，诱导并维持了一例对利妥昔单抗耐药的日本Mikulicz综合征和自身免疫性胰腺炎患者的病情缓解。英夫利昔单抗，一种嵌合抗肿瘤坏死因子α抗体成功应用于对多种免疫抑制剂不敏感的IgG4-RD眼眶假瘤患者。一种阻断白细胞介素4受体的单克隆抗体dupilumab-α，明显改善IgG4-RD相关腹膜后纤维化患者的严重症状。尽管靶向不同的分子机制，其他生物制剂，如抗CD19单克隆抗体、B淋巴细胞活化因子（BAFF）抑制剂、拮抗滤泡辅助性T淋巴细胞（Tfh）的药物均有望用于IgG4-RD治疗，但尚需临床试验证实。

二、IgG4相关肾脏疾病

【概述】

肾脏是IgG4-RD泌尿系统受累最常见的器官，据文献报告IgG4-RD的肾脏受累（IgG4-related kidney disease，IgG4-RKD）发生率为6.9%～27.4%[35]，临床可以表现为肾脏弥漫肿大、肾脏占位性病变、急性或慢性肾功能受损，或合并肾病综合征等。当肾盂、输尿管受累或发生IgG4相关腹膜后纤维化导致尿路梗阻时，也会继发梗阻性肾病，严重时影响肾脏功能。肾小管间质的纤维炎症病变是肾脏受累的经典病理组织学改变，诊断依据富含IgG4的浆细胞在组织的重度浸润即满足超过10个每高倍镜视野或者占IgG阳性浆细胞的40%以上。未经治疗的IgG4-RKD患者的血清IgG4通常较高，常伴有升高的IgG、IgE、嗜酸性粒细胞及低补体血症，是临床诊断IgG4-RKD的重要线索。IgG4-RKD的起病可急可缓，尽管所有患者均有肾脏肿大的形态学特征，但临床表现为急性肾脏病（AKD）、慢性肾脏病（CKD）或CKD基础上AKD者均可见到。IgG4-RKD发生活动性炎症反应通常与IgG4-RD的全身炎症活动有密切关联，因此计算应答指数对判断肾脏存在急性病变有一定帮助。

【IgG4-RKD相关的临床症状】

IgG4-RKD临床表现为不同程度的肾衰竭，按照KDIGO关于急性肾损伤的分类标准[36]，初次诊断时表现为AKD、CKD、或在CKD基础上的急性加重均可以见到，危重患者甚至需要接受血液透析治疗。

1. **IgG4相关肾小管间质病变（IgG4-related tubulointerstitial nephritis，IgG4-TIN）**

TIN是IgG4-RD最常见的肾脏表现，根据Mayo诊所临床组和日本肾脏病学会制定的标准诊断[21,37]来诊断。与药物相关或自身免疫性疾病相关TIN不同，肾实质的受累不是弥漫性的，而是以被正常组织包围的局灶性病变为特征。外周血嗜酸性粒细胞增多、低补体血症较为常见。IgG4-TIN患者肾脏体积肿大较为突出（>14.5 cm）。

病理组织学特征是弥漫性或多灶性淋巴、浆细胞浸润，以IgG4+浆细胞为主，每高倍镜视野中IgG4/IgG阳性浆细胞比率>40%和>10个IgG4阳性浆细胞[38]。然而，由于IgG4-TIN病灶是条带状分布的，肾活检中缺乏富含IgG4的浆细胞浸润并不能排除IgG4-RD。嗜酸性粒细胞经常被发现，而闭塞性静脉炎很少见到。炎症细胞浸润可能使得肾实质轮廓不清，或者延伸到肾包膜。可以出现小管炎，浸润的炎症细胞包括单核细胞、浆细胞和嗜酸性粒细胞，但往往不发生肾小管坏死。典型的间质纤维化呈"席纹样"，有时可以检测到不同的模式，其特征是炎症细胞簇周围的不规则纤维，称为"鸟眼状"纤维化（bird's eye fibrosis）[39]。免疫荧光显示，肾小管基底膜可见IgG和C3颗粒沉积；偶有C1q存在，电子显微镜显示肾小管基底膜（TBM）中有电子致密物的沉积。

肾组织嗜酸性粒细胞浸润是IgG4-RKD的常见病理表现，据报道可见于高达30.8%的患者，明显高于9.5%的非IgG4-RKD[38]。IgG4分子的合成受到Th2细胞途径活化的调节，同时引起IgE和嗜酸性粒细胞的增多。近来有研究发现，嗜酸性粒细胞增多参与肾间质纤维化和CKD的进展。在动物实验中，嗜酸性粒细胞过氧化酶缺失能够减少大鼠肾间质纤维化的发生。因此，IgG4-RD时嗜酸性粒细胞增多是发生机体免疫反应增强的表现，而并不是过敏反应的代表，而可能代表IgG4-RKD的急性炎症损伤的表现。

2. IgG4相关肾小球病变

除了IgG4-TIN所致肾功能受损，不同类型的肾小球受累在IgG4-RKD中有所描述，患者表现为肾小球源性蛋白尿或肾病综合征。文献报告，与IgG4-RD相关的肾小球疾病当中膜性肾病最多[35]，其他同时发现的类型还有新月体肾炎、局灶节段性肾小球硬化症、IgA肾病、糖尿病肾病等。专家观点认为，无论是否为抗磷脂酶A2受体相关膜性肾病，都归类为与IgG4-RD相关的膜性肾病（MN）[14]。但在IgG4 RD膜性肾病中检测抗碳酸酐酶（足细胞抗原）抗体可能具有意义[40]。因此，IgG4相关MN可以发生在IgG4-RD诊断之前，也可以同时或者在IgG4-RD诊断之后才出现。有文献报告IgG4-TIN合并高滴度的IgG4型PLA2R抗体、髓过氧化物酶-抗中性粒细胞胞质抗体（MPO-ANCA），病理诊断为新月体肾炎[41]。

3. IgG4相关腹膜后纤维化

特发性腹膜后纤维化（idiopathic retroperitoneal fibrosis，IRF）是一种少见的病因不明的纤维炎症性疾病，以主动脉周围和髂骨周围纤维化为特征。据估计，半数以上的IRF病例与IgG4-RD有关，有时是IgG4-RD的唯一表现。纤维化范围的扩大可以使腹膜后的任何结构，特别是输尿管受累发生梗阻性肾病。临床症状往往是非特异性的，超过90%的患者下背部和侧面隐痛，厌食，体重减轻，疲劳。当存在腔静脉阻塞时，可以检测到与深静脉血栓形成相关的下肢水肿。最近有报道称[3,13]，与其他临床表型的IgG4-RD相比，IgG4-RD腹膜后纤维化的特征是发病时血清IgG4水平较低，IgG4-RD应答指数较低，受累组织病理观察到的浆细胞数量较少。为了评估腹膜后病变，增强CT扫描、MRI或PET/CT是首选工具；肾积水很容易被超声检查出来。当发生急性输尿管梗阻时，输尿管支架、经皮肾造瘘术或输尿管狭窄手术是处理肾积水的重要手段。然而由于诊断延误、药物治疗的不及时，许多患者仍可能维持CKD状态。

4. IgG4-RD和ANCA相关性小血管炎（AAV）重叠

据报道，IgG4-RD和AAV可以共存[42-43]，并导致严重的AAV相关重症新月体肾炎。实际上在将IgG4-RD确定为一类特殊的独立疾病之前，已有文献在AAV中描述了与TIN及嗜酸性粒细胞浸润共存的现象[44]。但包括IgG4-RD在内的许多自身免疫性疾病中均存在低滴度的ANCA，因此有学者认为IgG4-ANCA的检测是可能有助于鉴别的诊断工具。在鉴别诊断中，ANCA滴度似乎比亚类分布更为相关，在不分析ANCA亚类的情况下，检测到高滴度的MPO-ANCA足以从血清学上证实AAV与IgG4-RD重叠的临床推测。

【IgG4-RKD的诊断】

IgG4-RKD的诊断参照根据Mayo诊所临床组和日本肾脏病学会制定的标准诊断[21,37]。其标准包括：（1）临床检查显示1个或多个脏器特征性的弥漫性/局限性肿大或肿块形成；（2）血清IgG4升高（>1350 mg/L）；（3）组织病理学检查显示：①大量淋巴细胞和浆细胞浸润，伴纤维化；②组织中浸润的IgG4阳性浆细胞/IgG阳性浆细胞比值>40%，且每高倍镜视野下IgG4阳性浆细胞>10个。符合上述3条标准，可确诊。符合上述标准（1）+（3）为可能诊断。符合上述标准（1）+（2）为可疑诊断。

IgG4-RD必须与累及脏器的肿瘤相鉴别（如癌、淋巴瘤），与类似疾病相鉴别（如干燥综合征、原发性硬化性胆管炎、Castleman病、肉芽肿性多血管炎、结节病、变应性肉芽肿性血管炎）等。如果根据本标准不能确诊，亦可结合脏器特异性诊断标准（IgG4相关性自身免疫性胰腺炎、IgG4相关性米库利兹综合征、IgG4相关性肾脏疾病等的诊断标准）进行诊断。

未经治疗的IgG4-RKD患者的血清IgG4通常较高，常伴有升高的IgG、IgE、嗜酸性粒细胞及低补体血症，是临床诊断IgG4-RKD的重要线索。IgG4-RKD发生活动性炎症反应通常与IgG4-RD的全身炎症活动有密切关联，因此结合ESR，IgG4-RD RI对判断肾脏存在急性病变有一定帮助。肾活检仍然是无法替代的重要判断方法，因此具备条件的患者应该完善组织病理学的检查。为了提高对真正的IgG4-RKD诊断的敏感度，Saeki等对诊断标准进行了重新评估[45]，提出如果把"双侧泪腺、颌下腺或腮腺肿胀，及具有典型影像学表现的 1 型自身免疫性胰腺炎或腹膜后纤维化"添加为与 IgG4-RKD 相关的肾外器官受累表现时，IgG4-RKD 诊断的敏感度将提高到 90.9%，而特异度保持在 90.0%。

【治疗转归及预后分析】

根据国际风湿病协会专家组 2015 年关于 IgG4-RD 管理和治疗的国际共识[28]，IgG4-RKD 的一线治疗仍然以类固醇激素为主。能够获得早期诊断、并及时接受糖皮质激素治疗的 IgG4-TIN 患者相比诊断延误的患者具有更高的 eGFR 水平[46]。初步诊断时 eGFR ＜ 60 ml/（min·1.73 m^2）的患者，甚至病理组织学表现为间质纤维化病变较重者，类固醇激素治疗仍有可能获得肾功能的部分改善。仅针对霉酚酸酯（MMF）和环磷酰胺（CTX）开展了对 IgG4-RD 治疗的临床研究[46]。与单独使用类固醇激素的患者相比，MMF 和 CTX 对降低复发率有效：治疗 1 年后，分别有 20% 的服用 MMF 患者和 12% 的口服 CTX 患者出现复发。利妥昔单抗（RTX）针对 B 淋巴细胞的靶向治疗具有很好的疗效，可降低血清 IgG4 水平和循环浆细胞。有学者尝试了针对 IgG4-TIN 的强化治疗方案，包括类固醇激素强化冲击治疗、2 次静脉注射 CTX 和 4 周剂量 RTX，经过 4 年的随访，该方案在临床和组织学上均显示出良好的疗效[47]。还没有明确的证据表明单一类固醇激素方案是治疗 IgG4 膜性肾病的有效方法，目前观点建议按照原发性膜性肾病采用利妥昔单抗、环磷酰胺或环孢素进行治疗。在激素治疗的基础上联合 MMF 或者 CTX 治疗 IRF 均有效。

IgG4-RKD 疾病的复杂性不仅仅在诊断层面上，从治疗转归来看尽管接受免疫抑制治疗的患者大部分获得了肾功能的明显改善，但均转归为 CKD 状态。采用利妥昔单抗耗竭 B 淋巴细胞的治疗对于难治患者有效，但疾病复发和新发肿瘤的风险是临床治疗的困境。在逐渐减少激素剂量的过程中，IgG4-RKD 也会出现复发。文献报告一名 25 岁的患者在肾移植术后 5 年出现 IgG4-TIN 复发，并伴有慢性主动抗机体介导的排斥反应，尽管患者仍然在服用泼尼松（每天 5 mg）、他克莫司（维持谷浓度 6 ～ 8 μg/L）和霉酚酸酯治疗[48]。肾脏内异位淋巴组织形成有可能是加剧局部免疫反应损伤、促使免疫球蛋白产生、免疫复合物形成和大量沉积、间质纤维化损伤的原因之一[49]。有研究报告 IgG4-TIN 患者血清补体下降的程度和 TBM 非 IgG4 免疫球蛋白亚型的沉积有关，提示在疾病中同时升高的 IgG 亚型分子对补体的激活与组织损伤的关联更为密切，这些尚未阐明的机制有待未来研究去一一解答。

总之，IgG4-RKD 患者临床和病理表现多样，可以重叠其他类型的与 IgG4 分子致病有关的肾小球疾病，因此获取肾脏病理诊断与临床情况相结合，对判断肾脏预后和制订治疗方案尤为重要。

【病例摘要】

患者男性，68 岁。患者因"反复上腹痛 2 年半，发现肌酐升高 9 个月"入院。患者 2 年半反复肠梗阻 4 次，9 个月前血肌酐 200 μmol/L，20 天前血肌酐 410 μmol/L，尿蛋白定量 0.53 g，尿常规未见有形成分。红细胞沉降率 45 mm/h，CRP 13.1 mg/L，血清总 IgG 19.2 g/L↑，IgG4 11.7 g/L（其他亚型均在正常范围），补体 C3 0.512 g/L↓。PET-CT 检查提示双侧颌下腺葡萄糖代谢增高。肾穿刺病理：肾间质内纤维组织增生，伴有灶性胶原硬化，并弥漫性淋巴及浆细胞浸润。免疫组化：CD3＋＋＋/弥漫，CD20＋＋/灶性，CD138＋＋＋，IgG4 160 ～ 170/高倍视野，IgG4/IgG 65%，符合 IgG4 相关性肾小管间质炎。予患者加用醋酸泼尼松口服起始剂量 0.6 mg/kg，4 周后复查肾功能呈部分可逆性改变，Scr 186 μmol/L，IgG4 8.5 g/L，C3 0.88 g/L。病例详细资料见二维码数字资源 5-2。

数字资源 5-2

（苏 涛）

【参考文献】

[1] Kamisawa T, Zen Y, Pillai S, Stone JH. IgG4-related disease. Lancet, 2015, 385（9976）：1460-1471. doi: 10.1016/S0140-6736（14）60720-0.

[2] Kamisawa T, Funata N, Hayashi Y, et al. A new clinicopathological entity of IgG4-related autoimmune disease. J Gastroenterol, 2003, 38（10）：982-984. doi:

10.1007/s00535-003-1175-y.

[3] Lanzillotta M, Lanzillotta M, Mancuso G, et al. Advances in the diagnosis and management of IgG4 related disease. BMJ, 2020, 369. doi: 10.1136/bmj.m1067

[4] Terao C, Ota M, Iwasaki T, et al. IgG4-related disease in the Japanese population: a genome-wide association study. Lancet Rheumatol, 2019, 1: e14-22. doi: 10.1016/S2665-9913（19）30006-2.

[5] Hubers LM, Vos H, Schuurman AR, et al. Annexin A11 is targeted by IgG4 and IgG1 autoantibodies in IgG4-related disease. Gut, 2018, 67（4）: 728-735. doi: 10.1136/gutjnl-2017-314548

[6] Emanuel Della-Torre, Eoin Feeney, Vikram Deshpande, et al. B-cell depletion attenuates serological biomarkers of fibrosis and myofibroblast activation in IgG4-related disease. Ann Rheum Dis, 2015, 74（12）: 2236-2243. doi: 10.1136/annrheumdis-2014-205799.B-cell

[7] Mattoo H, Mahajan VS, Maehara T, et al. Clonal expansion of CD4（＋）cytotoxic T lymphocytes in patients with IgG4-related disease. J Allergy Clin Immunol, 2016, 138（3）: 825-838. doi: 10.1016/j.jaci.2015.12.1330. Clonal

[8] Della-Torre E, Bozzalla-Cassione E, Sciorati C, et al. A CD8α- Subset of CD4＋SLAMF7＋Cytotoxic T Cells Is Expanded in Patients With IgG4-Related Disease and Decreases Following Glucocorticoid Treatment. Arthritis Rheumatol, 2018, 70（7）: 1133-1143. doi: 10.1002/art.40469.

[9] Mattoo H, Mahajan VS, Della-Torre E, et al. De novo oligoclonal expansions of circulating plasmablasts in active and relapsing IgG4-related disease. J Allergy Clin Immunol, 2014, 134（3）: 679-687. doi: 10.1016/j.jaci.2014.03.034. De.

[10] Akiyama M, Suzuki K, Yamaoka K, et al. Number of Circulating Follicular Helper 2 T Cells Correlates With IgG4 and Interleukin-4 Levels and Plasmablast Numbers in IgG4-Related Disease. Arthritis Rheumatol, 2015, 67: 2476-2481. doi: 10.1002/art.39209.

[11] Maehara T, Moriyama M, Nakashima H, et al. Interleukin-21 contributes to germinal centre formation and immunoglobulin G4 production in IgG4-related dacryoadenitis and sialoadenitis, so-called Mikulicz's disease. Ann Rheum Dis, 2012, 71: 2012-2019. doi: 10.1136/annrheumdis-2012-201477.

[12] Sasaki T, Yajima T, Shimaoka T, et al. Synergistic effect of IgG4 antibody and CTLs causes tissue inflammation in IgG4-related disease. Int Immunol, 2020, 32: 163-74. doi: 10.1093/intimm/.

[13] Wallace ZS, Zhang Y, Perugino CA, et al. ACR/EULAR IgG4-RD Classification Criteria Committee. Clinical phenotypes of IgG4-related disease: an analysis of two international cross sectional cohorts. Ann Rheum Dis. 2019; 78（3）: 406-412.doi: 10.1136/ annrheumdis-2018-214603. doi: 10.1136/annrheumdis-2018-214603.Clinical.

[14] Capecchi R, Giannese D, Moriconi D, et al. Renal Involvement in IgG4-Related Disease: From Sunlight to Twilight. Front Med, 2021, 8（March）: 1-10. doi: 10.3389/fmed.2021.635706.

[15] Kawashima H, Utsugi A, Shibamiya A et al. Consideration concerning similarities and differences between ANCA-associated vasculitis and IgG-4-related diseases: case series and review of literature. Immunol Res, 2019, 67: 99-107.

[16] Wallace ZS, Deshpande V, Mattoo H, et al. IgG4-related disease: Clinical and laboratory features in One Hundred Twenty-five patients. Arthritis Rheumatol, 2015, 67: 2466-2475.

[17] Wallace ZS, Naden RP, Chari S, et al. The 2019 American College of Rheumatology/European League against Rheumatism classification criteria for IgG4-related disease. Ann Rheum Dis, 2020, 79（1）: 77-87. doi: 10.1136/annrheumdis-2019-216561

[18] Hao M, Liu M, Fan G, et al. Diagnostic Value of Serum IgG4 for IgG4-Related Disease: A PRISMA-compliant Systematic Review and Meta-analysis. Med, 2016, 95（21）: 1-8. doi: 10.1097/MD.0000000000003785.

[19] Kamisawa T, Chari ST, Lerch MM, et al. Recent advances in autoimmune pancreatitis: type 1 and type 2. Gut, 2013, 62: 1373-80. doi: 10.1136/gutjnl-2012-304224.

[20] Kawano M, Saeki T, Nakashima H, et al. Proposal for diagnostic criteria for IgG4-related kidney disease. Clin Exp Nephrol, 2011, 15: 615-626.

[21] Umehara H, Okazaki K, Masaki Y, et al. Comprehensive diagnostic criteria for IgG4-related disease（IgG4-RD）, 2011. Mod Rheumatol, 2012, 22: 21-30.

[22] 中国罕见病联盟和中华医学会风湿病学分会IgG_（4）相关性疾病诊治共识专家组. IgG4相关性疾病诊治中国专家共识. 中华内科杂志, 2021, 3: 192-206.

[23] Carruthers MN, Stone JH, Deshpande V, Khosroshahi A. Development of an IgG4-RD responder index. Int J Rheumatol, 2012, 2012. doi: 10.1155/2012/259408.

[24] Yu KH, Chan TM, Tsai PH, et al. Diagnostic performance of serum IgG4 levels in patients with IgG4-related disease [Baltimore]. Med, 2015, 94: e1707.

[25] Doorenspleet ME, Hubers LM, Culver EL, et al. Immunoglobulin G4（＋）B-cell receptor clones

[25] distinguish immunoglobulin G 4-related disease from primary sclerosing cholangitis and biliary/pancreatic malignancies. Hepatology, 2016, 64: 501-7. doi: 10.1002/hep.28568.

[26] Chan ASY, Mudhar H, Shen SY, et al. Serum IgG2 and tissue IgG2 plasma cell elevation in orbital IgG4-related disease (IgG4-RD): Potential use in IgG4-RD assessment. Br J Ophthalmol, 2017, 101: 1576-1582.

[27] Wallace ZS, Mattoo H, Carruthers M, et al. Plasmablasts as a biomarker for IgG4-related disease, independent of serum IgG4 concentrations. Ann Rheum Dis, 2015, 74: 190-195.

[28] Khosroshahi A, Wallace ZS, Crowe JL, et al. International consensus guidance statement on the management and treatment of IgG4-related disease. Arthritis Rheumatol, 2015, 67(7): 1688-1699. doi: 10.1002/art.39132.

[29] Buijs J, van Heerde MJ, Rauws EAJ, et al. Comparable efficacy of low- versus high-dose induction corticosteroid treatment in autoimmune pancreatitis. Pancreas, 2014, 43: 261-267.

[30] Masaki Y, Matsui S, Saeki T, et al. A multicenter phase Ⅱ prospective clinical trial of glucocorticoid for patients with untreated IgG4-related disease. Mod Rheumatol, 2017, 27: 849-854.

[31] Kubota K, Kamisawa T, Okazaki K, et al. Low-dose maintenance steroid treatment could reduce the relapse rate in patients with type 1 autoimmune pancreatitis: a long-term Japanese multicenter analysis of 510 patients. J Gastroenterol, 2017, 52: 955-964.

[32] Lanzillotta M, Della-Torre E, Milani R, et al. Increase of circulating memory B cells after glucocorticoid-induced remission identifies patients at risk of IgG4-related disease relapse. Arthritis Res Ther, 2018, 20: 222. doi: 10.1186/s13075-018-1718-5.

[33] Omar D, Chen Y, Cong Y, et al. Glucocorticoids and steroid sparing medications monotherapies or in combination for IgG4-RD: a systematic review and network meta-analysis. Rheumatol (United Kingdom), 2020, 59(4): 718-726. doi: 10.1093/rheumatology/kez380.

[34] Rovati L, Lanzillotta M, Bozzolo E, et al. Methotrexate as Induction of Remission Therapy for Type 1 Autoimmune Pancreatitis. Am J Gastroenterol, 2019, 114: 831-3. doi: 10.14309.

[35] Teng F, Lu H, Zheng K, et al. Urinary system manifestation of IgG4-related disease: clinical, laboratory, radiological, and pathological spectra of a Chinese single-centre study. J Immunol Res, 2020, 2020. doi: 10.1155/2020/5851842

[36] Chawla LS, Bellomo R, Bihorac A, et al. Acute kidney disease and renal recovery: consensus report of the Acute Disease Quality Initiative (ADQI) 16 Workgroup. Nat Rev Nephrol, 2017, 13(4): 241-257. doi: 10.1038/nrneph.2017.2.

[37] Raissian Y, Nasr SH, Larsen CP, et al. Diagnosis of IgG4-related tubulointerstitial nephritis. J Am Soc Nephrol, 2011, 22(7): 1343-1352. doi: 10.1681/ASN.2011010062.

[38] Tioni C, Antonutti M, Nora C Di, et al. Never forget the aorta: A case report of IgG4-related disease causing aortitis. Eur Hear J - Case Reports, 2018, 2(4): 1-5. doi: 10.1093/ehjcr/yty111.

[39] Yoshita K, Kawano M, Mizushima I, et al. Light-microscopic characteristics of IgG4-related tubulointerstitial nephritis: Distinction from non-IgG4-related tubulointerstitial nephritis. Nephrol Dial Transplant, 2012, 27(7): 2755-2761. doi: 10.1093/ndt/gfr761.

[40] Buelli S, Perico L, Galbusera M, et al. Mitochondrial-dependent autoimmunity in membranousnephropathy of IgG4-related disease. EBioMedicine, 2015, 2: 456-466.

[41] Lu H, Cui Z, Zhou XJ, et al. Plasma exchange and rituximab treatments in primary membranous nephropathy combined with crescentic glomerulonephritis: A case report. Med (United States), 2019, 98(18): 1-4. doi: 10.1097/MD.0000000000015303.

[42] Li ZY, Wang X, Xia X, et al. An overlap of antineutrophil cytoplasmic antibody (ANCA)-associated glomerulonephritis and IgG4-related kidney disease. Vol 501. Elsevier LTD, 2020. doi: 10.1016/j.cca.2019.11.030

[43] Su T, Yang L, Cui Z, et al. Concurrent IgG4-related tubulointerstitial nephritis and IgG4 myeloperoxidase-anti-neutrophil cytoplasmic antibody positive crescentic glomerulonephritis. Med (United States). 2017; 96(20). doi: 10.1097/MD.0000000000006707

[44] Yamamoto T, Yoshihara S, Suzuki H, Nagase M, Oka M HA. MPO-ANCA-positive crescentic necrotizing glomerulonephritisand tubulointerstitial nephritis with renal eosinophilic infiltrationand peripheral blood eosinophilia. Am J Kidney Dis, 1998, 31: 1032-1037.

[45] Saeki T, Kawano M, Nagasawa T, et al. Validation of the diagnostic criteria for IgG4-related kidney disease (IgG4-RKD) 2011, and proposal of a new 2020 version. Clin Exp Nephrol, 2021, 25(2): 99-109. doi: 10.1007/s10157-020-01993-7.

[46] Arai H, Ogata S, Ozeki T, et al. Long-term changes in renal function after treatment initiation and the importance of early diagnosis in maintaining renal function among

[47] Quattrocchio G, Barreca A, Demarchi A, et al. Long-term effects of intensive B cell depletion therapy in severe cases of IgG4-related disease with renal involvement. Immunol Res, 2020, 68（6）: 340-352. doi: 10.1007/s12026-020-09163-3

[48] Chibbar R, Wright GR, Dokouhaki P, et al. Recurrent IgG4-related tubulointerstitial nephritis concurrent with chronic active antibody mediated rejection: a case report. Am J Transpl, 2018, 18: 1799-803.

[49] Hui W, Tao S, Danyang L, et al. IgG4 相关肾小管间质性肾炎肾间质异位淋巴组织的病理学特征及其临床意义. 中华肾脏病杂志, 2019, 35（9）: 641-647.

第三节 血栓性微血管病

【概述】

血栓性微血管病（thrombotic microangiopathy，TMA）是一组具有共同病理特征的急性临床病理综合征[1-2]。病理上主要表现为内皮细胞肿胀脱落、内皮下绒毛状物质沉积和血管腔内血小板聚集形成微血栓、血管内栓塞及红细胞碎裂等微血管系统异常[3]。其主要发病机制是各种原因造成的血管内皮的损伤，从而诱发 TMA 发生。临床上主要表现为血小板减少、微血管病性溶血性贫血和多器官功能衰竭，其中急性肾损伤较常见。部分患者为器官特异性 TMA，即仅肾脏病理上表现为 TMA，临床上无血小板减少、微血管病性溶血性贫血和急性肾损伤的"三联征"[4-8]。本文仅介绍系统性 TMA。

虽然血栓性微血管病在病理学上表现类似，但其病因、发病机制、临床表现及治疗各有差异。既往将 TMA 分为溶血尿毒症综合征（hemolytic uremic syndrome，HUS）和血栓性血小板减少性紫癜（thrombotic thrombocytopenic purpura，TTP）。

HUS 最先由 Gasser 等在 1955 年对 5 例死于肾皮质坏死的急性肾衰竭儿童中首次报道。根据病因学及临床特征等的不同，HUS 可分为典型 HUS 和不典型 HUS（aHUS），其中典型 HUS 也称腹泻相关 HUS（D＋HUS），是由产志贺毒素的细菌（主要是大肠杆菌 O157: H7，少数由痢疾志贺菌 1 型感染所致）引起，进食未煮熟的牛肉是最常见的传染源，未消毒的牛奶和水也有报道。临床上多见于儿童，常先有腹泻，后发生急性肾损伤，一般预后良好，约 90% 患者可以完全康复，仅少数患者进展至终末期肾病。aHUS 为非腹泻相关 HUS（D-HUS），约占 HUS 的 5%～10%，一般无腹泻病史，遗传因素导致的多为儿童发病，可呈家族聚集性，而获得性可为儿童或成人发病，均有复发倾向。约有 50% 的 aHUS 患者存在补体调节蛋白 H 因子（CFH）、CD46（也称膜辅蛋白 membrane cofactor protein，MCP）、补体 I 因子、C3 和补体 B 因子的基因变异，约 6%～10% 的 aHUS 患者存在抗补体蛋白抗体[9]。aHUS 患者多存在补体旁蛋白功能缺陷的易感性，在出现触发事件（如感染或妊娠）后引起补体旁路途径的过度激活，形成膜攻击复合物（membrane attack complex，MAC），导致血管内皮损伤，进一步激活凝血级联瀑布反应，造成 TMA。aHUS 预后差，在抗补体治疗应用之前，死亡率约为 25%，超过 50% 的患者进展为终末期肾病（end stage renal disease，ESRD）。aHUS 患者临床病程和结局因受累的补体成分不同而有所差异。

TTP 是在 1924 年由莫斯科维茨首次报道，成人发病率约为百万分之三，儿童发病率为千万分之一。TTP 的发病机制与去整合素和金属蛋白酶与血小板反应蛋白 1 型基序成员 13（a disintegrin and metalloproteinase with a thrombospondin type 1 motif, member 13，ADAMTS13）的重度缺陷有关。ADAMTS13 是一种金属蛋白酶，可裂解超大的 vWF 分子，阻止超大多聚体 vWF 积聚。血流剪切力可导致超大 vWF 多聚体发生构象改变，暴露 ADAMTS13 剪切部位。在 ADAMTS13 基因变异或存在 ADAMTS13 抑制物造成 ADAMTS13 酶活性降低时，由于其功能缺陷导致超大 vWF 不能被剪切，超大 vWF 多聚体聚积于内皮表面，在血流剪切力的辅助下网罗血小板、促进血小板黏附和聚集，从而引起微血栓形成而致病[10-11]。

随着对于 TMA 发病机制的研究进展，目前将

TMA 分为原发性和继发性两大类。原发性 TMA 主要包括 TTP（遗传性或获得性）、志贺毒素相关 HUS（Shiga toxin-mediated hemolytic-uremic syndrome，STEC-HUS）、补体介导的 TMA（遗传性或获得性）及凝血或代谢系统基因变异相关 TMA[12]；继发性 TMA 主要包括妊娠相关 TMA、药物相关 TMA（drug-induced TMA，DITMA）、移植相关 TMA、自身免疫性疾病相关 TMA、感染相关 TMA[13-14]、恶性高血压相关 TMA、其他肾小球疾病合并 TMA 及不明原因 TMA（表 5-3-1）[15]。与原发性 TMA 不同，这些继发性 TMA 主要需要针对基础疾病进行治疗，大多不需要针对 TMA 的特异性治疗。

表 5-3-1 TMA 分类

原发性 TMA	继发性 TMA
1. STEC-HUS	**1. 妊娠相关 TMA**
（D + HUS）	妊娠或产后
痢疾志贺菌	**2. 药物相关 TMA**
大肠埃希菌	钙调磷酸酶抑制剂、奎宁、噻氯匹啶
2. TTP	化疗药物
自身免疫性	**3. 移植相关 TMA**
遗传性	实体器官移植
3. 补体介导的 TMA	骨髓移植或造血干细胞移植
（aHUS）	**4. 自身免疫性疾病相关 TMA**
自身免疫性	硬皮病肾危象
遗传性	系统性红斑狼疮
4. 其他遗传性 TMA	抗磷脂综合征
DGKE 基因变异	**5. 感染相关 TMA**
cblC 基因变异	肺炎链球菌
INF-2 基因变异	HIV
	流感病毒 A（H1N1）
	COVID-19
	6. 恶性高血压相关 TMA
	7. 其他肾小球疾病合并 TMA
	AAV、IgAN、C3G/MPGN、FSGS、MN
	8. 不明原因 TMA

注释：DGKE，甘油二酯激酶 ε；cblC，钴胺素 C；INF-2，倒转 formin 2；FSGS，局灶节段性肾小球硬化；HIV，人类免疫缺陷病毒；IgAN，IgA 肾病；MN，膜性肾病；MPGN，膜增生性肾病

【临床表现】

TMA 的主要临床表现为微血管病性溶血性贫血、血小板减少和微循环中血小板血栓形成造成的器官受累，其临床表现与 TMA 的病变范围和累及不同器官造成的功能障碍有关。不同的发病机制可能出现不同的临床表现。

1. 微血管病性溶血性贫血（MAHA）

MAHA 是 TMA 的特征性临床表现。MAHA 是一种血管内溶血性贫血，红细胞通过微血管中微血栓时经机械性剪切引起溶血。在外周血涂片中观察到破碎红细胞超过 1% 可确诊为 MAHA[16]。

2. 血小板减少

血小板可出现消耗性减少，其中 TTP 患者的血小板减少通常更严重（$< 30 \times 10^9$/L）。患者可出现皮肤瘀点、瘀斑或其他出血症状。

3. 急性肾损伤

可表现为急性肾炎综合征，出现少尿型急性肾

损伤。TTP患者不常出现急性肾损伤。*DGKE*基因变异患者常出现大量蛋白尿[17]。

4. 其他脏器受累

（1）神经系统异常：常表现为意识模糊和头痛。也可发生短暂的局灶性神经系统表现（如言语困难或短暂麻木及无力）、癫痫发作及昏迷。TTP常出现神经系统受累，HUS患者也可出现神经系统症状。

（2）胃肠道症状：可表现为恶心、呕吐、腹痛或腹泻等。较为严重的包括胃肠道出血、急性胰腺炎、肝炎、肠套叠、肠坏死、肠穿孔、结肠狭窄等。

（3）呼吸系统：呼吸衰竭、急性呼吸窘迫综合征。

（4）心血管系统：HUS患者常出现严重高血压，甚至恶性高血压。也可有心律失常，严重者可出现心脏性猝死、心肌梗死、心源性休克和（或）心力衰竭。也有肺动脉高压的报道。

（5）其他系统：也有累及甲状腺、肾上腺等器官的报道；可见指端坏疽等皮肤表现；罕见肺部受累。

5. 非典型表现

部分患者有前驱感染，可出现发热、乏力等非特异表现。

【辅助检查】

1. MAHA

血色素多低于100 g/L，可出现血清间接胆红素浓度升高、游离血红蛋白升高、血清结合珠蛋白浓度降低、网织红细胞计数升高、血清乳酸脱氢酶（LDH）水平显著升高。一般直接抗球蛋白试验（Coombs'）阴性。肺炎链球菌感染引起的TMA的Coombs'试验可阳性，但同时也存在机械性破坏，外周血也可见到破碎红细胞。

2. 血小板减少

TTP患者的血小板减少通常更严重（血小板 $< 30 \times 10^9/L$），HUS患者的血小板减少多在 $(3 \sim 10) \times 10^9/L$。即使血小板在正常范围内，也不能排除血管内的消耗和破坏。

ADAMTS13检测：包括ADAMTS13活性、抑制因子及基因检测。

ADAMTS13活性检测报告将蛋白酶活性表示为正常水平（基于正常对照）的百分比。检测结果常分为严重缺乏（ADAMTS13活性＜10%）、低活性（ADAMTS13活性10%～60%）、正常（ADAMTS13活性＞60%）。严重ADAMTS13缺乏（ADAMTS13活性＜10%）支持TTP的临床诊断。应尽可能在输注血液制品和（或）开始血浆置换治疗之前采集用于测定ADAMTS13活性的血浆或血清标本。获得性TTP患者中，ADAMTS13活性严重缺乏多是由于产生了ADAMTS13的抑制因子（抗ADAMTS13的自身抗体）。目前多采用功能实验检测ADAMTS13的抑制因子。将患者血浆与正常血浆混合，如果存在抑制性自身抗体，其可抑制正常血浆中的ADAMTS13活性。通过倍比稀释患者血浆确定抑制因子的滴度。通常以Bethesda单位（中和50%的抑制因子所需稀释度的倒数）表示抑制因子的滴度。也可采用酶联免疫吸附试验（ELISA）检测抗ADAMTS13抗体。遗传性TTP多存在*ADAMTS13*基因变异，需进行基因检测以明确诊断。

3. 补体检测

可通过测定补体蛋白（如C3、C4、H因子、I因子、B因子、Bb、sC5b-9、CD46等）水平、补体活性（CH50、AP50）、抗补体蛋白抗体（如抗H因子抗体）或补体基因筛查来检测补体系统激活情况[18-19]。补体因子水平降低或存在抗H因子抗体可能有助于提示补体介导的TMA；然而，补体水平正常并不能排除补体介导TMA的可能性，目前已发现100种以上的H因子基因突变，大部分是错义突变，不影响H因子和C3水平[20]。

4. 同型半胱氨酸及甲基丙二酸尿

可通过测定血清同型半胱氨酸和甲基丙二酸（methylmalonic acid，MMA）尿来检测钴胺素C缺乏介导的TMA。

5. 血培养

对于存在发热或其他全身感染证据的患者，需进行血培养和其他感染性疾病评估。

6. 粪便检查

由于有5%的STEC-HUS患者无腹泻前驱症状，因此所有TMA患者需进行志贺毒素或产志贺毒素微生物粪便检查（培养、毒素检测）。便培养检查敏感性低，但可以确定菌株的血清型。血清学检测大肠杆菌O157：H7抗脂多糖抗体（IgM型阳性或IgG型滴度升高）、直接检测粪便中的志贺毒素水平（志贺毒素1和志贺毒素2）及应用聚合酶链式反应（PCR）检测粪便中志贺毒素基因的方法有助于确诊。

7. 基因筛查

除*ADAMTS13*、补体基因，其他基因[如*DGKE*和（或）*MMACHC*突变检测]的筛查可用于其他诊断可能性较低的患者,如存在肾功能不全但无 STEC-HUS 临床特征的儿童患者,以及 ADAMTS13 活性正常或中度降低且无病史提示药物性病因的成人患者。对于伴高同型半胱氨酸血症、甲基丙二酸尿的 TMA 患者,应该相应地进行 MMACHC 突变检测[21]。

8. 影像学检查

对于有任何神经系统异常的 TMA 患者,如癫痫发作或昏迷的患者需进行头颅 MRI 检查。

9. 肾活检病理检查

肾活检病理可鉴别 TMA 与其他原因引起的急性肾损伤,但不能用于明确原发性 TMA 的病因。部分患者仅有肾脏 TMA 表现,无 MAHA 或血小板减少的临床表现。肾小球典型病变为毛细血管内皮细胞增生肿胀,内皮下间隙增大含有蓬松的"绒毛样"物质,毛细血管腔内可见纤维素性血栓。肾脏微小动脉和小动脉病变表现为内皮下间隙增宽、管腔严重狭窄,可见黏液样水肿。管腔内常见纤维素和血小板血栓,有时还可见微小动脉壁的纤维素坏死。动脉内膜增生可形成"洋葱皮"样改变,电镜检查主要见血管壁内皮细胞肿胀,内皮下大量绒毛样物质填充伴有管腔狭窄。其中,急性病变包括内皮细胞肿胀和增生、肾小球系膜溶解、肾小球毛细血管纤维素样坏死和血栓及电镜下内皮下疏松层增宽;慢性病变包括肾小球基底膜双轨征、系膜增生、GBM 缺血皱缩及球性或节段性肾小球硬化(图 5-3-1)[22]。

10. 内皮细胞补体沉积检测

这是一种近年开发的体外功能学试验。应用患者血清孵育体外培养的内皮细胞,如 aHUS 患者处于活动期,可见内皮细胞上 C3 和 C5b-9 沉积。该检测同样适用于应用抗 C5 单克隆抗体治疗的患者,如 C3 和 C5b-9 沉积较多,提示需增加药物剂量[23]。

【诊断】

在前驱症状后出现溶血性贫血、血小板减少、急性肾损伤及多脏器功能衰竭应高度怀疑本病。首先要进行 ADAMTS13 活性、补体检测,行志贺毒素或产志贺毒素微生物粪便检查以除外 STEC-HUS。如有补体活性或水平异常,可进行补体抗体检测及基因检测明确补体相关性 TMA。如有 ADAMTS13 活性异常,需行 ADAMTS13 抗体检测及基因检测以明确 TTP 诊断(图 5-3-2)。

对于怀疑 TTP 的患者,应先进行 PLASMIC 评分(表 5-3-2)[12]。其中,0~4 分提示 TTP 的患病概率低危;5 分提示 TTP 的患病概率中危,6~7 分提示 TTP 的患病概率高危。对于 PASMIC 评分为中高危者,临床上高度疑诊 TTP。

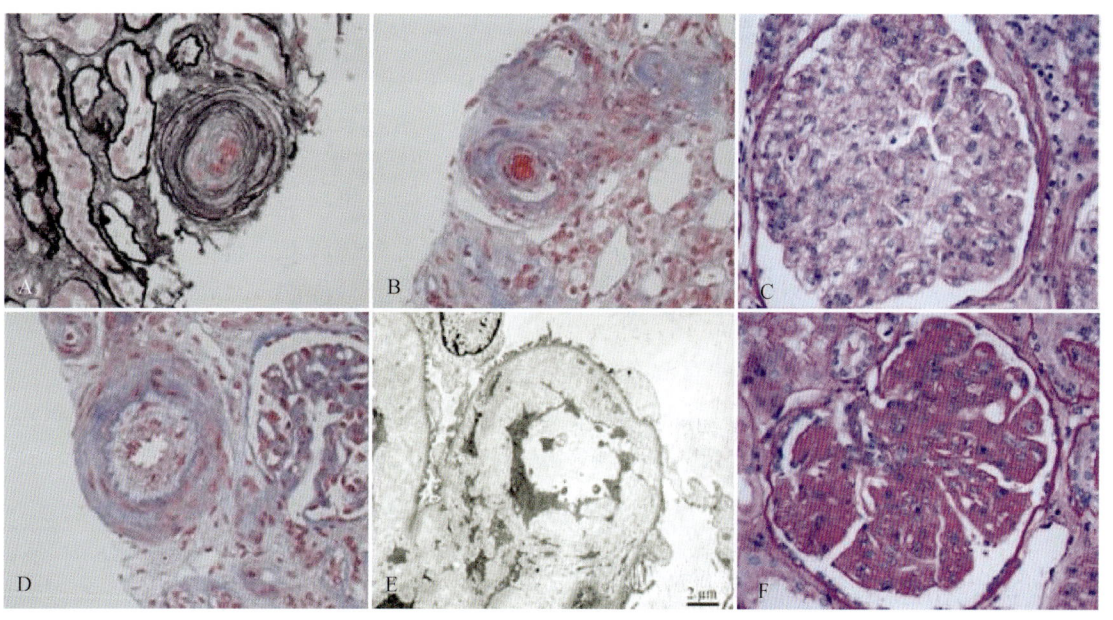

图 5-3-1 TMA 肾病理表现
A. 小动脉"洋葱皮"样改变(PASM + Masson,×200);B. 小动脉微血栓形成(Masson 染色,×200);C. 肾小球内皮细胞肿胀(PAS 染色,×200);D. 小动脉黏液样水肿(Masson 染色,×200);E. 电镜下基底膜的内疏松层增宽(×8000);F. 肾小球基底膜双轨征(PAS 染色,×200)

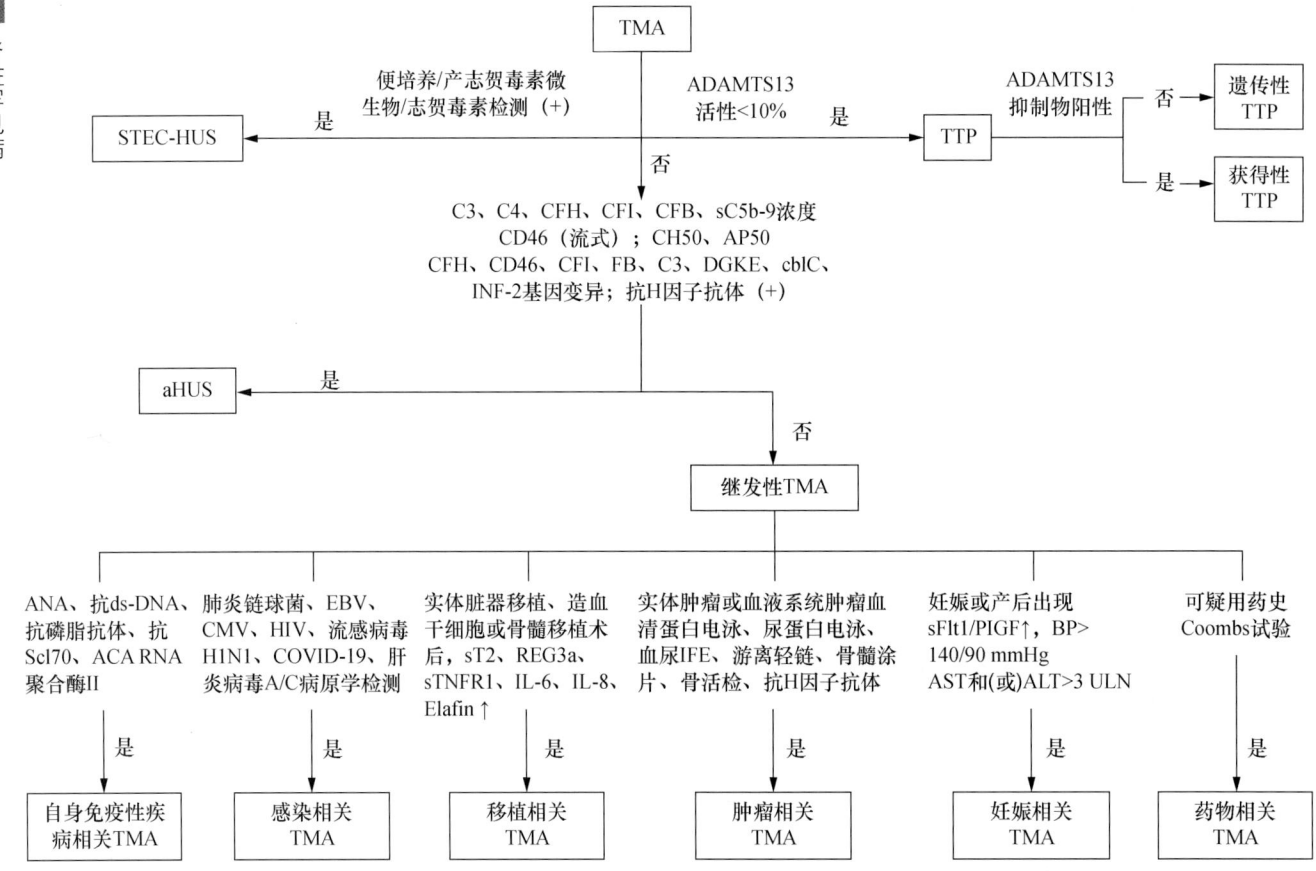

图 5-3-2 TMA 诊断流程

TMA，血栓性微血管病；ADAMTS13，去整合素和金属蛋白酶与血小板反应蛋白 1 型基序成员 13；TTP，血栓性血小板减少性紫癜；sFlt1，可溶性血管内皮生长因子 1；PIGF，胎盘生长因子；HUS，溶血尿毒症综合征；STEC-HUS，志贺毒素相关 HUS；ULN，正常值上限；AST，谷草转氨酶；ALT，谷丙转氨酶；IFE，免疫固定电泳

表 5-3-2 PLASMIC 评分

临床指标	分值
血小板计数 < 30 000/μl	1
溶血（定义为网织红细胞计数 > 2.5%、结合珠蛋白无法测得或间接胆红素 > 2 mg/dl）	1
无活动性癌症	1
无实体器官移植或干细胞移植	1
平均红细胞容积（MCV）小于 90 fl	1

【鉴别诊断】

继发性 TMA 及其他疾病也可表现为溶血性贫血、血小板减少、急性肾损伤及多器官功能障碍，需完善如用药、感染、肿瘤、移植等相关病史，根据其他临床表现及相关化验检查进行鉴别（图 5-3-2）。

1. 继发性 TMA

（1）自身免疫性疾病相关 TMA：自身免疫性疾病多存在其他全身症状和一些特异性实验室指标，如系统性红斑狼疮患者常有皮疹、关节痛，血清中存在如 ANA、抗 ds-DNA 抗体等特异性抗体；硬皮病患者可出现面具面容、雷诺现象，血清中有抗 Scl-70 抗体，抗磷脂综合征患者常有病理妊娠或血栓形成，血清中存在抗磷脂抗体等。

（2）药物相关 TMA：可分为免疫介导和非免疫介导。前者可在接触任意剂量的药物后出现，是由药物依赖性抗体介导的，常见的如奎宁、奥沙利铂、吉西他滨、奎硫平、布洛芬等；后者为非药物依赖性抗体介导，通常与药物剂量相关，常见的药物包括他克莫司、环孢素、磺胺和滥用药物等。

（3）感染相关 TMA：多有前驱感染史，可有高热、寒战等系统性表现，需要进行病原微生物检测以明确病原体。如肺炎链球菌相关 TMA 患者可表现为肺炎或脑膜炎，可通过血液和（或）其他相关组织的培养确诊肺炎链球菌感染。其他感染包括巨细胞病毒、EB 病毒、人类免疫缺陷病毒、COVID-19 等需进行抗病毒抗体或核酸检测以明确诊断。

2. 弥散性血管内溶血（DIC）

DIC 的确诊依赖于病史和实验室检查。DIC 患者血管内凝血和纤溶过程异常激活，从而导致了持续性凝血和纤溶。DIC 患者通常出现血小板减少、纤维蛋白原和凝血因子 V 和 Ⅷ 的循环水平低，以及凝血酶原时间（PT）和活化部分凝血活酶时间（APTT）延长，D-二聚体水平升高。

【治疗】

对于疑似 TMA 的患者，在明确诊断的同时需要判断患者是否需要进行血浆置换，充分理解 TMA 的各种发病机制对制订个体化的治疗方案非常重要[24-26]。

1. aHUS

首先采用血浆置换（TPE），可清除抗补体 H 因子抗体，补充有功能的补体成分。专家共识建议血浆置换成人采用每次 1～2 个血浆当量，儿童采用 50～100 ml/kg。治疗频率应为每日一次，当溶血控制后，可逐渐减量。对于补体缺陷患者部分可能出现血浆依赖，需要持续血浆治疗（每周或每 2 周）维持缓解。依库珠单抗（抗 C5 单克隆抗体）可结合 C5，抑制 C5 降解为 C5a 和 C5b。依库珠单抗可有效治疗约 85% 的 aHUS 患者，改善肾脏预后。其治疗疗程尚存在争议，停药后复发率约为 33%[27]。存在 C5 基因变异（*p.R885H*）的患者治疗无效[28]。依库珠单抗可增加带包膜的革兰氏阴性菌感染风险，应用前需要进行接种脑膜炎奈瑟球菌疫苗及长期口服抗生素预防感染。由于其价格昂贵限制了临床推广，国内尚无临床可应用的抗补体治疗，国际上有多种抗补体治疗进入了 Ⅱ、Ⅲ 期临床试验（图 5-3-3）[29]。不推荐 aHUS 患者接受亲属供肾进行肾移植，对于 *CFH* 基因变异的患者移植后复发率超过 80%，移植肾预后取决于补体基因变异情况，*CD46* 基因变异移植后复发率低。aHUS 活动期静脉输注血小板往往会降低

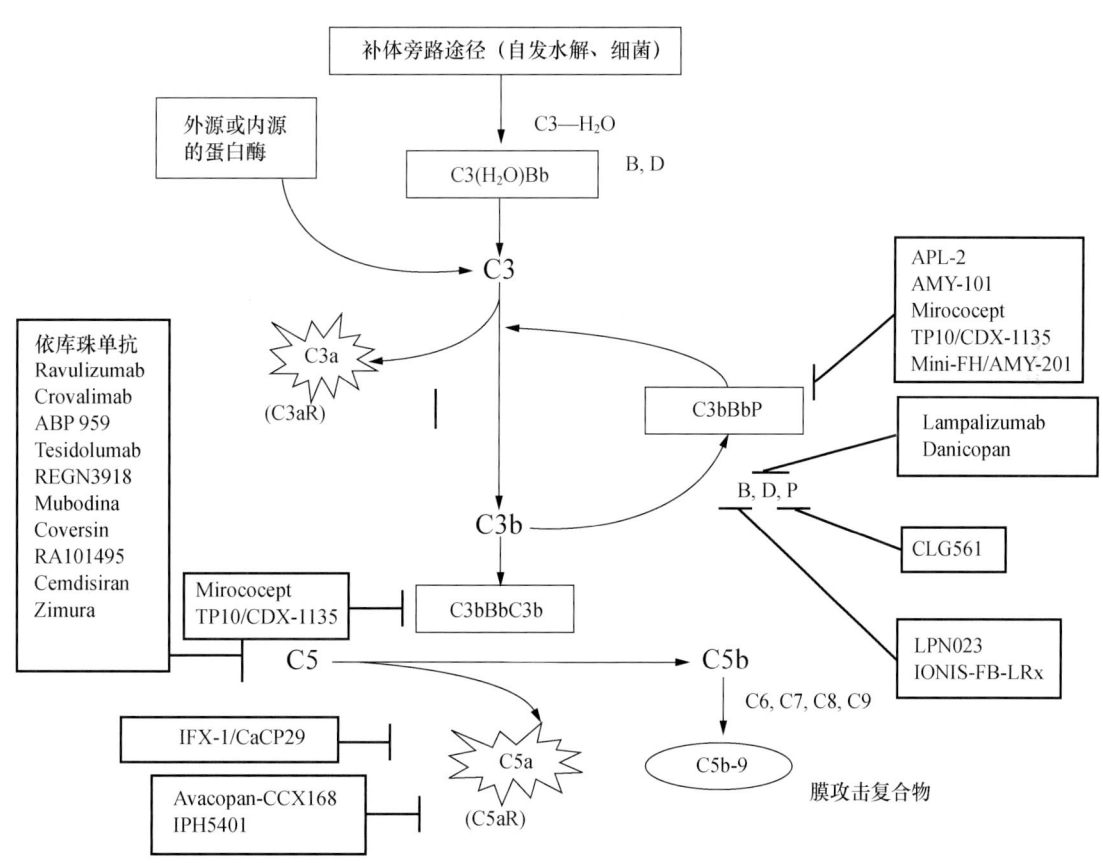

图 5-3-3　补体旁路途径的靶向治疗

注：抗 C5 单抗：依库珠单抗，Ravulizumab，Crovalimab，ABP959，Tesidolumab，REGN3918；靶向 C5 的抗体片段：Mubodina；C5 重组蛋白：Coversin；靶向 C5 的多肽：RA101495；C5 RNAi：Cemdisiran；靶向 C5 的核酸适配体：Zimura；C3/C5 转化酶抑制蛋白：Mirococept；可溶性 CR1：TP10/CDX-1135；抗 C5a 单抗：IFX-1/CaCP29；靶向 C5aR 的小分子：Avacopan-CCX168；抗 C5aR1 单抗：IPH5401；靶向 C3 的多肽：APL-2，AMY-101；靶向 C3 转化酶的 CFH 片段：mini-FH/AMY-201；靶向 B 因子小分子抑制剂：LPN023；靶向 B 因子反义寡核苷酸：IONIS-FB-LRx；靶向 D 因子小分子抑制剂：Lampalizumab，Danicopan；抗 P 因子单抗：CLG561

患者生存率并延迟患者的恢复,只有存在危及生命的出血时才考虑应用血小板。

2. STEC-HUS

是一种自限性疾病,常可以自发缓解,治疗上主要以支持治疗为主,即补液、降压及肾脏替代治疗等。恢复患者正常血容量状态。降压药首先选择钙通道阻滞剂。如血红蛋白水平降至 60 g/L 以下时输红细胞。有活动性出血时输注血小板。不建议应用止泻药,可增加发生 HUS 的风险。可于胃肠外给予抗癫痫药治疗癫痫发作。抗生素治疗仍存在争议,部分抗生素(如氟喹诺酮)可能加重志贺毒素大量释放,故应慎用[30]。但一些抑菌剂(如阿奇霉素)可显著降低志贺毒素的产生和释放,目前尚在进行临床试验。应用抗生素治疗Ⅰ型痢疾志贺菌感染并不会造成发生 HUS 风险增加,可能与志贺毒素产生方式不同有关。补体抑制治疗仍有争议,对于神经系统严重受损患者,可予以依库珠单抗或血浆置换[31]。由于人与人之间的接触也是重要的传播途径,感染者应被隔离直到连续两次便培养大肠杆菌 O157:H7 阴性。最为重要的预防措施是经常洗手。

3. TTP

TTP 的主要治疗手段是 TPE。PLASMIC 评分处于中高危(5~7 分)时高度疑诊 TTP。临床高度疑诊为 TTP 和(或)依据 ADAMTS13 活性严重缺乏而证实诊断的所有患者,均先予以 TPE 治疗。血浆置换可补充大量 ADAMTS13,清除抗 ADAMTS13 抗体或大分子 vWF。如无立即进行血浆置换的条件,可先输注大量血浆直到可进行血浆置换。血浆置换应每日进行,直至血小板恢复正常或明确了其他诊断。对于难治性 TTP,TPE 可以一天 2 次。对获得性 TTP 患者可在 TPE 基础上加用免疫抑制治疗,如糖皮质激素联合利妥昔单抗。TTP 临床表现重的患者(如神经系统异常)的患者可考虑使用卡普赛珠单抗(caplacizumab)。卡普赛珠单抗是一种人源化单克隆抗体,可结合到 vWF 的 A1 区域,抑制 vWF 和血小板的结合,可以抑制获得性 TTP 患者的疾病活动并减少复发[32]。

4. 钴胺素 C 缺乏相关 TMA

应使用大剂量羟钴胺;也可给予甜菜碱和亚叶酸。既往报道依库珠单抗治疗无效。

5. 肺炎链球菌感染相关 TMA

肺炎链球菌感染相关 TMA 患者应避免使用全血和全血浆。该类患者应予以抗生素和洗涤红细胞。由于存在自身免疫性溶血,也可应用糖皮质激素。

6. 支持治疗

对于重度或有症状的贫血患者,输注红细胞。对于有明显出血的重度血小板减少(如血小板计数 $< 20×10^9/L$)患者以及需要大型侵入性操作的重度血小板减少(如血小板计数 $< 50×10^9/L$)患者,需要输注血小板。

【病例摘要】

男性,71 岁。患者 4 个月前无诱因出现双下肢水肿,血肌酐升高,予地塞米松和降压治疗后血肌酐下降。2 个月前患者服用"保健品"后出现皮疹,伴水肿、尿量减少、贫血及嗜酸性粒细胞升高,血肌酐 507 μmol/L;予利尿等对症治疗后恢复至正常上限。10 天前"受凉"后水肿再次加重,尿量明显减少,并逐渐出现意识障碍。3 天前查 Scr 1200 μmol/L,Hb 50 g/L,PLT $30×10^9/L$。予血液透析及输血等治疗,神志好转,持续无尿。既往"类风湿关节炎"5 年。查体:神志清楚,双手关节变形。双下肢轻度水肿。外周血涂片可见破碎 RBC 2%;间接胆红素 24.5 μmol/L;乳酸脱氢酶(LDH)442 U/L;C3 0.06 g/L,C4 0.09 g/L;Coombs 试验(-);H 因子浓度 21.2 μg/ml,抗 H 因子抗体(+);ADAMTS13 活性正常。肾活检病理提示血栓性微血管病合并急性肾小管间质病。考虑为抗 H 因子抗体介导的不典型溶血尿毒症综合征。病例详细资料见二维码数字资源 5-3。

数字资源 5-3

(谭 颖)

【参考文献】

[1] 王海燕. 血栓性微血管病. 第三版. 北京:人民卫生出版社;2008.

[2] Yu ASL, Chertow GM, Luyckx VA, et al. Brenner and Rector's The Kidney. 11th ed. Philadelphia:Elsevier;2019.

[3] George JN, Nester CM. Syndromes of thrombotic

microangiopathy [J]. N Engl J Med, 2014, 371（19）: 1847-1848.

[4] Timmermans S, Abdul-Hamid MA, Vanderlocht J, et al. Patients with hypertension-associated thrombotic microangiopathy may present with complement abnormalities [J]. Kidney Int, 2017, 91（6）: 1420-1425.

[5] Song D, Wu LH, Wang FM, et al. The spectrum of renal thrombotic microangiopathy in lupus nephritis [J]. Arthritis research & therapy, 2013, 15（1）: R12.

[6] El Karoui K, Hill GS, Karras A, et al. A clinicopathologic study of thrombotic microangiopathy in IgA nephropathy [J]. J Am Soc Nephrol, 2012, 23（1）: 137-148.

[7] Li A, Wu Q, Davis C, et al. Transplant-associated thrombotic microangiopathy is a multifactorial disease unresponsive to immunosuppressant withdrawal [J]. Biology of Blood and Marrow Transplantation, 2019, 25（3）: 570-576.

[8] Epperla N, Li A, Logan B, et al. Incidence, risk factors for and outcomes of transplant-associated thrombotic microangiopathy [J]. Br J Haematol, 2020, 189（6）: 1171-1181.

[9] Durey MA, Sinha A, Togarsimalemath SK, et al. Anti-complement-factor H-associated glomerulopathies [J]. Nat Rev Nephrol, 2016, 12（9）: 563-578.

[10] Furlan M, Robles R, Galbusera M, et al. von Willebrand factor-cleaving protease in thrombotic thrombocytopenic purpura and the hemolytic-uremic syndrome [J]. N Engl J Med, 1998, 339（22）: 1578-1584.

[11] Tsai HM, Lian EC. Antibodies to von Willebrand factor-cleaving protease in acute thrombotic thrombocytopenic purpura [J]. N Engl J Med, 1998, 339（22）: 1585-1594.

[12] Challis RC, Ring T, Xu Y, et al. Thrombotic microangiopathy in inverted formin 2-mediated renal disease [J]. J Am Soc Nephrol, 2017, 28（4）: 1084-1091.

[13] Diorio C, McNerney KO, Lambert M, et al. Evidence of thrombotic microangiopathy in children with SARS-CoV-2 across the spectrum of clinical presentations [J]. Blood Adv, 2020, 4（23）: 6051-6063.

[14] Jodele S, Kohl J. Tackling COVID-19 infection through complement-targeted immunotherapy [J]. Br J Pharmacol, 2020. DOI:10.22541/au.158880110.01220133.

[15] George JN, Nester CM. Syndromes of thrombotic microangiopathy [J]. N Engl J Med, 2014, 371（7）: 654-666.

[16] Zini G, d'Onofrio G, Briggs C, et al. ICSH recommendations for identification, diagnostic value, and quantitation of schistocytes [J]. Int J Lab Hematol, 2012, 34（2）: 107-116.

[17] Lemaire M, Fremeaux-Bacchi V, Schaefer F, et al. Recessive mutations in DGKE cause atypical hemolytic-uremic syndrome [J]. Nat Genet, 2013, 45（5）: 531-536.

[18] Goodship TH, Cook HT, Fakhouri F, et al. Atypical hemolytic uremic syndrome and C3 glomerulopathy: conclusions from a "Kidney Disease: Improving Global Outcomes"（KDIGO）Controversies Conference [J]. Kidney Int, 2017, 91（3）: 539-551.

[19] 谭颖, 于峰. 补体与疾病: 老话题, 新契机 [J]. 中华检验医学杂志, 2019, 40（9）: 643-646.

[20] Schonauer R, Seidel A, Grohmann M, et al. Deleterious impact of a novel CFH splice site variant in atypical hemolytic uremic syndrome [J]. Front Genet, 2019, 10: 465.

[21] Cornec-Le Gall E, Delmas Y, De Parscau L, et al. Adult-onset eculizumab-resistant hemolytic uremic syndrome associated with cobalamin C deficiency [J]. American Journal of Kidney Diseases, 2014, 63（1）: 119-123.

[22] Song D, Yu XJ, Wang FM, et al. Overactivation of complement alternative pathway in postpartum atypical hemolytic uremic syndrome patients with renal involvement [J]. American Journal of Reproductive Immunology, 2015, 74（4）: 345-356.

[23] Noris M, Galbusera M, Gastoldi S, et al. Dynamics of complement activation in aHUS and how to monitor eculizumab therapy [J]. Blood, 2014, 124（11）: 1715-26.

[24] Fakhouri F, Zuber J, Fremeaux-Bacchi V, et al. Haemolytic uraemic syndrome [J]. Lancet, 2017, 390（10095）: 681-696.

[25] Go RS, Winters JL, Leung N, et al. Thrombotic microangiopathy care pathway: a Consensus Statement for the Mayo Clinic Complement Alternative Pathway-Thrombotic Microangiopathy（CAP-TMA）Disease-Oriented Group [J]. Mayo Clin Proc, 2016, 91（9）: 1189-1211.

[26] Pugh D, O'Sullivan ED, Duthie FA, et al. Interventions for atypical haemolytic uraemic syndrome [J]. Cochrane Database Syst Rev, 2021, 3: CD012862.

[27] Legendre CM, Licht C, Muus P, et al. Terminal complement inhibitor eculizumab in atypical hemolytic-uremic syndrome [J]. N Engl J Med, 2013, 368（23）: 2169-81.

[28] Nishimura J, Yamamoto M, Hayashi S, et al. Genetic variants in C5 and poor response to eculizumab [J]. N Engl J Med, 2014, 370（7）: 632-9.

[29] Gavriilaki E, Brodsky RA. Complementopathies and precision medicine [J]. J Clin Invest, 2020, 130（5）: 2152-2163.

[30] Wong CS, Jelacic S, Habeeb RL, et al. The risk of the hemolytic-uremic syndrome after antibiotic treatment of Escherichia coli O157: H7 infections [J]. N Engl J Med, 2000, 342 (26): 1930-1936.

[31] Lapeyraque AL, Malina M, Fremeaux-Bacchi V, et al. Eculizumab in severe Shiga-toxin-associated HUS [J]. N Engl J Med, 2011, 364 (26): 2561-2563.

[32] Scully M, Cataland SR, Peyvandi F, et al. Caplacizumab Treatment for Acquired Thrombotic Thrombocytopenic Purpura [J]. N Engl J Med, 2019, 380 (4): 335-346.

第四节 有肾脏意义的单克隆免疫球蛋白血症

【概述】

单克隆免疫球蛋白由克隆性增生的浆细胞或B细胞产生,在血清和(或)尿液中会出现单克隆免疫球蛋白或其片段(轻链或重链),电泳可见异常的峰或条带,又称M蛋白或副蛋白。患者血液学状态可为恶性的多发性骨髓瘤、华氏巨球蛋白血症、B细胞淋巴瘤/白血病;或者肿瘤前期的冒烟型多发性骨髓瘤、冒烟型华氏巨球蛋白血症;也可是良性的意义未明的单克隆免疫球蛋白血症(monoclonal gammopathy of unknown significance,MGUS)。但一部分MGUS患者的单克隆免疫球蛋白(完整免疫球蛋白、轻链或重链)可直接在肾脏沉积[免疫病理在肾脏检测到单克隆(只有κ或λ,或者只有一种亚型的重链)]或间接作用(体外试验证实单克隆抗某种抗原或影响某种功能)引起肾脏损害。2012年国际肾脏病和单克隆研究协作组(International Kidney and Monoclonal Gamopathy Research Group, IKMG)提出将这些患者命名为有肾脏意义的单克隆免疫球蛋白血症(monoclonal gammopathy of renal significance, MGRS)[1-2]。2018年对MGRS的定义进行了扩展[3],肾活检证实单克隆免疫球蛋白肾损害,只要血液系统未达到因恶性肿瘤细胞侵袭治疗标准,都归到MGRS,也就是MGRS包括了血液学为MGUS、冒烟型多发性骨髓瘤、冒烟型华氏巨球蛋白血症、慢性淋巴细胞白血病(chronic lymphocytic leukaemia, CLL)、单克隆B细胞增生(monoclonal B cell lymphocytosis, MBL)和其他B细胞增生性疾病。但也有少数MGRS患者可以血、尿和骨髓无单克隆免疫球蛋白/浆细胞/B细胞证据,但肾脏是单克隆免疫球蛋白沉积。

MGRS肾脏病理可呈多种病理类型,具体分类如图5-4-1。MGRS最常见的类型是轻链型淀粉样变性,其次为轻链沉积病。下面就每种MGRS的诊断要点和发病机制分开讲述,关键是单克隆免疫球蛋白特殊的理化特性,与肾脏局部各种细胞的相互

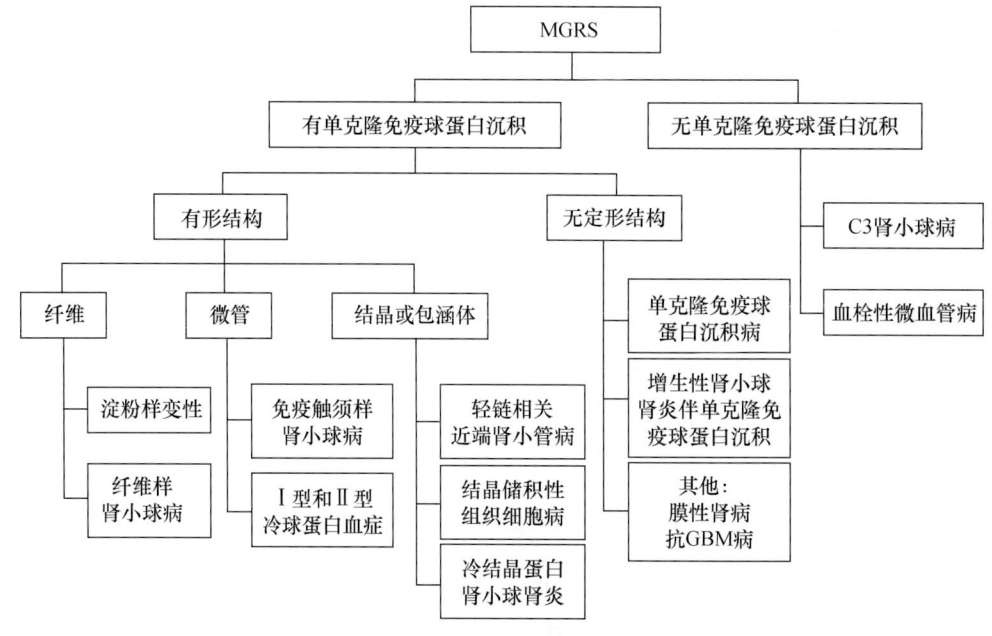

图5-4-1 MGRS病理分型

作用。

1. 单克隆免疫球蛋白淀粉样变性

淀粉样变性诊断需要病理，符合以下两条之一就可以诊断淀粉样变性：①刚果红染色阳性，并在偏振光下呈苹果绿双折光；②电镜可见直径8～10 nm杂乱分布、无分支的纤维丝。活检部位可结合患者临床表现受累的器官、实际临床操作性及风险评估后选择。腹部皮下脂肪活检阳性率为60%～70%，骨髓活检阳性率为50%～65%，直肠活检阳性率为50%～70%，受累内脏器官（肾、肝）阳性率为94%～100%[4-6]。诊断淀粉样变性后，需要结合免疫病理结果（最重要是冰冻免疫荧光，其他补救手段可选择免疫组化、石蜡荧光、免疫电镜）证实单克隆免疫球蛋白沉积，而且沉积部位和淀粉样物质部位一致；根据沉积的单克隆免疫球蛋白类型，分为轻链型（AL）、重链型（AH）、轻重链型（AHL），最常见的为轻链型。

单克隆免疫球蛋白淀粉样变性发病机制是浆细胞V区基因突变引起氨基酸序列改变，出现特殊理化性质，单克隆免疫球蛋白折叠稳定性下降、可溶性下降，具有毒性、聚集性、易聚集形成β折叠、器官沉积倾向；轻链蛋白或其片段被单核巨噬细胞吞噬，在胞内加工形成β片层结构蛋白，分泌至胞外，在温度、pH值、金属离子、蛋白水解及氧化等因素作用下，形成寡聚体原纤维，血清淀粉样P成分、载脂蛋白E和蛋白聚糖再进一步包裹纤维丝聚集成淀粉样纤维[7-9]。有心脏受累的AL型淀粉样变性患者的轻链可以激活心肌细胞p38 MAPK信号通路，导致氧化应激产物增加，钙稳态紊乱，细胞损害，最终细胞死亡。轻链的胚系基因与淀粉样变性受累器官相关，$IGLV6-57$与肾脏受累相关，$IGLV1-44$与心脏受累相关，$IGKV1-33$与肝脏受累相关；上述胚系基因只见于AL型淀粉样变性，不见于其他单克隆免疫球蛋白相关肾损害。重链型淀粉样变性患者的重链存在CH1的缺失。

2. 纤维样肾小球病

在肾小球基底膜内侧可见直径约20 nm、杂乱分布、无分支、非中空纤维结构弥漫分布，刚果红染色阴性；同时最近发现的DnaJ同源物亚家族B成员9（DnaJ homolog subfamily B member 9, DNAJB9）对于诊断纤维样肾小球病的灵敏度为98%，特异度为99%[10]。需要注意的是，多数的纤维样肾小球病是多克隆免疫球蛋白沉积，只有为单克隆免疫球蛋白沉积的才能归为MGRS。

纤维样肾小球病发病机制不详，最近DNAJB9的发现对于该病发病提出一些假说：① DNAJB9作为自身抗原，但血里未发现DNAJB9的自身抗体；② IgG错误折叠，DNAJB9结合在错误折叠的IgG上、以尝试帮助IgG正确折叠，但最后一起沉积在肾小球，目前更倾向这一假说；③肾小球局部内质网应激；④ $DNJB9$基因突变，但无证据，罕见家族史报道。

3. 免疫触须样肾小球病

电镜在系膜区、内皮下、GBM内、上皮下等可见直径约30～50 nm平行排列的微管。诊断免疫触须样肾小球病需先除外冷球蛋白血症肾损害。50%的患者存在B细胞增殖性疾病，如CLL、小淋巴细胞淋巴瘤；浆细胞增殖性疾病少见，20%存在MM。

4. Ⅰ型和Ⅱ型冷球蛋白血症肾损害

光镜下见白金耳样结构或者免疫球蛋白形成的假血栓、或者电镜下见有超微结构（如微管、指纹、晶格等）的沉积物提示冷球蛋白血症肾损害，但无上述表现不除外冷球蛋白血症肾损害。光镜下可表现为膜增生样改变（MPGN），毛细血管内增生样、不典型膜性肾病样改变。

5. 轻链相关近端肾小管病（LCPT）

分为结晶型和非结晶型。结晶型是经典认识的轻链近端肾小管病，电镜下在近端肾小管上皮胞质内可见各种几何形状的结晶；轻链均为Vκ1，在所有结晶型LCPT患者均存在胚系基因$IGKV1-39$ κ轻链可变区CDR1的30位点基因突变引起极性氨基酸变为疏水氨基酸[11]，不易被酶降解，有自发聚集性，形成结晶；胚系基因$IGKV1-39$ 94位点也相当重要；另外一个胚系基因为$IGKV1-33$[12]。非结晶型主要表现为近端肾小管上皮细胞内多数异型溶酶体，可见于κ和λ；主要近端肾小管上皮细胞不能完全降解重吸收的游离轻链。

6. 结晶储积性组织细胞病

主要是电镜下在肾间质CD68阳性的组织细胞胞质内可见多数各种几何形状的结晶，可伴随其他部位如近端肾小管上皮细胞、足细胞胞质、壁层上皮细胞，偶见系膜细胞等部位结晶[13]。

7. 单克隆免疫球蛋白沉积病（MIDD）

包括轻链沉积病（LCDD）/重链沉积病（HCDD）/轻重链沉积病（LHCDD）。诊断特征性表现是在肾小管基底膜外侧、肾小球基底膜内侧可见泥沙样沉积物；免疫荧光可见单克隆轻链、重链或者轻重链在肾小球系膜区和毛细血管壁、肾小管基底膜、动脉壁呈线条样沉积；光镜对于确诊意义不大，但可评估疾病程度和是否合并其他情况，典型表现为系膜结节状硬化。

LCDD发病机制为V区糖基化程度增高、轻链表面疏水基团暴露、*IGKV4-1*胚系基因、轻链等电点高等因素，造成轻链易在基底膜沉积；在MM合并LCDD患者发现恒定区（C）基本正常，可变区（V）有8个突变，CDR1区、CDR3区、FR3区分别有4个、2个、2个替代；体细胞突变引起的特定氨基酸替换，促进轻链（LC）的单、双聚体间疏水作用，加剧不稳定性而促进LC沉积于肾脏，疏水氨基酸、糖基化异常，小分子蛋白剪切；轻链使系膜细胞向肌成纤维细胞（myofibroblast）表现转化[14]。

8. 增生性肾小球肾炎伴单克隆免疫球蛋白沉积（proliferative glomerulonephritis with monoclonal immunoglobulin deposition, PGNMID）

突出特点是电镜下沉积物类似多克隆免疫球蛋白沉积形成的电子致密物，主要部位为内皮下、系膜区；免疫荧光显示为单克隆免疫球蛋白沉积，最常见为IgG，也有少数报道单纯轻链型、IgA。光镜形态主要为MPGN，也可为毛细血管内增生样、膜性肾病样或系膜增生样。文献报道只有30%的PGNMID患者血、尿或骨髓有单克隆证据。此病发病具体机制不详。

9. 单克隆免疫球蛋白通过间接作用引起肾脏疾病

包括C3肾小球病和血栓性微血管病。目前机制发现单克隆免疫球蛋白可以通过发挥抗H因子抗体功能引起C3肾小球病[15-16]。中老年的C3肾小球病和血栓性微血管病合并单克隆免疫球蛋白血症比例明显升高，在这些患者中，推测单克隆免疫球蛋白可通过发挥干扰补体蛋白的功能，引起补体旁路途径过度激活，从而引起C3肾小球病和血栓性微血管病。

【临床表现】

MGRS是一罕见疾病，占肾活检比例<1%，最常见的AL淀粉样变性美国发病率为（6～10）/100万人例[17]。MGRS为一老年疾病，在40岁以后发病每10年逐渐升高。以男性患者为主，占65%～70%。MGRS因病理种类多、肾脏受累部位多，临床表现多样，主要与单克隆免疫球蛋白沉积、损伤的部位相关。

1. 肾小球损伤为主

如淀粉样变性、纤维样肾小球病、MIDD等，临床主要表现为白蛋白为主的蛋白尿，肾病综合征常见。如有明显增生性肾小球改变，如毛细血管内增生、新月体（如PGNMID、冷球蛋白血症肾损害），可出现明显血尿，同时可伴随血肌酐短期内快速上升；可伴随不同程度的肾功能下降。淀粉样变性患者可出现血压下降，其他MGRS患者多数伴高血压。

2. 肾小管间质损伤为主

如轻链近端肾小管病、结晶储积性组织细胞，主要表现为近端肾小管上皮细胞功能受损Fanconi综合征，如肾性糖尿、氨基酸尿、磷酸尿、碳酸盐尿、小分子蛋白尿等，导致肾小管酸中毒，脱水，电解质失衡，骨病和生长发育迟缓；患者可表现为全Fanconi综合征，或者部分Fanconi综合征；早期血肌酐一般正常，慢慢可出现缓慢肾功能下降。

3. 肾外表现

（1）淀粉样变性累及全身多系统：心脏表现为非对称性、不能用其他原因解释的房间隔、室间隔增厚，呈限制型心肌病表现，可引起收缩或舒张功能障碍，出现心力衰竭症状；患者可出现心律失常症状，表现为晕厥、猝死。消化系统，肝脏呈胆汁淤积的表现，伴或不伴脾大，其他可有消化道出血、胃轻瘫、便秘、吸收不良、假性肠梗阻；神经系统，混合性感觉和运动周围神经病变，表现为麻木、感觉异常和疼痛；自主神经病变，可出现大小便功能障碍和直立性低血压；周围神经压迫症状（如正中神经受压引起腕管综合征）；其他还可出现巨舌、骨骼肌肉假性肥大、鞍肩、皮肤紫癜（眼周浣熊眼，是淀粉样变性的特征性表现）、出血倾向。

（2）MIDD：较少出现肾外受累，但可出现心脏、肝、甲状腺、支气管、皮肤和食管血管受累；HCDD患者可伴随皮肤病变，皮肤松弛症，是由于弹力纤维降解引起的皮肤病变。

（3）结晶蓄积性组织细胞病（CSH）：可多器官系统受累，最常见为骨髓，其他可累及脾、淋巴结、角膜、胸腺、肺、胃、肿瘤浆细胞。

4. MGRS进展至恶性多发性骨髓瘤的比例高于MGUS（18% *vs.* 3%）[18]

【辅助检查】

1. 骨髓穿刺

涂片了解浆细胞比例；活检完善刚果红染色了

解有无淀粉样变性，轻链染色了解有无浆细胞轻链限制性表达；流式细胞检测了解有无异常表型、克隆性表达浆细胞（注：用CD38单抗治疗患者需单独和流式实验室交流）；淀粉样变性患者最好完善FISH，重点是t（11；14）和1q21。

2. 单克隆免疫球蛋白检查

血和尿免疫固定电泳，血游离轻链，用于筛查有无单克隆免疫球蛋白血症，同时也可用于治疗疗效的评估。

3. 受累器官的评价，主要是淀粉样变性患者

（1）心脏：进行心电图、UCG、cTnI/cTnT、NT-proBNP、Holter、增强MRI检查，了解有无心脏受累，评价心脏受累程度，是判断患者预后最重要的指标。

（2）肾脏：进行血肌酐、血白蛋白、24h尿蛋白定量、B超检查。

（3）消化系统：①肝脏，生化肝功能，淀粉样变性患者肝脏受累主要为胆汁淤积表现，最早为ALP、GGT升高，腹部B超评估肝脏大小；②大便常规了解有无消化道出血。

（4）血液系统：完善血常规、凝血、凝血因子X活性，淀粉样变性患者会出现凝血因子X活性下降。

（5）神经系统：进行肌电图或神经传导速度检查了解有无神经肌肉受累。

（6）肺受累：进行肺功能检查。

【诊断】

对于中老年患者出现肾脏受累，病因复杂，应创造条件进行肾穿刺活检明确诊断，尤其是血和尿免疫固定电泳存在单克隆免疫球蛋白血症患者。MGRS患者只能通过肾穿刺活检明确，通过冰冻组织免疫荧光、部分患者需要石蜡组织酶消化后免疫荧光/免疫组化，甚至免疫电镜明确肾脏为单克隆免疫球蛋白沉积致病；C3肾小球病和血栓性微血管病患者肾脏无单克隆沉积；对于这些肾活检表现患者，需积极完善骨髓、必要时髓外检查除外恶性血液系统疾病，如多发性骨髓瘤、华氏巨球蛋白血症；除外恶性血液系统疾病后，即可诊断有肾脏意义的单克隆免疫球蛋白血症（MGRS）。

【鉴别诊断】

1. 恶性血液系统疾病

如多发性骨髓瘤、华氏巨球蛋白血症，MGRS的肾脏病理改变均可见于这些恶性血液系统疾病，需通过骨髓、髓外淋巴结等软组织相关病理鉴别。

2. 非单克隆免疫球蛋白肾损害相关疾病

如PGNMID患者需与非MGRS相关的C3肾小球病鉴别。PGNMID患者肾小球C3均呈强阳性，而且部分患者肾小球总IgG很弱，但轻链和亚型染色可呈单克隆免疫球蛋白沉积，如果这些患者不常规进行轻链、亚型染色可能会被误诊为C3肾小球病。

【治疗】

MGRS治疗的目标：保护肾功能，减少死亡，提高生活质量。治疗方法参考多发性骨髓瘤，目前针对淀粉样变性的治疗有RCT，但非淀粉样变性MGRS无RCT，主要来自回顾性分析病例和参考其他浆细胞病。治疗方法包括：①抑制单克隆免疫球蛋白的产生：化疗/自体骨髓移植/CD38单抗，这是目前临床实际中能使用的唯一治疗手段；②抑制单克隆免疫球蛋白的沉积：如对于淀粉样变性患者抗SAP（组成淀粉样纤维丝的重要成分之一）；③清除已沉积的单克隆：如针对AL型淀粉样变性中的错误折叠蛋白的抗体。MGRS最常见的是淀粉样变性，而且淀粉样变性的治疗最成熟，其他MGRS可参考单克隆免疫球蛋白相关淀粉样变性。需要注意的是，淀粉样变性患者有条件自体干细胞移植者应尽量移植，但对于非淀粉样变性的MGRS患者是否首选移植存在很大争议，需要具体患者具体分析。

1. AL/AH/ALH淀粉样变性的治疗

治疗前首先要对患者进行评估，包括受累器官、是否合并多发性骨髓瘤或骨髓浆细胞＞10%、是否适合进行自体造血干细胞移植。AL型淀粉样变性合并MM患者与浆细胞＞10%但不到MM诊断标准患者的预后类似[19]，因此AL型淀粉样变性伴浆细胞＞10%但不到MM诊断标准的患者治疗需更积极。AL/AH/ALH型淀粉样变性的治疗参考多发性骨髓瘤，但淀粉样变性患者比骨髓瘤患者对化疗药物的耐受性差。

淀粉样变性患者均应行Mayo分期[20]，根据：hs-cTnT＞0.054 ng/ml（或cTnI≥0.1 ng/ml，cTnT≥0.035 ng/ml），NT-proBNP≥332 ng/L，2条均不符合、符合1条、2条分别为Mayo分期Ⅰ期、Ⅱ期、Ⅲ期，其中Ⅲ期NT-proBNP＜8500 ng/L为Ⅲa期，NT-proBNP＞8500 ng/L为Ⅲb期。Ⅱ期、Ⅲa期、Ⅲb期的中位生存时间分别为49个月、14个月、5个月。

改良版Mayo分期[21]：根据NT-proBNP＜

1800 ng/L，TnT＜0.025 ng/ml，受累轻链与非受累轻链的差值（dFLC）＜180 mg/L，分为Ⅳ期；中位生存时间分别为：94个月、40个月、14个月、6个月。

（1）适合行自体造血干细胞移植（HCT）患者。HCT可使患者血液学缓解得更深、更持久[22]，回顾性分析发现HCT患者4年生存率（71%）比只化疗组（41%）高[22]，因此有条件行HCT者还是应尽量行HCT。不同中心对于适合HCT的条件有细微区别，但总体适合HCT的条件包括：年龄18～65岁；收缩压≥90 mmHg；血清胆红素≤2 mg/dl；LEVF＞45%；Mayo分期Ⅰ/Ⅱ期且纽约心功能分级Ⅰ级或Ⅱ级；血肌酐≤176.8 μmol/L或eGFR≥30 ml/min（CKD-EPI公式）；东部肿瘤协作组体能评分≤2分；≤2个重要器官受累（心脏、肝脏、肾脏、自主神经受累）；肺弥散容积≥50%。但符合条件患者是否行HCT还需结合患者意愿等，HCT的血液学完全缓解率可至40%，总体缓解率为80%[23]。

（2）临床实际中，约80%单克隆免疫球蛋白相关淀粉样变性患者是无骨髓移植条件的，同时对于有骨髓移植条件、但不愿意行HCT患者，可以选择单纯化疗。初始治疗一般选择CBD（VCD、CyBorD）方案：28天一个周期，共6～9周期，最好在血液学完全缓解后巩固1～2个疗程，具体化疗方案如表5-4-1：

表 5-4-1　CBD（VCD、CyBord）化疗方案

药物	剂量及方法	应用时间
硼替佐米	1.3 mg/m², 皮下、静脉	d1, d8, d15, d22
环磷酰胺	500 mg, 静脉、口服	d1, d8, d15, d22
地塞米松	20～40 mg, 静脉、口服	d1, d8, d15, d22

CBD的完全缓解（CR）率为23%～42%，总体缓解率为70%～80%[21]。对于经济情况好的患者，建议CD38单抗（Daratumumab）+CBD，可明显提高血液学缓解率和器官缓解率，CR率为53%（CBD组18%），非常好的部分缓解率为79%（CBD组49%）；但Daratumumab费用非常昂贵。

对于初始CBD效果不佳，或者治疗后复发的患者，建议更换方案，可考虑MD或Rd方案。MD曾被认为是不适合骨髓移植淀粉样变性患者的标准方案，但美法仑的骨髓抑制不良反应限制了MD方案（表5-4-2）的应用，现临床实际应用少；MD的完全缓解率可至31%～33%，总体缓解率为60%～80%[24-25]。

近些年逐渐发现含免疫调节剂来那度胺的Rd方案（来那度胺＋地塞米松）在淀粉样变性中治疗效果与CBD类似，总体缓解率为67%～75%，有逐渐上升至初始治疗方案的趋势；其余免疫调节剂如沙利度胺不良反应发生率太高（65%）而限制了其使用。

表 5-4-2　MD方案

药物	剂量及方法	应用时间
马法兰	10 mg/m² 或 0.22 mg/kg, 口服	d1-4
地塞米松	20～40 mg, 静脉、口服	d1-4

Rd方案：Rd方案（表5-4-3）血栓发生率＞10%，需要常规抗凝。同时来那度胺需根据肾功能调整剂量。

表 5-4-3　Rd方案

药物	剂量及方法	应用时间
来那度胺	5～25 mg/kg, 根据肾功能调量, 口服	d1-21
地塞米松	40 mg, 静脉、口服	d1, d8, d15, d22

Td方案：Td方案（表5-4-4）血栓发生率可至25%，需要常规抗栓。

表 5-4-4　Td方案

药物	剂量及方法	应用时间
沙利度胺	50～200 mg, 口服	d1-28
地塞米松	10～40 mg, 口服	d1, d8, d15, d22

由于硼替佐米周围神经病变不良反应发生率高，所以周围神经病变重者首选MD或Rd方案；MD方案在心脏受累患者中缓解率大幅度降低，心脏受累者首选CBD方案。对于局限型、无内脏受累的AL型淀粉样变性患者予局部手术切除，无须全身化疗。

对于IgM的单克隆免疫球蛋白引起的淀粉样变性，化疗首选DRC方案（表5-4-5）：21天一个周期，共6个周期。

表 5-4-5　DRC方案

药物	剂量及方法	应用时间
美罗华	375 mg/m², 静脉	d1
环磷酰胺	100 mg/m², 2次/日, 口服	d1-5
地塞米松	20 mg/d, 口服	d1

其他可选择 BRD 方案（表 5-4-6）：具体用药方案文献差异很大，21 天一个周期。

表 5-4-6　BRD 方案

药物	剂量及方法	应用时间
硼替佐米	1.3 mg/m^2，皮下，静脉	d1，d8，d15
美罗华	375 mg/m^2，静脉	d1
地塞米松	20 mg/d，口服	d1，d8，d15

（3）治疗疗效评估

1）血液学缓解评估：①完全缓解（CR）：血和尿免疫固定电泳阴性，同时血清游离轻链水平和比值正常。②非常好的部分缓解（VGPR）：dFLC（受累轻链与未受累轻链的差值）< 40 mg/L；也有看到 dFLC 下降 > 90% 的标准。③部分缓解（PR）：dFLC 下降 > 50%。④无效：未达 PR。恶化：iFLC（血清受累游离轻链）上升 50% 并 > 100 mg/L；如为 CR，再次出现单克隆或 FLC 比值异常；如为 PR，血清 M 蛋白 > 5 g/L 或尿 M 蛋白上升 > 50%～200 mg/d。

2）器官缓解评估。心脏：NT-proBNP 下降 > 30% 并绝对值下降 > 300ng/L（基础值 > 650 ng/L），或心功能改善 ≥ 2 个级别。肾脏：尿蛋白下降 50% 并绝对值下降 > 0.5 g/d，SCr 或 Ccr 恶化不超过 25%。肝脏：ALP 下降 > 50%，肝脏减少至少 2 cm。周围神经系统：肌电图神经传导速度改善。

（4）药物不良反应及处理

1）硼替佐米

感染：易发生带状疱疹，使用硼替佐米（商品名万珂）常规阿昔洛韦 400 mg 2 次/日口服预防。部分使用磺胺甲噁唑-甲氧苄啶（TMP-SMZ）预防感染。

神经系统症状：1 级（无症状，感觉异常或深部腱反射丧失，不伴疼痛或者功能丧失）：无须处理。1 级伴疼痛或 2 级（影响功能但不影响日常活动）：减少万珂一个级别的量。2 级伴疼痛或 3 级（影响日常活动）：暂停至缓解，再使用时可从 0.7 mg/m^2 每周起步。4 级（危及生命，致残）：停用。万珂周围神经病变处理方法：口服或局部用止痛剂；抗抑郁药物；营养神经药物：维生素 B1、维生素 B6、维生素 B12、氨基酸、神经妥乐平；穿舒适的鞋，局部按摩及针灸等物理治疗。

可逆性后循环脑白质脑病综合征（RPLS），表现为抽搐、高血压、头痛、疲乏、困惑、失明；如 MRI 诊断 RPLS，需停用万珂。

血细胞减少。

消化道不适：便秘、腹泻。肾功能受损万珂无须调整剂量，但透析者需透后服用。肝功能中重度受损（胆红素大于正常上限 1.5 倍）：万珂第一周期需减为 0.7 mg/m^2，之后根据耐受性减量。

2）来那度胺

过敏。

来那度胺在肾功能不全时易出现中性粒细胞减少，需要根据肾功能调量：Ccr 30～60 ml/min，减至 10 mg 1 次/日；Ccr < 30 ml/min 未透析者，15 mg 隔日 1 次；Ccr < 30 ml/min，需要透析，5 mg 1 次/日，透后服用。

无肝功能受损人群中的研究。

3）沙利度胺

沙利度胺明显致畸，使用前 24 h 需接受是否妊娠检查；开始服药后前 4 周每周进行一次妊娠检查，之后每 2～4 周进行一次妊娠检查。

易出现神经病变，包括便秘（可以常规使用预防便秘药物）。如出现麻痹伴疼痛、运动缺陷或干扰日常活动，需暂停沙利度胺。

可引起皮疹，包括 Stevens-Johnson 综合征和中毒性表皮坏死松解症，如出现皮疹，需立即停用沙利度胺，并评估皮疹情况。

中性粒细胞 < 750/mm^3 时需暂停沙利度胺，待中性粒细胞 > 1500/mm^3 时再使用。

25% 患者出现症状性心动过缓。

肝、肾功能不全时不用调整剂量。

4）马法兰

骨髓抑制：中性粒细胞 < 3000/mm^3 或 PLT < 100×10^9/L，需谨慎应用马法兰；过敏；在 SCr > 2 mg/dl 时首次化疗剂量减少 25%，如果未出现骨髓抑制，之后周期可不用减量；透析者透后使用；肝功能不全时不用减量。

5）环磷酰胺（CTX）

膀胱炎：水化、避免憋尿、避免睡前服用；1～2 级膀胱炎可逐渐减少每个周期 CTX 次数（降一个级别）；如果膀胱炎症状很严重、造成很大压力或影响生活方式，停用 CTX。

过敏：如果出现，应避免使用；肝功能受损，CTX 需减量；Ccr < 30 ml/min 时 CTX 减量 25%；Ccr < 15 ml/min 时 CTX 减量 50%。

2. 轻链近端肾小管病（LCPT）

合适治疗方案不是非常清楚，治疗建议来自小规模病例报道、个人经验和专家建议。LCPT患者肾脏进展缓慢，血液系统也是MGUS水平，所以是否治疗取决于患者临床肾功能、肾小管功能受损情况；存在明显肾脏损伤和（或）蛋白尿患者，需进行化疗，也有部分医师会对患者进行自体造血干细胞移植。

3. 结晶储积性组织胞浆病

如果存在肾功能受损、大量蛋白尿，可以化疗。

4. LCDD/HCDD/LHCDD

CKD1～3期患者可化疗；CKD4～5期患者无肾外受累表现、无肾移植需求时，以对症支持治疗为主。

5. 增生性肾小球肾炎伴单克隆免疫球蛋白沉积（PGNMID）

回顾性病例报道和个人经验，硼替佐米为基础的化疗可以改善部分患者肾脏预后；糖皮质激素+环磷酰胺对部分患者可能有效。

6. C3肾小球病

回顾性研究化疗可以改善患者肾脏预后。如果体外试验证实单克隆具有干扰补体旁路途径的作用，可以进行BD（硼替佐米＋地塞米松）/CBD化疗。

7. ESRD

有肾外治疗指征（比如心脏淀粉样变性）时才化疗。MGRS患者肾移植前也需化疗到CR水平。

【典型病例】

女性，39岁，"水肿2年"入院。2年前开始出现颜面、双下肢水肿，伴活动后呼吸困难。当地查：尿常规：蛋白＋＋＋，尿潜血（－）；UTP 5.99 g；Alb 26.2 g/L，SCr 90 μmol/L；泼尼松 50 mg 1次/日、环磷酰胺 0.2 g每周静脉应用（累积1.2 g）、氯沙坦 100 mg 1次/日，治疗2个月后UTP降至0.693 g，但出现转氨酶、GGT升高，停用环磷酰胺后转氨酶下降不明显，激素逐渐减停；转氨酶逐渐降至正常，GGT下降。9个月前复查UTP 1.1 g，加用他克莫司 1 mg 2次/日，出现腹泻停用，长期口服科素亚，UTP逐渐上升。1个月前我院门诊：UTP 2.9 g；尿RBC 3～5/HP，WBC 0～2/HP；Alb 32.1 g/L，SCr 93 μmol/L，eGFR 66.907 ml/（min·1.73 m^2），ALT 17 U/L，AST 26 U/L，ALP 307（35～100）IU/L，GGT 125（7～45）IU/L，TBIL 11.1 μmol/L。既往史、个人史、家族史：无特殊。入院查体：BP 100/60 mmHg，HR 76次/分，R 18次/分，双下肢轻度可凹性水肿，余无明显异常。入院后完善检查，诊断AL型系统性淀粉样变性（κ型），累及肾脏、心脏、肝脏，Mayo分期Ⅱ期。患者因为受累器官多，不适合行自体干细胞移植。予BD方案化疗，血游离轻链下降不明显；换用Rd方案，1个疗程Rd方案后dFLC 32.8 mg/L，达到VGPR。病例详细资料见二维码数字资源5-4。

数字资源 5-4

（喻小娟）

【参考文献】

［1］Leung N, Bridoux F, Hutchison C A, et al. Monoclonal gammopathy of renal significance: when MGUS is no longer undetermined or insignificant［J］. Blood, 2012, 120（22）: 4292-4295.

［2］Bridoux F, Leung N, Hutchison C A, et al. Diagnosis of monoclonal gammopathy of renal significance［J］. Kidney Int, 2015, 87（4）: 698-711.

［3］Leung N, Bridoux F, Batuman V, et al. The evaluation of monoclonal gammopathy of renal significance: a consensus report of the International Kidney and Monoclonal Gammopathy Research Group［J］. Nat Rev Nephrol, 2019, 15（1）: 45-59.

［4］Kyle R A, Gertz M A. Primary systemic amyloidosis: clinical and laboratory features in 474 cases［J］. Semin Hematol, 1995, 32（1）: 45-59.

［5］Duston M A, Skinner M, Shirahama T, et al. Diagnosis of amyloidosis by abdominal fat aspiration. Analysis of four years' experience［J］. Am J Med, 1987, 82（3）: 412-414.

［6］Sungur C, Sungur A, Ruacan S, et al. Diagnostic value of bone marrow biopsy in patients with renal disease secondary to familial Mediterranean fever［J］. Kidney Int, 1993, 44（4）: 834-836.

［7］Merlini G, Dispenzieri A, Sanchorawala V, et al. Systemic immunoglobulin light chain amyloidosis［J］. Nat Rev Dis Primers, 2018, 4（1）: 38.

［8］Chiti F, Dobson C M. Protein misfolding, functional amyloid, and human disease［J］. Annu Rev Biochem,

2006, 75: 333-366.

[9] Pepys M B. Amyloidosis [J]. Annu Rev Med, 2006, 57: 223-241.

[10] Nasr S H, Fogo A B. New developments in the diagnosis of fibrillary glomerulonephritis [J]. Kidney Int, 2019, 96 (3): 581-592.

[11] Aucouturier P, Bauwens M, Khamlichi A A, et al. Monoclonal Ig L chain and L chain V domain fragment crystallization in myeloma-associated Fanconi's syndrome [J]. J Immunol, 1993, 150 (8 Pt 1): 3561-3568.

[12] Decourt C, Rocca A, Bridoux F, et al. Mutational analysis in murine models for myeloma-associated Fanconi's syndrome or cast myeloma nephropathy [J]. Blood, 1999, 94 (10): 3559-3566.

[13] El Hamel C, Thierry A, Trouillas P, et al. Crystal-storing histiocytosis with renal Fanconi syndrome: pathological and molecular characteristics compared with classical myeloma-associated Fanconi syndrome [J]. Nephrol Dial Transplant, 2010, 25 (9): 2982-2990.

[14] Basnayake K, Stringer S J, Hutchison C A, et al. The biology of immunoglobulin free light chains and kidney injury [J]. Kidney Int, 2011, 79 (12): 1289-1301.

[15] Jokiranta T S, Solomon A, Pangburn M K, et al. Nephritogenic lambda light chain dimer: a unique human miniautoantibody against complement factor H [J]. J Immunol, 1999, 163 (8): 4590-4596.

[16] Li L L, Li Z Y, Wang S X, et al. Monoclonal immunoglobulin mediates complement activation in monoclonal gammopathy associated-C3 glomerulonephritis [J]. BMC Nephrol, 2019, 20 (1): 459.

[17] Kyle R A, Linos A, Beard C M, et al. Incidence and natural history of primary systemic amyloidosis in Olmsted County, Minnesota, 1950 through 1989 [J]. Blood, 1992, 79 (7): 1817-1822.

[18] Steiner N, Gobel G, Suchecki P, et al. Monoclonal gammopathy of renal significance (MGRS) increases the risk for progression to multiple myeloma: an observational study of 2935 MGUS patients [J]. Oncotarget, 2018, 9 (2): 2344-2356.

[19] Kourelis T V, Kumar S K, Gertz M A, et al. Coexistent multiple myeloma or increased bone marrow plasma cells define equally high-risk populations in patients with immunoglobulin light chain amyloidosis [J]. J Clin Oncol, 2013, 31 (34): 4319-4324.

[20] Dispenzieri A, Gertz M A, Kyle R A, et al. Serum cardiac troponins and N-terminal pro-brain natriuretic peptide: a staging system for primary systemic amyloidosis [J]. J Clin Oncol, 2004, 22 (18): 3751-3757.

[21] Palladini G, Sachchithanantham S, Milani P, et al. A European collaborative study of cyclophosphamide, bortezomib, and dexamethasone in upfront treatment of systemic AL amyloidosis [J]. Blood, 2015, 126 (5): 612-615.

[22] Dispenzieri A, Kyle R A, Lacy M Q, et al. Superior survival in primary systemic amyloidosis patients undergoing peripheral blood stem cell transplantation: a case-control study [J]. Blood, 2004, 103 (10): 3960-3963.

[23] Dispenzieri A, Seenithamby K, Lacy M Q, et al. Patients with immunoglobulin light chain amyloidosis undergoing autologous stem cell transplantation have superior outcomes compared with patients with multiple myeloma: a retrospective review from a tertiary referral center [J]. Bone Marrow Transplant, 2013, 48 (10): 1302-1307.

[24] Palladini G, Milani P, Foli A, et al. Oral melphalan and dexamethasone grants extended survival with minimal toxicity in AL amyloidosis: long-term results of a risk-adapted approach [J]. Haematologica, 2014, 99 (4): 743-750.

[25] Palladini G, Perfetti V, Obici L, et al. Association of melphalan and high-dose dexamethasone is effective and well tolerated in patients with AL (primary) amyloidosis who are ineligible for stem cell transplantation [J]. Blood, 2004, 103 (8): 2936-2938.